普外科
诊疗精要与病例解析

主编　景小松　等

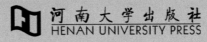

河南大学出版社
HENAN UNIVERSITY PRESS

·郑州·

图书在版编目（CIP）数据

普外科诊疗精要与病例解析 / 景小松等主编 . -- 郑州 : 河南大学出版社 , 2023.2
ISBN 978-7-5649-4664-7

Ⅰ . ①普… Ⅱ . ①景… Ⅲ . ①外科 – 疾病 – 诊疗
Ⅳ . ① R6

中国国家版本馆 CIP 数据核字 (2023) 第 034068 号

责任编辑：陈　巧　韩　琳
责任校对：孙增科
封面设计：河南树青文化

出版发行：河南大学出版社
　　　　　地址：郑州市郑东新区商务外环中华大厦 2401 号
　　　　　邮编：450046
　　　　　电话：0371-86059750（高等教育与职业教育出版分社）
　　　　　　　　0371-86059701（营销部）
　　　　　网址：hupress.henu.edu.cn
印　　刷：广东虎彩云印刷有限公司
版　　次：2023 年 2 月第 1 版
印　　次：2023 年 2 月第 1 次印刷
开　　本：787 mm×1092 mm　1/16
印　　张：27.5
字　　数：629 千字
定　　价：128.00 元

编委会
BIANWEIHUI

主编

景小松	南阳市中心医院
杨宇扬	梅州市人民医院
孙海清	烟台毓璜顶医院
刘东举	沈阳市第四人民医院
王华胜	郑州人民医院

副主编

付　莉	郑州大学第三附属医院
韦之见	安徽医科大学第一附属医院
刘国栋	南京医科大学附属宿迁第一人民医院
吴晓霞	荆门市第二人民医院
李伟林	深圳市中医院
郑桂玲	中国人民解放军联勤保障部队第九八三医院

主编简介

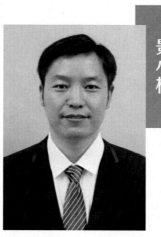

景小松

　　硕士毕业于暨南大学医学院临床医学系，现工作于南阳市中心医院普通外科，副主任医师。2013年参加国家援非医疗队。

　　主要研究方向为普外科疾病，如胃癌、结肠癌、直肠癌等胃肠道肿瘤的手术治疗和腹腔镜微创治疗，熟练开展成人疝、阑尾炎、胃穿孔、肠粘连等外科疾病的微创治疗，积极开展普外科结直肠NOSES手术、腹腔镜减重手术等新技术、新业务，熟练开展电子结肠镜检查和治疗。担任南阳市中心医院规培外科基地教学主任，中华医学会河南省分会微创外科专业委员会青年委员，南阳市医学会普通外科、微创外科分会委员。发表论文10篇。

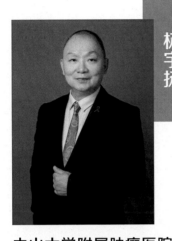

杨宇扬

本科毕业于汕头大学医学院临床医学系。1991年至今，工作于广东省梅州市人民医院（黄塘医院），肿瘤外科副主任医师，先后在中山大学附属肿瘤医院、中山大学孙逸仙医院乳腺医学部进修学习。担任广东省精准医学会应用学会乳腺肿瘤分会副主任委员，中国整形美容协会精准与数字整复专业委员会委员，广东省医师协会乳腺专科医师分会第二届委员会委员，广东省中医药学会乳腺病健康管理专业委员会第一届委员会委员，广东省胸部疾病学会乳腺病防治专业委员会委员，梅州市医学会乳腺病分会副主任委员。

从事肿瘤外科工作30余年，近10年来，主要从事乳腺外科工作，独立完成各类手术18 000余例，每年接诊患者4300余例，对乳腺良、恶性疾病的诊断治疗有丰富的临床经验，尤其擅长乳腺恶性肿瘤的外科治疗（包括各种整形重建术和腔镜微创手术）。荣获梅州市科技进步三等奖两项。

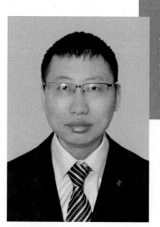

孙海清

　　硕士毕业于山东大学，现工作于青岛大学
附属烟台毓璜顶医院，甲状腺外科主治医师。
从事甲状腺外科工作多年，具有较丰富的理论
和实践经验。担任山东省甲状腺专科联盟秘书，山东省老年医学学会甲状
腺委员会委员。发表论文 5 篇，负责省级科技攻关项目 1 项。

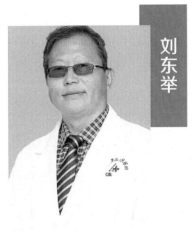

刘东举

博士毕业于中国医科大学外科学系。现工作于沈阳市第四人民医院，主任医师，教授，硕士生导师，担任肝胆外科主任，肿瘤外科主任，院士工作站客座教授，沈阳医学院附属第二医院外科教研室主任、普外肿瘤科主任。

从事肝胆外科和肿瘤外科多年，对肝胆外科和肿瘤外科疾病有着丰富的临床经验。尤其是开展肝癌切除、肝门胆管癌切除、腹膜后肿瘤切除、复发胃肠癌联合脏器切除及全盆腔脏器切除等重大复杂手术，采用以手术为主的综合治疗，取得较好效果。创立了应用胃回肠瓣修复十二指肠手术，经腹同时缩窄及部分栓塞脾动脉治疗肝癌合并脾功能亢进等手术。曾担任汕头大学医学院肿瘤医院腹部外科主任，广东省肝病学会理事，肝癌专业委员会常务委员，辽宁省抗癌协会理事，辽宁省大肠癌、胃癌专业委员会常务委员，辽宁医学会肿瘤学会委员，沈阳医学会肿瘤分会副主任委员，沈阳医学会胃肠外科学分会副主任委员，国际肝胆胰协会中国分会会员。主持1项国家自然科学基金项目及多项省市课题的研究，获得1项省级科学技术研究成果及多项市级研究成果。发表论文40余篇。

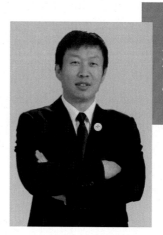

王华胜

　　硕士毕业于河南中医学院，获中医外科临床硕士学位。2007 年至 2011 年工作于河南科技大学第一附属医院，2011 年至今工作于郑州人民医院，肛肠外科副主任医师，教学主任。中华中医药学会肛肠分会专业委员会常务理事，河南省中医药学会肛肠分会常务理事，河南省中医外科专业委员会委员，郑州市医学会外科专业委员会委员。从事肛门直肠疾病 15 年，擅长各种痔疮、肛裂、肛瘘、肛周脓肿、直肠脱垂、溃疡性结肠炎、结直肠癌、肛周尖锐湿疣等大肠、肛门、直肠疾病诊断及微创治疗，尤其擅长复杂性肛瘘、肛周脓肿一次根治及环状混合痔的手术治疗，对顽固性便秘及炎性肠病具有丰富的临床治疗经验。获得郑州市科学技术进步二等奖。

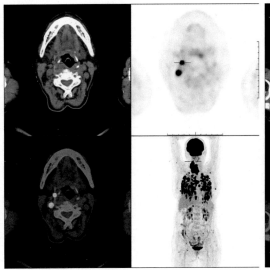

彩插 1　PET-CT 显示右侧咽旁和咽喉转移

（见正文，第 38 页）

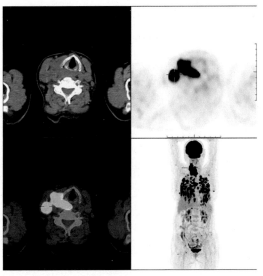

彩插 2　甲状腺肿物和右侧颈部转移灶

（见正文，第 39 页）

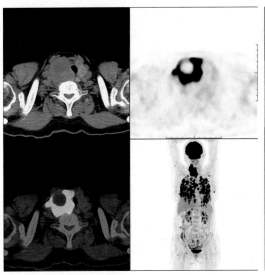

彩插 3　甲状腺中不摄取的部位为坏死区

（见正文，第 39 页）

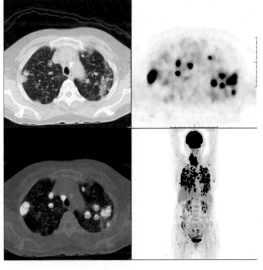

彩插 4　双肺多发转移灶

（见正文，第 40 页）

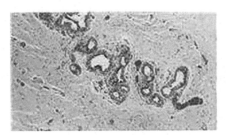

彩插 5　病理检查（见正文，第 117 页）

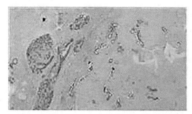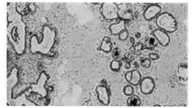

彩插 6 病理检查（见正文，第 131 页）

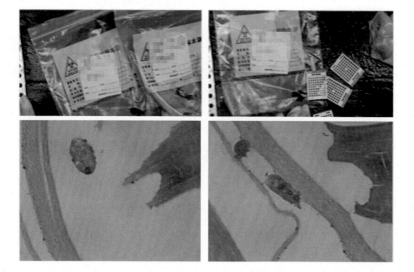

彩插 7 术后病理（见正文，第 222 页）

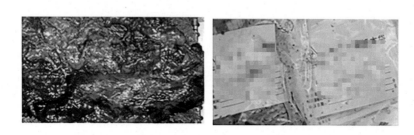

彩插 8 胃大体所见（见正文，第 280 页）

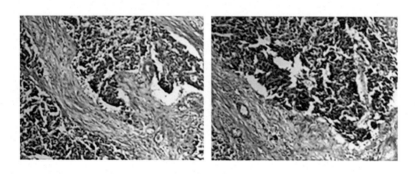

彩插 9 病理所见（见正文，第 280 页）

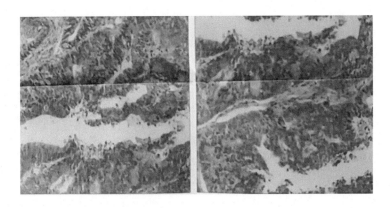

彩插 10　病理检查 1（见正文，第 353 页）

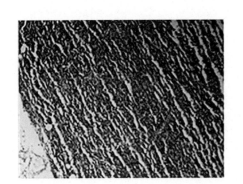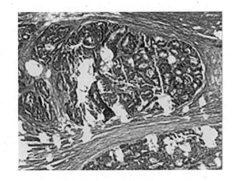

彩插 11　病理检查 2（见正文，第 355 页）

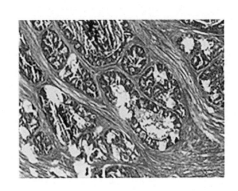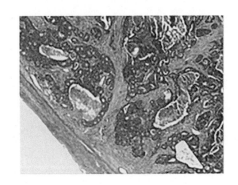

彩插 12　病理检查 3（见正文，第 355 页）

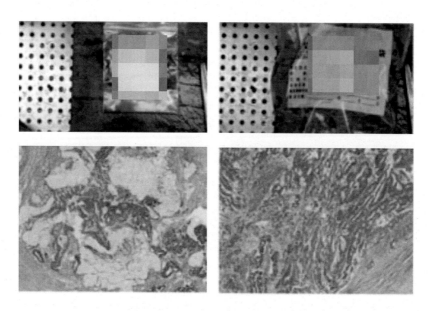

彩插 13　术后病理（见正文，第 362 页）

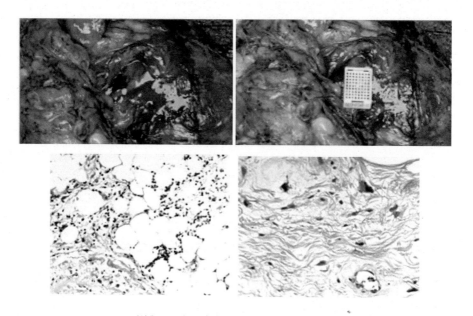

彩插 14　术后病理（见正文，第 366 页）

前　言 QIANYAN

　　在技术进步面前，普外科作为临床外科的基础学科，同样也得到了迅速发展，由原本的粗放式诊疗模式向细分化推进。随着新设备、新材料、腔镜微创技术和介入治疗在普外科领域各种疾病中的广泛应用，原本疾病种类众多的普外科诊疗工作更加多门类化、专业化、复杂化，这势必要求普外科专业细化发展，实行亚专科诊疗。临床实践证明，亚专科诊疗的有效推广大大提高了诊断的准确率，使医生的操作技术更加精湛，大幅降低了并发症的发生率，改变了普外科大而全的诊疗模式。

　　本书系统介绍了普外科专业诊疗技术和理念的最新进展，论述了常见病的病因、发病机制、临床表现、诊断、治疗，着重介绍疾病的进展，包括新技术和新设备、新的诊疗方法和手段、新观点和新理论，内容涵盖病理生理学、临床诊断学和影像学、治疗学等多方面，各部分既有一定的相对独立性，又彼此融会贯通，有利于临床医生对相关学科医学知识和进展的全面了解，以及医学整体观念的强化。本书立足基础，着重临床，强调实用，倾向前沿，可供临床普外科医生及医学院校学生阅读参考。

　　本书在编写内容上，力求与实际工作思维接近，便于读者掌握。但由于编者编校水平有限，书中难免存在不足之处，敬请广大读者批评指正。

编　者

目 录 MULU

第一篇 甲状腺疾病

第二篇 乳腺疾病

第三篇　肝胆疾病

第八章　肝脏疾病　/ 192

第九章　胆道疾病　/ 224

第四篇　胃肠疾病

第十章　胃部疾病　/ 252

普外科诊疗精要与病例解析

第一篇

甲状腺疾病

第一章 甲状腺炎

第一节　亚急性甲状腺炎

亚急性甲状腺炎（SAT）是多种原因所致甲状腺炎性疾病。

根据病因不同，本病分为广义与狭义两类：广义 SAT 泛指病毒感染、自身免疫、药物、理化因子等破坏甲状腺滤泡所致的甲状腺炎，包括亚急性淋巴细胞性甲状腺炎（无痛性甲状腺炎，发生于产后者称产后甲状腺炎）、干扰素相关甲状腺炎等；狭义 SAT 只与病毒感染相关，是最常见的甲状腺疼痛疾病。本节主要介绍后者。

本病在 1825 年已有描述。Fritz De Quervain 于 1904 年和 1936 年先后两次报道了本病。他在首次报道中，详细描述了受累病例甲状腺巨细胞及肉芽肿的变化特点，本病也因此称为 De Quervain 甲状腺炎。其他称谓还有（假）巨细胞性甲状腺炎、（假）肉芽肿性甲状腺炎、急性单纯性甲状腺炎、非感染性甲状腺炎、病毒感染后甲状腺炎、急性（或亚急性）非化脓性甲状腺炎、移行性或"葡行性"甲状腺炎、亚急性疼痛性甲状腺炎、亚急性甲状腺炎等。

SAT 常在上呼吸道感染之后发生，有地域及季节发病趋势。以短暂疼痛的破坏性甲状腺组织损伤伴全身炎症反应为特征，典型病例经历 3 个阶段：自限性非高功能甲状腺毒症—功能正常——过性功能减退，之后绝大多数恢复正常甲状腺功能，很少数病人遗留永久性功能减退。甲状腺毒症阶段与高甲状腺激素血症相伴随的是低碘摄取率及血沉显著异常。在疾病不同阶段可给予相应对症治疗，早期症状严重者，糖皮质激素可获卓越效果。

文献报道本病占甲状腺疾病的 0.5% ～ 6.2%。发病率为 4.9/（10 万人·年）。女性是男性的 3 ～ 11 倍。30 ～ 50 岁为初发本病的高峰年龄。

一、病因

本病炎症机制尚未阐明。一般认为与病毒感染有关，由于病毒直接攻击甲状腺或由病毒感染触发，引起甲状腺组织反应从而导致破坏病变。对白细胞相关抗原（HLA）的研究表明，本病患者具有多种病毒易感基因组而存在患病倾向。

1. 感染

（1）病毒感染：麻疹病毒、柯萨奇病毒、EB、腺病毒、艾柯病毒、流感病毒、流行性腮腺炎病毒、风疹病毒及肠病毒、反转录病毒、细胞巨化病毒等一种或多种病毒同时感染后可继发本病。偶有报道流感疫苗注射后发病。

以往报道，患者甲状腺滤泡上皮分离到病毒样颗粒、甲状腺组织活检标本中培养出病毒以及病人血中高滴度病毒抗体的检出均提示本病与病毒感染有关。

在病毒感染暴发期间本病聚集发病的报道以及6~9个月肠病毒流行季节本病多发的特点也从流行病学角度对病毒感染的假设予以支持。

但是，也有学者根据甲状腺组织切片中很少找到病毒包涵体或培养出病毒，从而推测甲状腺本身的病变可能不是病毒直接侵袭所致。

（2）非病毒感染：如Q热或疟疾之后发生本病也有报道。

2. 遗传

1975年，Nyulassy等首先报道患本病的捷克斯洛伐克裔HLA-B35频率增加。以后的研究进一步证实本病的确具有HLA易感组型，但存在地理分布与种族差异。已证明多个民族的本病患者均与HLA-B35强烈相关，占64%~87%，欧洲及北美甚至有高达90%的报道。HLA-B35阳性是这些地区和民族SAT发病的强有力预测指标。日本患者中71%携带HLA-B35，16%与HLA-B67有一定相关性。而荷兰一组病人中仅1/11例携带HLA-B35，5/11例存在HLA-B15/62。HLA组型不同，临床表现及发病季节有所差异。孪生子先后患病的报道并非罕见，甚至有3兄妹（均携带HLA-B35）18个月内相继患病的报道。

3. 自身免疫

本病活动阶段，血中可测得多种抗甲状腺自身抗体如甲状腺过氧化酶抗体（TPO-Ab）、甲状腺球蛋白抗体（TgAb）、TSH受体抗体［TRAb，甲状腺结合抑制免疫球蛋白］、甲状腺刺激抗体（TSAb）及抗甲状腺抗原的致敏T淋巴细胞等。然而这些抗体多数仅呈低滴度存在，可能继发于甲状腺滤泡破坏后的抗原释放。目前认为这些抗原的释放并不足以使适当量T淋巴细胞致敏，因此难以构成致病因素。亦即这些自身免疫现象在本病的存在是非特异的、短暂的，常发生于疾病活动阶段，是对炎症期间受损甲状腺抗原释放的反应，而非特异的原发性甲状腺自身免疫疾病。有些患者病后长期保留甲状腺自身免疫证据，少数病人于本病前后发生甲状腺自身免疫疾患。其机制尚未十分明了。

4. 其他

（1）细胞因子：多种生长因子对SAT的临床过程可能存在影响。

（2）凋亡：本病发生发展过程中存在凋亡现象。

二、病理

甲状腺组织病理改变不均一，光镜下滤泡完整性丧失。受累区域滤泡上皮细胞显著、广泛破坏，单核/巨噬细胞、组织细胞浸润。胶质部分或完全消失。典型病变为多核巨细胞包绕以胶质为核心（胶质吞噬）的滤泡损害，进一步形成肉芽肿。间质存在炎性反应。随着时间的推移，呈现不同程度纤维化及滤泡区域再生。电镜可见基底膜褶皱、断裂。疾病过后，组织学可完全恢复正常，或残留少量纤维化。在同一标本中，有时可同时存在不同阶段病理表现。

细胞病理学特征：多种炎性细胞浸润，嗜中性粒细胞、淋巴细胞、组织细胞（单核及双核）、单核/巨噬细胞、离散或成簇状滤泡细胞及多核巨细胞混合存在。上皮样细胞多成片出现。恢复阶段往往难以获得满意的细胞学标本。

动态超声定位细胞学显示，嗜中性粒细胞、巨噬细胞于1个月消失，之后以退行性滤泡细胞簇及淋巴细胞为主。2～3个月后淋巴细胞也可消失，恢复期出现受累区域纤维化。

随着疾病好转，上述病理变化可完全恢复。

三、临床表现

多在病毒感染后1～3周发病。有关季节发病趋势的报道不完全一致，存在地域差别，并受病毒流行趋势的影响。我国有学者报道春季及秋末患病率较高。最近日本大系列的研究显示夏季至早春高发。

起病形式及严重性不一。

1. 上呼吸道感染前驱症状

肌肉疼痛、疲倦、咽痛；发热（占2/3）：体温一般轻中度升高，少数达40℃，第3～4天出现高峰，1周左右消退。本病可以是不明原因发热的原因之一。

2. 甲状腺区域疼痛

甲状腺区域疼痛为本病特征。可逐渐出现或突然发生，因转颈或吞咽等动作而加重，常放射到同侧耳、咽喉、下颌角、颏、头枕部、胸背部等处；可先累及一叶后扩大或转移至另一叶；疼痛程度多较剧烈，有时难以忍受，少数为隐痛，易误诊为咽喉炎或颞动脉炎；可伴声音嘶哑甚至声带麻痹，吞咽困难。不典型或程度较轻病例甲状腺无疼痛，仅有耳鸣、耳痛、失声，或首先表现为孤立无痛的硬性结节即所谓"寂静"型，易误诊为其他类型甲状腺疾病，经手术病理或细胞学检查确诊为本病；近年有学者提出将"无痛性巨细胞甲状腺炎"作为一种临床亚型。

3. 甲状腺肿大、结节

弥漫或不对称轻中度甲状腺肿较多见，可一叶为著，伴或不伴结节；质地硬；典型病例触痛明显，同样可先累及一叶后扩大或转移至另一叶；局部皮肤较温暖，有时轻度发红；病情缓解后可完全消退，也可遗留轻度甲状腺肿或较小结节。

少数结节性甲状腺肿、甲状腺腺瘤或慢性淋巴细胞性甲状腺炎病人可伴发本病，合并存在时，先有的甲状腺病史往往超过3年，治疗后SAT缓解，原有病变持续存在。

4. 与甲状腺功能变化相关的临床表现

（1）甲状腺毒症期（3～6周或以上）：在发病最初几周，50%～60%病人出现一过性甲状腺毒症，因腺体破坏，甲状腺激素释放入血所致。临床表现如体重减轻、焦虑、震颤、怕热、心动过速等与一般甲状腺功能亢进症相似，但容易被甲状腺疼痛或触痛所掩盖；高碘摄入地区更多经历这一阶段。偶有出现严重并发症如周期性麻痹的报道。

（2）甲状腺功能"正常"期（或过渡期）：临床出现短时间无症状的功能正常期。

（3）甲状腺功能减退期（数周至数月）：随着甲状腺滤泡上皮细胞破坏加重，储存激素殆尽，在消耗的甲状腺激素尚未补足之前，约 25% 的病人进入功能减退阶段，可出现水肿、怕冷、便秘等典型症状。在碘摄入相对较低地区，短暂甲状腺功能减退的发生率较高。多数病人甲状腺滤泡上皮细胞短期内可以修复、再生，并恢复正常甲状腺功能。整个病程 4 ~ 6 个月或以上。个别病例反复加重，有达 2 年之久的报道。永久性功能减退者一般报道不足 10%；明尼苏达州一项 28 年随访研究显示，15% 的病人需长期甲状腺激素替代治疗。

携带 HLA–B35 抗原与携带 –B67 者临床表现不完全相同：前者典型甲状腺功能衍变过程仅占 25%（常无甲减阶段），可全年发病；而后者 67% 呈典型临床经过，近 90% 夏秋季发病。

四、辅助检查

1. 红细胞沉降率（ESR）检测

病程早期常明显异常，> 50 mm/ 第 1 小时是对本病是有力的支持，并提示疾病活动；复发病例异常程度显著低于初次发病者。ESR 正常不能除外本病。

2. 甲状腺功能检测

（1）甲状腺毒症期：血清 T_4 相对于 T_3 不成比例升高（T_3/T_4 比值常 < 20），受正常甲状腺内 T_4/T_3 比例的影响，也与急性期 T_4 脱碘向 T_3 转变受抑制有关。TSH 降低，TSH 对 TRH 给药无反应。甲状腺碘摄取率（RAIU）明显降低，24 h 常 < 10%，甚至 < 2%，因滤泡细胞破坏所致。复发病例 RAIU 明显高于初发者。个别病人碘摄取率正常。

（2）疾病活动期过后，储存于甲状腺的激素经过数周耗竭已无力以高浓度释放入血，呈现甲状腺功能"正常"阶段：T_3、T_4 正常或轻度增高，TSH 轻度降低，甲状腺碘摄取率仍偏低。

（3）甲状腺功能减退期：T_3、T_4 降低、TSH 升高，TSH 对 TRH 反应过度； RAIU 可能在一段时间内高于正常，由于甲状腺激素的储备功能已充分恢复。

在甲状腺毒症向甲减转变过程中，可能检测到 TSH 与 FT_4 同时降低的情况，易误诊为中枢性甲减。

3. 甲状腺超声检查

灵敏度较高，但特异性较差。甲状腺体积增加。受累区域显示回声减低，典型者呈局灶、多灶或弥漫性低回声，当病情进展时低回声区进一步扩展。病初因甲状腺滤泡水肿、破坏，超声检查可见片状规则低回声区，边界模糊不清，后方回声稍增强，回声减低部位多有明显压痛。恢复期由于淋巴细胞、浆细胞浸润及一定程度纤维化性增生，可见甲状腺内不均匀回声增强并伴有小片状低回声区或伴轻微血供增加的等回声区。超声多普勒图像（CDFI）显示，异常回声周边血流信号较丰富，而内部血流信号较少，不同于肿瘤的异常回声区内部血流信号丰富，边缘血流缺乏。甲状腺上动脉流速增高不明显。

4. 甲状腺核素扫描（^{99m}Tc 或 ^{131}I）

早期甲状腺无摄取或摄取低下对诊断有帮助；或可呈冷结节；随病情缓解摄取功能逐渐恢复。

5. 甲状腺细针抽吸细胞学检查（FNAC）

早期典型细胞学涂片可见多核巨细胞、片状上皮样细胞、不同程度炎性细胞，晚期往往见不到典型表现；纤维化明显时也可出现"干抽"现象。合并其他类型甲状腺病变时 FNAC 诊断意义更大。本项检查不作为常规诊断项目。

6. 血清甲状腺球蛋白（Tg）

病变导致甲状腺滤泡细胞破坏及甲状腺球蛋白水解，致使血清 Tg 水平明显升高，与甲状腺破坏程度一致，且恢复很慢。Tg 不作为诊断必备指标。

7. 其他

早期白细胞可增高。TgAb、TPOAb 阴性或水平很低。疾病早期，肝脏功能异常并不少见。免疫球蛋白、CRP、血清唾液酸均可升高，随治疗好转可逐渐恢复正常。以上均不作为本病的诊断指标。

五、诊断

依据典型病史、症状、体征和实验室检查，诊断多无困难，但不典型病例常易误诊。

1. 诊断标准

①甲状腺肿大、疼痛、触痛、质地硬，常伴上呼吸道感染症状和体征（发热、乏力、食欲缺乏、颈淋巴结肿大等）；②血沉异常；③甲状腺碘摄取率受抑制；④一过性甲状腺毒症；⑤血清 TgAb/TPOAb 阴性或低滴度升高；⑥ FNAC 或活组织检查显示多核巨细胞或肉芽肿改变。符合上述 4 条即可诊断 SAT。

对于临床表现不典型者，应施行 FNAC 明确诊断，尤其病变局限于单个结节或单个侧叶者。

2. 诊断流程

见图 1-1。

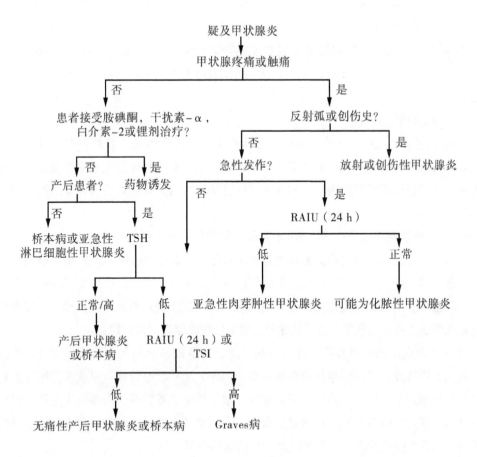

图 1-1 甲状腺炎诊断流程

六、鉴别诊断

1. 急性化脓性甲状腺炎

全身及甲状腺局部炎症反应更明显。常有邻近部位或其他器官感染（如肺、尿道等）及全身菌血症证据。高热，甲状腺红、肿、热、痛，脓肿形成。白细胞计数常高得多，RAIU 正常，同位素扫描提示脓肿区放射性摄取降低。甲状腺功能正常。

2. 甲状腺结节合并出血

结节性甲状腺肿在多结节基础上发生单结节出血时易于鉴别。单发结节如孤立腺瘤或囊肿出血，往往病史较长，在此基础上单侧腺体突然明显增大，可伴有颈部疼痛，无发热等全身症状，血沉一般正常，甲状腺功能正常，超声检查或 FNAC 可确诊。

3. 桥本病急性发作期

少数病人可伴甲状腺疼痛或触痛，但多不剧烈，甲状腺多呈弥漫性肿大，疼痛常累及整个腺体。活动期 ESR 可轻度异常，并可出现短暂甲状腺毒症及碘摄取率降低；但无全身症状，不发热，病程较长。TgAb、TPOAb 增高。两病合并存在时 FNAC 可明确诊断。

4. 无痛性甲状腺炎

临床经过、RAIU 及甲状腺功能演变过程类似本病，但无甲状腺疼痛及发热等全身症状，ESR 可轻度异常，TgAb、TPOAb 阳性。组织及细胞学显示轻中度淋巴细胞浸润，无多核巨细胞。

5. 甲状腺播散浸润癌

有些快速增长的甲状腺癌（多为未分化癌），可伴有疼痛，但是有周围组织浸润证据，对糖皮质激素反应不佳。有文献报道甲状腺播散浸润癌临床及实验室检查酷似本病，作者称之为"恶性假甲状腺炎"。局部区域淋巴结肿大及病理检查发现肿瘤细胞有助于鉴别诊断。

6. 引起甲状腺疼痛及疼痛性非甲状腺颈前肿块的其他疾病

本病误诊率之高不容忽视。国内报道首次误诊率就高达 79.1%，其中 40% 以上误诊为上呼吸道感染。手术误诊率 34.7%，多数无典型临床表现，特别是作为鉴别诊断标志的发热、颈部疼痛、甲状腺功能衍变过程等情况缺如，而更多表现的是不同质地、不同大小、不同影像学描述的甲状腺结节或甲状腺肿，说明该病临床表现的多样化。

国内多组误诊病例报道除上呼吸道感染外，其他被误诊的疾病包括牙髓炎、淋巴结炎、发热原因待查、传染性单核细胞增多症、伤寒、结核、心绞痛、甲状腺功能亢进症、甲状腺功能减退症、甲状腺腺瘤、甲状腺癌、结节性甲状腺肿等。当然也需注意本病与其他甲状腺疾病可能合并存在，特别是少数病人术后病理证实甲状腺乳头状癌合并亚急性甲状腺炎。也有淋巴瘤或未分化癌误诊为 SAT 的病例报道。

对不典型病例，只要考虑到本病，就应进行相应常规检查，必要时行 FNAC 甚至超声引导下活组织检查，可以提高诊断率，降低误诊率，特别应避免不必要的手术治疗。

七、治疗

由于本病无甲状腺激素过量生成，故不使用抗甲状腺药物治疗。有些轻型或复发病人可以不需药物治疗。

1. 镇痛及非甾体抗感染药

适用于多数轻型或复发病人缓解症状。环氧酶 -2 抑制药（如塞来昔布）胃肠道反应较少发生，但近年来有关该类药物心血管事件增多的报道提示对有心血管倾向者慎用。

（1）阿司匹林：1 ～ 3 g/d，分次口服。

（2）吲哚美辛：75 ～ 150 mg/d，分次口服。

2. 肾上腺皮质激素

通过抑制细胞介导的延迟超敏反应而抑制炎症过程。可在给药后数小时明显缓解疼痛及甲状腺肿胀症状，用于症状严重者。本药不影响病程。泼尼松 20 ～ 40 mg/d，分次服用。症状完全缓解并持续 1 ～ 2 周后可逐渐减量，以后根据症状、体征及血沉的变化缓慢减少剂量，总疗程 6 ～ 8 周或以上。过快减量、过早停药可使病情反复，应注意避免。RAIU

持续低水平预示炎症继续，复发危险性较高，应继续应用糖皮质激素。停药后如有复发（10% ~ 20%），仍可酌情使用糖皮质激素，同样可获得较好的治疗效果。

文献报道，霍奇金淋巴瘤误诊为 SAT 的患者应用糖皮质激素后疼痛症状也可得到缓解，因此需提高警惕。

3．β–肾上腺素能受体阻滞药

在甲状腺毒症阶段可减轻症状。

4．甲状腺制剂

甲状腺激素用于甲状腺低功能明显、持续时间久者。有学者认为，甲状腺功能减退时给予甲状腺制剂可预防由 TSH 升高所致的病情再度加重。但由于 TSH 降低不利于甲状腺细胞恢复，故宜短期、小量使用。永久性甲状腺功能减退症需长期替代治疗。

八、预后

本病可自发缓解，也可复发，复发率1.6% ~ 4%，年复发率2.3%。研究显示，复发者病情较初次发作轻，治疗时间短。血沉恢复正常特别是甲状腺碘摄取率恢复正常可作为评价复发可能性的指标。

有关糖皮质激素治疗与长期甲减之间是否存在联系，在几项较大系列随访研究中结果不完全一致。病变甲状腺低回声区范围及恢复程度可能与预后相关。

由于少数患者缓解后发现乳头状甲状腺癌，故有学者建议，对缓解后超声检查仍存在持续低回声的 1 cm 以上病灶进行定期监测，以早期发现不良病变。

（郑桂玲）

第二节　慢性淋巴细胞性甲状腺炎

慢性淋巴细胞性甲状腺炎（CLT）又称桥本甲状腺炎（HT），或桥本病，由旅居德国柏林的日本外科医生 Hakaru Hashimoto 于 1912 年首先报道，当时的资料是基于对 4 名患者的术后检查。已证实，CLT 是一类常见的自身免疫性甲状腺疾病（AITDs），也是原发性甲状腺功能减退症最主要的原因。其发病与遗传、碘代谢紊乱等导致的免疫功能异常密切相关，其病理特征是甲状腺内大量淋巴细胞、浆细胞浸润及甲状腺组织纤维化。本病的临床表现多种多样，典型的临床表现是，甲状腺呈弥漫性质韧无痛的轻度肿大，而颈部局部压迫和全身症状并不明显，甲状腺功能可以正常或减退，但血液循环中往往出现甲状腺自身抗体，包括甲状腺球蛋白抗体（TGAb）、甲状腺过氧化酶抗体（TPOAb）和甲状腺刺激阻断抗体（TSBAb）等。本病患者常有自身免疫性疾病家族史，在先天性染色体异常性疾病如特纳综合征、先天性曲细精管发育不良（Kleinfelter 综合征）等患者中，CLT 的发病率显著增高。

一、分类

传统观点认为，慢性淋巴细胞性甲状腺炎包括桥本甲状腺炎和萎缩性甲状腺炎（AT）两个临床类型。两者有相同的甲状腺自身抗体和甲状腺功能的变化，但前者甲状腺肿大，而后者甲状腺萎缩，有人认为，AT 是 HT 的终末期，也有认为是两种独立的疾病，临床上以 HT 最常见。本病的发病近年有明显的上升趋势，且可合并甲状腺癌或恶性淋巴瘤，临床上必须引起重视。也有学者指出，无痛性甲状腺炎和产后甲状腺炎（PPT）也属于 CLT 的范畴。

二、流行病学

HT 是导致甲减的最常见病因，大约每年有 5% 患有 HT 的甲状腺功能正常的患者发展为甲状腺功能减退症。本病主要发生在女性，女性发病率是男性的 10 ~ 20 倍，各年龄段均可发病，但以 30 ~ 50 岁多见。产后妇女更易发生。

本病发病率与 Graves 病相当，国外学者报道的患病率在 1% ~ 10%。世界范围内，HT 的发病率是 0.3 ~ 1.5/1000 人·年。美国成人 HT 的发病率大约为 3.5/1000 人·年（女）和 0.8/1000 人·年（男）。另外，根据美国调查资料，HT 发病率在 1935—1944 年为每年每 10 万人口有 6.5 人发病，近年则为每年每 10 万人口有 150 人发病，发病率增加了 20 多倍，故 HT 在美国是最常见的一类甲状腺疾病。不仅如此，HT 也是儿童散发性甲状腺肿大的最常见原因。美国调查了 5000 名 11 ~ 18 岁的青少年，发现 HT 的患病率为 3%。另有文献显示，美国和日本中小学生中约有 1.5% 患有本病，说明 HT 不是中老年人特有的疾病。

我国在此领域尚缺乏确切的研究数据，但有资料表明，HT 可占所有甲状腺疾病的 20% ~ 25%。

三、病因和发病机制

HT 是由遗传和环境因素共同作用而引起的器官特异性自身免疫性甲状腺疾病，其发病机制尚未彻底阐明。目前认为其属于多基因遗传病，其关键因素是自身免疫，可与其他自身免疫性疾病如恶性贫血、干燥综合征、慢性活动性肝炎、系统性红斑狼疮等同时并存。

1. 遗传因素

家族性聚集现象及单卵双胞胎疾病共显率明显高于双卵双胞胎的现象，提示遗传因素在 HT 致病作用中起重要作用。大量研究发现，HT 存在许多易感基因和某些保护基因。

HT 的遗传易感性与 HLA 复合体某些等位基因密切相关，尤其是 HLA- Ⅱ类抗原具有多态性的某些等位基因。HLA 基因部分决定遗传易感性，但这种作用不强，且此种因素与不同的群体（人种、地区）之间存在一定关系。现已发现，HT 分别与 HLA-DR3（匈牙利，英国）、HLA-DR4（荷兰）、DRw53 和 DRw9（日本）、Bw46 和 DR9（中国），以及 DQA10301、DQ0201 和 DRw53（黄种人）等基因位点相关联。国内学者证实，HLA-DR9、

DRB10301、DQA10301、DQA10501 可能是 HT 发病的易感基因，DQA10201、DQB10602 可能是其保护性基因。另外，细胞毒性 T 淋巴细胞相关抗原 4（CTLA-4）、维生素 D 受体（VDR）基因等基因可能也与 HT 的发病有关。

2. 环境因素

高碘摄入是 HT 发病的一个重要因素。适碘和高碘地区 HT 的发病率高于低碘地区，摄碘量低的国家 HT 亦较少见。Bagchi 研究证明，高碘首先导致甲状腺上皮细胞损伤，以后再致免疫性损伤而诱发 HT。高碘可引起甲状腺内碘有机化障碍，形成过量自由基使甲状腺细胞破坏。摄碘量过多可使隐性 HT 转变为显性 HT，并可促进 HT 甲减的发生，故安全剂量范围内供碘是目前值得重视的问题。研究发现，易感 HLA 等位基因和碘摄入量增多对 HT 的发生发展可能有正协同作用，即表达 HT 易感等位基因者，在碘的摄入量正常或稍增加时，可能诱发 Graves 病或 HT 发病。另外，肠道病原中 Yersinia 细菌的小肠结肠感染、应激、情绪、吸烟可能与本病的发生也有关系。

3. 自身免疫因素

特异的甲状腺抑制 T 细胞功能异常是本病的基本病因，而且 HT 与 Graves 病有共同的免疫学异常特征。实验证实，在异常遗传背景下，环境因素能增强甲状腺滤泡、淋巴细胞等免疫细胞的活性，激活各种细胞因子（CK）有关 DNA 结合蛋白，导致 CK 基因表达，促使甲状腺成为自毁性靶器官。通过 CK 与免疫细胞共同作用导致 HT 与 GD 的发生。甲状腺内缘何发生自身免疫反应，其确切机制尚不明，但免疫反应所致组织损伤的机制可能与下列因素有关：① 以 Fas 为介导的细胞凋亡；②细胞损伤性 T 细胞的攻击；③抗体依赖性细胞介导的细胞毒作用（ADCC）。

四、病理特征

甲状腺的大体检查多呈弥漫性肿大，质地坚韧或呈橡皮样，表面呈结节状，边缘清，包膜完整，无粘连。镜检可见病变甲状腺组织中淋巴细胞和浆细胞呈弥散性浸润。腺体破坏后，一方面代偿地形成新的滤泡，另一方面破坏的腺体又释放抗原，进一步刺激免疫反应，促进淋巴细胞的增殖，因而，在甲状腺内形成具有生发中心的淋巴滤泡。甲状腺上皮细胞出现不同阶段的形态学变化，早期有部分滤泡增生，滤泡腔内胶质多；随着病变的进展，滤泡变小和萎缩，腔内胶质减少，其上皮细胞肿胀增大，胞浆呈明显的嗜酸染色反应，称为 Askanazy 细胞或 Hurthle 细胞；进而细胞失去正常形态，滤泡结构破坏，间质有纤维组织增生，并形成间隔，但包膜常无病变累及。

五、临床表现

HT 为甲状腺炎中最常见的临床类型，90% 以上发生于女性。不少本病患者临床症状缺如，体检时的异常发现也不多。

总体而言，HT 起病隐匿，进展缓慢，早期的临床表现常不典型。临床上可表现为：

①无症状性甲状腺肿大。甲状腺呈弥漫性、分叶状或结节性肿大，质韧硬，与周围组织无粘连。常有咽部不适或轻度咽下困难，有时有颈部压迫感。偶有局部疼痛与触痛。②甲状腺功能亢进。可兼有 HT 和 Graves 病的组织学及临床症状与体征，血中存在高滴度甲状腺刺激抗体（TSAb），部分病人有胫前黏液性水肿及突眼。功能亢进症状与 Graves 病类似，自觉症状可较单纯 Graves 病时轻，需正规抗甲状腺治疗，但治疗中易发生甲状腺功能低下；部分患者呈一过性甲状腺功能亢进，为滤泡破坏，甲状腺激素释放入血所致。短期功能亢进过后出现持久功能低下或功能正常；部分病人开始无甲状腺功能亢进，仅有典型的桥本病的病理学改变或 伴功能低下，经甲状腺激素治疗后或未经治疗，若干时间后出现明显突眼及甲状腺功能亢进；有的患者先发生典型的 Graves 病，治疗中或治疗停止后一段时间出现典型的 HT 伴或不伴功能低下。③甲状腺功能低下。80% 的患者甲状腺功能可保持正常相当一段时间，中晚期则由于免疫反应对甲状腺组织的持久破坏出现功能低下，逐渐出现怕冷、心动过缓、便秘甚至黏液性水肿等典型症状及体征。

1. HT 的典型临床表现

一般而言，当患者出现甲状腺肿时，平均病程已达 2 ~ 4 年。最常见症状为全身乏力，常有咽部不适感，10% ~ 20% 的患者有颈部局部压迫感或甲状腺区隐痛，偶尔有轻压痛。甲状腺多为双侧弥漫性肿大，峡部及锥状叶常同时增大，一般呈对称型，也可单侧性肿大。肿大可轻度至重度，多数中度肿大，但很少出现压迫颈部所致的呼吸和吞咽困难。触诊甲状腺质地坚韧，韧如橡皮样，表面可光滑或细沙砾状，也可呈大小不等的结节状，一般与周围组织无粘连，吞咽运动时可上下移动。质地坚韧的甲状腺中度肿大是 HT 最常见、最突出的首发临床表现。甲状腺功能一般正常，有 1/4 病人表现为甲状腺功能轻度亢进或降低，这些病人早期往往有轻度甲亢，如病程迁延，数年后可出现甲减。表现为 HT 样甲状腺肿伴甲亢者，称为桥本甲状腺毒症。少数病例也可伴甲状腺相关眼病。

本病进展为甲减的速度与下列因素相关：①女性比男性进展快，女性进展速度是男性的 5 倍；② 45 岁以后进展快；③最初甲状腺抗体滴度高预示进展快；④ 最初 TSH 升高者进展快。另外，亚临床型甲减的 HT，如 TSH > 20 mU/L，每年有 25% 进展到临床甲减，而 TSH 轻度升高者可以恢复正常。

2. HT 的特殊临床表现

值得注意的是，HT 的临床表现往往并不典型，或与其他甲状腺疾病或自身免疫性疾病合并存在，其特殊典型表现如下。

（1）桥本甲亢：是指 HT 临床上有甲亢表现，即 Graves 病和 HT 合并存在，也可相互转化，病人可有典型甲亢的临床表现和实验室检查结果。也可因存在有 TSAb，刺激尚未受到自身免疫炎症破坏的腺体组织，使甲状腺激素增加。但由于腺体组织的不断被破坏，或由于 TSH 阻断性抗体的影响，最终甲状腺功能是减低的。

（2）桥本假性甲亢或桥本一过性甲亢：可能与炎症破坏了正常甲状腺滤泡上皮，使原贮存的甲状腺激素漏入血循环有关。甲亢症状可短期内消失，不需抗甲状腺药物（ATD）

治疗，或对症给小量普萘洛尔（心得安）即可。

（3）儿童型：约占儿童甲状腺肿40%，多见于9～13岁，5岁以下罕见。往往甲状腺功能正常。同成年人相比，儿童HT甲状腺质韧硬如橡皮者较成年人为少，伴结节较少；TPOAb和TGAb滴度较成年人为低，TPOAb及TGAb阴性病例较成年人多见；病理类型以淋巴细胞型多见；易误诊为非毒性或青春期甲状腺肿。往往无全身及其他局部症状，出现甲减的病人可影响生长发育。

（4）伴发甲状腺肿瘤：常表现为孤立性结节，质硬，TPOAb和TGAb滴度较高，病理学显示结节部分为甲状腺瘤或癌，周围部分为HT。Gyory报道2818例甲状腺手术患者，其中118例（4.2%）为HT，HT合并肿瘤为14例（11.8%），其中9例为乳头状癌，2例为滤泡状癌，1例为间变癌，2例为非霍奇金淋巴瘤。HT合并甲状腺髓样癌的文献报道很少。因此，在下列情况应想到HT合并癌或淋巴瘤的可能需做穿刺或手术活检：①甲状腺疼痛明显，甲状腺激素治疗和一般对症处理无效；②甲状腺激素治疗后甲状腺不见缩小反而增大；③甲状腺肿大伴邻近淋巴肿大或有压迫症状；④腺内有冷结节，不对称、质硬、单个者。

（5）伴发其他自身免疫性疾病：HT伴发Addison病、1型糖尿病、性腺功能减退症，也可伴发恶性贫血、特发性甲状旁腺功能减低、重症肌无力、系统性红斑狼疮、干燥综合征、类风湿关节炎等自身免疫性疾病。

（6）桥本脑病：又称自身免疫性甲状腺炎相关的糖皮质激素敏感性脑病。本病严重而罕见，其病因尚有争议，但肯定与自身免疫有关，其最具特征性改变是高滴度抗甲状腺抗体，特别是TPOAb。同时有神经精神症状，例如，伴有局部症状的卒中样发作震颤、肌震挛、癫痫发作、锥体外系症状以及小脑失调、神经痛或脱髓鞘性周围神经病；或出现进行性痴呆及精神症状，包括意识障碍（发生频率最多），如意识模糊、精神症状、幻觉、幻听、躁动；智能障碍，如智能低、认知差、记忆力差、定向力异常、进行性痴呆。糖皮质激素对本病具有良好的治疗效果。

自1966年报道第1例桥本脑病以来，全球仅有200例左右的病例报道。临床表现为：①血管炎型。以脑卒中样发作反复出现为特征。②弥漫性进展型。可出现意识障碍、精神错乱、嗜睡或昏迷。脑脊液检查异常，表现为蛋白含量升高，单核细胞增多。甲状腺激素水平一般正常或偏低。脑电图可出现异常。

（7）桥本伴突眼：HT伴突眼者较少见，一般以浸润性突眼为主，可伴有甲状腺肿。甲状腺功能大多正常，TGAb、TPOAb阳性，部分病人可测到TSAb。

六、辅助检查

1. 甲状腺激素谱测定

多数HT患者甲状腺功能正常，约20%患者有甲减表现，有甲亢表现者不到5%。本病为慢性进行性，最终随甲状腺破坏而出现甲减。

2. 自身抗体测定

（1）抗甲状腺抗体：抗甲状腺抗体测定对诊断本病有特殊意义。大多数病人血中 TGAb 及 TPOAb 滴度明显升高，可持续较长时间，甚至可达数年或 10 多年。目前认为，诊断桥本甲状腺炎，血清 TPOAb 测定优于 TGAb 测定，如进行两种抗体联合测定，其诊断价值增高。

（2）TSH 结合抑制性免疫球蛋白或甲状腺刺激抑制性抗体（TSBAb）：这两类抗体在 10% 或 20% 的 HT 患者血液循环中存在。

3. 甲状腺超声

甲状腺弥漫性肿或结节性肿，回声不均匀，常见低回声，表现为各种由小（增生）到大（甲状腺肿）的颗粒状物或散在的结节状物，腺体表面不规则。

4. 甲状腺核素扫描

常显示甲状腺增大但摄碘减少，核素分布不均，为不规则的稀疏与浓集区，边界不清，具有"破布丁"样特征。如有较大结节可呈冷结节表现。但甲状腺显像在本病中并无特异性。

5. 甲状腺细针穿刺细胞学检查（FNAC）

FNAC 方法简便，有助于在术前作出确定诊断，避免误诊手术，在国外已广泛开展，是甲状腺疾病确诊率最高的诊断方法。国外资料显示与术后病检符合率达 95% 以上，并可取代核素扫描，做首选检查方法。国内此项检查开展尚不普遍，主要用于临床上可疑的患者和并发肿瘤者。桥本甲状腺炎镜下由上皮细胞和炎性细胞构成，炎性细胞主要为淋巴细胞、浆细胞等。滤泡细胞团片状排列，有较大的多形性。滤泡细胞嗜酸性变（Hurthle 细胞）为本病滤泡细胞较特征性的改变，滤泡细胞浆较宽，HE 染色呈鲜艳的红色，背景较多淋巴细胞。纤维化病变明显时也可呈干抽，有时需要反复多次穿刺。

FNAC 诊断 HT 的标准：①滤泡上皮细胞多形性；②腺上皮细胞间有丰富的或中度的淋巴细胞浸润，以成熟淋巴细胞为主，少量未成熟细胞；③ 有的有嗜酸性滤泡细胞、浆细胞和网状细胞等。

6. 其他检查

（1）甲状腺 ^{131}I 摄取率：可正常、低于正常或高于正常，多数病人在正常水平。因此，本检查对 HT 无特异性。

（2）过氯酸钾排泌试验：60% 患者阳性，提示碘的有机化障碍。

七、诊断

典型的慢性淋巴细胞性甲状腺炎病例诊断并不困难，但临床不典型病例容易漏诊或误诊。国内 1995—1998 年的 5 篇外科文献报道 HT278 例，术前误诊率在 75% ~ 100%，平均 85% 以上。

Fisher 于 1975 年提出 5 项指标诊断方案，即：① 甲状腺弥漫性肿大，质坚韧，表面不平或有结节；② TGAb 或 TPOAb 阳性；③ TSH 升高；④ 甲状腺扫描有不规则浓聚或稀疏；⑤过氯酸钾排泌试验阳性。5 项中有 2 项者可拟诊为 HT，具有 4 项者可确诊。

自 20 世纪 20 年代以来，相继提出数种 HT 诊断条件或标准，如 Fisher 标准、森田陆标准、Peter 标准等，以及国内白耀教授提出的 4 条诊断条件，内容均大同小异。它们相同的两条主要是弥漫性坚硬的甲状腺肿大和自身抗体阳性，借此 70% ~ 80% 可获确诊；典型者也无须做 FNAC。值得注意的是，约 10% 的 HT 患者血清 TGAb 或 TPOAb 可呈阴性，而 1% ~ 10% 的正常人可呈阳性；部分 Graves 病患者亦呈阳性。所以，自身抗体对诊断 HT 只有相对专一性，应警惕假阳性和假阴性的可能。其他血清免疫学研究成果如白介素 4（IL-4）等尚未能在临床上普及，诊断中应灵活应用这些指标。

临床上，可综合以下几条特征确立 HT 的诊断：①甲状腺肿大、质韧，有时峡部大或不对称，或伴结节均应疑为本病；②凡患者具有典型的临床表现，只要血中 TGAb 或 TPOAb 阳性，就可诊断；③临床表现不典型者，需要有高滴度的抗甲状腺抗体测定结果才能诊断，即两种抗体用放免法测定时，连续 2 次结果大于或等于 60%；④同时有甲亢表现者，上述高滴度的抗体持续存在 6 个月以上；⑤必要时考虑作 FNAC 或手术活检，甲状腺穿刺活检方法简便，有确诊价值；⑥超声检查对诊断本病有一定意义。

桥本脑病的诊断：桥本脑病是与桥本甲状腺炎相关的以神经系统症状为主要表现的疾病，呈急性或亚急性起病，出现癫痫发作、震颤、肌阵挛、共济失调、精神病等表现，有复发及缓解交替过程。桥本脑病患者有高滴度的抗甲状腺抗体，甲状腺功能正常或异常，脑脊液蛋白质含量升高，脑电图呈弥漫性慢波，大部分影像学检查无异常，少数出现白质 T_2 加权像弥漫性信号增强。有人提出本病的诊断标准如下。

（1）不能解释的复发性肌痉挛发作、全身癫痫样发作、局灶性神经功能缺失或精神异常。

（2）伴有以下 5 项中的 3 项以上：①脑电图异常；②甲状腺自身抗体阳性；③脑脊液蛋白含量和（或）寡克隆带增高；④对糖皮质激素反应良好；⑤脑部 MRI 异常。

八、鉴别诊断

1. Riedel 甲状腺炎

Riedel 甲状腺炎又称慢性侵袭性甲状腺炎，1896 年由 Riedel 首先报道 2 例而命名，因病变甲状腺质地坚硬如木，故又称为木样甲状腺炎。本病罕见，见于 30 ~ 60 岁中老年女性，男女发病率为 1 : 3。病因不清。呈良性过程，进展缓慢，病程数月到数年，可自行停止发展。甲状腺不同程度的肿大，可为正常轮廓，累及一叶或整个腺体，质坚如石，不痛，与皮肤粘连，不随吞咽活动，周围淋巴结不大。甲状腺结构破坏被大量纤维组织取代，病变常超出甲状腺，侵袭周围组织，如肌肉、血管、神经甚至气管，产生邻近器官的压迫症状，如吞咽困难、呼吸困难、声嘶、喉鸣等。压迫症状与甲状腺肿大程度不成正比。本病常伴有其他部位纤维化，如纵隔、腹膜后、泪腺、胆囊等纤维化。白细胞计数、血沉、

T_3、T_4、TSH 和 ^{131}I 摄取率大多正常。抗甲状腺抗体阴性或滴度很低。甲状腺扫描未受累部分正常，受累部位无核素分布。当病变侵犯甲状腺两叶时，甲状腺组织完全被纤维组织取代后，可发生甲减。本病确诊依赖甲状腺活检。

2. Graves 病

HT 与 Graves 病关系密切，两者均有甲状腺自身抗体存在，甚至有人认为，两者是同一疾病的不同表现。HT 以产生 TGAb 和 TPOAb 为主，而 Graves 病以产生 TSH 受体抗体为主。Graves 病通常肿大的甲状腺质地较软，抗甲状腺抗体滴度较低。两者区别常较困难，必要时需靠 FNAC 或手术活检进行鉴别。

3. 甲状腺癌

文献报道 HT 合并甲状腺癌的发生率为 11.5% ~ 17.7%，高于一般甲状腺疾病合并甲状腺癌的比率，因此，对 HT 患者需长期随访，如 HT 者出现甲状腺明显疼痛，增长快，扫描呈冷结节，颈部淋巴结肿大，甲状腺激素治疗无效时应做病理细胞学检查。

4. 甲状腺恶性淋巴瘤

文献报道 HT 并发恶性淋巴瘤的发生率为 16% ~ 50%。也有人认为，重度慢性淋巴细胞性甲状腺炎可向恶性淋巴瘤转变。但多数甲状腺恶性淋巴瘤的肿块增大迅速，颈淋巴结肿大，很快出现压迫症状，甲状腺扫描为冷结节，两者鉴别并不困难。然而，HT 合并恶性淋巴瘤，尤其是无肿块的甲状腺恶性淋巴瘤的区别较难，需做病理学检查。

5. 无痛性甲状腺炎

特征为伴自发缓解性甲亢，甲状腺大小正常或轻度肿大，可有结节，甲状腺无压痛，血清 T_3、T_4 均升高，而甲状腺 ^{131}I 吸收率常明显下降，血沉正常或轻度升高，50% 患者 TGAb、TPOAb 滴度低或中度升高，病理检查为弥漫性或局灶性淋巴细胞性甲状腺炎改变，但组织纤维化及 Hurthle 细胞却很少见，无肉芽肿表现。本病为良性自限性疾病，一般 2 ~ 8 个月病情自行缓解。

九、治疗

1. 治疗原则

与目的目前，HT 尚无根治的方法，治疗的主要目的是纠正继发的甲状腺功能异常和缩小显著肿大的甲状腺。

一般而言，轻度弥漫性甲状腺肿又无明显压迫症状，不伴有甲状腺功能异常者无须特殊治疗，可随诊观察。对甲状腺肿大明显并伴有压迫症状者，采用 L-T_4 制剂治疗可减轻甲状腺肿；如有甲减者，则需采用甲状腺激素替代治疗。一般对 HT 不宜手术治疗，不适当的切除将促使甲状腺功能减退提前发生。但为明确诊断（恶性）或减轻压迫症状，部分患者需采用手术治疗，如施行甲状腺峡部、部分或次全切除。若 HT 合并甲状腺癌或恶性淋巴瘤则行根治性手术。

2. 内科治疗

尽管本病为器官特异性的自身免疫性疾病，因为用药后的不良反应及停药后易再发等原因，一般不用糖皮质激素治疗。当亚急性起病，甲状腺疼痛、肿大明显时，可加用泼尼松（强的松）20～30 mg/d，好转后逐渐减量，用药1～2个月。

（1）HT合并甲减：患者需要长期以甲状腺片或L-T$_4$替代治疗。一般从小剂量开始，干甲状腺片40～60 mg/d，或L-T$_4$ 50～100μg/d，逐渐增量分别至120～180 mg/d或100～200μg/d，直到腺体开始缩小，TSH水平降至正常。临床上，要因人而异逐渐调整到维持量。老年人或有缺血性心脏病者，L-T$_4$从12.5～25μg/d较小剂量用起，增加剂量应缓慢，间隔4周，以便TSH在变动剂量后能达到一个稳定浓度。对于年龄小于50岁，而又没有心血管疾病风险的患者，开始即可以使用全部替代剂量1.6～1.8μg/（kg·d）。妊娠期患者应增加L-T$_4$剂量25%～50%。季节一般不影响甲状腺激素的给药量。新生儿甲减者，L-T$_4$的起始剂量较大，0～6个月：8～10μg/（kg·d）（25～50μg/d）；6～12个月：6～8μg/（kg·d）（50～75μg/d）；1～5岁：5～6μg/（kg·d）（75～100μg/d）；6～12岁：4～5μg/（kg·d）（100～150μg/d）。甲状腺激素以空腹或睡前服用具有更高的生物利用度，要避免与钙剂、铁剂等同时服用。

（2）HT伴亚临床型甲减：治疗同上，剂量宜小，甲状腺功能恢复后L-T$_4$减量或停用。不过，在替代治疗前，需要在2周至3个月内复查TSH，只有2次TSH均升高，方可考虑给予甲状腺激素制剂。对于TSH轻度升高者，需权衡利弊，根据患者的年龄与心血管疾病的风险，确定是否给予替代治疗。

（3）桥本甲亢：应按Graves病治疗，可以给予硫脲类或咪唑类等抗甲状腺药物，一般剂量宜小，避免出现甲减；通常不选用^{131}I治疗及手术治疗；对于症状明显者，可同时给予β受体阻滞药（普萘洛尔）等来控制Graves病期的症状。一过性甲亢者，甲亢为症状性，只给予β受体阻滞药对症处理即可。

（4）甲状腺功能正常的HT：一般不需特殊治疗，在确认碘营养状态后，采用适碘饮食，避免高碘食物和药物（包括中药）的摄入。对于甲状腺明显肿大，尤其是有明显压迫症状者，可以给予甲状腺激素制剂，或短期使用糖皮质激素。

（5）桥本脑病：在抗癫痫、维持水电平衡、营养支持等一般治疗的基础上，需要给予类固醇激素（口服或静脉）。急性或亚急性发作时，可大剂量冲击（口服泼尼松50～150 mg/d或静脉甲泼尼龙1 g/d，连用3～7天后逐渐减量至维持量或停用）。亦可应用其他免疫抑制药（如环磷酰胺、硫唑嘌呤等），或尝试免疫球蛋白、血浆交换疗法等。

3. 手术治疗

HT的手术治疗仍颇有争议，多数人认为没有必要，手术将毁损甲状腺，导致甲状腺功能减退。但高士俊等则认为，一叶切除可降低免疫负荷以增强内科治疗效果，并可取得病理诊断，发现并发癌，因此，手术治疗不能一概排斥，关键是严格正确掌握手术适应证。一般认为，出现下列状况可以考虑手术疗法：①甲状腺肿大，有明显的压迫症状，尤其是药物治疗不能改善者；② 并发甲状腺肿瘤临床上高度怀疑或 FNAC 提示有癌变者；③甲状腺疼痛较剧，又不能耐受甲状腺素治疗者；④并发 Graves 病反复发作，或有进展性 Graves 病症状者。单纯 HT 病人的甲状腺切除量应适中，以缓解症状为准，尽量多保留些甲状腺组织。术后均应加强随访，定期测定 T_3、T_4、TSH，多需服用甲状腺激素以预防和治疗可能发生的甲状腺功能减退。

十、预后

根据病情需要，给予充分的甲状腺激素替代治疗，HT 的预后较好。本病病程缓慢，有发展为甲减的趋势。病人如有血清学证据，而甲状腺功能正常时，应注意定期随访复查，及时发现是否存在甲减。另外，HT 患者可合并甲状腺癌，故需长期随诊。

已证实，HT 并非完全不可逆转，部分患者可自行缓解，有不少患者肿大的甲状腺可以缩小或消失，原来查到的甲状腺结节随诊中消失或缩小，硬韧的甲状腺可能变软，不必终身替代治疗。影响预后的因素有以下几种。

1. 年龄

有学者认为，年轻 HT 患者甲状腺功能及免疫紊乱易于恢复，可能与机体良好的自我调节有关。

2. 遗传因素

有家族史的 HT 患者，经过一段时间的替代治疗后，其甲状腺功能较无阳性家族史者易于恢复正常，且可保持长期缓解，说明 HT 阳性家族史可能是患者不需终身替代治疗的一项参考指标。

3. 碘摄入量

饮食中的含碘量及有无应用含碘药物也是影响 HT 预后的一个重要因素。高碘饮食，尤其是在富碘地区，可促进 HT 的发生与发展。含碘药物如胺碘酮诱发 HT 甲减的报道也屡见不鲜。因此，HT 患者应严格控制碘的摄入量，既可使部分患者的甲状腺功能恢复正常，又可使甲状腺炎得到明显改善。所以，控制碘的摄入可以改善 HT 的预后。

4. 甲状腺摄碘率

甲状腺摄碘率对判断 HT 的预后很有意义。高摄碘率的 HT，组织学上提示为局灶性甲状腺炎，甲状腺内存在大量有功能的甲状腺滤泡，易于恢复正常甲状腺功能。而 HT 伴严重不可逆甲减者，甲状腺摄碘率低，这类患者往往需要长期应用甲状腺激素替代治疗。

5. 甲状腺肿大程度

一般而言，甲状腺肿大愈明显，对替代治疗的效果愈好，甲状腺功能越易于恢复正常，停药后保持长期缓解的可能愈大。而伴甲状腺萎缩的 HT，常伴有 TSBAb，预后相对较差。

6. 甲状腺抗体

TSH 受体抗体在 HT 发病机制中起重要作用，其两种亚型 TSAb 和 TSBAb 的相互消长决定着 HT 的甲状腺功能状态。TSBAb 阳性的患者，其甲状腺功能较难恢复；TSBAb 阴性则有利于疾病的缓解。另一方面，当患者体内同时存在 TSAb 和 TSBAb 时，若 TSAb 滴度升高而 TSBAb 滴度下降，则患者 HT 甲减可向甲亢转化。因此，动态观察 TSAb 和 TSBAb，有助于预测 HT 的甲状腺功能，对其预后判断具有重要价值。

7. TSH

观察 HT 患者血清 TSH 水平有助于了解 HT 预后。研究发现，TSH 明显升高的 HT 甲减患者，经甲状腺激素替代治疗后，甲状腺功能易于恢复正常，且可长期维持；而 TSH 升高不明显者，HT 甲减长期缓解的可能性较小。因此，TSH 水平是判断 HT 预后的良好指标。

桥本脑病患者少数可自然缓解，类固醇治疗后几天或几周内迅速好转，约 55% 的患者停用类固醇后可复发，再用类固醇症状又可缓解。极少数病例可以死亡。

（郑桂玲）

第一章　甲状腺炎

第二章 甲状腺肿瘤

第一节　甲状腺腺瘤

甲状腺结节是临床常见征象，发生率为4%～7%，中年妇女占11.3%，甲状腺腺瘤（简称甲瘤）占其中的70%～80%。因此，甲状腺腺瘤是常见的临床疾病。

一、病因

甲状腺腺瘤是甲状腺组织的一种良性内分泌肿瘤，甲状腺局灶（小叶）区域增生，可以扩大并伴有进行性生长成为腺瘤。这种腺瘤，虽然开始依赖TSH，但最终达到自主性生长。一个良性腺瘤伴有大小不同、组织学表现各异的滤泡细胞，分为滤泡状、乳头状囊性腺瘤及大滤泡状腺瘤。这些病变是腺瘤性甲状腺肿的多样性变化而不是各自特殊的疾病。

二、临床表现

患者多为女性，年龄常在40岁以下，一般均为甲状腺体内的单发结节。病程缓慢，多数在数月到数年甚至时间更长，患者因稍有不适而发现或无任何症状而被发现颈部肿物。多数为单发，圆形或椭圆形，表面光滑，边界清楚，质地韧实，与周围组织无粘连，无压痛，可随吞咽上下移动。肿瘤直径一般在数厘米，巨大者少见。巨大瘤体可产生邻近器官受压征象，但不侵犯这些器官。有少数患者因瘤内出血瘤体会突然增大，伴胀痛，如乳头状囊性腺瘤；有些肿块会逐渐吸收而缩小；有些可发生囊性变。病史较长者，往往因钙化而使瘤体坚硬；有些可发展为功能自主性腺瘤，而引起甲状腺功能亢进。部分甲状腺腺瘤可发生癌变。具有下列情况者，应当考虑恶变的可能性：

（1）肿瘤近期迅速增大。

（2）瘤体活动受限或固定。

（3）出现声音嘶哑、呼吸困难等压迫症状。

（4）肿瘤硬实、表面粗糙不平。

（5）出现颈淋巴结肿大。

三、辅助检查

1. 血 T_3、T_4

在正常范围。各项功能检查多正常。

2. B 超检查

可进一步明确肿物为实性或囊性，边缘是否清楚，肿物多为单发，也可多发，为 2 ~ 3 枚小肿物，同侧腺叶也相应增大，实性为腺瘤，囊性为甲状腺囊肿。

3. 放射性核素扫描

^{131}I 扫描示甲状腺为温结节，囊腺瘤可为凉结节。甲状腺核素扫描多为温结节，也可以是热结节或冷结节。

4. 颈部 X 线摄片

若瘤体较大，正侧位片可见气管受压或移位，部分瘤体可见钙化影像。

5. 甲状腺淋巴造影

显示网状结构中有圆形充盈缺损，边缘规则，周围淋巴结显影完整。

四、诊断

甲状腺瘤诊断的重要性在于如何从甲状腺结节中将其鉴别出来并排除甲状腺癌。即使有经验的医师，采取常规检查、触诊、^{131}I 甲状腺扫描等，诊断不符合率可达 23.6%。单发、多发结节的判断，临床、手术、病理之间误差率也在 37.5% ~ 50%。因此，提高甲状腺瘤诊断符合率，正确判断单发、多发、囊性、实性，对治疗有重要意义。近年来，随着诊断技术的发展，已使甲状腺瘤诊断，甲状腺瘤、甲状腺癌的鉴别诊断水平大有提高。B 超诊断甲状腺肿块囊性、实性结节正确率达 100%，单发、多发结节 99.4%，可显示 0.5 cm 以上病变，对鉴别甲状腺瘤、甲状腺癌有帮助，诊断甲状腺瘤符合率达 94.0%。甲状腺瘤为瘤体形态规则、边界清楚、有完整包膜，内部为均质低回声，不完全囊性图像，图像囊、实相间提示甲状腺癌可能性 27.5%，完全囊性均为良性病变，部分囊性甲状腺瘤 82.35%，甲状腺癌 11.75%。B 超在定性诊断方面不及针吸活检，故不能作为最终诊断，可作为筛选性检查。针吸活检（FNA）未见有针道癌转移的报道，并发症也极少，临床应用日趋广泛。FNA 诊断甲状腺瘤、甲状腺癌准确率为 90%，冰冻切片为 95%，两者无显著差异。FNA 假阳性率为 0% ~ 3.3%，假阴性率为 1% ~ 10%。造成假阴性原因有针头未穿刺到癌灶部位，以及单从细胞学角度不易鉴别甲状腺瘤与甲状腺癌。若固定专人抽吸、专人看片、若见到异型细胞以及滤泡样瘤细胞要反复穿刺检查，可提高 FNA 的诊断符合率。FNA 作为一种补充诊断技术，还需结合临床与其他检查综合判断。冰冻切片与针吸活检鉴别甲状腺瘤、甲状腺癌的可信性均在 90% 左右。FNA 有假阴性和假阳性结果，而 FS 无假阳性结果，假阴性率为 5%。FS 可作为 FNA 的一种补充。腺扫描可了解甲状腺肿块的功能和形态，而不能定性诊断。甲状腺淋巴造影为侵入性检查，准确率为 70%，且有并发症，已很少应用。

甲状腺癌的红外热象图表现为高温结节。流式细胞分析技术，分析 DNA 含量，倍体情况有助于鉴别，但技术要求太高不易推广。总之，在众多的甲状腺瘤诊断技术中，FNA 为一种快速、安全、有效的诊断技术，优于其他检查。

五、治疗

甲状腺瘤治疗涉及诊断的可靠性和病因等问题。过去认为 TSH 的慢性刺激是导致甲状腺瘤增长的主要原因，甲状腺素可阻断其刺激达到治疗目的。但治疗效果并非理想，因为并不能改变甲状腺瘤的自然病程，表明 TSH 刺激并不是导致甲状腺瘤增长的主要原因。在激素治疗中甲状腺瘤增大要警惕甲状腺癌可能，甲状腺瘤与甲状腺炎性疾病难以鉴别时，可试用激素治疗 1 ~ 3 个月。甲状腺单纯性囊肿可应用囊肿针吸注射治疗，利用刺激性药物造成囊内无菌性炎症，破坏泌液细胞，达到闭塞、硬化囊肿目的。常用硬化药物有四环素、碘酊、链霉素加地塞米松等。由于非手术治疗效果不确切，部分甲状腺瘤可以恶变为甲状腺癌，而手术切除效果确切，并发症少，所以多数学者推荐手术切除。腺瘤摘除可避免做过多的甲状腺体切除，便于基层开展，由于隐匿性甲状腺癌发生率日渐增多，可达 15.7%，加上诊断技术的误差，若仅行腺瘤摘除，手术后病检为甲状腺癌时则需再次手术，也要增加手术并发症。另外，腺瘤摘除手术后有一定复发率，尤其是多发腺瘤。因此，持腺瘤摘除观点者已逐渐减少。目前从基层医院转来需再次手术的患者看，在基层医院作腺瘤摘除的人不在少数。现在多数学者推荐做腺叶切除术，这样可避免因手术不彻底而行再次手术，腺瘤复发率极低。即使手术后发现为甲状腺癌，大多数情况下腺叶切除已充分包括了整个原发癌瘤，可视为根治性治疗。部分学者推荐同时切除甲状腺峡部腺体，如因多中心性癌灶对侧腺叶需要再次手术时，可不要解剖气管前区。折中观点认为，甲状腺瘤伴囊性变或囊腺瘤，发生甲状腺癌的可能性低，浅表囊腺瘤可行腺瘤摘除，而对实性甲状腺瘤则行腺叶切除。有学者认为，不论怎样还是行保留后包膜的腺叶切除为宜。单侧多发甲状腺瘤行腺叶切除，双侧多发甲状腺瘤行甲状腺次全切除，多发甲状腺瘤也有漏诊甲状腺癌可能，应予注意。自主功能性甲状腺瘤宜行腺叶切除，因为有恶变成癌的可能。巨大甲状腺瘤并不多见。瘤体上达下颌角，下极可延伸至胸骨后，两侧叶超过胸锁乳突肌后缘。手术中出血多，操作困难，可能损伤周围重要结构。因此，手术中应注意：采用气管内插管麻醉，切口要足够大，避免损伤颈部大血管；胸骨后甲状腺的切除可先将上部切除，再将手指向外侧伸入胸骨后将腺体托出，直视下处理下极血管，切除全部腺体，可不必切开胸骨；缝合腺体背面包膜时不宜过深，以避免损伤喉返神经；对已存在气管软化、狭窄者，应做预防性气管切开或悬吊。巨大腺瘤切除后常规行气管切开，对手术后呼吸道管理颇有好处。妊娠期甲状腺瘤少见，除非必要，应推迟到分娩以后再行手术切除。

（孙海清）

第二节　甲状腺未分化癌

甲状腺未分化癌（ATC），又称为间变癌或肉瘤样癌，是一种高度恶性的甲状腺肿瘤。其发病率较低，占甲状腺原发肿瘤的 1.3% ~ 9.8%。很早局部浸润和转移至淋巴结，也易经血行转移至其他部位和脏器，所以预后极差，1 年生存率仅约 20%。

一、病因及发病机制

目前 ATC 具体病因并未明确，可能与饮食因素（高碘或低碘饮食）、放射线接触、雌激素分泌增加、遗传因素或其他因素有关。发病机制目前主要流行两种观点：一种是该病由已经分化好的甲状腺肿瘤间变而成，在这一转化过程中基因突变（如 p53 的突变和癌基因 RAS 的突变）起到了决定性的作用；另一种认为 ATC 很可能由甲状腺干细胞转变形成的恶性肿瘤。

二、病理

大多数 ATC 肿瘤体积较大，无包膜，癌组织质地硬实，也可为囊性。肿瘤标本呈鱼肉样或灰白至棕褐色，常见明显的出血和坏死。镜下癌细胞较一般正常甲状滤泡细胞大，多由分化不良的上皮样细胞组成，可将其分为梭形细胞癌、巨细胞癌、小细胞癌、鳞癌、分化不良的乳头状癌和滤泡状癌等类型，当梭形细胞占优势或完全由梭形细胞构成时肿瘤呈肉瘤样形态。有时需免疫组化与甲状腺鳞癌和低分化甲状腺癌等鉴别。

三、临床表现

ATC 一般发生于年龄较大者，平均发病年龄为 60 ~ 70 岁，50 岁以下者少见。女性较男性多见，男女比例平均为 1:（2 ~ 3）。临床上患者往往会出现颈部的肿块，发展迅速，该肿块可能分布在颈部的两侧或者是单侧，肿瘤通常为单个，质地硬实，表面凹凸不平，边界不清，活动度差且迅速增大。一般在就诊时会伴随着吞咽障碍、呼吸困难、声音嘶哑等症状。临床就诊时约有 50% 的颈淋巴结发生转移；患者早期就易发生局部浸润和全身转移，最主要的远处转移为肺，首诊肺转移的比例高达 30%，相应的骨、脑部、肝脏、皮肤等转移虽然存在但相对较少见。

按照美国联合癌症协会（AJCC）标准，ATC 一经确诊就应定位Ⅳ级（A，B，或 C）。未分化癌患者 5 年生存率仅为 5% ~ 15%，平均生存时间 3 ~ 10 个月，通常在确诊后 12 个月内死亡。主要的死亡原因是局部肿瘤进展导致的呼吸道梗阻，其次是远处转移引起的并发症。

四、诊断

1. 临床诊断

女性多见，中位发病年龄 60 ~ 70 岁。肿块短期迅速肿大，并发生声音嘶哑、呼吸困难等，伴发颈部肿大淋巴结，不难做出诊断。

2. 影像学诊断

超声、CT、喉镜、骨扫描等，结合资料确定病变范围和分期。PET 对评估转移病灶是非常有效的。血清学检测对诊断帮助意义不大。

3. 病理学诊断

细针穿刺抽吸活检在 ATC 诊断中有一定价值，由于 ATC 常有坏死或感染的组织，会影响穿刺结果。必要时需术中快速冰冻病理以明确诊断。常借助特殊染色和免疫组织化学方法协助诊断，如细胞角蛋白和上皮膜抗原在鳞状细胞样 ATC 为阳性，在梭形细胞和巨细胞 ATC 为阴性或弱阳性。由于 ATC 通常来源于异常甲状腺，约 80% 伴有甲状腺功能亢进，7% ~ 89% 高分化甲状腺癌，特别在高细胞变体形，与 ATC 并存，因此，ATA2012 版《未分化型腺癌诊治指南》建议，当 ATC 与高分化或低分化甲状腺癌共存时，应明确 ATC 所占的比例，便于临床指导治疗和判断预后。

五、治疗

对 ATC 的治疗，学界仍缺乏一个标准模式。由于 ATC 发展较快，术前必须完成所有主要检查，以确定有无手术指征和禁忌证。ATA 建议声带检查最好用纤维喉镜，这样可更准确了解声带功能情况，对于某些如果有转移灶者，也可同时给予活检，进行病理性检查以指导进一步治疗。只有在脑、脊椎转移或肺出血等更严重情况下才可暂时不进行活检。ATA 强调术前准确评估对 ATC 尤其重要。对 ATC 治疗，单纯手术、放疗或化疗通常不能控制疾病进展，采取联合治疗可能有利于改善患者的预后。对 ATC 进行综合治疗特别是手术加术后放化疗有利于提高其生存率是诸多学者的共识。局限于腺体内的 ATC 应尽量扩大手术范围。腺体外浸润者，尽可能切除病灶，术后辅以放疗与化疗；当病变压迫气管造成呼吸困难时，应先手术解除压迫或作气管切开后再行放疗。

1. 手术治疗

ATC 就诊时多已侵犯喉、气管、食管、肌肉、淋巴结，部分发生远处转移，因此，能手术彻底切除的机会较少。对于局限于腺体内的 ATC 患者很有手术价值，同时应尽量扩大手术范围；对于腺体外侵犯的 ATC，手术可能无法将肿瘤组织彻底清除干净，术后也会因残余肿瘤生长很快再次局部复发引起压迫症状，所以，手术并不延长晚期患者的生存期。尽管对腺体外浸润 ATC 是否行根治性、姑息性或活检手术一直存在争议，但在情况允许的条件下也要尽量切除病灶，尤其是对于年轻的和肿瘤直径较小的腺体外浸润患者。由于 ATC 容易侵犯喉返神经，所以，术中要尽量予以保护；对于同侧喉返神经已经发生麻痹者，要尽量避免伤及对侧神经，以避免由于双侧喉返神经损伤引起的声带固定、窒息；在发生双侧喉返神经麻痹，要行气管切开；在颈部肿瘤能做到彻底切除的情况下，对喉返神经损伤也可同期或二期进行神经移植，部分恢复喉返神经功能。在肿瘤可能有残留的情况下，除非发生气道急症，否则应尽量避免选择性气管切开，避免肿瘤扩散至气管内。

2. 放射治疗

尽管 ATC 对放射线的敏感性不如其他实质性肿瘤，但多数研究认为放疗有利于局部控制和改善预后。放疗应该在颈部手术充分恢复后尽早进行，一般在术后 2～3 周开始，放疗剂量与预后有相关性，体外放疗的总剂量可达到 60 Gy。ATA 建议在条件允许下尽量行适形调强放射疗法（IMRT）。IMRT 是指通过幅度强度来调节射线范围和范围形状，放射更加适形，减少对远处结构的毒性作用，潜在增强肿瘤区域的放射剂量。放疗（或联合化疗）对于提高总生存率和手术切除率均有作用，但到目前为止仍没有单纯放化疗取得明显成功的案例报道。

3. 化学治疗

化疗可延长部分患者的生存时间，但整体而言对改善本病预后作用不大，常用化疗药物或方案并不能控制肿瘤的进展和改善预后。使用化疗药物的目的是配合其他方案的治疗，延长患者生存期。如果身体条件许可，术后 1 周内即可进行全身化疗。常用化疗药物有多柔比星、VP-16、顺铂、博来霉素、长春新碱和紫杉醇类。其中多柔比星应用最广，总体有效率较高，同时还可以作为放疗增敏剂（40 mg/m^2）。

4. 生物学治疗

近年来对 ATC 的生物治疗研究较多，部分研究显示了一定的应用前景。BRAF 在 ATC 中的突变率约为 24%，所以 BRAF 成为 ATC 治疗的一个靶点，如索拉菲尼就能针对 BRAF 产生抑制作用。ATC 中表皮生长因子受体（EGFR）的表达率在 80% 以上，目前在临床上已经有较多针对 EGFR 的靶向治疗药物，代表药物如西妥昔单抗。

5. 姑息治疗

姑息治疗的目的是减轻患者痛苦，改善生存质量，延长生命。针对远处转移，应根据转移部位给予相应治疗。ATC 骨转移发生率为 5%～15%，临床表现可有疼痛、病理性骨折等。治疗应定期给予静脉注射二磷酸盐注射剂或皮下用 RANK 配体拮抗剂；局部放射治疗可减轻患者的疼痛，延缓病情进展；对于病理性骨折及重要部位的骨折可给予姑息手术治疗。

ATC 也可转移到脑，脑转移发生率较低，为 1%～5%，但 ATC 脑转移的预后较差。放射治疗对脑转移患者有一定效果；手术治疗未分化癌脑转移由于效果不佳，要严格控制适应证；对已有颅内高压患者，应对症处理，同时可给予适当剂量的皮质激素治疗。

对症处理，晚期患者要加强营养支持，对于食管梗阻无法进食的患者可经皮胃造瘘术，放置营养管进行行肠内营养，极少数患者如无法放置营养管可行肠外营养。气管梗阻造成的呼吸困难患者要予以气管切开，伴发肺部感染者要针对肺部炎症给予相应处理。肿瘤局部侵犯及远处转移所引起的疼痛可给予止痛药等。特别要加强患者的心理疏导，使患者在晚期也能积极配合治疗。

六、随访

对治疗后临床缓解的患者，应予积极随访。一般每隔 1～3 个月随访 1 次，包括颈部、胸腹部、脑部和骨盆，持续 6～12 个月；以后延长至每隔 4～6 个月，持续至少 1 年。血浆 Tg 检测和放射性核素扫描对 ATC 复发监测的意义不大，仅针对 ATC 并存的高分化癌复发情况提供一定的帮助。超声检查是首选的影像学检查，可以发现早期复发和转移，而且无辐射；其他可根据情况选择 CT、MRI 等；PET 扫描对 ATC 监测有一定的价值，应在初步治疗后 3～6 个月、临床证据无明显病灶产生并可能需要调整治疗计划时应用，以后可每隔 3～6 个月进行 PET 检查。如果 ATC 并存有高分化甲状腺癌的成分，在 6～12 个月的随访期间没有复发/侵犯的证据应行放射性碘治疗。

七、预后

ATC 预后极差，是甲状腺恶性肿瘤中恶性程度最高的一种，二年生存率约为 20%，平均生存期仅为 5～6 个月，是致死率最高的恶性肿瘤之一。最主要的影响因素为肿瘤的组织学类型、肿瘤大小、临床分期，其他因素如年龄、性别、身体状况等也有一定关系。

（孙海清）

第三节　甲状腺淋巴瘤

原发性甲状腺淋巴瘤（PTL）是指原发于甲状腺内淋巴组织的恶性肿瘤。这是一种罕见的恶性肿瘤，占所有甲状腺恶性肿瘤的 0.6%～5.0%，约占全身淋巴瘤的 2%，因其临床表现缺乏特异性，常同时伴有淋巴细胞性甲状腺炎，可以表现为单侧或双侧甲状腺肿块，术前常易与慢性淋巴性甲状腺炎、结节性甲状腺肿、甲状腺癌等疾病混淆，误诊率高，常侵犯周围组织，细针穿刺有助于诊断。肿瘤的病理类型即恶性程度是影响治疗结果和预后的最重要指标之一。

一、流行病学

甲状腺淋巴瘤好发于 50～80 岁的女性，高峰年龄在 60～70 岁。男女发病率比为（3～4）:1，绝大多数为非霍奇金病，表现为淋巴结外淋巴组织病变的占 25%～30%，甲状腺是全身受累的部位之一，其中约有 10% 的患者累及甲状腺。甲状腺淋巴瘤的组织学亚型主要有弥漫性大 B 细胞淋巴瘤（DLBCL），MALT 淋巴瘤和滤泡性淋巴瘤（FL）。DLBCL 是 PTL 中最常见的组织学亚型，是最具侵袭性的组织学亚型，预后较差。MALT 淋巴瘤往往是一种低级别惰性肿瘤。由于每种病理亚型有其独特的临床生物行为及预后特征，须依病理结果决定下一步治疗方案。

二、病因

甲状腺恶性淋巴瘤的病因尚不清楚，病理分类仍存有争议，但常合并慢性淋巴细胞性甲状腺炎，发生率为 25% ~ 93%。目前有学者认为甲状腺恶性淋巴瘤可能来源于淋巴细胞甲状腺炎的活跃淋巴细胞，慢性淋巴细胞性甲状腺炎激活 B 细胞分泌自身抗体，导致甲状腺的淋巴细胞增生，继而发生恶变。因此认为慢性淋巴细胞性甲状腺炎或慢性淋巴细性是原发性甲状腺恶性淋巴瘤的前期病变。也有学者认为甲状腺恶性淋巴瘤是一种异质性疾病，最常见的为弥漫性大 B 细胞淋巴瘤（DLBCL）和黏膜相关淋巴组织型（MALT）。

三、临床表现

甲状腺恶性淋巴瘤典型的临床表现为迅速增大的甲状腺肿块，可伴声音嘶哑和呼吸困难，吞咽困难较为少见。甲状腺功能多正常，少数患者有甲状腺功能减低。多数患者就诊时可触及甲状腺肿块，肿块大小不等、质地硬实，常固定，活动度差。可累及局部淋巴结及邻近软组织，40%可出现颈部淋巴结肿大。远处转移多见于纵隔，也可见骨、脾脏等器官的侵犯。

四、辅助检查

1. 血液检查

血常规提示有贫血及粒细胞减少等。

2. 甲状腺功能检查

提示 TGAb、TPOAb 明显升高。

3. 骨髓穿刺

排除血液病。

4. 细针穿刺抽吸细胞学检查（FNAC）

可同时进行免疫学指标检测和 DNA 流式细胞学检查，进一步明确诊断。如免疫组织化学染色显示 CD20 阳性，提示 B 细胞来源淋巴瘤。有时可见免疫球蛋白升高特别是 λ 、κ 轻链过度表达，免疫球蛋白基因重排检测提示克隆聚集性。FNAC 可满足临床诊断要求。若怀疑难以鉴别的 HT，则必须辅以上述免疫指标检测，必要时进行手术活检。

5. X 线胸片

可显示纵隔增宽气管受压等，并有助于了解有无胸腔转移。

6. CT 扫描

胸部及腹部 CT，有助于了解有无纵隔、腹腔内外的淋巴组织病变。

7. B 超检查

排除肝、脾脏器侵犯。

8. 淋巴管造影

若出现淋巴水肿，则需行核素淋巴管造影。

五、诊断

临床诊断有一定困难，术前诊断率低于50％。近年来随着影像技术及诊断技术的进步，术前诊断率有较大的提高。

（1）如出现下列情况应该高度怀疑本病：①甲状腺肿块短期迅速增大，伴颈部淋巴结肿大。②出现声嘶、呼吸困难。③伴有发热、体重减轻。④胸部X线片提示纵隔增宽，气管受压。⑤既往有HT病史。⑥甲状腺功能检查提示TGAb、TPOAb明显升高。

（2）血常规、骨髓穿刺、全身骨扫描等可排除其他血液疾病；细针穿刺抽吸细胞学检查（FNAC）、活组织病理检查可明确诊断，必须做免疫组化检查；X线检查、CT扫描、B超等，有助于发现转移病灶。

六、鉴别诊断

治疗前必须排除甲状腺良性结节，如腺瘤、结节性甲状腺肿、甲状腺癌以及甲状腺炎，必要时采取FNAC及相关的免疫组化指标检测。

七、治疗

关于甲状腺恶性淋巴瘤的治疗原则至今仍有争议。早期许多学者主张手术切除。随着对恶性淋巴瘤研究的深入，已证实淋巴瘤具有高度放射敏感性和化疗敏感性。手术切除在本病治疗中的应用逐渐下降，甚至已降为仅作为活检的手段。目前手术主要用于特定类型的PTL患者（局限于甲状腺内的MALT淋巴瘤，Ⅰ期）。甲状腺恶性淋巴瘤目前主要采用以CHOP方案为主的全身化疗，辅以甲状腺区及颈部的局部放疗的综合治疗。

（孙海清）

第四节　甲状腺鳞状细胞癌

原发性甲状腺鳞状细胞癌（PSCCT）是临床上十分罕见的头颈部肿瘤，发病率约占甲状腺恶性肿瘤的1％。但是尸检结果发病率约占甲状腺癌的28.4％。

甲状腺鳞状细胞癌的组织来源：正常甲状腺组织中没有鳞状上皮组织，所以，甲状腺鳞癌的组织来源一直存在争议：①胚胎发育过程中与甲状腺的发育有密切毗邻关系的组织，如甲状腺舌管、后腮体或腮弓的残体组织中残留的鳞状细胞，发生恶变形成鳞癌。②"化生学说"为目前普遍认同的甲状腺鳞状细胞癌发病机制。在慢性甲状腺炎、结节性甲状腺肿及一些其他甲状腺癌的病理环境下，甲状腺滤泡上皮发生鳞状上皮化生，这些化生的鳞状上皮恶变，形成鳞状上皮癌。③甲状腺鳞癌直接从甲状腺腺癌转变而来，这可能是甲状腺癌病程中不同时期的表现。

一、临床表现

甲状腺鳞状细胞癌的发病年龄多在 50 岁以上，无男女性别差异。临床表现为迅速增大的颈部肿块，进展快，易侵犯邻近的喉返神经、气管、喉、食管和颈部大血管等组织器官，导致声音嘶哑、呼吸及吞咽困难、全身不适等。肿瘤常局限于一侧腺叶，质地硬，活动度差，与周围组织粘连。甲状腺鳞状细胞癌的转移较常见，既可以是局部颈淋巴结转移，也可远处转移至纵隔淋巴结、肺、肝、骨等。

二、诊断

原发性甲状腺鳞癌由于早期无明显临床症状，疾病进展较快，早期诊断比较困难。当肿瘤侵及邻近组织器官时，还应排除邻近器官如：喉、气管、食管的鳞状细胞癌直接浸润至甲状腺；远隔部位的鳞癌如肺癌，鼻咽癌转移至甲状腺。所以，诊断原发性甲状腺鳞癌必须强调以下几点：①必须有肯定的鳞癌组织学依据；②排除其他部位鳞癌转移和浸润到甲状腺的可能；③常伴有炎症及间质纤维组织增生、纤维化；④多发生于 40 岁以上的中老年，常有甲状腺肿大病史。目前尚无特殊实验室检查，临床上常用的辅助检查包括甲状腺超声、CT、MRI、放射性核素扫描等。影像学检查配合细针穿刺细胞学检查，有助于早期诊断。

三、治疗

原发性甲状腺鳞状细胞癌恶性程度高，病程进展快，常在出现症状而就诊时即属晚期，失去手术切除机会，且对放疗、化疗不敏感，故预后极差。平均生存期仅为五六个月，多死于局部复发和远处转移。目前尚无有效的标准治疗方案，倾向于综合治疗，包括手术、放疗和化疗。许多研究表明，综合治疗能明显改善甲状腺未分化癌患者的局部控制率和延长生存时间。手术治疗为临床首选方法，一般认为手术切除范围应包括患侧腺叶、峡部及部分对侧腺体，必要时进行功能性颈淋巴清扫，甚至给予邻近组织的广泛切除。如果术前出现呼吸困难或有证据显示气管受压软化、塌陷，在切除肿瘤的同时常规作气管切开术，避免术后呼吸困难。术后辅助放疗已证明可以提高患者生存率，明显降低肿瘤的复发率，提高生活质量。研究证实化疗药物，包括阿霉素、顺铂、环磷酰胺、氟尿嘧啶、氮芥及长春新碱等，并不能改变疾病的进程。由于放疗和化疗的作用有限，新型治疗方案如抗血管生成药物、组蛋白去乙酰化酶抑制剂、酪氨酸激酶抑制剂、抗 EGFR 药物等靶向治疗可能有望提高生存率。

（孙海清）

结节性甲状腺肿伴腺瘤样增生

一、基本信息

姓名：×××　　性别：女　　年龄：45 岁

过敏史：无。

主诉：发现颈前肿物 8 个月。

现病史：患者 8 月前无意中发现颈前肿物，约鹅蛋大小。伴有吞咽不适，偶有饮水呛咳，无呼吸困难、声音嘶哑、发热、寒战、局部红肿、局部疼痛、乏力、恶心、呕吐、多饮、多食、多尿、消瘦、腹泻、多汗、食欲不振、性格改变、双手细微震颤、心悸、胸闷、憋气等症状，病程中肿物无短期内明显增大、局部胀痛感，于外院就诊，行甲状腺超声检查，提示"甲状腺多发结节 TI-RADS 3 类，结甲可能"。查甲状腺功能，显示 FT_3 及 FT_4 正常，TSH 偏低。现为求手术医治，门诊以"甲状腺肿物性质待诊"收入我科。患者病后精神状态一般，食欲一般，睡眠良好，大便正常，小便正常，体力情况良好，体重无明显变化。

二、查体

体格检查：T 36.5℃，P 80 次 / 分，R 16 次 / 分，BP 130/80 mmHg。

发育正常，营养良好，正常面容，表情自如，自主体位，神志清楚，查体合作。全身皮肤黏膜无黄染，无皮疹，无皮下出血，无皮下结节，皮下无水肿，无肝掌、蜘蛛痣，毛发分布均匀。全身浅表淋巴结无肿大。眼睑无水肿，结膜无苍白，眼球无突出，无震颤，巩膜无黄染，瞳孔等大等圆，对光反射灵敏，耳郭对称，无畸形，牵拉无疼痛，外耳道无异常分泌物，乳突无压痛，无听力粗试障碍。鼻无畸形。口唇无发绀，口腔黏膜无充血、糜烂。舌苔薄白，伸舌无偏斜、震颤，牙龈无红肿，咽部黏膜无充血，扁桃体无肿大。见专科查体。胸廓无畸形，呼吸运动两侧对称，肋间隙无狭窄或饱满，胸壁无压痛，语颤无增强、减弱，胸骨无压痛。双肺叩诊清音，呼吸规整，双肺呼吸音清晰，未闻及干湿性啰音，无胸膜摩擦音。心前区无异常隆起、异常搏动、震颤，心浊音界不大，心率 80 次 / 分，律齐，心音有力，各瓣膜听诊区未闻及杂音，无心包摩擦音。腹平坦，软，无压痛、反跳痛，腹部无包块。肝脏未触及，脾脏未触及，Murphy 氏征阴性，肾区无叩击痛，无移动性浊音。肠鸣音正常，4 次 / 分。肛门及外生殖器未查。脊柱正常生理弯曲，四肢活动自如，无畸形、下肢静脉曲张、杵状指（趾），关节无肿胀、压痛，下肢无水肿。神经系统：肌肉无压痛，四肢肌力、肌张力未见异常，双侧肱二、三头肌腱反射正常，双侧膝、跟腱反射正常，双侧 Babinski 征阴性。

专科检查：颈软，无抵抗，气管居中，甲状腺Ⅲ度肿大，双侧甲状腺遍布大小不等的结节，大者位于左侧及峡部，左侧大小约 6 cm×5 cm，峡部大小约 4 cm×3 cm，均质韧，边界清楚，活动度可，随吞咽上下活动，无压痛、震颤、血管杂音。双侧颈部未及明显肿大淋巴结。

辅助检查：

2022 年 1 月 11 日本院 B 超：甲状腺双侧叶及峡部体积增大，形态失常，实质回声粗糙不均匀，双侧叶探及多发大小不等低回声结节，左侧大者约 4.9 cm×2.4 cm，右侧大者约 2.0 cm×1.8 cm，形态欠规则，纵横比 < 1，边界欠清晰，内部回声不均匀，部分结节内可见无回声，部分结节内可见片状强回声，CDFI：结节内可见血流信号。双侧颈部未探及明显增大淋巴结。相关图片见图 2-1、图 2-2。

检查诊断：甲状腺多发结节 TI-RADS 4a 类。

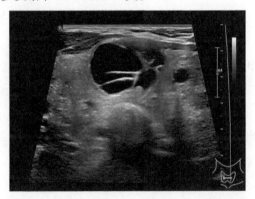

图 2-1　B 超下显示低、等、高混杂回声，内间液化区

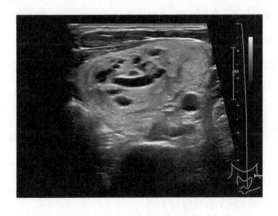

图 2-2　肿物周边见纤维间隔，内见液化区

2022 年 1 月 11 日增强 CT：甲状腺双侧叶及峡部体积增大，双侧叶及峡部内可见多发不规则形 / 类圆形低、稍高密度区，边缘不清，部分结节内见片状钙化影及液化区，大者位于左侧叶，大小约 4.7 cm×2.9 cm，边界清楚，内密度不均匀，增强扫描后呈现低强化，相邻组织结构受压变形。双侧颈部未见明显肿大强化淋巴结。相关图片见图 2-3。

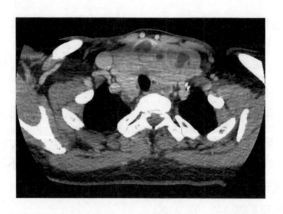

图 2-3 甲状腺Ⅲ度肿大，内见多发肿物，气管受压变形移位

三、诊断

初步诊断：结节性甲状腺肿。

鉴别诊断：

1. 甲状腺腺瘤

多见于女性，颈部出现圆形或椭圆形结节，多为单发，质地软或韧，表面光滑，无压痛，随吞咽上下移动，大部分人无症状，当囊内出血可短期内增大，局部出现胀痛。

2. 亚急性甲状腺炎

既往（1 ~ 2 周前）可能有上呼吸道感染史，患者表现为甲状腺突然肿胀、发硬、吞咽困难及疼痛，并向耳颞处放射，常始于甲状腺一侧，很快向腺体其他部位扩展，病人可有发热、血沉增快，颈部不对称性肿大伴疼痛，基础代谢率增高，摄碘 ^{131}I 量显著降低。

3. 慢性淋巴细胞性甲状腺炎

慢性淋巴细胞性甲状腺炎又称桥本甲状腺肿，表现为无痛性甲状腺肿，对称，质硬，表面光滑，多伴有甲状腺功能减退，较大肿物可有压迫症状。Atg（＋），A-TPO（＋）。

4. 甲状腺癌

甲状腺内肿块，质地硬而固定、表面不平，腺体在吞咽时上下移动较小，与周围组织分界不清，生长快，晚期可出现声音嘶哑、呼吸吞咽困难、交感神经受压引起 Horner 综合征及侵犯颈丛出现耳、枕、肩处疼痛及其他部位转移。

最终诊断：结节性甲状腺肿伴腺瘤样增生。

四、诊疗经过

患者入院后，完善必要的辅助检查，排除手术禁忌，经充分的术前准备，于 2022-01-12 在气管插管全麻下行双侧甲状腺全部切除术，手术顺利。术后 PTH 略低，术后给予预防性补钙及对症治疗，患者恢复良好，无手足麻木抽搐，无声音嘶哑或低钝，无饮水呛咳。

手术中图片见图 2-4、图 2-5。

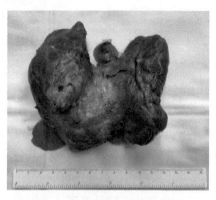

图 2-4　切除的甲状腺标本后面观

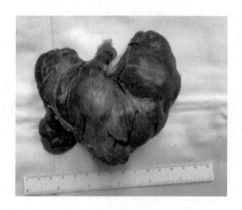

图 2-5　切除的甲状腺标本正面观

五、出院情况

患者出院时一般状况良好。无恶心、呕吐，无声音嘶哑，无饮水呛咳，无手足麻木抽搐。查体：生命体征平稳，颈部切口对合良好，无红肿渗液。带管出院，颈部引流管固定良好，引流液颜色正常。

六、讨论

结节性甲状腺肿为甲状腺常见良性疾病，在我国各地均有发病。常见的发病原因包括：①原料缺乏。②某些时期甲状腺激素需求增高。③甲状腺素合成障碍（含硫脲食物摄入过多）。

主要临床表现报告：①肿大。早期为对称性，后期表现为不对称性肿大。②压迫。包括气管压迫导致的呼吸困难，食管压迫导致的吞咽不适感或吞咽障碍，喉返神经压迫导致的声音嘶哑以及大静脉压迫导致的浅表静脉怒张（目前已经很少见）等。当出现胸骨后甲状腺肿时，更容易出现压迫症状，尤其是气管压迫导致的呼吸困难，是结节性甲状腺肿因导致就诊的最常见症状。部分患者可能继发甲状腺功能亢进，少数患者可能发生恶变。

诊断：根据患者的病史、临床表现及体征结合辅助检查作出诊断。主要的辅助检查包括：①超声：疾病早期甲状腺呈对称性肿大，后期由于各部分结节发生时间和生长速度的差异，出现不对称性肿大；结节数目以多发居多，也可见单发；增生早期由于腺体内胶质缺乏，多呈现为低回声，后期结节内胶质逐渐沉积增多，可出现等、高、低混杂回声；肿物形态及边界清，多呈圆形或椭圆形，但结节之间互相挤压或结节各部分生长速度不一，也可呈现为不规则形，结节可以有被膜，或者虽无被膜，但与其他结节或甲状腺实质之间有纤维分隔。结节性甲状腺肿经常出现出血、坏死、囊变，故结节内坏死区和囊变区常见；也可以出现钙化，结节性甲状腺肿的钙化主要沿被膜或纤维间隔形成，故常呈现为弧形、蛋壳样或片状，这与甲状腺乳头状癌或髓样癌的钙化形成机制不同，影像学表现也有明显不同。②CT：平扫多呈现为低密度，边界清，增强扫描后可呈现为高强化或低强化，主要与结节性甲状腺肿病理生理过程中，结节内血管分布发生改变而导致。

治疗：结节性甲状腺肿出现以下情况时建议手术治疗：①压迫气管、食管、喉返神经；②胸骨后甲状腺肿；③巨大影响生活；④继发甲亢；⑤怀疑恶变。手术方式与甲状腺结节的大小及分布有关，单侧单发结节性甲状腺肿可选择单侧腺叶切除或次全切除（保留的组织中不应含有大的甲状腺肿物），双侧多发结节性甲状腺肿若已遍布腺体，可行甲状腺全部切除或近全切除。

（孙海清）

甲状腺未分化癌

一、基本信息

姓名：×××　　性别：女　　年龄：73 岁

过敏史：无。

主诉：查体发现甲状腺肿物 4 年。

现病史：患者 4 年前查体发现甲状腺肿物，位于双侧，右侧约 3.4 cm×2.4 cm 大小，左侧约 1 cm×0.7 cm 大小，无饮水呛咳、吞咽不适、手足抽搐、呼吸困难、声音嘶哑、发热、寒战、局部红肿、局部疼痛、乏力、恶心、呕吐、多饮、多食、多尿、消瘦、腹泻、多汗、食欲不振、性格改变、双手细微震颤、心慌、心悸、胸闷、憋气等症状，病程中肿物无短期内明显增大、局部胀痛感，2018 年于外院就诊，行甲状腺超声检查，提示"双侧甲状腺结节"，为进一步诊治。5 月前无明显诱因偶感饮水呛咳、声音嘶哑，50 天前出现咳嗽，咳白色黏痰，并感食欲下降。于我院穿刺活检病理报告为："左侧甲状腺肿物穿刺涂片：倾向意义不明确的细胞非典型性病变。右侧甲状腺肿物穿刺涂片：血性背景未查见足够数量滤泡上皮。"现为求手术医治，门诊以"甲状腺肿物性质待诊"收入我科。患者病后精神状态较差，食欲较差，睡眠一般，大便正常，小便正常，体力情况良好，近1月体重明显减轻，减轻5公斤。

二、查体

体格检查：T 36.3℃，P 79次/分，R 19次/分，BP 128/82 mmHg。

发育正常，营养良好，正常面容，表情自如，自主体位，神志清楚，查体合作。全身皮肤黏膜无黄染，无皮疹，无皮下出血，无皮下结节，皮下无水肿，无肝掌、蜘蛛痣，毛发分布均匀。全身浅表淋巴结无肿大。眼睑无水肿，结膜无苍白，眼球无突出，无震颤，巩膜无黄染，瞳孔等大等圆，对光反射灵敏，耳郭对称，无畸形，牵拉无疼痛，外耳道无异常分泌物，乳突无压痛，无听力粗试障碍。鼻无畸形。口唇无发绀，口腔黏膜无充血、糜烂。舌苔薄白，伸舌无偏斜、震颤，牙龈无红肿，咽部黏膜无充血，扁桃体无肿大。见专科查体。胸廓无畸形，呼吸运动两侧对称，肋间隙无狭窄或饱满，胸壁无压痛，语颤无增强、减弱，胸骨无压痛。双肺叩诊清音，呼吸规整，双肺呼吸音清晰，未闻及干湿性啰音，无胸膜摩擦音。心前区无异常隆起、异常搏动、震颤，心浊音界不大，心率79次/分，律齐，心音有力，各瓣膜听诊区未闻及杂音，无心包摩擦音。腹平坦，软，无压痛、反跳痛，腹部无包块。肝脏未触及，脾脏未触及，Murphy氏征阴性，肾区无叩击痛，无移动性浊音。肠鸣音正常，4次/分。肛门及外生殖器未查。脊柱正常生理弯曲，四肢活动自如，无畸形、下肢静脉曲张、杵状指（趾），关节无肿胀、压痛，双下肢无水肿。神经系统：肌肉无压痛，四肢肌力、肌张力未见异常，双侧肱二、三头肌腱反射正常，双侧膝、跟腱反射正常，双侧Babinski征阴性。

专科检查：颈软，无抵抗，气管居中，右侧甲状腺可触及肿物约5 cm×5 cm大小，质硬，边界不清，活动度差，随吞咽上下活动，伴有压痛，无震颤、血管杂音。左侧甲状腺未触及明显肿物。双侧颈部未及明显肿大淋巴结。

辅助检查：

2021-06-22甲状腺B超检查所见：甲状腺体积增大，形态饱满，左叶厚2.1 cm，右叶厚3.7 cm，峡部厚1.1 cm，实质回声粗糙不均匀，双侧叶实质内探及多枚低回声结节，右侧大者约2.9 cm×2.2 cm，左侧大者约2.9 cm×1.2 cm，峡部大者约2.1 cm×1.6 cm，边界尚清，内回声不均匀，左侧较大结节及右叶部分结节内可见斑片状强回声，后方伴声影。CDFI：结节内可见少许血流信号，腺体内血流信号未见明显增多（图2-6）。

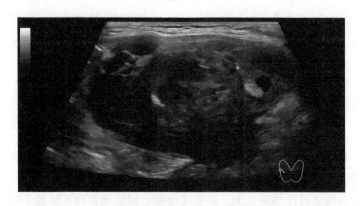

图 2-6　B 超显示低回声肿物，内可见不规则钙化和液化坏死区

双侧颈部未探及明显增大淋巴结。

检查诊断：甲状腺肿大并实质回声粗糙不均匀，建议结合实验室检查。

甲状腺多发结节，左侧较大结节，TI-RADS 4a 类，余结节，TI-RADS 3 类。提示：右侧颈静脉内血栓形成。

2021-06-22 甲状腺增强 CT 检查所见：甲状腺体积增大，形态不规整。双侧叶见多发大小不等结节影，部分边缘可见钙化影，较大者位于右侧叶，大小约 3.0 cm×2.6 cm，增强扫描呈不均匀强化，强化程度低于正常甲状腺组织。双侧颈部见多发稍大淋巴结，较大者位于右侧，大小约 1.5 cm×1.3 cm，强化不均。右侧颈静脉内见充盈缺损（图 2-7 ~ 图 2-9）。

检查诊断：①甲状腺所见，结节性甲状腺肿？建议结合超声 / 病理检查。②双侧颈部多发稍大淋巴结显示，建议随诊复查。③右侧颈静脉血栓形成。

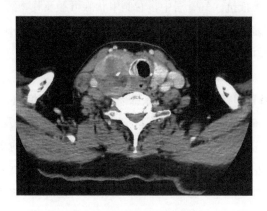

图 2-7　CT 显示不规则钙化和坏死区

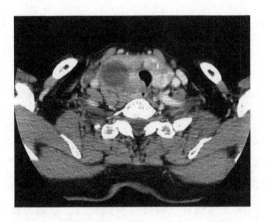

图 2-8　CT 显示坏死区、肿瘤向气管食管沟延伸，与气管食管沟无界限，侵犯气管

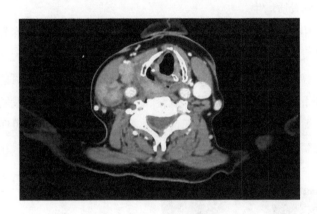

图 2-9　转移的侧颈淋巴结和颈内静脉内癌栓

2021-06-23 PETCT 检查所见：受检者空腹 6 h 以上，静脉注射显像剂 ^{18}F-FDG，静卧休息 60 min 后行 PET 及 CT 断层显像（颅顶至股骨上段），PET 图像行衰减校正及迭代法重建，PET、CT 图像行多层面、多幅显示，融合图像清晰。

CT 显像脑实质内未见异常密度灶，脑沟、脑裂、脑池未见增宽、扩张，其内密度正常。PET 显像大脑各部显像清晰，大脑皮层内 FDG 分布均匀、对称，双侧基底节、丘脑、小脑 FDG 分布对称。

CT 图像示甲状腺体积增大，右侧甲状腺可见不规则肿块影，密度欠均，向上延伸至喉咽旁及咽后间隙，气管受压变窄，肿块最大截面约为 3.9 cm×2.9 cm，FDG 摄取增高，SUVmax 为 33.4；左叶可见结节样钙化灶。右侧颈部、右侧口咽旁间隙及纵隔内多发肿大淋巴结影，大者位于右颈 Ⅱ 区，最大截面约为 2.2 cm×1.9 cm，FDG 摄取增高，SUVmax 为 31.2。鼻咽部、副鼻窦、腮腺及颌下腺均未见明显异常。双侧扁桃体可见 FDG 生理性摄取。

CT 显示双肺纹理增粗，双肺内多发大小不等结节、斑片影，FDG 摄取增高，大者位于右肺上叶，最大截面约为 2.2 cm×1.9 cm，SUVmax 为 49.2。纵隔淋巴结和双侧肺门淋巴结未见明显增大。PET 显像清晰，双肺野内、双侧肺门淋巴结和纵隔淋巴结等均未见 FDG 摄取异常。心影不大,心包不厚,双侧胸腔未见液体及气体密度影。双侧乳腺未见异常密度影及 FDG 摄取异常。

CT 图像示胃容积形态正常,胃壁未见异常增厚及 FDG 摄取异常。胰体部可见结节样 FDG 摄取增高灶,SUVmax 为 5.2,密度未见明显异常。肝脏、脾脏内未见异常密度灶,脾周可见等密度结节影。胆囊大小形态正常。双侧肾上腺增粗,FDG 摄取增高,SUVmax 为 9.4。右肾可见囊状低密度影,边缘清,左肾未见明显异常。肠道可见 FDG 生理性摄取。膀胱充盈良好,子宫术后缺如。

右侧上臂肱三头肌内可见结节样 FDG 摄取增高灶,SUVmax 为 6.4;扫描范围内左侧肩关节、左侧肩胛下角、双侧多条肋骨、骶骨、右侧髋臼、右侧坐骨及右侧股骨头多发结节样 FDG 摄取增高灶,同机 CT 未见异常骨质改变,FDG 摄取增高,SUVmax 为 12.5;多个胸腰椎体前缘唇棘样骨质增生。

检查诊断:①甲状腺占位,累及右侧喉咽旁间隙及咽后间隙,代谢异常增高,考虑恶性肿瘤。②双肺多发占位;右侧颈部、右侧锁骨上窝及纵隔内多发肿大淋巴结;上述代谢均增高,均考虑转移瘤。③双侧肾上腺增粗,代谢增高,考虑转移瘤可能大。④所示左侧肩关节、左侧肩胛下角、双侧多条肋骨、骶骨、右侧髋臼、右侧坐骨及右侧股骨头多发代谢增高灶;右侧上臂肱三头肌内、胰体部代谢增高灶;上述密度均未见明显异常,考虑转移瘤,建议随访观察。⑤右肾囊肿;副脾;子宫术后;脊柱退行性变。相关检查图片见下图 2-10 ~ 图 2-13。

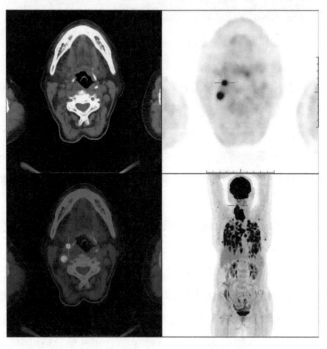

图 2-10 PET-CT 显示右侧咽旁和咽喉转移(见彩插 1)

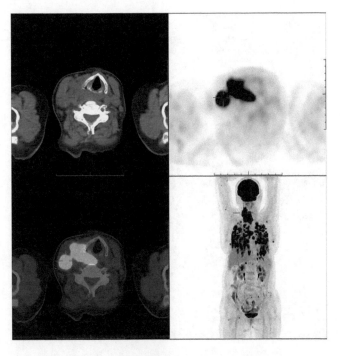

图 2-11　甲状腺肿物和右侧颈部转移灶（见彩插 2）

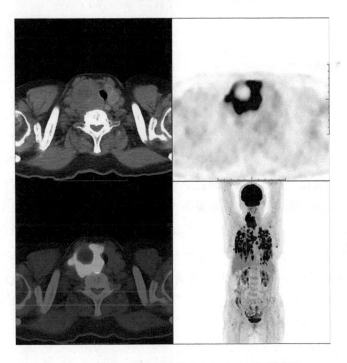

图 2-12　甲状腺中不摄取的部位为坏死区（见彩插 3）

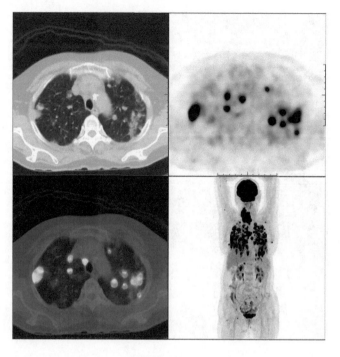

图 2-13　双肺多发转移灶（见彩插 4）

三、诊断

初步诊断：甲状腺癌。

鉴别诊断：

1. 甲状腺未分化癌

甲状腺未分化癌是一种罕见但恶性程度极高的恶性肿瘤，病人中位生存期仅为 3～6 个月，来源于甲状腺滤泡上皮细胞。多见于老年女性，50 岁以下罕见。临床表现为迅速增大的甲状腺肿物，或在原有的甲状腺肿物基础上短期内迅速增大。患者可在短时间内出现声音嘶哑、饮水呛咳、呼吸困难或吞咽障碍，可伴有疼痛症状。查体可触及较大肿物，质地硬，活动度差，伴有压痛，出现颈部淋巴结转移时可触及颈部多发肿大淋巴结。B 超表现以不均匀的低回声或极低回声为主，瘤体与气管、食管分界不清，常见不规则钙化，而 CT 对甲状腺未分化癌的诊断价值比 B 超更高，CT 表现为低密度结节，边界不清，向气管食管沟延伸，与气管和食管界限不清，内部常见坏死及不规则钙化。该患者结合症状、体征及辅助检查，该诊断可能性大。

2. 甲状腺髓样癌

甲状腺恶性程度较高的恶性肿瘤，起源于甲状腺滤泡旁细胞。甲状腺髓样癌的恶性程度低于未分化癌，故病情进展比未分化癌缓慢。早期常无明显临床表现，晚期当出现神经、气管等侵犯时可出现声音嘶哑、呼吸吞咽困难、交感神经受压引起 Horner 综合征及侵犯颈丛出现耳、枕、肩处疼痛及其他部位转移。查体早期肿物小时不能触及，肿物较大时可触及质硬肿物，多处无痛，但转移淋巴结常可出现疼痛或压痛，B超多表现为甲状腺中部或上极低回声实性肿物，肿物内钙化常呈砂砾样，常出现侧颈部或纵隔淋巴结转移。该患者诊断同样不能排除甲状腺髓样癌伴侧颈部淋巴结转移，需结合降钙素及 CEA 水平进一步鉴别。

3. 甲状腺乳头状癌

甲状腺最常见的恶性肿瘤，起源于甲状腺滤泡细胞。一般进展缓慢，预后较好，当出现高危病理亚型时，也可出现进展迅速、预后较差等情况。早期常无明显临床表现，晚期当出现神经、气管等侵犯时可出现声音嘶哑、呼吸吞咽困难、交感神经受压引起 Horner 综合征及侵犯颈丛出现耳、枕、肩处疼痛及其他部位转移。甲状腺乳头状癌早期肿物较小时查体无法触及，后期肿物较大时可触及质硬肿物，无痛，B超表现以低回声实性结节为主，边界不清，纵横比 > 1，内常见点状钙化，纯囊性或囊实性结节恶性少见，但囊实性结节实性部分出现点状钙化时也应高度注意，该患者诊断同样不能排除甲状腺乳头状癌或低分化甲状腺乳头状癌伴侧颈淋巴结转移，需穿刺病理等进一步鉴别。

4. 甲状腺淋巴瘤

起源于甲状腺淋巴组织的恶性肿瘤，比较少见。多见于老年女性。临床表现为生长较快的无痛性颈前肿块，或原有的颈前肿块迅速增大，当老年患者患有比较严重的桥本甲状腺炎，短期内甲状腺迅速增大，且甲状腺功能急剧下降时应高度注意。B超表现为极低回声肿物（类似液性），肿物后方回声增强，肿物内可见高回声条带。病灶内一般不存在坏死、液化或钙化。CT 表现为等密度或稍低密度均匀肿物（与颈部肌肉接近），边界不清，向气管食管沟延伸，增强 CT 表现为均匀的低强化，强化程度低于对侧正常甲状腺组织，但高于肌肉。肿物内一般不出现坏死、钙化或液化，肿物可包绕气管、食管或动脉鞘，但一般不侵犯。该患者颈部硬块的临床表现需与淋巴瘤鉴别，但通过 B 超及 CT 表现基本可排除。

最终诊断：甲状腺未分化癌。

四、诊疗经过

患者 2021-06-22 入院，入院当天完善甲状腺 B 超及增强 CT 检查，甲状腺 B 超可见边界不清的低回声肿物，内见大片坏死区和不规则钙化，增强 CT 可见双侧甲状腺低密度肿物，边界不清，向气管食管沟延伸，与气管和食管界限不清，似乎浸润入气管腔，肿物内大片坏死区和不规则钙化，右侧侧颈见多发肿大强化淋巴结，右侧颈内静脉内肿物，考虑癌栓。综合 B 超及 CT 表现考虑低分化或未分化癌可能较大（注意：此处超声和 CT 报告均为提示低分化或未分化癌，甚至未提示性，由于大多数超声和 CT 影像医生不能做到专科化，故影像报告多数准确度有限，专科医生应该可以做到自己阅读超声和 CT 图像，而不是仅看报告）。胸部 CT 可见双肺多发肿物，纵隔多发肿大淋巴结。与患者家属交代病情后，于 2021-06-23 晚上 PET-CT 检查，提示全身多处转移。建议患者进行穿刺活检，取得病理结果及 braf 基因检测结果，以进行下一步放化疗及靶向治疗。患者家属拒绝进一步诊治，要求至上级医院就诊而自动出院。

后续患者自行于 2021-07-06 在我院门诊进行甲状腺肿物粗针穿刺活检。病理报告为：（甲状腺右叶穿刺活检）送检甲状腺穿刺组织内见梭形、卵圆形异型肿瘤细胞浸润伴灶性坏死，符合恶性肿瘤，请结合临床诊治，必要时建议免疫组化辅助诊断或将肿物切除后送检进一步分型。

免疫组化：Vim（+），TTF-1（-），PAX-8（-），MelanA（-），CD34（-），S-100（个别+），CD68（部分+），Desmin（-），INI-1（+），SMA（-），CK（-），Ki67（热点区 + 约60%），结合形态学及免疫组化结果，病变倾向高级别肉瘤，不除外未分化肉瘤，请结合临床诊治。就诊于解放军总医院，给予安罗替尼口服。

五、出院情况

患者拒绝进一步治疗，自动出院，出院时一般情况良好。

六、讨论

该患者颈部原有的肿物短时间内迅速增大，并出现声音嘶哑、饮水呛咳、咳嗽咳痰等临床症状。查体可触及颈部质硬肿块，比较固定，伴有压痛。入院后甲状腺B超可见边界不清的低回声肿物，内见大片坏死区和不规则钙化，增强CT可见双侧甲状腺低密度肿物，边界不清，向气管食管沟延伸，与气管和食管界限不清，似乎浸润入气管腔，肿物内大片坏死区和不规则钙化，右侧侧颈见多发肿大强化淋巴结，右侧颈内静脉内肿物，考虑癌栓。综合B超及CT表现，考虑低分化或未分化癌可能较大，虽然门诊细针穿刺病理"意义不明确的细胞非典型性病变"，但甲状腺未分化癌细针穿刺细胞学极难作出诊断，故仍考虑为低或未分化甲状腺癌可能，患者伴有双肺多发肿物及纵隔多发淋巴结肿大，故完善全身PETCT扫描，并建议完善粗针穿刺活检进一步诊断。患者虽拒绝粗针活检，但最终自行于门诊完善粗针活检，最终病理证实未分化肉瘤。

甲状腺未分化癌（ATC）发病率低，但预后极差。疾病诊断除了症状、体征、相对特异性的B超及CT表现外，最终主要依靠活检，ATA 指南推荐细针穿刺，但考虑细针穿刺细胞学诊断未分化癌困难，粗针穿刺活检仍可作为选择。2021 年 ATA《甲状腺未分化癌病人管理指南》提出使用分子检测对 ATC 进行诊断，BRAFV600E 突变最为常见，在 ATC 中可达 40% ~ 70%，故推荐使用免疫组化和分子检测 BRAFV600E 突变进行评估和验证。

关于甲状腺未分化癌的治疗，对于预期可 R0 或 R1 切除的 ATC 患者，强烈推荐手术切除，手术范围甲状腺全部切除 + 治疗行中央区和侧颈区淋巴结清扫，但由于 ATC 进展迅速，故多数 ATC 患者发现并诊断时，已失去了 R0 或 R1 切除的可能，对于这部分病人，姑息手术患者获益不大，故不推荐手术治疗。

对于 ATC 术后患者和无法手术切除的患者，推荐放疗联合化疗。对于 BRAFV600E 突变的患者，推荐 BRAF/MEK 抑制剂组合（达拉非尼＋曲美替尼）；对于 Ⅳ C 期 NTRK 和 RET 基因融合的病人，推荐在临床试验背景下，使用 FDA 批准的 TRK 抑制剂和 RET 抑制剂。对于 PD–L1 表达，且没有其他靶点表达的 Ⅳ C 期 ATC 病人，可纳入临床试验，使用 PD–L1 抑制剂治疗。

（孙海清）

甲状腺淋巴瘤

一、基本信息

姓名：×××　　性别：女　　年龄：88 岁

过敏史：无。

主诉：喘憋 2 月余。

现病史：患者 2 月余前无明显诱因出现喘憋，伴有吞咽困难，无饮水呛咳、手足抽搐、声音嘶哑、发热、寒战、局部红肿、局部疼痛、乏力、恶心、呕吐、多饮、多食、多尿、消瘦、腹泻、多汗、食欲不振、性格改变、双手细微震颤、心慌等症状，1 天前于海边散步后，喘憋症状突然加重，就诊于"外院呼吸内科"，行肺 CT 检查发现双侧甲状腺肿大，气管狭窄，现为进一步诊治，门诊以"甲状腺肿物"收入我科。患者病后精神状态一般，食欲一般，睡眠较差，大便正常，小便正常，体力情况较差，体重无明显变化。

二、查体

体格检查：T 36.3℃，P 76 次 / 分，R 18 次 / 分，BP 132/76 mmHg。

发育正常，营养良好，急性面容，表情自如，强迫坐位，神志清楚，查体合作。全身皮肤黏膜无黄染，无皮疹，无皮下出血，无皮下结节，皮下无水肿，无肝掌、蜘蛛痣，毛发分布均匀。全身浅表淋巴结无肿大。眼睑无水肿，结膜无苍白，眼球无突出，无震颤，巩膜无黄染，瞳孔等大等圆，对光反射灵敏，耳郭对称，无畸形，牵拉无疼痛，外耳道无异常分泌物，乳突无压痛，无听力粗试障碍。鼻无畸形。口唇无发绀，口腔黏膜无充血、糜烂。舌苔薄白，伸舌无偏斜、震颤，牙龈无红肿，咽部黏膜无充血，扁桃体无肿大。见专科查体。胸廓无畸形，呼吸运动两侧对称，肋间隙无狭窄或饱满，胸壁无压痛，语颤无增强、减弱，胸骨无压痛。双肺叩诊清音，呼吸不规整，双肺异常支气管呼吸音，未闻及干湿性啰音，无胸膜摩擦音。心前区无异常隆起、异常搏动、震颤，心浊音界不大，心率 76 次 / 分，律齐，心音有力，各瓣膜听诊区未闻及杂音，无心包摩擦音。膨隆，软，无压痛、反跳痛，腹部无包块。肝脏未触及，脾脏未触及，Murphy 氏征阴性，肾区无叩击痛，无移动性浊音。肠鸣音正常，4 次 / 分。肛门及外生殖器未查。脊柱正常生理弯曲，四肢活动自如，无畸形、下肢静脉曲张、杵状指（趾），关节无肿胀、压痛，双下肢无水肿。神经系统：肌肉无压痛，四肢肌力、肌张力未见异常，双侧肱二、三头肌腱反射正常，双侧膝、跟腱反射正常，双侧 Babinski 征阴性。

专科检查：颈软，无抵抗，气管居中，双侧甲状腺肿大，左侧大小约 8 cm×8 cm，右侧大小约 7 cm×4 cm，质韧，活动度可，随吞咽上下活动，无压痛、震颤、血管杂音。双侧颈部未及明显肿大淋巴结。

辅助检查：

2021-09-07 甲状腺 B 超检查所见：甲状腺体积弥漫性增大，形态失常，实质回声粗糙不均匀，未探及明确结节。CDFI：腺体内血流信号未见明显增多。

双侧颈部 Ⅱ、Ⅲ、Ⅳ 区可见增大淋巴结，左侧大者约 2.0 cm×0.8 cm，右侧大者约 3.2 cm×1.2 cm，边界清晰，内回声欠均匀，CDFI：淋巴结内未见明显血流信号。

检查诊断：甲状腺弥漫性病变，请结合病理排除占位。双侧颈部淋巴结增大。相关图片见下图 2-14、图 2-15。

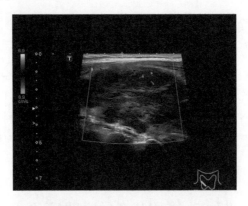

图 2-14　甲状腺极低回声肿物，后方回声增强，内可见高回声条带

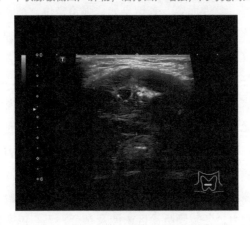

图 2-15　肿瘤累及峡部

2021-09-04 甲状腺平扫 CT 检查所见：甲状腺体积增大，向下延伸至上纵隔，密度均

普外科诊疗精要与病例解析

匀，相邻组织结构受压移位，未见明显钙化影。双侧颈部见肿大淋巴结影，大者位于右侧颈根部，短径约 1.6 cm（图 2-16）。

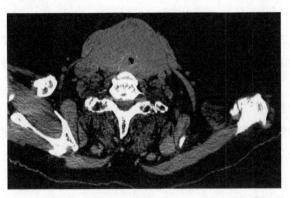

图 2-16　平扫 CT 见均匀的稍低密度肿物，向气管食管沟延伸，气管狭窄，管腔内软组织影（黏膜水肿可能）

检查诊断：①甲状腺改变，甲状腺肿？请结合临床及超声检查。②双侧颈部淋巴结肿大。

2021-09-08 穿刺病理：（右侧甲状腺肿物穿刺活检）送检穿刺组织结构破坏，内见散在少许甲状腺滤泡上皮细胞及多量中等大淋巴样细胞浸润，部分胞浆透亮，其间散在个别大细胞，边界不清，核染色质细，结合免疫组化结果，病变符合弥漫大 B 细胞淋巴瘤（生发中心源性），请结合临床。

免疫组化：CD20（弥漫 +）、PAX-5（部分 +）、CD3、CD4、CD5（部分 +）、Bcl-6（+）、CD10（-）、MuM-1（-）、CD21（-）、CD23（-）、CyclinD1（-）、Bcl-2（-）、CD30（部分 +）、Sox -11（-）、λ（-）、κ（-）、EMA（-）、CEA（-）、TTF-1（-）、Syn（-）、CgA（-）、CT（-）、CK（-）、TG（-）、Vim（-）、PTH（-）、KI-67 阳性率约 50%。

科内会诊意见。补充免疫组化（2021-9-9）C-myc（-），P53（20%+），EBER（+）。

三、诊断

初步诊断：甲状腺肿物性质待查。

鉴别诊断：

1. 慢性淋巴细胞性甲状腺炎

慢性淋巴细胞性甲状腺炎又称桥本甲状腺肿，表现为无痛性甲状腺肿，对称，质硬，表面光滑，有时伴有甲状腺功能减退，较大肿物可有压迫症状。ATg（+），A-TPO（+）。该诊断可能合并，需结合化验检查结果。

2. 甲状腺癌

甲状腺内肿块，质地硬而固定、表面不平，腺体在吞咽时上下移动较小，与周围组织分界不清，生长快，晚期可出现声音嘶哑、呼吸吞咽困难、交感神经受压引起 Horner 综合征及侵犯颈丛出现耳、枕、肩处疼痛及其他部位转移。根据患者病史，该诊断不能排除。

3. 淋巴瘤

患者 CT 表现：双侧弥漫性肿大，均匀低密度，未见明显坏死、钙化；外院超声可见极低回声，内见高回声条带，不排除淋巴瘤，但患者甲功指标不符合典型淋巴瘤表现，需穿刺活检证实。

4. 甲状腺未分化癌

患者 CT 表现肿瘤侵入气管食管沟，气管内软组织不排除肿瘤侵犯，考虑低分化癌可能，但 CT 及 B 超未见明显的坏死区和不规则钙化等低分化癌的典型表现，需穿刺活检确诊。

最终诊断：甲状腺淋巴瘤。

四、诊疗经过

患者 2021-09-03 入院时，呼吸困难明显，不能平卧，给予持续吸氧、激素、雾化等对症治疗，维持呼吸。随时备气管插管或气管切开，由于患者甲状腺肿大伴有气管狭窄，与患者家属交代随时有窒息的风险，且气管插管及气管切开均比较困难，签署病重。2021-09-04 患者呼吸困难稍有缓解，行甲状腺平扫 CT 检查（由于患者自述曾有哮喘病史，具体不详，不能排除过敏性，故未行增强 CT 以规避过敏加重呼吸道症状的风险），入院前外院甲状腺 B 超可见：甲状腺肿物呈现极低回声，肿物后方回声增强，内可见多个高回声条带，甲状腺 CT 见甲状腺巨大肿物，呈均匀的稍低回声，累及双侧甲状腺，向气管食管沟延伸，气管狭窄，管腔内软组织密度影（黏膜水肿？）。综合以上，考虑甲状腺淋巴瘤可能性大，与甲状腺低未分化癌等其他恶性肿瘤不能排除。与家属交代病情后，暂给予激素治疗，并于 2021-09-05 行粗针穿刺活检，2021-09-08 病理报告符合弥漫大 B 细胞淋巴瘤。患者转入血液科继续治疗，血液科给予 RCHOP 方案全身化疗，肿瘤迅速减小。化疗后检查相关图片见图 2-17、图 2-18。

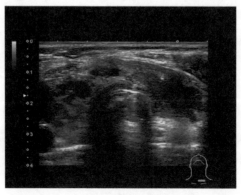

图 2-17　经过 3 周期化疗后，双侧甲状腺肿瘤明显缩小，甲状腺形态接近正常

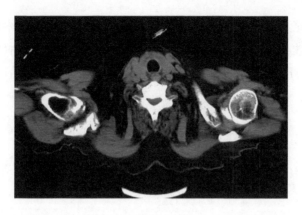

图 2-18　经过 3 周期化疗后，甲状腺肿物明显缩小，甲状腺形态接近正常，气管压迫解除

五、出院情况

患者经 3 周期化疗后，甲状腺肿物明显缩小，形态基本恢复正常，气管压迫解除，喘憋症状完全缓解。

六、讨论

患者以甲状腺巨大肿物，伴喘憋入院。喘憋原因考虑巨大肿物压迫导致气管狭窄。巨大肿物压迫气管导致喘憋或窒息常见原因包括：结节性甲状腺肿，桥本甲状腺炎，甲状腺淋巴瘤，颈部及纵隔淋巴结来院淋巴瘤，晚期甲状腺癌（低、未分化癌为主）。

此类患者一旦发生呼吸困难，经常进展急剧，因此患者就诊后，应首先保证呼吸功能，以抢救患者生命为主。吸氧、雾化、激素冲击、气管插管、气管支架置入和气管切开均为常用的治疗或抢救措施。该患者入院后，首先给予对症治疗，缓解病人喘憋症状。

待患者呼吸症状缓解或稳定后，需进一步检查，查明压迫气管的具体病因，针对病因进行治疗。

甲状腺淋巴瘤的诊断主要通过病史、体征、B 超及 CT 检查，病理活检为金标准。

甲状腺淋巴瘤患者多为老年女性，男女比例大约 1∶2 ~ 4。临床表现为生长较快的无痛性颈前肿块，或原有的颈前肿块迅速增大，当老年患者患有比较严重的桥本甲状腺炎，短期内甲状腺迅速增大，且甲状腺功能急剧下降时应高度注意。查体表现为颈部巨大肿块，质地韧而固定，一般无压痛。B 超表现为极低回声肿物（类似液性），肿物后方回声增强，肿物内可见高回声条带。病灶内一般不存在坏死、液化或钙化。CT 表现为等密度或稍低密度均匀肿物（与颈部肌肉接近），边界不清，向气管食管沟延伸，增强 CT 表现为均匀的低强化，强化程度低于对侧正常甲状腺组织，但高于肌肉。肿物内一般不出现坏死、钙化或液化，肿物可包绕气管、食管或动脉鞘，但一般不侵犯。

对于结节性甲状腺肿或桥本氏甲状腺炎引起的压迫，通常以手术治疗为主。而对于各种病理类型的甲状腺癌特别是低未分化癌，手术治愈的可能性通常不大，需根据具体病理

47

类型及疾病分期制定具体的治疗方案，手术或全身系统治疗。而对于淋巴瘤引起的压迫气管，由于淋巴瘤对放化疗都极为敏感，因此根据淋巴瘤不同分型，选择放疗、化疗或放化疗联合。由于多数淋巴瘤患者不能从手术获益，因此多数不推荐手术治疗。

（孙海清）

继发性甲状腺鳞状细胞癌

一、基本信息

姓名：×××　　性别：女　　年龄：55 岁

过敏史：无。

主诉：查体发现甲状腺肿物 1 月。

现病史：患者 1 月前查体发现甲状腺肿物，位于双侧，伴咳嗽，无饮水呛咳、吞咽不适、手足抽搐、呼吸困难、声音嘶哑、发热、寒战、局部红肿、局部疼痛、乏力、恶心、呕吐、多饮、多食、多尿、消瘦、腹泻、多汗、食欲不振、性格改变、双手细微震颤、心悸、胸闷、憋气等症状，病程中肿物无短期内明显增大、局部胀痛感，于我院就诊，行甲状腺超声检查，提示"双侧甲状腺肿瘤"，于我院穿刺活检病理报告为"甲状腺肿物及双侧颈部淋巴结查见恶性肿瘤细胞"，braf 基因检测结果，VEOOE 未见明显突变，现为求手术医治，门诊以"甲状腺肿物性质待诊"收入我科。患者病后精神状态一般，食欲一般，睡眠良好，大便正常，小便正常，体力情况良好，体重无明显变化。

既往史：2017 年因宫颈癌行子宫切除术，术后行放化疗，复查过程中腹盆腔未见明显复发迹象。

二、查体

体格检查：T 36.3℃，P 70 次 / 分，R 20 次 / 分，BP 130/85 mmHg。

发育正常，营养良好，正常面容，表情自如，自主体位，神志清楚，查体合作。全身皮肤黏膜无黄染，无皮疹，无皮下出血，无皮下结节，皮下无水肿，无肝掌、蜘蛛痣，毛发分布均匀。全身浅表淋巴结无肿大。眼睑无水肿，结膜无苍白，眼球无突出，无震颤，巩膜无黄染，瞳孔等大等圆，对光反射灵敏，耳郭对称，无畸形，牵拉无疼痛，外耳道无异常分泌物，乳突无压痛，无听力粗试障碍。鼻无畸形。口唇无发绀，口腔黏膜无充血、糜烂。舌苔薄白，伸舌无偏斜、震颤，牙龈无红肿，咽部黏膜无充血，扁桃体无肿大。见专科查体。胸廓无畸形，呼吸运动两侧对称，肋间隙无狭窄或饱满，胸壁无压痛，语颤无增强、减弱，胸骨无压痛。双肺叩诊清音，呼吸规整，双肺呼吸音清晰，未闻及干湿性啰音，无胸膜摩擦音。心前区无异常隆起、异常搏动、震颤，心浊音界不大，心率 70 次 / 分，律齐，心音有力，各瓣膜听诊区未闻及杂音，无心包摩擦音。腹平坦，软，无压痛、反跳

普外科诊疗精要与病例解析

痛，腹部无包块。肝脏未触及，脾脏未触及，Murphy 氏征阴性，肾区无叩击痛，无移动性浊音。肠鸣音正常，4 次 / 分。肛门及外生殖器未查。脊柱正常生理弯曲，四肢活动自如，无畸形、下肢静脉曲张、杵状指（趾），关节无肿胀、压痛，双下肢无水肿。神经系统：肌肉无压痛，四肢肌力、肌张力未见异常，双侧肱二、三头肌腱反射正常，双侧膝、跟腱反射正常，双侧 Babinski 征阴性。

专科检查：颈软，无抵抗，气管居中，右侧甲状腺可触及肿物约 2.5 cm×2.0 cm 大小，质硬，边界不清，活动度差，随吞咽上下活动，无压痛、震颤、血管杂音。左侧甲状腺未触及明显肿物。右侧颈后三角触及肿物，约 5 cm×4 cm，质硬，固定，无压痛，左侧颈部未触及明显肿大淋巴结。

辅助检查：

2021-11-25 甲状腺 B 超检查所见：甲状腺左叶及峡部大小形态尚可，实质回声尚均匀，右叶体积增大，厚约 2.2 cm，形态饱满，右叶累及峡部探及一枚低回声包块，大小约 2.7 cm×1.9 cm×2.2 cm，形态欠规则，纵横比 < 1，边界模糊，内部回声欠均匀，后方回声无明显变化。CDFI：结节内及周边可见血流信号。

甲状腺左叶下极探及低回声区，范围约 0.6 cm×0.6 cm×0.4 cm，形态欠规则，边界模糊，内部回声欠均匀，CDFI：内未见明显血流信号。

双侧颈部Ⅳ、Ⅴ区及右侧颈部Ⅲ区可见增大淋巴结，部分淋巴门不清晰，左侧大者约 1.1 cm×0.7 cm，形态饱满，边界清晰，CDFI：淋巴结内未见明显血流信号。右侧大者约 1.5 cm×0.9 cm，形态欠规则，边界欠清晰，内回声欠均匀，CDFI：淋巴结内未见明显血流信号。

颈部Ⅵ区气管旁可见增大淋巴结，大者约 0.6 cm×0.4 cm，边界清晰，内回声欠均匀，皮髓质分界不清，CDFI：淋巴结内未见明显血流信号。

检查诊断：甲状腺右叶累及峡部包块，TI-RADS 5 类；甲状腺左叶低回声区，TI-RADS 4b 类；双侧颈部多发增大淋巴结。检查相关图片见下图 2-19 ～图 2-21。

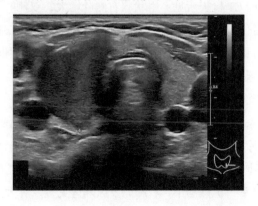

图 2-19　右侧甲状腺肿物，与气管关系密切

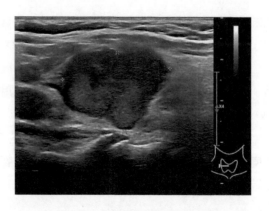

图 2-20　右侧甲状腺肿物，边界尚清

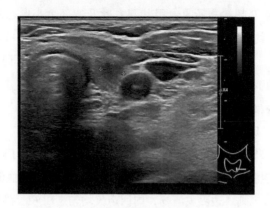

图 2-21　左侧甲状腺肿物

2021-11-30 细针穿刺病理：右甲状腺结节穿刺涂片，查见恶性肿瘤细胞。左甲状腺结节穿刺涂片，查见恶性肿瘤细胞。右淋巴结穿刺涂片，查见可疑肿瘤细胞。左淋巴结穿刺涂片，查见可疑肿瘤细胞。

2021-12-18 甲状腺增 CT 检查所见：甲状腺右侧叶增大，双侧叶可见多发低 / 稍低密度结节影，边缘欠清，大者位于右侧叶，范围约 2.5 cm×1.6 cm，增强扫描强化程度略低于正常甲状腺组织。双侧颈部可见多发增大淋巴结显示，较大者位于左侧颈根部，短径约 1.0 cm。

检查诊断：①甲状腺双侧叶占位，请结合超声及病理检查。②双侧颈部多发稍大淋巴结显示，请结合临床。检查相关图片见图 2-22 ~ 图 2-24。

2021-12-21 胸部平扫 CT 检查所见：胸廓对称。右肺支气管血管束增粗，部分小叶间隔增厚。右肺中叶见大片状密度增高影，内见充气支气管呈枯枝样改变。左肺见多个实性小结节，较大者位于左肺上叶下舌段（img24），直径约 0.3 cm。气管支气管通畅，管壁无增厚，无局限性狭窄和扩张。纵隔居中，右肺门及纵隔内见多发肿大淋巴结影。心脏大小、形态正常，所见脉管未见明显异常改变；心包内见液体密度影。右侧胸膜局部增厚。双侧胸腔内未见积液、积气。扫及右肾内见结节状高密度影。肝右叶见类圆形低密度灶。

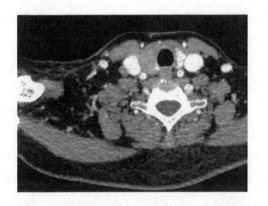

图 2-22　右侧甲状腺肿物在 CT 上显示为低密度，低强化

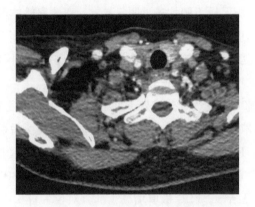

图 2-23　双侧四区均可见肿大强化淋巴结

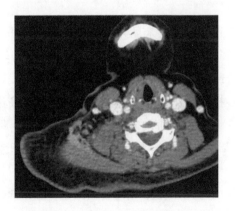

图 2-24　右侧颈后三角可见肿块，低强化，考虑转移性

检查诊断：①右肺支气管血管束不规则增粗伴部分肺叶小叶间隔增厚，右肺门及纵隔多发增大淋巴结，提示癌性淋巴管炎可能，结合右肺中叶实变影，建议结合增强扫描进一步检查除外右肺肿瘤可能。②左肺小结节，考虑良性，建议间隔 12 个月复查。③心包积液，请结合临床。④右肾钙化灶；肝内低密度灶；请结合腹部检查。

2021-12-21 甲状腺粗针穿刺病理：（右侧甲状腺结节穿刺活检）上皮源性恶性肿瘤，结合免疫组化结果，符合鳞状细胞癌，请结合临床诊治。

免疫组化：CK（+）、CK5/6（+）、CT（-）、TTF-1（灶+）、Tg（-）、Syn（-）、CgA（-）、Ki-67（+，80%）。CD5（-）、CD117（-）。

2021-12-24 PET-CT 检查所见：受检者空腹 6 h 以上，静脉注射显像剂 ^{18}F-FDG，静卧休息 60 min 后行 PET 及 CT 断层显像（颅顶至股骨上段），PET 图像行衰减校正及迭代法重建，PET、CT 图像行多层面、多幅显示，融合图像清晰。

CT 显像脑实质内未见异常密度灶，脑沟、脑裂、脑池未见增宽、扩张，其内密度正常。PET 显像大脑各部显像清晰，大脑皮层内 FDG 分布均匀、对称，双侧基底节、丘脑、小脑 FDG 分布对称。

鼻咽部、副鼻窦、腮腺及颌下腺均未见明显异常。双侧扁桃体可见 FDG 生理性摄取。甲状腺双叶见结节状低密度影，其与邻近结构分界欠清，以右叶者为著，FDG 摄取异常增高，SUVmax 2.9；右侧腮腺区、双侧颈部、右侧锁骨上见多发大小不等淋巴结影，以双颈 Ⅲ ~ Ⅵ 区为著，FDG 摄取增高，SUVmax 13.7。

右肺门偏下部（右肺中叶支气管分叉处）见结节状软组织密度影，边界欠清，大小约 1.7 cm × 1.2 cm，FDG 摄取增高，SUVmax 10.4；其所属肺叶见大片状密度增高影，内见充气支气管呈枯枝样改变，FDG 摄取增高，SUVmax 8.4。右肺支气管血管束增粗，部分小叶间隔增厚，以右肺上叶为著，周围散在片絮影，FDG 摄取增高，SUVmax 8.5。纵隔及左肺门区见多枚大小不等淋巴结影，FDG 摄取增高（部分对位欠佳），SUVmax 15.2。心影不大，心包腔内见液体密度影，双侧胸腔未见液体及气体密度影。双侧乳腺未见异常密度影及 FDG 摄取异常。

CT 图像示胃容积形态正常，胃壁未见异常增厚及 FDG 摄取异常。肝 S8 段见片状稍低密度影，边缘模糊，范围约 1.3 cm × 1.0 cm，FDG 摄取不均匀轻度增高，呈小结节状，SUVmax 4.1；左肾上腺结合部结节，FDG 摄取轻度增高，SUVmax 3.0；脾门内缘见结节影，边清，直径约 0.3 cm，FDG 摄取不高；双肾见多个小圆形低/稍高密度影，FDG 摄取不高；右肾见结节状钙质密度影；胰腺、脾脏内未见明显异常密度灶，胆囊大小形态正常，右肾上腺均未见明显异常密度及 FDG 摄取异常。肠道可见 FDG 生理性摄取。膀胱充盈良好，子宫、双侧附件未见显示。

扫及下段腰椎及骶骨 FDG 摄取减低，对应骨质未见明显异常密度；扫描范围内余骨骼未见异常密度改变及明显异常的 FDG 摄取增高灶。

检查诊断：①甲状腺双叶占位；右侧腮腺区、双侧颈部、右侧锁骨上、纵隔及左肺门多枚大小不等淋巴结，右肺门偏下部结节；以上 FDG 代谢均不同程度增高，以上考虑双侧甲状腺恶性病变并多发淋巴结转移。②右肺中叶实变；右肺支气管血管束增粗并小叶间隔增厚，以上代谢均增高，考虑右肺癌性淋巴管炎、右肺中叶阻塞性肺炎可能性大，必要时支气管镜活检排除右肺肿瘤可能。心包积液。③肝右叶片状稍低密度，代谢结节状轻度增高，考虑良性病变可能性大，血管瘤？建议超声随诊。④左肾上腺结节，代谢轻度增高，考虑增生可能，建议密切随诊；考虑副脾；考虑双肾囊肿；右肾钙化灶；子宫切除术后改变；下段腰椎及骶骨代谢减低，考虑放疗后改变。

2021-12-29 肺肿物活检病理：（肺活检）低分化癌，结合免疫组化结果及临床病史，病变首先考虑宫颈鳞状细胞癌转移，请结合临床。

免疫组化：CK5/6（＋），P40（＋），CK7（＋），TTF-1（－），NapsinA（－），PAX-8（－），ER（－），P16（＋），Ki-67+ 指数约 80%。

三、诊断

初步诊断：甲状腺恶性肿瘤（双侧）。

鉴别诊断：患者穿刺查见恶性肿瘤细胞，恶性肿瘤诊断明确，但具体类型仍需与以下相鉴别。

1. 甲状腺乳头癌

甲状腺乳头状癌为甲状腺癌最常见的病理类型，占甲状腺癌 90% 以上，早期无症状，肿瘤生长后可触及甲状腺内肿块，质地硬而固定、表面不平，腺体在吞咽时上下移动较小，与周围组织分界不清，生长快，晚期可出现声音嘶哑、呼吸吞咽困难、交感神经受压引起 Horner 综合征及侵犯颈丛出现耳、枕、肩处疼痛及其他部位转移。

2. 甲状腺滤泡癌

来源于甲状腺滤泡细胞，分化型甲状腺癌之一。与滤泡性腺瘤在影像学难以分辨，滤泡性肿瘤超过 4 cm 恶性率明显上升，多表现为单发结节，质软或质韧，边界清，多以血行转移为主，淋巴结转移率低于 20%。

3. 甲状腺髓样癌

来源于甲状腺滤泡旁细胞。预后比甲状腺乳头状癌差，易发生侧颈淋巴结及纵隔淋巴结转移。影像学与甲状腺乳头状癌难以分辨，需结合降钙素及 CEA 进一步鉴别，该患者侧颈淋巴结转移多，该诊断不能排除。

4. 淋巴瘤

甲状腺淋巴瘤为甲状腺少见恶性肿瘤，变现为不对称性甲状腺肿大，质硬，多发生于老年女性，常合并桥本氏甲状腺炎，若发生短期内甲状腺肿大，甲状腺功能迅速减退应警惕该病。B 超表现为类似液性的低回声，背侧伴回声增强，内部可见高回声条带；CT 为均匀的低密度，一般不伴有坏死或钙化，增强期表现为均匀的低强化。

5. 低未分化甲状腺癌

甲状腺少见的恶性肿瘤类型，多见于老年人，50 岁以下发病罕见。表现为短期内迅速增大的甲状腺肿物，质地硬，有时伴疼痛，可迅速出现声音嘶哑，B 超表现为杂乱的低回声，边界及其不清，内部常见坏死液化及不规则钙化，CT 可见杂乱低密度，边界不清，内部坏死液化及不规则钙化常见，向气管食管沟延伸并常侵犯气管、食管及周边血管神经。

预后极差，该诊断不能排除。

6. 转移癌

甲状腺偶见其他部位恶性肿瘤转移，如乳腺、肺等，患者曾患宫颈癌，不排除宫颈癌转移。

最终诊断：宫颈鳞癌甲状腺转移。

四、诊疗经过

由于患者门诊穿刺病理并未报告具体恶性肿瘤病理类型，入院后，完善甲状腺增强 CT 检查，甲状腺增强 CT 见右侧甲状腺肿物，边界不清，低强化，与气管界限不清，双侧侧颈部多发肿大强化淋巴结，右侧颈后三角可见软组织肿物，考虑转移癌。另外胸部 CT 提示右肺肿瘤及癌性淋巴管炎的可能。且患者既往有宫颈癌病史。综上所述，患者目前甲状腺肿瘤及颈部淋巴结肿瘤可能来源包括甲状腺、肺、宫颈。不同来源治疗措施完全不同。与病理科沟通，病理科仅从细针穿刺细胞学无法判断恶性肿瘤的具体类型及性质，故在此进行甲状腺肿物粗针穿刺活检。穿刺病理：（右侧甲状腺结节穿刺活检）上皮源性恶性肿瘤，结合免疫组化结果，符合鳞状细胞癌，请结合临床诊治。免疫组化：CK（+）、CK5/6（+）、CT（-）、TTF-1（灶+）、Tg（-）、Syn（-）、CgA（-）、Ki-67（+，80%）。CD5（-）、CD117（-）。进行多学科讨论，病理科意见甲状腺肿瘤考虑鳞状细胞癌，但目前并不能鉴别具体来源为甲状腺、肺或者宫颈。多学科讨论意见建议完善 PET-CT 及支气管镜检查，根据全身肿瘤分布及肺肿瘤病理类型进一步判断肿瘤来源。PET-CT 显示恶性肿瘤主要位于甲状腺、双侧颈部、肺和纵隔。盆腔未见明显复发灶。肺肿瘤活检支持宫颈来源鳞癌。至此明确诊断，甲状腺恶性肿瘤考虑继发于宫颈。转入肿瘤内科，给予化疗＋靶向治疗，具体方案：信迪利单抗 200 mg d1，贝伐珠单抗 400 mg d1，白蛋白紫杉醇 300 mg d1，注射用顺铂 50 mg d1～2。治疗效果良好。

五、出院情况

患者给予 1 周期化疗后出院，一般情况良好，无明显恶心呕吐。

患者目前已进行 3 个周期化疗。甲状腺肿物和肺肿物均较前明显缩小。

2022-02-16 甲状腺 B 超检查所见：甲状腺左叶及峡部大小形态尚可，实质回声尚均匀，右叶体积增大，形态饱满，右叶累及峡部探及一枚低回声包块，大小约 1.6 cm×1.2 cm×1.6 cm，形态不规则，边界模糊，内部回声不均匀，后方回声无明显变化。CDFI：结节内及周边可见血流信号（图 2-25）。

甲状腺左叶下极探及低回声区，范围约 0.5 cm×0.4 cm×0.3 cm，形态不规则，边界模糊，内部回声欠均匀，CDFI：内未见明显血流信号。

左侧颈部Ⅲ区、Ⅳ区及右侧颈部Ⅲ区可见增大淋巴结，部分淋巴结淋巴门结构不清晰，左侧大者约 0.4 cm×0.3 cm，形态饱满，边界清晰，CDFI：淋巴结内未见明显血流信号。右侧大者约 0.8 cm×0.3cm，形态欠规则，边界欠清晰，内回声欠均匀，CDFI：淋巴结内未见明显血流信号。

颈部Ⅵ区气管旁左侧可见增大淋巴结，大者约 0.7 cm×0.5 cm，边界清晰，内回声欠均匀，皮髓质分界不清，CDFI：淋巴结内未见明显血流信号。

检查诊断：甲状腺右叶累及峡部包块，TI-RADS 6 类；甲状腺左叶低回声区，TI-RADS 6 类；双侧颈部淋巴结增大。

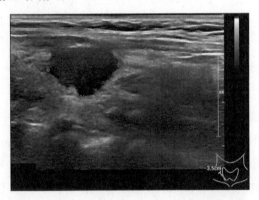

图 2-25　经过 3 个周期化疗后，甲状腺肿物明显缩小

2022-02-16 胸部 CT 检查所见：胸廓对称。右肺支气管血管束增粗，部分小叶间隔增厚。右肺门及纵隔内见多发肿大淋巴结影，大者短径约 0.7 cm，右肺中叶支气管根部受压变窄，右肺中叶肺不张。左肺见多个实性微小结节，较大者位于左肺上叶（img18），直径约 0.3 cm。心脏大小、形态正常，所见脉管未见明显异常改变；心包内见液体密度影。右侧胸膜局部增厚。

检查诊断：对比 2021-12-28 CT 检查：

（1）考虑右肺癌性淋巴管炎较前明显好转；右肺门及纵隔淋巴结大小较前明显缩小；右肺中叶支气管根部受压伴中叶肺不张较前好转，建议结合支气管镜检查。

（2）左肺小结节，较前变化不著，建议随诊复查。

（3）心包积液较前明显吸收减少。

（4）右侧胸腔少量积液较前基本吸收。

六、讨论

该患者门诊穿刺考虑甲状腺及双侧侧颈淋巴结恶性肿瘤，并没有报告具体的病理类型，根据患者病情，考虑肿瘤侵蚀性强，故完善检查排除甲状腺髓样癌、未分化癌等恶性程度高的病理类型。

患者既往有宫颈癌病史，住院期间胸部 CT 发现肺占位，连同甲状腺占位，因此需要鉴别的原发部位有三个。

粗针穿刺病理考虑鳞状细胞癌，甲状腺鳞状细胞癌分为原发和继发两种，原发鳞状细胞癌发病罕见，预后极差。继发性鳞状细胞癌文献报道较少，已有文献报道的原发部位包括食管、气管、喉、肺等。其恶性程度和治疗措施主要取决于原发部位。

（孙海清）

甲状腺髓样癌

一、基本信息

姓名：×× 　性别：女 　年龄：36 岁

过敏史：无。

主诉：查体发现甲状腺肿物 1 月。

现病史：患者 1 月前查体发现甲状腺肿物，位于双侧，约 0.6 cm×0.6 cm 大小，无饮水呛咳、吞咽不适、手足抽搐、呼吸困难、声音嘶哑、发热、寒战、局部红肿、局部疼痛、乏力、恶心、呕吐、多饮、多食、多尿、消瘦、腹泻、多汗、食欲不振、性格改变、双手细微震颤、心慌、心悸、胸闷、憋气等症状，病程中肿物无短期内明显增大、局部胀痛感，于外院就诊，行甲状腺超声检查，提示"甲状腺多发结节，右侧较大者考虑 TI-RADS-WM 4a 类，余结节考虑 TI-RADS-WM 3 类（无纸质报告）"，现为求手术医治，门诊以"甲状腺肿物性质待诊"收入我科。患者病后精神状态一般，食欲一般，睡眠良好，大便正常，小便正常，体力情况良好，体重无明显变化。

家族史：患者父亲为甲状腺髓样癌患者，2019 年于我院手术治疗。

二、查体

体格检查：T 36.4℃，P 80 次 / 分，R 20 次 / 分，BP 116/76 mmHg。

发育正常，营养良好，正常面容，表情自如，自主体位，神志清楚，查体合作。全身皮肤黏膜无黄染，无皮疹，无皮下出血，无皮下结节，皮下无水肿，无肝掌、蜘蛛痣，毛发分布均匀。全身浅表淋巴结无肿大。眼睑无水肿，结膜无苍白，眼球无突出，无震颤，巩膜无黄染，瞳孔等大等圆，对光反射灵敏，耳郭对称，无畸形，牵拉无疼痛，外耳道无异常分泌物，乳突无压痛，无听力粗试障碍。鼻无畸形。口唇无发绀，口腔黏膜无充血、糜烂。舌苔薄白，伸舌无偏斜、震颤，牙龈无红肿，咽部黏膜无充血，扁桃体无肿大。见专科查体。胸廓无畸形，呼吸运动两侧对称，肋间隙无狭窄或饱满，胸壁无压痛，语颤无增强、减弱，胸骨无压痛。双肺叩诊清音，呼吸规整，双肺呼吸音清晰，未闻及干湿性啰音，无胸膜摩擦音。心前区无异常隆起、异常搏动、震颤，心浊音界不大，心率 80 次 / 分，律齐，心音有力，各瓣膜听诊区未闻及杂音，无心包摩擦音。腹平坦，软，无压痛、反跳痛，腹部无包块。肝脏未触及，脾脏未触及，Murphy 氏征阴性，肾区无叩击痛，无移动性浊音。肠鸣音正常，4次/分。肛门及外生殖器未查。脊柱正常生理弯曲，四肢活动自如，无畸形、下肢静脉曲张、杵状指（趾），关节无肿胀、压痛，双下肢无水肿。神经系统：肌肉无压痛，四肢肌力、肌张力未见异常，双侧肱二、三头肌腱反射正常，双侧膝、跟腱反射正常，双侧 Babinski 征阴性。

专科检查：颈软，无抵抗，气管居中，颈部无畸形，甲状腺未触及明显肿物。双侧颈部未及明显肿大淋巴结。

辅助检查：2021-06-17 本院 B 超检查所见：甲状腺双侧叶及峡部休积正常，形态尚可，实质回声尚均匀，右叶探及多枚低回声结节，大者位于中部，大小约 0.3 cm×0.3 cm，形态欠规则，纵横比 < 1，边界清晰，内部回声欠均匀，后方回声无明显变化。CDFI：结节内未见明显血流信号。

甲状腺左叶探及多枚低回声结节，大者位于上极，大小约 0.7 cm×0.4 cm，形态规则，纵横比 < 1，边界清晰，内部回声欠均匀，后方回声无明显变化。CDFI：结节内未见明显血流信号。

双侧颈部未探及明显增大淋巴结。

检查诊断：甲状腺双侧叶结节，右叶大者结节 TI-RADS 4a 类，余结节 TI-RADS 3 类。相关检查图片见图 2-26、图 2-27。

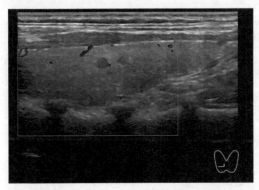

图 2-26　B 超下的右侧甲状腺肿物位于腺体中上极，边界不清

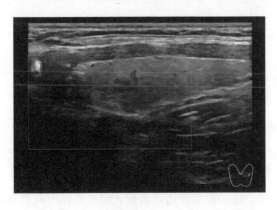

图 2-27　B 超下的左侧甲状腺肿物位于腺体中上极，边界清楚

2021–06–17 降钙素：110.4 pg/mL。

2021–06–17 本院甲状腺增强 CT 检查所见：甲状腺双侧叶体积尚可，密度欠均，内见多发斑片状稍低密度影，边界欠清，大者位于右叶，范围约 0.8 cm × 0.7 cm，增强扫描强化程度低于甲状腺实质。相邻结构未见明显异常。双侧颈部未见明显肿大强化淋巴结。

检查诊断：①甲状腺双侧叶占位，较大者不除外恶性，请结合超声及病理检查。②双侧颈部未见明显肿大强化淋巴结。相关检查图片见图 2-28、图 2-29。

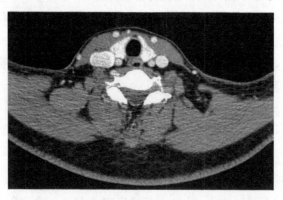

图 2-28　右侧甲状腺结节在 CT 下呈现低强化

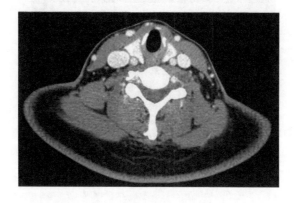

图 2-29　CT 下左侧甲状腺肿物呈现低强化

三、诊断

初步诊断：甲状腺髓样癌。

鉴别诊断：

1. 甲状腺乳头状癌

甲状腺乳头状癌与髓样癌从症状、体征及 B 超及 CT 影像学检查极难鉴别。超声均多表现为低回声实性结节居多；髓样癌虽多发于甲状腺中上部，但乳头状癌也可以发病于此处，故不能作为鉴别依据；髓样癌多数边界清楚，但也可以出现边界不清，故边界不清也不能作为乳头状癌与髓样癌的鉴别依据；乳头状癌与髓样癌虽然钙化形成机制不同，但均表现为点状钙化，大多数髓样癌和乳头状癌的钙化无法从 B 超和 CT 鉴别。临床表现方面，早期而且均无明显症状，后期症状也类似，质地硬而固定、表面不平，腺体在吞咽时上下移动较小，与周围组织分界不清，生长快，晚期可出现声音嘶哑、呼吸吞咽困难、交感神经受压引起 Horner 综合征及侵犯颈丛出现耳、枕、肩处疼痛及其他部位转移。故不能作为鉴别依据。甲状腺乳头状癌和髓样癌多数通过降钙素和 CEA 进行鉴别。

2. 甲状腺良性病变

该患者右侧甲状腺肿物虽边界不清，但肿物极小，超声难以鉴别良恶性，左侧结节超声表现为 TI–RADS 3 类，从超声表现倾向于良性。患者降钙素升高，结合髓样癌家族史，考虑为髓样癌。

3. C 细胞增多症

降钙素升高原因较多，轻度升高可见于药物因素、肾功能不全、C 细胞增多症等，但多数降钙素升高程度限于 50 pg/mL 以内，该患者降钙素超过 100 pg/mL，结合家族史，C 细胞增多症可能不大。

最终诊断：甲状腺髓样癌。

四、诊疗经过

患者入院后，完善必要辅助检查，排除手术禁忌。虽然患者 B 超及 CT 均未明确提示甲状腺髓样癌，考虑到患者父亲甲状腺髓样癌家族史，且患者降钙素升高，故患者为遗传性髓样癌的可能性大，与患者充分沟通病情后，采血进行基因检测，检测到 RET 基因杂合致突变及意义不明变异，证实患者为遗传性髓样癌。手术方式定为：双侧甲状腺全部切除＋双侧中央区淋巴结清扫＋右侧颈部淋巴结清扫。手术顺利。术后病理：（双侧甲状腺及峡部）甲状腺髓样癌（多灶，右侧大者直径 0.4 cm，左侧大者 0.8 cm×0.8 cm×0.8 cm）。免疫组化：Syn（＋），CgA（＋），CEA（＋），CT（弱＋），TTF–I（＋），Tg（－），CK19（－），Ki–67（＋，约 3%）。中央区淋巴结：1/5 发现癌转移，左侧中央区另见癌结节 1 枚，右侧颈部淋巴结 15 枚，未见癌转移。

患者术后第 1 天降钙素降至 2.29 pg/mL。

五、出院情况

患者一般状况良好。无恶心、呕吐，无声音嘶哑，无饮水呛咳，无手足麻木抽搐。查体：生命体征平稳，颈部切口对合良好，无红肿渗液。颈部引流管固定良好，引流液颜色正常。

六、讨论

甲状腺髓样癌分为遗传性和散发性 2 种，散发性占 75% ~ 80%，但遗传性也不在少数。

几乎所有的遗传性 MTC 都伴有 RET 基因的胚系突变，一半的散发性 MTC 伴有 RET 基因的体细胞突变。遗传性 MTC 多以多发性内分泌肿瘤综合征 2 型（MEN2）中的一部分发病。

该患者存在甲状腺髓样癌的家族史，且存在 RET 基因胚系突变，故诊断考虑遗传性髓样癌。

甲状腺髓样癌术前评估应做好 MEN2 相关疾病的筛查，该患者未发现其他 MEN2 相关肿瘤。

甲状腺髓样癌治疗以手术为主。手术范围：原发灶推荐双侧甲状腺全部切除，若已有基因检测明确为散发性 MTC，且肿瘤局限于一侧腺叶，无其他危险因素，可行单侧腺叶切除。淋巴结清扫方面，推荐预防性中央区淋巴结清扫，对于 CN1b 的患者，推荐行侧颈淋巴结清扫，对于临床 CN1a 或 CN0 的患者，需根据中央区转移情况，降钙素水平及原发灶负荷情况综合考虑侧颈淋巴结清扫的必要性。

该患者已有家族史及基因检测证实为遗传性髓样癌，故行双侧甲状腺全部切除，手术预防性清扫了双侧中央区淋巴结及右侧侧颈区淋巴结。

术后治疗优甲乐仅替代治疗。无须内分泌抑制治疗且碘 131 治疗无效。

甲状腺髓样癌对放化疗敏感性较差，不能改善患者总存活率，不做常规推荐，但局部复发或复发风险高的患者可考虑外照射治疗。

部分晚期患者必要时可联合靶向治疗，可供选择的靶向药物包括 TKI 类如凡德它尼、安罗替尼等，另外，高选择性 RET 抑制剂对甲状腺髓样癌疗效，blue-667 目前已在国内上市（普拉提尼）。

七、参考文献

中国医师协会外科医师分会甲状腺外科医师委员会，中国抗癌协会甲状腺癌专业委员会，中国研究型医院学会甲状腺疾病专业委员会 . 甲状腺髓样癌诊断与治疗中国专家共识（2020 版）［J］. 中国实用外科杂志，2020，40（9）：1012-1020.

（孙海清）

甲状腺癌伴双侧侧颈部淋巴结转移

一、基本信息

姓名：×××　　性别：女　　年龄：40 岁

过敏史：无。

主诉：发现双侧甲状腺肿物 1 周。

现病史：患者1周前查体发现双侧甲状腺肿物，伴有声音嘶哑，无发热、颈咽部痛，无局部红肿、压痛，无寒战、发热、乏力、恶心、呕吐、多饮、多食、多尿、消瘦、腹泻、多汗、食欲不振、性格改变、双手细微震颤、心慌、心悸、胸闷、憋气等症状，无饮水呛咳、吞咽不适、手足抽搐、呼吸困难症状；病程中肿物无短期内明显增大、局部胀痛感，于我院就诊，行甲状腺超声检查，提示"甲状腺结节，甲状腺右侧叶至峡部结节4c类，峡部偏右侧叶 TI-RADSAA 4a 类，双侧颈部低回声结节，考虑增大淋巴结"，现为求手术医治，门诊以"甲状腺肿物性质待诊"收入我科。患者病后精神状态一般，食欲一般，睡眠良好，大便正常，小便正常，体力情况良好，体重无明显变化。

二、查体

体格检查：T 36.3℃，P 80 次 / 分，R 18 次 / 分，BP 130/70 mmHg。

发育正常，营养良好，正常面容，表情自如，自主体位，神志清楚，查体合作。全身皮肤黏膜无黄染，无皮疹，无皮下出血，无皮下结节，皮下无水肿，无肝掌、蜘蛛痣，毛发分布均匀。全身浅表淋巴结无肿大。眼睑无水肿，结膜无苍白，眼球无突出，无震颤，巩膜无黄染，瞳孔等大等圆，对光反射灵敏，耳郭对称，无畸形，牵拉无疼痛，外耳道无异常分泌物，乳突无压痛，无听力粗试障碍。鼻无畸形。口唇无发绀，口腔黏膜无充血、糜烂。舌苔薄白，伸舌无偏斜、震颤，牙龈无红肿，咽部黏膜无充血，扁桃体无肿大。见专科查体。胸廓无畸形，呼吸运动两侧对称，肋间隙无狭窄或饱满，胸壁无压痛，语颤无增强、减弱，胸骨无压痛。双肺叩诊清音，呼吸规整，双肺呼吸音清晰，未闻及干湿性啰音，无胸膜摩擦音。心前区无异常隆起、异常搏动、震颤，心浊音界不大，心率 80 次 / 分，律齐，心音有力，各瓣膜听诊区未闻及杂音，无心包摩擦音。腹平坦，软，无压痛、反跳痛，腹部无包块。肝脏未触及，脾脏未触及，Murphy 氏征阴性，肾区无叩击痛，无移动性浊音。肠鸣音正常，4 次 / 分。肛门及外生殖器未查。脊柱正常生理弯曲，四肢活动自如，无畸形、下肢静脉曲张、杵状指（趾），关节无肿胀、压痛，下肢无浮肿。神经系统肌肉无压痛，四肢肌力、肌张力未见异常，双侧肱二、三头肌腱反射正常，双侧膝、跟腱反射正常，双侧 Babinski 征阴性。

专科检查：颈软，无抵抗，气管居中，颈部无畸形，活动可，右侧甲状腺触及肿物，约 2 cm×1 cm，质硬，活动差，无压痛，随吞咽上下移动，左侧甲状腺未触及明显肿物。双侧颈部触及多发肿大淋巴结，双侧大者均位于Ⅳ区，约 1.5 cm×2.0 cm，质硬，活动差，无压痛。

辅助检查：2020-03-27 本院 B 超检查所见：甲状腺形态尚可，实质回声尚均匀，甲状腺右侧叶至峡部探及极低回声结节，大小约 3.4 cm×1.2 cm，形态不规则，边界尚清晰，边缘局部呈毛刺样，内部回声不均匀，隐约可见点状强回声，CDFI：结节内可见少量血流信号。

峡部偏右侧叶探及一枚低回声结节，大小约 0.6 cm×0.4 cm，形态规则，边界清晰，内部回声欠均匀，后方回声无明显变化。CDFI：结节内未见明显血流信号。

双侧颈部探及低回声结节，右侧大小约 1.7 cm×1.3 cm，左侧大小约 1.0 cm×1.1 cm，边界清，形态不规则，内回声不均匀，CDFI：结节内可见血流信号。

检查诊断：甲状腺结节，甲状腺右侧叶至峡部结节 4c 类，峡部偏右侧叶 TI-RADSAA 4a 类。双侧颈部低回声结节，考虑增大淋巴结。相关检查见图 2-30、图 2-31。

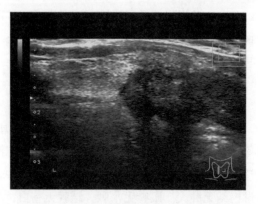

图 2-30　B 超下右侧甲状腺肿物，边界不清

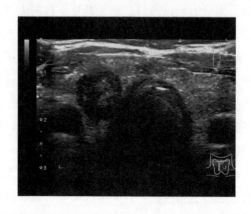

图 2-31　B 超下右侧甲状腺肿物，边界不清，内见点状钙化，似乎与气管侵犯

2020-03-30 本院增强 CT 检查所见：甲状腺右侧叶及峡部可见斑片状低密度影，边界不清，较大横截面约 1.2 cm×1.0 cm，增强扫描呈现低强化，与气管壁似有侵犯。甲状左侧叶腺大小、形态及密度正常，与相邻组织结构分界清楚，未见钙化及占位性病变，增强扫描未见明显异常强化。双侧颈动脉鞘周围可见散在增大淋巴结，右侧大者位于右侧 Ⅳ 区，约 1.9 cm×1.0 cm，与椎前筋膜及颈动脉鞘界限不清，左侧大者位于左侧 Ⅳ 区，约 1.3 cm×1.1 cm，与颈动脉鞘边界不清。

检查诊断：①甲状腺右侧叶及峡部占位，考虑肿瘤，建议结合穿刺活检。②双侧颈动脉鞘周围散在增大淋巴结，考虑转移。相关检查见图 2-32 ～ 图 2-34。

普外科诊疗精要与病例解析

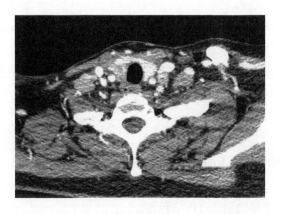

图 2-32 CT 下可见右侧甲状腺肿物，似乎侵犯气管

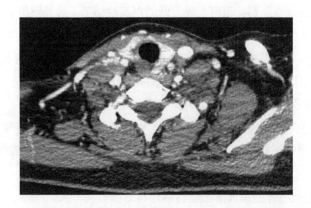

图 2-33 CT 下右侧侧颈淋巴结与颈内静脉、颈横动脉、椎前筋膜关系密切

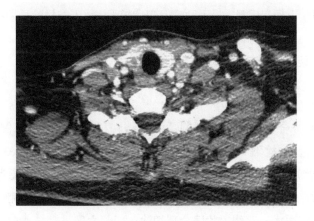

图 2-34 CT 下左侧侧颈淋巴结与颈内静脉关系密切

2020-03-30本院胸部CT检查所见：胸廓对称，纵隔居中。肺纹理走行自然，双肺散在微小结节影，大者位于右肺下叶（薄层img185），边界清，大小约0.3 cm×0.3 cm。气管支气管通畅，管壁无增厚，无局限性狭窄和扩张。前纵隔可见片絮状稍高密度影。心脏大小、形态正常，所见脉管未见异常改变。胸膜无增厚，胸腔内未见液体和积气影。

检查诊断：①双肺散在微小结节，建议定期复查。②前纵隔片絮影，考虑胸腺退化不全。

2020-03-30本院纤维喉镜：鼻咽部黏膜光滑，未见新生物，少量分泌物。会厌无卷曲，黏膜光滑。声带黏膜光滑，未见新生物，右侧固定，左侧活动可。双侧梨状窝净。

三、诊断

初步诊断：甲状腺癌伴侧颈部淋巴结转移。

鉴别诊断：

1. 甲状腺乳头状癌伴侧颈部淋巴结转移

甲状腺乳头状癌是甲状腺癌最常见的病理类型，从症状、体征及B超及CT影像学检查中与甲状腺髓样癌极难鉴别。超声表现为低回声实性结节，边界不清，内可见点状钙化，双侧侧颈见多发肿大淋巴结。CT可见甲状腺右叶低密度肿物，边界不清，伴有咬饼征，双侧侧颈部四区可见肿大淋巴结，强化明显，与周边组织界限不清。B超及CT均提示甲状腺恶性肿瘤伴侧颈部淋巴结转移，甲状腺乳头状癌可能性大。

2. 甲状腺髓样癌伴侧颈部淋巴结转移

甲状腺髓样癌与乳头状癌不论肿瘤本身还是转移淋巴结，在B超和CT表现上均难以鉴别，该患者诊断同样不能排除甲状腺髓样癌伴侧颈部淋巴结转移，需结合降钙素及CEA水平进一步鉴别。

3. 甲状腺未分化癌伴侧颈部淋巴结转移

该患者肿瘤大，与气管关系密切，右侧声带固定提示肿瘤侵犯喉返神经，侧颈淋巴结与周边组织在影像学上侵犯明显，提示肿瘤侵犯性较强，故不能排除早期甲状腺未分化癌。但未分化癌生长更快，有时可伴有疼痛等症状。需病理进一步鉴别。

最终诊断：甲状腺癌伴双侧侧颈部淋巴结转移。

四、诊疗经过

患者B超表现符合甲状腺癌双侧侧颈淋巴结转移，入院后行双侧侧颈淋巴结细针穿刺，穿刺洗脱液Tg检测，左侧Tg > 500 ng/mL，右侧Tg为370.9 ng/mL，血Tg为44.97 ng/mL，穿刺细胞学提示双侧侧颈淋巴结甲状腺乳头状癌转移。患者双肺多发小结节灶，结合病情不排除肺转移。喉镜示右侧声带固定，考虑肿瘤侵犯右侧喉返神经导致。充分术前评估后，实施手术：双侧甲状腺全部切除 + 双侧六区淋巴结清扫。术中见肿瘤侵犯右侧喉返神经，予以切断；气管壁右侧被肿瘤侵犯，侵犯深度及范围较小，小圆刀切除后局部无残留；右侧颈内静脉、椎静脉、颈横动脉、膈神经被肿瘤侵犯无法保留，均予以切断；左侧颈内静脉被转移淋巴结侵犯，切除被侵犯部分血管壁后缝合，颈内静脉予以保留。

术后病理：（右侧甲状腺）甲状腺乳头状癌（肿物大小约2.2 cm×0.9 cm×0.7 cm），侵及被膜。（左侧甲状腺及峡部）结节性甲状腺肿。中央区淋巴结4/8见癌转移，气管前另见癌结节 1 枚；右侧侧颈淋巴结 2/10 见癌转移，左侧侧颈淋巴结 1/17 见癌转移。

术后患者声音嘶哑同术前；出现右侧 Horner 综合征；术后 PTH 为 2.35 pg/mL，血钙正常。给予补钙及对症治疗，患者无手足麻木抽搐。

五、出院情况

患者一般状况良好。无恶心、呕吐，伴有声音嘶哑，右侧眼裂略小于左侧，右侧瞳孔 2 mm，左侧瞳孔 3 mm，对光反射存在，无手足麻木抽搐，无饮水呛咳，饮食夜休可，大、小便无异常。查体：生命体征平稳，颈部切口对合良好，无红肿渗液。带管出院，引流管固定良好，引流液颜色清亮，量不多。

六、讨论

该患者门诊以甲状腺肿物性质待查收入院，考虑恶性。入院后，超声发现双侧侧颈多发肿大淋巴结，淋巴门结构消失。考虑甲状腺癌合并双侧侧颈淋巴结转移。

甲状腺癌以甲状腺乳头状癌居多，甲状腺乳头状癌手术范围：①原发灶：对于 T1 和 T2 的患者，建议单侧甲状腺腺叶 + 峡部切除，若存在高危因素（包括家族史、淋巴结转移较多、多灶、幼年颈部放射史等），可考虑行全甲状腺切除。②淋巴结：中央区淋巴结提倡预防性清扫，侧颈淋巴结提倡治疗性清扫。故该患者侧颈淋巴结是否存在转移，决定了本次手术决策制定。

故选择第一时间进行侧颈部淋巴结穿刺。侧颈淋巴结穿刺细胞学查见肿瘤细胞提示癌转移。对于甲状腺乳头状癌，侧颈部淋巴结穿刺洗脱液 Tg 监测同样是提示癌转移的重要指标。对于穿刺洗脱液 Tg 提示转移的"切点值"目前说法不一，接收最广泛的为洗脱液 Tg 值高于血肿 Tg 值提示转移。该患者细胞学及穿刺洗脱液 Tg 均提示双侧侧颈淋巴结转移。纵隔淋巴结及咽旁淋巴结术前未发现可疑转移。

患者术前检查胸部 CT 见双肺多发小结节灶，怀疑多发肺转移，其他部位评估未发现可疑转移。右侧声带固定，提示右侧喉返神经被肿瘤侵犯，无功能。

治疗方案拟定手术行双侧甲状腺全部切除 + 中央区淋巴结清扫 + 双侧侧颈淋巴结清扫。术后根据血清 Tg 及 TgAb 水平以及碘扫描情况进一步评估是否需碘 131 治疗。

患者术后 1 月复查，刺激状态下血 Tg 为 1805 ng/mL，结合术前胸部 CT，高度怀疑肺转移。故给予碘 131 治疗，治疗后继续给予优甲乐口服，按复发危险度高危，将 TSH 控制在 0.1 mIU/L 以下。

碘 131 治疗后半年，抑制状态下 Tg 为 23.01 ng/mL，刺激状态下 Tg 为 1170 ng/mL，全身碘扫描：碘 131 显像颈部未见残余甲状腺组织；其余部位未见异常放射性浓聚改变。提示转移灶不摄碘。给予靶向药物安罗替尼治疗，治疗 1 月后，抑制状态 Tg 为 126.0 ng/mL，治疗 2 个月抑制状态 Tg 为 6.46 ng/mL，治疗半年抑制状态 Tg 为 6.93 ng/mL，1 年时抑制状态 Tg 为 5.37 ng/mL。

该患者的诊断和治疗过程，基本包含了甲状腺乳头状癌的整体诊断和治疗思路，包括术前的B超、CT、穿刺的诊断及评估，术前喉镜对于喉返神经功能的评估，根据术前评估制定手术策略，术后内分泌抑制治疗，碘131治疗。对于碘难治性甲状腺癌进行靶向药物治疗。

（孙海清）

甲状腺乳头状癌伴颈侧淋巴结转移

一、基本信息

姓名：×× 　　性别：女 　　年龄：40岁

过敏史：无。

主诉：发现左侧甲状腺结节3年。

现病史：患者自诉约于3年前行彩超检查发现左侧甲状腺有肿块，无疼痛，局部皮肤无红肿破溃，无声音嘶哑，无咳痰，无畏寒发热，无心慌胸闷，无呼吸困难，无怕热多汗，无食欲亢进消瘦，无盗汗乏力等。今为求进一步诊治，至我院就诊，门诊以"甲状腺肿物"收入我科。病程中，精神饮食可，睡眠一般，大小便正常，体力体重无明显改变。

二、查体

体格检查：T 36.7℃，P 71次/分，R 20次/分，BP 143/90 mmHg。双肺呼吸音清晰，未闻及明显干湿啰音，全腹软，未触及明显肿块，无压痛及反跳痛。

专科检查：颈软，颈静脉无怒张，颈部未触及明显肿大淋巴结，气管居中，双侧甲状腺未触及明显肿块。

辅助检查：2021-10-08，甲状腺+颈部淋巴结，甲状腺质地不均，甲状腺左侧叶低回声结节伴钙化（TI-RADS Ⅳb类），甲状腺双侧叶囊性结节（TI-RADS Ⅱ类），左侧颈部淋巴结异型，右侧颈部淋巴结可见。2021-10-08，生化Ⅱ号：尿素氮 2.39 mmol/L↓，高密度脂蛋白胆固醇 1.09 mmol/L↓，甘油三酯 2.16 mmol/L↑；2021-10-08，术前八项：乙肝表面抗体 570.37 mIU/mL↑；2021-10-08，甲状旁腺激素：甲状旁腺激素57.60 pg/mL；2021-10-08，甲状腺八项：抗甲状腺球蛋白抗体 736.83 IU/mL↑，抗甲状腺过氧化物酶抗体>400.00 IU/mL↑，甲状腺球蛋白 0.74 ng/mL↓；2021-10-08，血细胞Ⅱ号+CRP+SAA：平均血红蛋白含量 25.0 pg↓，红细胞平均体积 78.4 fL↓；2021-10-08，尿液分析：鳞状上皮细胞 9个/μL↑，黏液丝 3147.8↑。2021-10-08，电子喉镜提示：慢性咽炎。2021-10-08，气管软化试验阴性。2021-10-09，颈部CT平扫+增强及胸部CT提示：①甲状腺稍大。②甲状腺左叶占位并左侧颈部淋巴结肿大，考虑肿瘤性病变，请结合超声检查。③甲状腺小囊性病变。④左侧颈部及颌下淋巴结显示，部分稍大。⑤肺内少许纤维硬结灶。⑥双侧胸腔少量积液。⑦食管气管旁小憩室。2021-10-11，超声引导下左侧甲状腺结节穿刺细胞学病理诊断：高度怀疑（左）甲状腺乳头状癌。2021-10-11，超声引导下左侧颈部淋巴结穿刺细胞学病理诊断：镜下见大量甲状腺细胞，少许淋巴细胞及多核巨细胞。2021-10-15，术后病理诊断：①（左侧）甲状腺乳头状癌，肿块大小：1.1 cm×0.8 cm×0.6 cm，镜下未见脉管及神经侵犯。②（峡部、锥状叶、喉前）组织未见癌。2021-10-15，术后病理诊断：①（左颈部ⅡA区）淋巴结4/12枚，（左颈部Ⅲ区）淋巴结2/2枚，（左颈部Ⅳ区）淋巴结2/5枚见癌转移。②（右侧）结节性甲状腺肿伴淋巴细胞性甲状腺炎。③（左侧中央区、右侧中央区、左颈肌间、左颈ⅡB区、左颈ⅤA区、ⅤB区）淋巴结21枚未见癌。

三、诊断

初步诊断：①左侧甲状腺肿物：甲状腺癌？②左侧颈部淋巴结转移癌？③桥本甲状腺炎；④右侧乳房肿物。

鉴别诊断：病理诊断明确。

最终诊断：①左侧甲状腺乳头状癌（pT1bN1bM0，Ⅰ期）；②桥本甲状腺炎；③右侧乳房肿物。

四、诊疗经过

入院后完善相关检查，于2021年10月11日在全麻下行甲状腺全切+左侧颈侧方根治性淋巴结清扫+双侧中央区淋巴结清扫+喉前组织切除+双侧喉返神经探查+双侧下甲状旁腺移植术，手术顺利，术后恢复可。

五、出院情况

患者一般情况可，切口甲级愈合。查体：皮肤黏膜巩膜无黄染，头部正常，颈软，左侧颈部轻度肿胀，双肺呼吸音清晰，未闻及明显干湿啰音，腹平软，全腹无明显压痛反跳痛，肠鸣音正常。

六、讨论

甲状腺癌作为女性发病率排名第五位的恶性肿瘤，近年来在世界各地的发病率增长速度很快，预计到2030年，它将跃升成为女性第二大高发癌症。按照病理类型划分，甲状腺癌可分为分化型甲状腺癌（Differentiated thyroid carcinoma，DTC）、甲状腺髓样癌和甲状腺未分化癌，DTC又可细分为甲状腺乳头状癌（Papillary thyroid carcinoma，PTC）和甲状腺滤泡状癌。在甲状腺癌的各类病理类型中，PTC的数量最为庞大，除了少数如高细胞型、弥漫硬化型、柱状细胞型等具有侵袭性的病理亚型以外，大多数PTC均为经典型。

中央区淋巴结转移及伴有颈侧淋巴结转移的甲状腺乳头状癌较为常见，由于甲状腺乳头状癌的生物学特性，临床约 7.7% 的患者会出现越过中央区的颈侧淋巴结转移。单侧腺叶的甲状腺乳头状癌较少出现双侧或对侧淋巴结转移，若忽略处理对侧的转移淋巴结可能出现远处淋巴结的广泛转移。因甲状腺的每一个腺叶内部均有独立的淋巴系统并且互不关联，多数双侧淋巴结转移的甲状腺乳头状癌发生于腺体内部转移后。对侧淋巴结转移的危险因素包括男性、肿瘤大小 > 2 cm，甲状腺癌细胞分型、中央区淋巴结转移、腺体外组织侵犯。临床工作中对于甲状腺癌患者的术前评估应结合患者临床特征、CT 及 B 超等辅助检查结果拟定手术方案，避免因遗漏处理转移的淋巴结而造成肿瘤复发。

颈淋巴结转移可直接影响患者的术后复发率和无瘤生存期，对不同的患者采取合理的检查手段可以更准确的判定疾病的分期，以避免遗漏转移的淋巴结，方便临床医生选择恰当的手术方式和手术范围，从而在降低术后并发症的同时最大限度地降低患者的术后复发率，延长患者的无瘤生存期，并减少术后不必要的放射性治疗，从而有利于患者的整体预后。

（吴晓霞）

第二篇

乳腺疾病

第三章 乳腺先天畸形和炎症疾病

一、病因

多乳头、多乳房畸形（副乳房）是一种先天性发育异常病。正常情况下，自胚胎第 6 周起在腋窝至腹股沟连线上开始出现 6 ~ 8 对由外胚层上皮组织产生的乳腺始基，随着年龄增长，除胸前一对表层细胞继续发育形成乳腺外，其余均逐渐萎缩并消失；如不退化消失，继续发育，则形成副乳房。如既有腺体组织存在，又有乳头形成，则形成完全副乳房。另外，尚有仅表现为乳腺组织的异位。副乳房多见于胸壁、腋窝和会阴处，而异位乳腺组织也可发生于膝部、大腿外侧、臀部、面部和颈部。副乳房不仅和正常乳腺一样受到内分泌的影响，而且也会发生良性和恶性肿瘤。因此，临床上应予以重视。

二、临床表现

在青春发育期前，副乳房多处于相对静止状态，以后随着第二性征的出现而逐渐增大。在月经期、妊娠期和哺乳期较平时增大，部分患者有疼痛感。完全副乳房者在哺乳期可出现乳汁分泌。副乳房多出现在腋下，其他部位少见，呈肿块样局部隆起，其中央部位常见乳头样突起，或仅有乳晕样色素沉着。肿块样隆起部位质地柔软，呈脂肪组织样感；有时呈腺组织样柔韧感，可有触痛，边界不清；有的可发生良、恶性肿瘤病变。另外，腋窝部较大的副乳房可因局部摩擦而出现表面皮肤糜烂现象。

三、辅助检查

（一）乳房 X 线摄影检查

可帮助显示有无乳腺腺体组织及肿物。

（二）组织穿刺活检

对存在肿块但性质不明确者，可使用 7 号细针穿刺行细胞学检查或粗针穿刺行组织学检查。

四、诊断和鉴别诊断

根据腋窝于腹股沟连线部位出现肿块样局部隆起，且在月经期、妊娠期和哺乳期较平时增大，有疼痛症状，诊断副乳房并不困难，但对无乳头存在的非完全副乳房者，诊断时需与腋窝部脂肪瘤鉴别。如隆起肿块较硬或局部隆起块内触及质硬肿物，需警惕有副乳腺癌的可能，乳房钼靶检查和肿物穿刺活检可帮助诊断。

五、治疗

对于无明显临床症状、较小的副乳房可不处理。当有下列情况时，应进行副乳房的切除手术：①腺体逐渐增大，疼痛或局部摩擦不适而影响生活者。②副乳房内触及异常肿块，疑为发生良、恶性肿瘤者。③副乳房较大而影响外观者。④有乳腺癌家族史，心理负担重者。

手术时应尽可能使其位于隐蔽处。选择大小适宜的横梭形切口，游离两侧皮瓣后切除腺体样组织。伤口内置乳胶管负压引流，对切除的组织应常规进行病理切片检查，以免遗漏其他病变。手术应避免两种失误，一是皮肤切除太少，以致术后仍有局部隆起而影响美观；二是皮肤切除过多，以致术后影响上肢的上举。

（杨宇扬）

第二节　乳腺炎性疾病

乳腺炎性疾病种类很多，包括乳头炎、乳晕炎和乳腺炎。其中乳腺炎可分为非特殊性乳腺炎和特殊性乳腺炎。非特殊性乳腺炎包括急性乳腺炎、慢性乳腺炎和乳腺皮脂腺囊肿，而特殊性乳腺炎包括乳腺结核、乳腺结节病、乳腺寄生虫病、乳腺真菌病、乳腺传染性软疣、乳腺硬皮病及乳房湿疹等。绝大多数乳腺特殊性炎症病例是全身性疾病在乳腺的局部表现。

一、乳头炎

乳头炎一般见于哺乳期妇女，由于乳头皲裂而使致病菌经上皮破损处侵入所致。有时糖尿病患者也可发生乳头炎。早期表现主要为乳头皲裂，多为放射状小裂口，裂口可宽可窄，深时可有出血，自觉疼痛。当感染后疼痛加重，并有肿胀，因乳头色黑充血不易发现，由于疼痛往往影响授乳。患者多无全身感染中毒症状，但极易发展成乳腺炎而使病情加重。

治疗上首先要预防和治疗乳头皲裂，经常清洗乳头、乳腺（不用碱性大的肥皂），保持乳房清洁；停止授乳，减少刺激，局部外用油质软膏；当发展为乳头炎后，应局部热敷，外用抗生素软膏，全身应用有效抗生素。

二、乳晕炎

乳晕炎多为乳晕腺炎。正常乳晕有三种腺体，即汗腺、副乳腺、特殊皮脂腺即乳晕腺，又称 Montgomery 腺。乳晕腺有 12～15 个，在乳头附近呈环状排列，位置比较浅在，往往在乳晕处形成小结节样凸起，单独开口于乳晕上。乳晕腺发炎即为乳晕腺炎，在妊娠期间乳晕腺体显著增大，导管扩张，皮质分泌明显增加，这时乳晕腺导管容易发生堵塞和继发感染，可累计一个或多个腺体，形成脓包样感染，最后出现白色脓头形成脓肿，细菌多为金黄色葡萄球菌。如感染继续发展也可形成浅层脓肿。炎症多限于局部，很少有全身反应。

在妊娠和哺乳期应随时注意乳头及乳晕处的清洁，经常以肥皂水和清水清洗局部，以预防感染。避免穿着过紧的乳罩，产后初期乳汁不多时，勿过分用力挤乳。如已发生感染，早期可用碘伏消毒乳晕处皮肤，涂以抗生素软膏，并结合热敷、电疗等物理疗法。如出现白色脓头，可在无菌条件下，用针头刺破，排出脓性分泌物，以后用碘伏消毒局部皮肤，数天即可痊愈。如已形成脓肿，则必须切开引流。

三、急性乳腺炎

（一）病因

1. 乳汁淤积和细菌感染

患者多见于产后哺乳的妇女，其中尤以初产妇为多。大都是金黄色葡萄球菌感染，链球菌少见。往往发生在产后第 3～4 周，也可以见于产后 4 个月，甚至 1 年以上，最长可达 2 年，这可能与延长哺乳期限有关。江氏认为初产妇缺乏哺乳经验，易致乳汁淤积，而且乳头皮肤娇嫩，易因乳儿吮吸而破裂，病菌乘隙而入。由于病菌感染最多见于产后哺乳期，因而称为产褥期乳腺炎。由于近年计划生育一胎率增高，刘金波认为初产妇占 90%。急性乳腺炎的感染途径是沿着输乳管先至乳汁淤积处，引起乳管炎，再至乳腺实质引起实质性乳腺炎。另外，从乳头皲裂的上皮缺损处沿着淋巴管到乳腺间质内，引起间质性乳腺炎。很少是血性感染，而从临近的皮肤丹毒和肋骨骨髓炎蔓延所致的乳腺炎更为少见。长期哺乳，母亲个人卫生较差，乳汁淤积，压迫血管和淋巴管，影响正常循环，对细菌生长繁殖有利，也为发病提供了条件。患者感染后由于致病菌的抗药性，炎症依然存在时，偶可发展成哺乳期乳腺脓肿，依其扩散程度和部位可分为皮下、乳晕下、乳腺内和乳腺后脓肿等类型。

2. 乳房外伤

乳房受创伤后，可导致脂肪坏死和乳房血肿，为细菌繁殖提供了场所。创伤后 1 周至数月可出现感染表现，病理表现为炎性细胞浸润。此类病因导致的乳腺炎有增加的趋势，应引起重视。

3. 乳房整形美容

随着注射隆乳术在临床应用的逐渐增多，注射隆乳术后哺乳期急性乳腺炎也时有发生。这与普通乳腺炎在临床表现、B超所见及治疗上均有不同。隆乳术后由于乳房高压、乳管损伤等导致乳管阻塞或扭曲更加严重，引起的感染较普通哺乳期乳腺炎更为严重。

（二）病理

急性乳腺炎有以下不同程度的病理变化，从单纯炎症开始，到严重的乳腺蜂窝织炎，最后形成乳腺脓肿。必须注意，乳腺脓肿可能不止一个。感染可以从不同乳管或皲裂进入乳腺，引起两个或两个以上不同部位的脓肿，或者脓肿先在一个叶内形成，以后穿破叶间的纤维隔而累及邻近的腺叶，两个脓肿之间仅有一小孔相通，形成哑铃样脓肿。如手术时仅切开了浅在的或较大的脓肿，忽视了深部的较小的脓肿，则手术后病情仍然不能好转，必须再次手术；否则坏死组织和脓液引流不畅，病变有变成慢性乳腺脓瘘的可能。

急性乳腺炎可伴有同侧腋窝的急性淋巴结炎，后者有时也可能有化脓现象。患者并发败血症的机会则不多见。

（三）临床表现

发病前可有乳头皲裂现象或有乳汁淤积现象，继而在乳腺的某一部位有胀痛和硬节，全身感觉不适，疲乏无力，食欲差，头痛发热，甚至寒战高热。部分患者往往以发热就诊查体时才发现乳腺稍有胀痛和硬结。此时如未适当治疗，病变进一步加重，表现患侧乳腺肿大，有波动性疼痛。发炎部位多在乳腺外下象限，并有持续性寒战高热，检查可见局部充血肿胀，皮温增高，触痛明显，可有界限不清之肿块。炎症常在短期内有蜂窝织炎形成脓肿。患侧淋巴结可肿大，白细胞计数增高。脓肿可位于乳腺的不同部位（图3-1）。

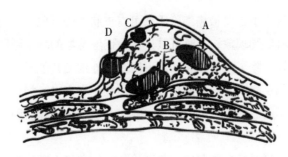

图 3-1 各种乳腺脓肿的位置

A. 乳腺内脓肿；B. 乳腺后脓肿；C. 乳晕皮下脓肿；D. 乳腺皮下脓肿

脓肿位置越深，局部表现越不明显（如波动感）。脓肿可向外破溃，亦可传入乳管，自乳头排出脓液。有时脓肿可破入乳腺和胸大肌间的疏松组织中，形成乳腺后脓肿。

（四）诊断

1. 临床表现

患者感觉乳腺疼痛，局部红肿、发热，可有寒战、高热，脉搏快，患者腋窝淋巴结肿大、压痛。脓肿形成后有波动感。发生在哺乳期的急性乳腺炎诊断比较容易，所以应做到早期诊断，使炎症在初期就得到控制。隆乳术后出现乳房红肿疼痛者也应注意检查是否合并感染。

2. 实验室检查

血常规检查白细胞计数增高。

3. 乳腺 B 超

较表浅的脓肿可触及局部波动感，深部脓肿往往发现困难，需要辅助检查证实。B 超检查简便易行、诊断准确率高、无创，为首选方法。

4. 穿刺检查

疑有脓肿形成时可用粗针穿刺证实，是传统的切实可靠的方法。

（五）鉴别诊断

1. 炎性乳腺癌

本病是一种特殊类型的乳腺癌。多发生于年轻妇女，尤其在妊娠或哺乳时期。由于癌细胞迅速浸润整个乳腺，迅速在皮肤淋巴结内扩散，因而引起炎症样改变。然而炎性乳腺癌的病变范围广泛，往往累及整个乳腺的 1/3 ～ 1/2 以上，尤以下半部为甚。其皮肤颜色为一种特殊的暗红或紫红色。皮肤肿胀，呈橘皮样。患者的乳腺一般并无明显的疼痛和压痛，全身炎症反应如体温升高、白细胞计数增加及感染中毒症状也较轻，或完全阙如。相反，在乳腺内有时可触及不具压痛的肿块，特别是同侧腋窝淋巴结常有转移性肿大。但是，早期的炎性乳腺癌往往被误诊为乳腺炎，对应用抗生素无效的乳腺炎应及时进行进一步检查，以明确诊断。

2. 晚期乳腺癌

浅表的乳腺癌因皮下淋巴管被癌细胞阻塞可有皮肤水肿现象，癌组织坏死后将近破溃时，其表面皮肤也常有红肿现象，有时可被误诊为低度感染的乳腺脓肿。然而晚期乳腺癌一般并不发生在哺乳期，除了皮肤红肿和皮下硬结以外别无其他局部炎症表现，尤其没有乳腺炎的全身表现。相反晚期乳腺癌的局部表现往往非常突出，如皮肤粘连、乳头凹陷、乳头方向改变等，都不是急性乳腺炎的表现。腋窝淋巴结的转移性肿大也较乳腺炎的淋巴结肿大更为明显。

不管是炎性乳腺癌还是晚期乳腺癌，鉴别诊断主要在于病理诊断。为了避免治疗上的原则性错误，可切取小块组织或脓肿壁做病理检查即可明确诊断。

（六）预防

减少急性乳腺炎发病率重在预防。妊娠期至哺乳期的乳房保健非常重要，特别对那些乳头凹陷妇女，要特别关照她们的孕、产期乳房保健。保持乳头清洁，经常用温水清洗乳房，并涂以润肤霜；但不宜用乙醇、刺激性强的肥皂及其他清洁剂，否则，可导致乳头、乳晕皮肤变脆，发生皲裂，为细菌侵入提供可乘之机。乳头平坦、凹陷孕妇更应注意，在妊娠期反复轻柔挤捏、提拉乳头，使其隆起，个别需手术矫正。哺乳时应养成良好的哺乳习惯，定时哺乳，每次应吸净乳汁；不能吸净时用吸乳器吸出。另外，不应让婴儿含着乳头睡觉。有乳头破损或皲裂时应停止授乳，并用吸乳器吸出乳汁，局部涂抗生素软膏，待伤口愈合后再哺乳。另外，乳房外伤、乳房的整形美容手术等引起急性乳腺炎病例有增加趋势，应引起注意。

（七）治疗

患侧乳腺应立即停止授乳，并用吸乳器吸净乳汁。关于停止授乳曾有不同意见，有人认为，这样不仅影响婴儿的营养，且提供了一个乳汁淤积的机会。但是停止授乳不一定要终止乳汁分泌，可应用吸奶器将乳汁吸净，使其不至于淤积乳内而加重感染。只是在感染严重或脓肿引流后并发乳瘘时才终止乳汁分泌。终止乳汁分泌可用炒麦芽 60 g，水煎服，每天 1 剂，连服 2 ~ 3 天；或口服己烯雌酚 1 ~ 2 mg/ 次，3 次 / 日，2 ~ 3 天；肌内注射 E2，2 mg/d，不超过 3 天后减量或改小量口服药至收乳为止。

乳房以乳罩托起，应当设法使乳管再通，可用吸乳器或细针探通，排空乳腺内的积乳，并全身给予有效、足量抗生素，这样往往可使炎症及早消退，不至于发展到化脓阶段。值得注意的是注射式隆乳术后，哺乳期急性乳腺炎，因乳腺后间隙形成一纤维包膜及假体牵拉、损伤血管等原因，血供受到影响，抗生素很难足量达到病变部位，控制感染效果不佳，使大部分患者均需切开引流；同时进行脓液细菌培养及药敏试验，根据试验结果选用合适的抗生素。

在炎症早期，注射含有 100 万 U 青霉素的 0.9% 氯化钠注射液 10 ~ 20 mL 于炎症周围组织，每 4 ~ 6 小时重复 / 次，能促使炎症消退。

已有脓肿形成，应及时切开引流。乳腺脓肿切开引流的方法主要根据脓肿的位置而定：①乳晕范围内的脓肿大多比较表浅，在局部麻醉下沿乳晕与皮肤的交界线做弧状切口，可不伤及乳头下的大导管。②较深的乳腺脓肿，最好在浅度的全身麻醉下，于波动感和压痛明显处，以乳头为中心、乳晕以外做放射状切口，可不伤及其他正常组织。同时注意切口应有适当的长度，保证引流通畅。通常在脓肿切开脓液排出以后，最好再用手指探查脓腔，如脓腔内有坏死组织阻塞，应将坏死组织挖出，以利引流；如发现脓腔壁上有可疑的洞孔，应特别注意邻近的组织内有无其他脓肿存在；必要时可将腺叶间的纤维间隔用食指予以挖通或扩大，使两个腔合为一个腔，可避免另做一皮肤切口；但如脓腔间的纤维间隔较坚实者，则不易用强力做钝性分离，只可做另一个皮肤切口，以便于做对口引流。③脓腔在乳腺深面，特别是在乳腺下部，则切口最好做在乳腺和胸壁所形成的皱襞上，然后沿着胸大肌筋膜面向上、向前探查，极易到达脓腔部位；此种切开引流既通畅，愈合后也无明显的瘢痕，但对肥大而悬垂的乳房不适用。

另外有人报道应用粗针穿刺抽脓的方法治疗乳腺脓肿，其方法为：确定脓肿部位，用16 号针头刺入脓腔尽力吸尽脓汁。脓腔分房者或几个脓腔者可改变进针方向不断抽吸。此后每天抽吸 1 次。70% 的患者经 3 ~ 5 次穿刺即可治愈，3% ~ 5% 的患者并发乳瘘。此法方便易行，不具备手术条件的卫生所或家庭医师均可施行。

乳腺炎是理疗的适应证之一。所用的物理因子品种繁多，有超短波、直流电离子导入法、红外线、超生磁疗等。和春报道应用超短波和超声外加手法挤奶治疗急性乳腺炎 201例，有效率达 99.5%，他们认为发病后炎性包块不大且无波动时，及时进行理疗，一般均可促使炎症吸收，关键在于解除炎症局部的乳汁淤积问题。采用超短波、超声波或两者同时应用，可使肿胀消退，闭塞的乳管通畅，排除感染的乳汁，使炎症逐渐消失。

四、慢性乳腺炎

慢性乳腺炎临床表现多不典型，红、肿、热、痛等较急性乳腺炎轻，多数表现有局部肿块。病程较长，有的经久不愈，甚至时好时坏，时轻时重。临床表现为慢性乳腺炎症性疾病者，其病理诊断可分为慢性乳腺炎、乳房脂肪坏死、肉芽肿性乳腺炎、淋巴细胞性乳腺炎、血管性乳腺炎、非特异性乳腺炎等，这些疾病在临床是难以鉴别的。病理类型的不同表示炎症发展过程中的组织学改变不同，也预示着其病因不同。因此，其治疗方法也不同，在有条件情况下应早期进行病理学诊断。感染性慢性乳腺炎由急性乳腺炎治疗不当或不充分转变而来，也有一开始发病就为慢性乳腺炎，但不多见。

其治疗主要是抗生素结合物理疗法配以中药治疗，效果好。应尽可能对病原菌及其对抗生素的敏感性做出鉴定，选择敏感药物治疗，并应用两种或两种以上抗生素联合应用。对以肿块为主要表现者，应手术切除病变，并进行病理组织学检查。

五、乳房皮脂腺囊肿

乳房皮脂腺囊肿即乳房皮肤区皮脂腺囊肿，当其继发感染时可误认为是乳腺脓肿，也可由于患处发红、变硬而疑为炎症样乳腺癌。乳房皮脂腺囊肿主要是在发病部位有一缓慢增大的局限性肿物，体积一般不大，自皮肤隆起，质韧、硬如橡皮，呈圆形，与表面皮肤粘连为其特点。仔细检查可见隆起中央部位被堵塞的腺口呈一小黑点。周围与正常组织分界明显，无压痛，无波动，与深层组织无粘连，故可被推动。皮脂腺囊肿内含有丰富的皮脂等营养物质易继发感染，继发感染后囊肿迅速肿大，伴红、肿、热、痛，触之有波动感；继续发展可化脓破溃，形成溃疡或窦道。

乳房皮脂腺囊肿应手术切除，以避免发生感染，尤其在哺乳期发生感染，可能引起急性乳腺炎或影响喂奶。手术必须将囊壁完全切除，以免复发。皮脂腺囊肿的微创摘除术在疾病治疗的同时缩小了局部瘢痕。继发感染者先行切开引流，并尽量搔刮囊肿壁，减少复发机会。有时囊壁经感染后已被破坏，囊肿不再复发。对囊肿复发者仍应手术切除。

六、乳腺结核

在我国，乳腺结核约占乳腺疾病的 1%。南非和印度多见，约占 2.8%。本病可见于任何年龄，最年轻者为 6 个月婴儿，最老者为 73 岁，但以 20～40 岁、婚后已生育妇女多见，平均年龄为 31.5 岁。男性乳腺结核更为少见，占 4%～5%。

（一）病因

乳腺结核可分为原发性和继发性两类，原发性乳腺结核除乳腺病变外，体内别无结核病灶，近年报道的乳腺结核病例原发性占多数。继发性乳腺结核，患者有其他慢性结核病灶存在，然后在出现腋窝淋巴结结核或胸壁结核之后出现乳腺结核。

有关乳腺结核的感染途径各家意见不一，归纳起来有几种可能：①直接接触感染，结核菌经乳房皮肤破损处或经乳头，沿着乳管到达乳房；②血行感染，其原发病灶多在肺或淋巴结等处；③邻近组织、器官结核病灶的蔓延，最常来自肋骨、胸骨、胸膜、胸腔脏器或肩关节等处；④淋巴系统感染，绝大多数乳房结核病例，都伴有同侧腋窝淋巴结结核。故来自该处的可能性最大，也可从颈、锁骨上、胸腔内结核病灶沿着淋巴管逆行至乳房。

在上述几种感染途径中，以后两种，特别是逆行淋巴结感染途径最为常见。此外，乳房外伤、感染、妊娠和哺乳，也与诱发本病有关。

（二）病理

乳腺结核的早期病变比较局限，常呈结节型；继而病变向周围扩散，成为融合型，有邻近结节融合成为干酪样液化肿块，乳腺组织从而遭到广泛破坏，有相互沟通的多发脓肿形成，最终破溃皮肤，构成持久不愈的瘘管。有的病例特别是中年妇女患者，则以增生性结核病变居多，成为硬化型病变，其周围显示明显的纤维组织增生，其中心部显示干酪样液化物不多；有时候由于增生性病变邻近乳晕，故可导致乳头内缩或偏斜。镜下可见乳腺内有典型结核结节形成。

（三）临床表现

病变初起时，大多表现为乳腺内的硬结，1 个或数个，触之不甚疼痛，与周围正常组织分界不清，逐渐与皮肤粘连。最常见于乳腺外上象限，常为单侧性，右侧略多见，双侧性少见。位于乳晕附近的病变，尚可导致乳头内陷或偏斜。发病数月后，肿块可软化形成寒性脓肿。脓肿破溃后发生 1 个或数个窦道或溃疡，排出混有豆渣样碎屑的稀薄脓液。若结核病破坏乳管，可从乳头溢出脓液。可继发细菌感染。多数患者患侧腋窝淋巴结肿大。乳腺结核不伴有肺等其他部位结核患者，缺乏如低热、乏力、盗汗及消瘦等全身结核中毒症状的表现。

（四）诊断

早期乳腺结核不易诊断，常误诊为乳腺癌，术中病理活组织检查时才能确诊。晚期有窦道或溃疡形成后，诊断不难。窦道口或溃疡面呈暗红色，潜行性皮肤边缘和松脆、苍白的肉芽组织，镜检脓液中见坏死组织碎屑而无脓细胞，脓液染色后有时可找到结核杆菌，这些都有助于乳腺结核的诊断。

（五）鉴别诊断

乳腺结核除要注意与结节病、真菌性肉芽肿、丝虫病性肉芽肿、脂肪坏死和浆细胞性乳腺炎等鉴别外，首要的问题是应与乳腺癌相鉴别，其鉴别点为：①乳腺结核发病年龄较轻，较乳腺癌患者年轻 10 ~ 20 岁；②乳腺结核肿块发展较快，由于炎症性反应肿块常与皮肤粘连，但很少引起橘皮样变，病情继续发展可形成局部溃疡，并有窦道深入到肿块中心，有时可深入 5 cm 以上；③乳腺肿块以外，乳腺结核患者常可见其他的结核病灶，最常见的是肋骨结核、胸膜结核、肺门淋巴结结核，此外颈部和腋窝的淋巴结核也属常见，身体其他部位的结核如肺、骨、肾结核亦非罕见；④除窦道中有干酪样分泌物以外，乳腺结核乳头有异常分泌之机会亦较乳腺癌为多；⑤乳腺结核即使已经溃破并有多量渗液，也不像乳腺癌那样有异常恶臭；⑥要想到乳腺结核可并发乳腺癌，据统计，约 5% 的乳腺结核可同时并发乳腺癌，两者可能是巧合的。重要的可靠的诊断是结核菌和活体组织检查。另外，乳腺结核也要注意与其他表现为乳腺肿块的疾病，如结节病、真菌性肉芽肿、脂肪坏死和浆细胞性乳腺炎等炎症鉴别。

（六）治疗

合理丰富的营养，适当休息。全身应用足量全疗程抗结核药物。对局限于 1 处的乳腺结核可行病灶切除。若病变范围较大，则最好将整个乳腺连同病变的淋巴结一并切除，手术效果与原发结核病灶的情况有关，多数患者恢复良好。术后应进行正规、足疗程抗结核治疗，以防复发。

七、乳腺结节病

乳腺结节病十分少见，一般继发于全身结节病。结节病为原因不明的多系统肉芽肿病变，多见于年轻人。我国结节病过去发病率低，但近年来有增多趋势，所以日益受到重视。

结节病的病理特征为非干酪性肉芽肿，肉芽肿中心为巨噬细胞、上皮细胞和巨细胞，后者由两个或两个以上巨噬细胞融合而成。肉芽肿周围部分为淋巴细胞或少数浆细胞。

临床上乳腺结节病主要表现为乳腺的肉芽肿性肿块，但无特异性。乳腺结节病的确诊常依赖于病理活组织检查。另外，Kveim 试验有助于诊断，本试验系应用结节病患者的结节组织的提取物注射至其他结节患者的皮内，阳性者在 4 ~ 6 周后于注射局部可发生小结节，活检为肉芽肿改变，Kveim 试验阳性率与应用的结节组织有关，用标准方法制备的结节组织在结节病的患者中平均阳性率可达 80%，其结果也与病变结节的活动性有关。本病还可有免疫障碍，表现为延缓型变态反应的抑制及免疫球蛋白的增高或异常。

在治疗上应该指出的是，并非所有的结节病患者均需治疗，一些患者常在 2 年内缓解。但乳腺结节病由于不易与其他病鉴别，常需行病变局部切除，手术后常规活组织检查。全身治疗首选药物为肾上腺皮质激素，当激素无效或禁忌时，其他可供选择的药物为苯丁酸氮芥，氨甲嘌呤、硫唑嘌呤及氯喹。

八、乳腺寄生虫病

乳腺寄生虫病临床上很少见，国内报道仅 430 余例。由于人们认识不足，临床上常被误诊误治。

（一）乳腺丝虫病

丝虫病多流行于我国东南沿海及长江流域湖泊地区，经蚊虫叮咬传染。研究发现，在丝虫病流行区乳腺为丝虫感染的常见部位。乳腺丝虫病到 2000 年国内报道 419 例患者，以成年女性多见，发病年龄 16 ~ 70 岁，以 30 ~ 49 岁多见。

本病的基本病理变化，是丝虫成虫寄生于乳腺淋巴管内引起的肉芽肿性淋巴管炎，表现为淋巴管内外膜炎，形成嗜酸性肉芽肿，最后发展成闭塞性淋巴管炎。进行病理学检查时，在病变的淋巴管内常可见到丝虫成虫的横切面，有时见到数量不等的微丝蚴。

临床表现为单发性结节或硬结，但亦有 2 ~ 3 个结节者。结节多位于乳腺的外上象限皮下或浅表乳腺组织，其次为中央区或外下象限，右侧较左侧多见。结节从黄豆大到鸡蛋大，一般约蚕豆大小，生长速度较慢。多数患者结节表面皮肤无改变，少数患者有橘皮样变、湿疹或水疱，多数患者无压痛，少数患者表现轻压痛、活动受到一定限制，位置较浅的结节与皮肤粘连。部分患者伴有同侧腋窝淋巴结肿大，个别者可并发急性化脓性乳腺炎。

本病可误诊为乳腺炎性肿块、乳腺小叶增生、乳腺结核、乳腺囊肿或纤维囊性乳腺病等，尤其是局部皮肤有橘皮样变和同侧腋窝淋巴结肿大时，更易被误诊为乳腺癌。因此，在丝虫病流行区对成年妇女进行乳房检查时如触到皮下结节，应想到丝虫病的可能。对乳腺肿块用小细针穿刺涂片或乳汁涂片可查到微丝蚴。

乳腺丝虫病形成乳腺结节、肿块者首选切除肿块，术后再进行药物治疗，预防复发。乳腺丝虫病一般对枸橼酸乙胺嗪治疗反应良好，多数患者服用枸橼酸乙胺嗪后肿块消失。所以，对乳腺丝虫病结节的患者首选枸橼酸乙胺嗪、卡巴胂联合治疗。术前应用枸橼酸乙胺嗪治疗可避免术后形成新的结节。术后应将标本送病理检查，因极少数患者可存在乳腺肿瘤。

（二）乳腺棘球蚴病

棘球蚴病是棘球绦虫的幼虫（棘球蚴）在人体内寄生引起的疾病，又称棘球蚴病。乳腺棘球蚴病很少见，占人体棘球蚴病的 0.27% ~ 1%。

患者在临床上多无自觉症状，常因乳腺包块而就诊。肿块生长缓慢，但在妊娠后期和哺乳期加快生长，肿块为囊性，活动度大，包膜完整，不与皮肤粘连。如果肿块位置表浅可压迫乳房皮下静脉而引起静脉曲张。

超声检查显示回声不均的圆形肿块，内有多个大小不等的囊，可见典型的液平。乳腺钼靶片可见圆形或椭圆形、边界整齐光滑的包壳状影像。如进行棘球蚴病免疫学试验阳性者，则具有较大的诊断价值。对疑诊患者切忌穿刺，以防棘球蚴液外流引起种植复发以及严重的甚至致死的变态反应。

本病主要是手术治疗。将囊肿及囊壁完整地切除，术中应保护周围皮肤及乳腺组织，避免内囊破裂。如不慎刺破内囊应将囊液吸净，取出内囊，并用10%甲醛溶液反复涂擦外囊的内壁以破坏囊壁的生发层。如已误行穿刺，则应将穿刺经过之皮肤与乳腺组织连同囊肿一并切除。

（三）乳腺裂头蚴病

人体感染裂头蚴有以下3种方式：局部贴敷生蛙肉；吞噬生的或未熟的蛙肉；饮用生水如湖塘水。

乳腺裂头蚴病主要表现为乳腺肿块，肿块多为圆形，核桃或鸡蛋样大小，少数为条索样或不规则形，质硬、边界不清，常与周围组织粘连，多无明显压痛。有时可伴有腋窝或锁骨上淋巴结肿大。在病变早期，肿块常具有迁移性局部瘙痒或具有虫爬感。本病在临床上易被误诊为乳腺肿瘤或炎性包块。

治疗方法以手术为主，必须将整个虫体特别是头节取出，方能根治。在找不到虫体时要注意是否有虫体迁移的隧道，有时沿隧道切开可找到虫体。

（四）乳腺肺吸虫病

肺吸虫也可寄生在乳腺引起乳腺肺吸虫病。患者均有生食或半生食蟹史。

主要表现为乳房皮下肿块，肿块多具有游走性，常为单个，偶可多个成串。肿块表面皮肤正常，初期时质软，后期稍硬。局部可有微痒或微痛等症状。部分患者伴有全身症状，如低热、咳嗽、畏食、乏力及盗汗等。周围血嗜酸性粒细胞多明显升高，常在10%以上。对疑诊患者应进行肺吸虫抗原皮内试验，若为阳性，则具有较大的价值。

治疗本病的首选药物是硫氯酚50～60 mg/（kg·d），3次/日，每日或隔日给药，20天为1个疗程。多数患者的肿块可在用药1～2个疗程后消失。

（五）乳腺血吸虫病

乳腺血吸虫病多有血吸虫病史或疫水接触史，常无自觉症状，主要表现为乳腺肿块，对疑诊患者进行粪检、毛蚴软化试验或免疫学试验，有助于诊断。然而由于血吸虫病的刺激，患者可伴发乳腺癌，已报道的两例乳腺血吸虫病均合并乳腺癌。因此，对疑诊患者应尽早行手术切除。

（六）乳腺蜱感染

蜱属昆虫，以各种脊椎动物为宿主，暂时体外寄生，是自然疫源性疾病的重要媒介，危害人类的主要方式是传播病原体引起疾病。人被蜱叮咬多发生于暴露部位，寄生于乳腺实属罕见。被蜱叮咬部位充血、水肿、炎性细胞浸润等，形成界限不清的肿块，如局部红肿不明显，易忽视其瘙痒症状，而与乳腺癌相混淆。

九、乳腺真菌病

凡侵犯乳房皮肤、皮下组织及乳腺组织的各种真菌所引起的疾病为乳腺真菌病。乳腺真菌病通常属于深部真菌病。

（一）病因

深部真菌病常在人体免疫功能有相当缺陷的全身性疾病如各种严重感染、恶性肿瘤、血液病、糖尿病、肝硬化等的基础上发生，因此，多见于老年人。

近年来由于肾上腺皮质激素、免疫抑制剂、抗肿瘤药物、放疗等的广泛采用，人体免疫力进一步受到抑制，因而给真菌的入侵创造了更多的有利条件。有些真菌也可在体内寄生，在一般情况下不足为害，但当广谱抗生素的应用而导致菌群失调时，则这些真菌又乘机繁殖而造成二重感染。

（二）病理

乳腺真菌病的病理变化并无特异性。早期一般呈急性或慢性炎症改变，晚期多为肉芽肿病变。镜检可见真菌菌丝及孢子以及脓肿间的炎症渗出，病灶中血管充血和出血，并有浆液，纤维蛋白渗出物与大量中性粒细胞、单核细胞浸润。

（三）临床表现

1. 乳腺念珠菌病

念珠菌性糜烂可发生于乳房下皱襞处，另外，可发生在身体其他皮肤皱褶部位。可表现为潮红糜烂及有浸渍发白的皮屑，边界常较清楚，有膜状鳞屑。极少数可表现为念珠菌性肉芽肿，难与其他肿物鉴别。

2. 乳腺隐球菌病

乳房皮下可有丘疹、结节等改变，可随病损扩大而出现小脓肿或溃疡；自觉症状并不严重，但病程漫长。

3. 乳腺放线菌病

放线菌病是一种慢性化脓性和肉芽肿性疾病，以多发生瘘管，排出含硫黄颗粒的脓液为特点。初时为一皮下结节，逐渐增大，继而形成脓肿，伴局部热、痛。脓肿破溃后流出稀薄脓液，周围又有新结节及脓肿产生。脓肿间相互沟通，形成窦道及瘘管、愈合后留下紫红色瘢痕。

4. 乳腺组织胞质菌病

表现为溃疡、肉芽肿、结节、坏死性丘疹或脓肿。局部淋巴结明显肿大，并有液化性坏死。一般无全身症状。

（四）实验室检查

1. 直接检查

本法最为简便。取相应标本如脓液、分泌物等做成悬浊液或涂片，加 10％氢氧化钾液，或用革兰染色；置于显微镜检查，可见到不同形态的孢子或菌丝。根据孢子的大小、形态、数目、出芽情况，位于细胞内外等及菌丝的排列、数目、宽度、分隔分支等情况，可以鉴别各种真菌。

2. 培养

可采用不同种类的培养基在不同条件下培养出真菌。

3. 病理活组织检查

对乳腺真菌病的早期确诊和进行积极的治疗有重要意义。真菌病的组织反映并无特异性，因此，仍须凭真菌在组织内的形态而做出诊断。

4. 免疫学试验

包括皮肤试验、补体结合试验、凝集试验、间接荧光抗体试验、琼脂弥散试验等，可有助于诊断。

（五）诊断

对乳腺真菌病的确诊除临床表现外，更有赖于实验室检查的结果。

（六）治疗

1. 一般治疗

加强营养，给予适量 B 族维生素和维生素 C，慎用皮质激素以及免疫抑制剂，增强抵抗力，避免二重感染。积极治疗全身性疾病。

2. 病原治疗

根据不同真菌可选用青霉素、四环素、磺胺药、两性霉素 B、球红霉素、5-氟尿嘧啶、克霉唑、大蒜素、曲古霉素等。

3. 手术切除

对界限清楚的真菌性肉芽肿可手术切除。

十、乳房传染性软疣

乳房传染性软疣是由传染性软疣病毒引起，传染性软疣病毒属于痘疮病毒组，大小在 230～330μm，为椭圆形或砖形，系感染人体的大型病毒。不能在鸡胚中生长，将皮损内容物挤出，涂于玻片镜检，可见软疣小体，芦戈染色为褐色，用亮结晶蓝染色为青褐色。本病潜伏期 2～3 周。可自体接种或传染他人。流行病学证实，该病的传播与温暖潮湿的气候有关。除乳房外还好发于躯干、四肢、阴囊及睑缘处。

本病好发于青年。近年来该病已成为人类免疫缺陷病毒感染者中常见的一种感染疾病。初起为粟粒大半球形丘疹，可增至绿豆大，呈灰白、乳白、微红或正常皮肤色。表面有蜡样光泽，中心有脐窝，可以从中挑出或挤出白色物质，为受病毒侵犯的变性上皮细胞所构成。

损害数目多少不定，散在分布，自觉微痒，经过缓慢，抓后基底红肿，疣部有脓及结痂。潜伏期2～6个月。

治疗：避免搔抓，防止扩散。对于免疫力正常的人，乳房传染性软疣是一种自限性疾病，典型的单个皮损多在2个月内消退。对长期不愈，或自身传染者，主要清除局部病灶为主，包括电烧灼、冷冻、刮除等，并辅以药物治疗，提高全身免疫力。

十一、乳房硬皮病

硬皮病是以皮肤及胶原纤维硬化为特征的慢性疾病。病程缓慢，可分为局限性和系统性硬皮病两型，两型之间的关系密切。乳房硬皮病是全身疾病的局部表现，女性多见。乳房硬皮病属局限性硬皮病，预后较好。本病病因不十分清楚，有人认为与自身免疫有关。本病的病理变化具有特征性，主要表现为胶原纤维硬化变性与多数小血管壁增厚硬化，因而管腔狭窄或闭塞。

（一）临床表现

病变的特点是皮肤有局限性硬化，可呈点滴状、片状。除乳房外硬皮病还好发于颈部、面部、腹部、背部及臀部。皮损初发时为淡红色或紫红色片状，可为一两块或多块。边缘清楚，可略高于皮肤，逐渐扩大，数周后皮损从中心逐渐变硬，呈黄色或象牙色，有的则较凹陷，光滑发亮，无皱纹，与皮下组织紧紧相连，触之硬韧，表面干燥，无汗，毫毛脱落。周围留有红色或淡红色晕环，此种晕环的出现，表示病变正在扩张活动，当病情稳定或趋向痊愈时，晕环即逐渐消失。本病病程缓慢，经1～2年后皮损萎缩变薄，并常发生色素沉着。患部一般没有自觉症状，有时有轻微痒感或刺痛感，有些病例可自行缓解，但偶可转化为系统性硬皮病。对局限性硬皮病患者应检查是否同时存在系统性硬皮病。

（二）诊断

此病多见于女性。病程长，一般无自觉症状。乳房皮肤局限性发硬、紧绷感，颜色黄白并有蜡样光泽，周围有一淡红色晕环等特点，不难诊断。必要时可做皮肤活检。

（三）治疗

口服维生素E，每天30～50 mg，亦可用氯喹、胎盘组织液、丹参注射液、毛冬青注射液肌内注射。

局部可用碘离子透入疗法，或用透明质酸酶150 U注入皮损中，每日1次，共10次，亦可用皮质甾体激素混浊液皮损内注射。蜡疗、热浴、按摩亦可试用，音频电疗有一定效果。

中医治则为祛风除湿，温经通络，和营活血，健脾软坚，应根据各个患者情况进行辨证施治。

十二、乳房湿疹

乳房湿疹是乳房皮肤的一种过敏性炎性疾病，通常以红斑、渗液、结痂和并发皲裂为主要特征，是哺乳期妇女较常见的疾病。

（一）病因

湿疹的发病原因是很复杂的，它的发生一般认为和变态反应有关。由于致敏因子比较多，往往不易查清，但致敏因子不是在每个人身上都引起湿疹，所以，有人认为发生湿疹的患者具有一定的湿疹素质，这种素质可能与遗传因素有关。精神因素对于湿疹的发病有密切关系，如精神紧张、失眠、劳累、情感变化等，都可使湿疹的病变加重和痒感加剧。

（二）临床表现

男女都可以发生乳房湿疹，但以哺乳期妇女最为多见。病变通常是两侧对称性分布。皮肤损害可累及乳头、乳晕和乳房皮肤。湿疹按发病过程，可分为急性、亚急性和慢性3种。

1. 急性湿疹

乳房皮肤上先出现多数密集的粟粒大小红斑、丘疹，基底潮红，轻度水肿，湿疹很快变成球疱疹或小水疱，可糜烂形成点状渗出结痂等，损害呈多样性。病变中心部较重，边缘轻，易向周围扩大蔓延，因此，外围常有散在小丘疹、丘疱疹等而使境界不清。

自觉症状有瘙痒和疼痛等，瘙痒的程度以病期、病情轻重、病变部位及患者的耐受性而有所不同。

热水洗烫、用力搔抓、不适当的外用药等，均可使本病恶化及痒感加剧。急性湿疹若处理适当可渐消退，但常易移行为亚急性或慢性湿疹。

2. 亚急性湿疹

当急性湿疹的红肿、渗出等急性炎症减轻后，病变以小丘疹为主，或尚残留少数丘疱疹、小水疱及糜烂面，并有结痂及鳞屑，此时痒感仍甚剧烈。病程可达数周，易慢性化，若处理不当可再呈急性病变。

3. 慢性湿疹

湿疹长期反复发作，但炎症逐渐减轻，患部皮肤变厚浸润，粗糙，色素沉着，部分呈苔藓化。这时皮损多比较局限，有搔痕、点状渗出、血痂及鳞屑。瘙痒呈阵发性，遇热或入睡时加重。慢性病程常达数月或更久，处理适当可逐渐好转及痊愈，若再受刺激可急性化。

（三）诊断

湿疹的皮肤损害为多形性，分布对称，急性时有渗出，易反复发作，常呈慢性经过，瘙痒剧烈，一般不难诊断。

（四）鉴别诊断

急性湿疹需和接触性皮炎相鉴别，慢性皮疹需和神经性皮炎鉴别。当病变为一侧性尤其是久治不愈的患者，则需与 Paget's 病鉴别，必要时应切取少许全厚皮肤做病理检查。

（五）治疗

应去除一切可疑的致病因素，避免各种外伤刺激，如热水烫洗，用力搔抓，过多使用肥皂，不适当的外用药等。应避免过劳及精神紧张，避免辛、辣、腥、膻等食物。保持皮肤清洁，避免继发感染。

1. 内用疗法

可给抗组胺药物和镇静剂。对乳房急性或亚急性湿疹可选用静脉注射钙剂，硫代硫酸钠等。皮质甾体激素对严重或顽固疾病可以缩短应用，但应严格选择病例。有继发感染时，可并用有效的抗生素治疗。

2. 外用疗法

（1）急性湿疹：无渗出的可用炉甘石洗剂等，也可用 3% 硼酸溶液或 3% 马齿苋煎液做冷湿敷。有渗出时，也可采用上述溶液湿敷，当渗液减少后，可外用 20% ~ 40% 氧化锌油。

（2）亚急性湿疹：有少量渗出的可继续湿敷，干燥结痂后，选用乳剂、油剂或糊膏等。

如 3% ~ 5% 的黑豆馏油糊膏、糠馏油糊膏、皮质甾体激素乳剂等。有感染时可在上述药物中加入新霉素或氯霉素。

（3）慢性湿疹：可食用焦油类药物，黑豆馏油、煤焦油等软膏。含有抗生素的皮质甾体软膏也可应用。

十三、乳腺的其他炎性疾病

（一）乳晕下慢性复发性脓肿

本病是一种与哺乳无关的特殊型慢性低度感染。常在乳晕或其皮下形成一个小脓肿，往往自行破溃后炎症即行消退，但几个月之内又同样复发；或小脓肿破溃后形成一个窦道，窦口封闭时炎症又再复发。本病主要是发生于青年或中年妇女，但其发病原因与哺乳无关。病菌一般是经由乳晕的汗腺或皮质腺深入到皮下，化脓以后蚀破了乳头根部的一两个大导管，因此，即使在脓肿引流以后炎症能够暂时消退，但由于细菌可从乳管的乳头开口处重新进入原先所在部位的纤维组织中，感染又可重新急性发作。对于此种病变，单纯切开引流不能取得永久疗效，必须在炎症静止期中将皮下的纤维组织连同与之相通的有关导管一并切除，方能有效。

（二）乳房皮肤的类肉瘤

本病非常罕见，即使在类肉瘤比较多见的北欧地区，也少有报道。病变初起时表现为小块皮肤的湿疹样变，然后范围逐渐扩大，有时可累及整个乳腺。皮肤增厚而硬韧，颜色潮红，表面粗糙，有微小的浅表溃疡，有臭味的分泌物和痂皮。病理切片主要为炎性肉芽肿，往往形成结节，其中可见巨细胞，但与结核结节无关。类肉瘤病变有时可累及淋巴结和肝、脾、肺等内脏组织。

（付　莉）

哺乳期乳腺炎

一、基本信息

姓名：×××　　性别：女　　年龄：31 岁

过敏史：无。

主诉：产后 30 天，哺乳期发现左乳肿块 3 周。

现病史：3 周前发现左乳肿块，2 周前加重伴疼痛、发热，体温最高 39.6℃，局部无红肿，口服"头孢丙烯"及中成药治疗，疗效差。为求进一步诊治遂来我院，门诊遂以"哺乳期左乳脓肿"收入院。发病以来神志清，精神可，饮食可，睡眠可，大小便无异常，体重无明显变化。入院时无发热、咳嗽等呼吸道症状，无呕吐、腹泻等消化道症状。

既往史：既往体健。否认高血压、心脏病病史，否认糖尿病、脑血管疾病史，否认肝炎，结核，疟疾病史，预防接种史随当地进行，否认手术外伤史，否认输血献血史，否认食物药物过敏史。

二、查体

体格检查：T 36.3℃，P 66 次 / 分，R 18 次 / 分，BP 125/75 mmHg。

发育正常，营养良好，正常体型，无病容，表情自如，自主体位，步入病室，神志清楚，查体合作。全身皮肤及黏膜色泽未见异常，无皮疹，无皮下出血，毛发正常，皮肤温度正常，颜面部无浮肿，眼睑正常，结膜正常，眼球活动正常，巩膜无黄染，双侧瞳孔等大等圆，对反射正常，耳郭无畸形，外耳道无分泌物，鼻无畸形，通气良好，口唇红润，伸舌居中，齿列整齐，齿龈正常，扁桃体无肿大，咽部无充血。颈部见专科查体。胸廓双侧对称，乳房正常对称。双侧肋间隙正常，双侧呼吸运动对称，呼吸平稳，呼吸节律均匀整齐。语音震颤正常，未触及胸膜摩擦感，无胸骨压痛，双侧肺部听诊为清音，双肺呼吸音清晰，未闻及干、湿性啰音。心前区无隆起，心尖搏动位置正常，无心包摩擦感，未触及心脏震颤，叩诊心浊音界正常，心率 66 次 / 分，心律齐，心音无异常。各瓣膜听诊区未闻及杂音。腹部平坦，无瘢痕，未见胃、肠型，未见蠕动波，腹式呼吸存在，脐正常，未见腹壁静脉曲张。腹软，未触及腹部肿块，腹部无压痛，肋缘下未触及肝脏，未触及胆囊。未触及脾脏。肝浊音界正常，肝上界位于右锁骨中线第 5 肋间，肝上下界距离为 8 cm，肝区无叩痛，双侧肾区无叩痛，腹部移动性浊音阴性，肠鸣音正常，5 次 / 分，腹部未及血管杂音。肛门及外生殖器无异常。脊柱正常生理弯曲，活动自如，无压痛或叩击痛。肢体活动自如，无畸形，无杵状指（趾），无静脉曲张，关节无红肿，无下肢浮肿。肌肉无萎缩，肌张力正常，肌力 V 级。肱二头肌反射存在，Hoffmann 征、Babinski 征、Oppenheim 征未引出。

专科检查：双乳对称，双乳皮肤无红肿，未见橘皮征，无乳头凹陷，双乳头自然泌乳。左乳下限可触及肿块，大小约 8 cm×5 cm，边界欠清，质韧，活动度差，左乳 7～8 点处皮肤菲薄，可触及波动感，大小约 4 cm×3 cm。双腋下及锁骨上未触及肿大淋巴结。

辅助检查：彩超，左乳混合性包块（考虑积乳并感染 BI-RADS 3 类）。

血常规：白细胞 $11.42×10^9/L$。

三、诊断

诊断：哺乳期乳腺炎。

鉴别诊断：该病临床诊断容易，发生于哺乳期由于乳汁淤积或细菌入侵等原因，引起的发热，乳房疼痛，乳房出现肿块甚至形成脓肿。

四、诊疗经过

入院完善相关检验检查，无明显禁忌证，行脓肿切开引流术，术后给予头孢静滴抗炎，局部理疗。术后刀口恢复良好，治愈出院。血常规检查结果见表 3-1，乳腺彩超见图 3-2。

表 3-1　血常规

项目名称	检验结果	异常指标	参考范围	单位
白细胞	11.42	H ↑	3.5～9.5	$10^9/L$
中性粒细胞百分比	82.2	H ↑	40～75	%
淋巴细胞百分比	14.1	L ↓	20～50	%
单核细胞百分比	2.7	L ↓	3～10	%
嗜酸性粒细胞百分比	0.6	M	0.4～8	%
嗜碱性粒细胞百分比	0.4	M	0～1	%
中性粒细胞数	9.4	H ↑	1.8～6.3	$10^9/L$
淋巴细胞数	1.61	M	1.1～3.2	$10^9/L$
单核细胞数	0.31	M	0.1～0.6	$10^9/L$
嗜酸性粒细胞数	0.06	M	0.02～0.52	$10^9/L$
嗜碱性粒细胞数	0.04	M	0～0.06	$10^9/L$

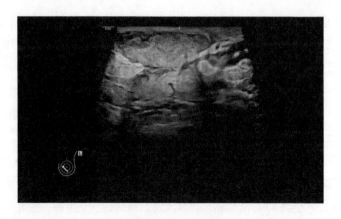

图 3-2 乳腺彩超

左侧乳腺 1 ~ 12 点 + 左侧腋下扫查：左侧乳腺腺体组织增厚，内部回声减低，分布不均，近乳头处乳管扩张。于左侧 5 ~ 8 点近乳头可及范围约 87.1 mm × 51.5 mm × 26.4 mm 的混合性回声，边缘不清晰，形态不规则，局部达皮下，内以透声差的无回声为主，可及稠厚细密光点蜡动，6 ~ 7 点近乳头处为著，余为絮状低回声，周围皮肤及皮下软组织回声增高、水肿，5 点为著，CDFI：周边及其内均可及血流信号。左侧腺体后间隙未见明显异常。左侧腋窝可及多枚淋巴结回声，较大的范围约 11.7 mm × 7.4 mm，皮髓质分界清，皮质增厚，CDFI：可及血流信号。提示：哺乳期乳腺：左乳混合性包块（考虑积乳并感染 BI – RADS 3 类）左侧腋窝淋巴结声像（考虑反应性增生）。

五、出院情况

体温正常，炎症指标降低，乳房红肿疼痛等症状消失，切口恢复良好。

六、讨论

哺乳期乳腺炎是在各种原因造成的乳汁淤积基础上，引发的乳腺炎症反应，引起发热，乳房疼痛，乳房出现肿块甚至形成脓肿。伴或不伴细菌感染，可发生于哺乳期的任何阶段。引起哺乳期炎症的主要原因有乳汁淤积和细菌入侵。乳汁淤积将有利于入侵细菌的生长繁殖。乳头发育不良（过小或内陷）、乳汁过多、婴儿吸乳少、乳管不通、喂养不当等都会影响排乳，导致乳汁淤积。哺乳期乳腺炎的致病菌主要为葡萄球菌、链球菌等。主要是由于乳头破损或皲裂，使细菌入侵，引起感染。哺乳期乳腺炎一般治疗：对于乳房肿胀明显或肿块形成者，可采取局部热敷，以促进炎症消散。常用药物有青霉素、苯唑西林钠、红霉素等。因为抗生素会通过乳汁影响婴儿的健康，因此一般需要避免使用四环素、氨基糖苷类、喹诺酮类、磺胺类等药物。

（付　莉）

第四章 乳腺增生性疾病和导管疾病

乳腺增生症又称乳腺结构不良症，是妇女常见的一组既非炎症也非肿瘤的乳腺疾病。常有以下特点：在临床上表现为乳房周期性或非周期性疼痛及不同表现的乳房肿块；组织学表现为乳腺组织实质成分的细胞在数量上的增多；在组织形态上，诸结构出现不同程度的紊乱为病理改变。本病好发于 30 ~ 45 岁的中年妇女，而且有一定的恶变率。

本病与内分泌失衡有着密切关系。多数学者同意称本病为乳腺结构不良症，这也是世界卫生组织（WHO）所提倡的名称。从临床习惯上，一些学者称"乳腺增生症"或"纤维性囊性乳腺病"。文献中名称繁多，很不统一，造成临床诊断标准的不一致，临床医师对恶变尚缺乏统一诊断标准。尤其是临床表现，尚没有一个明确指征为诊断依据。因此，在治疗中所用方法也较混乱，治疗效果也欠满意，故对预防早期癌变，尚没一个可靠的措施。因本病的不同发展阶段有一定癌变率，如何预防癌变或早期发现癌变而进行早期治疗，尚待进一步研究。

一、病因和发病机制

本病的病因虽不完全明了，但目前从一些临床现象的解析认为与内分泌的失衡有密切关系，或者说有着直接关系。

1. 内分泌失衡

尽管乳腺增生症的病因尚未完全探明，但可以肯定，与卵巢内分泌激素水平失衡有关。

（1）乳房的症状同步于乳腺组织变化，即随月经周期（卵巢功能）的变化而变化，也即随体内雌激素、孕激素水平的周期变化，发生周而复始的增生与复旧。乳腺增生症的主要组织学变化就是乳腺本质的增生过度和复原不全。这种现象必然是由于雌激素、孕激素比例失衡的结果。

（2）从发病年龄看，患者多系性激素分泌旺盛期，该病在青春前期少见，绝经后下降，与卵巢功能的兴衰相一致。

（3）从乳腺病变在乳房上不规律的表现，也说明是受内分泌影响引起。乳腺组织内的激素受体分布不均衡，而乳腺增生在同一侧乳房上的不同部位可表现为程度上的不一致，病变位置每个人也不相同。主要表现了激素水平的波动后乳腺组织对激素敏感性的差异，决定着增生结节的状态及疼痛的程度。生理性反应和病理性结构不良的分界，取决于临床上的结节范围、严重性和体征的相对固定程度。然而两者往往很难鉴别，也往往要靠活检来鉴别。

（4）切除实验动物的卵巢，乳房发育停止，而给动物注射雌激素可诱发乳腺增生，目前无可靠依据来说明乳腺增生症患者体内雌、孕激素的绝对值或相对值比正常女性为高。

性激素对引起本病的生理机制主要表现在性激素对乳腺发育及病理变化均起主导作用。雌激素促进乳管及管周纤维组织生长，黄体酮促进乳腺小叶及腺泡组织发育。正常的乳腺组织结构，随着月经周期激素水平变化，而发生着生理性增生－复旧这种周期性的变化。如雌激素水平正常或过高而黄体酮分泌过少或两者之间不平衡，便可引起乳腺的复旧不完全，组织结构发生紊乱，乳腺导管上皮和纤维组织不同程度的增生和末梢腺管或腺泡形成囊肿。也有人认为，雌激素分泌过高而孕激素相对减少时，不仅刺激乳腺实质增生，而且使末梢导管不规则出芽，上皮增生，引起小管扩张和囊肿形成；也因失去孕激素对雌激素的抑制性影响而导致间质结缔组织过度增生与胶原化及淋巴细胞浸润，并认为这种增生与复旧的紊乱，就是该病的基础。另外，近年来许多学者注意到催乳素、甲基嘌呤物与乳腺增生症的关系。因此，目前认为这种组织形态上的变化，并非一种激素的效应所为，而是多种内分泌激素的不平衡所引起。

2. 与妊娠和哺乳的关系

（1）多数乳腺增生症患者发生在未哺乳侧，或不哺乳侧症状偏重。

（2）未婚未育患者的乳腺增生症（尤其是乳痛症），在怀孕、分娩、哺乳后，病症多可缓解或自愈。

3. 精神因素

此类患者往往以性格抑郁内向或偏激者为多。部分患者诉说，每遇生气乳房就感到疼痛且有硬块出现，心情好时症状减轻，局部肿块变软。这也说明本症与精神情绪改变有关。

二、病理

由于本病组织形态改变较为复杂，病理分类意见纷纭，迄今尚未统一。

正常时，乳腺组织随卵巢周期性活动而有周期性变化，经前期表现为乳腺上皮增生，小管或腺泡形成、增多或管腔扩张，有些上皮呈空泡状，小叶间质水肿、疏松。月经期表现为管泡上皮细胞萎缩脱落，小管变小乃至消失，间质致密化并伴有淋巴细胞浸润。月经结束后，乳腺组织又进入新的周期性变化。如果雌激素分泌过多或孕激素水平低下而使其相对过多时，则刺激乳腺实质过度增生，表现为导管不规则出芽，上皮增生，引起小导管扩张而囊肿形成，同时间质结缔组织增生、胶原化和炎性细胞浸润等。上述病理变化常同时存在，但由于在不同个体、不同病期，这些病变的构成比例不同而有不同的病理阶段和病理改变。

乳腺增生症是有着不同组织学表现的一组病变，尽管其病理分型不同，病因都与卵巢功能失调有关，各型都存在着管泡及间质的不同程度的增生为病理特点。各型之间都有不同程度的移行性病理改变，此点亦被多数医师认为是癌前病变。为了临床分类及诊断有一明确概念，按王德修分类意见，使临床与病理更为密切结合，可将本病分为乳腺腺病期和乳腺囊肿期 2 期，对临床诊治实属有利。

1. 乳腺腺病

乳腺腺病是乳腺增生症的早期，本期主要改变是乳腺的腺泡和小导管明显的局灶性增生，并有不同程度的结缔组织增生，小叶结构基本失去正常形态，甚者腺泡上皮细胞散居于纤维基质中。Foote、Urball 和 Dawson 称"硬化性腺病"，Bonser 等称"小叶硬化病"。根据病变的发展可分 3 期，即小叶增生、纤维腺病和硬化性腺病。有文献报道，除小叶增生未发现癌变外，后 2 期均有癌变存在，该现象有重要临床意义。

（1）乳腺小叶增生：小叶增生（或乳腺组织增生）是腺病的早期。该期与内分泌有密切关系，是增生症的早期表现。主要表现为小叶增生，小叶内腺管数目增多，因而体积增大，但小叶间质变化不明显。镜下所见：主要表现为小叶数目增多（每低倍视野包括 5 个以上小叶），小叶变大，腺泡数目增多（每小叶含腺泡 30 个以上）。小导管可见扩张。小叶境界仍保持，小叶不规则，互相靠近。小叶内纤维组织细胞活跃，为成纤维细胞所构成。小叶内或周围可见少数淋巴细胞浸润，使乳房变硬或呈结节状。临床特点是乳腺周期性疼痛，病变部触之有弥漫性颗粒状感，但无明显硬结。这是由于在月经周期中，乳腺结缔组织水肿，周期性乳腺小叶的发育与轻度增生所引起，是乳腺组织在月经期、受雌激素的影响而出现的增生与复旧的一个生理过程，纯属功能性，也可称生理性，可恢复正常。因此，临床上肿块不明显，仅表现为周期性乳痛。甚者，随月经周期的出没，乳房内的结节出现或消失。本期无发生恶变者，但仍有少数发展为纤维腺病。

（2）乳腺纤维腺病（乳腺病的中期变化）：小叶内腺管和间质纤维组织皆增生，并有不同程度的淋巴细胞浸润，当腺管和纤维组织进一步灶性增生时，可有形成纤维瘤的倾向。早期小管上皮增生，层次增多呈 2 ~ 3 层细胞甚至呈实性增生，同时伴随不同程度的纤维化。小管继续增多而使小叶增大，结构形态不整，以致小叶结构紊乱。在管泡增生过程中，由于纤维组织增生，小管彼此分开，不向小叶内管泡的正常形态分化。形成似囊样圆腔盲端者，称"盲管腺病"。此期的后期表现是以小叶内结缔组织增生为主，小管受压变形分散。管泡萎缩，甚至消失，称"硬化性腺病"。在纤维组织增生的同时，伴有管泡上皮增生活跃，形成旺炽性硬化性腺病。另有一种硬化性腺病是由增生的管泡和纤维化共同组成界线稍分明的实性肿块，称"乳腺腺瘤"。发病率低，约占所有乳腺病变的2%。因此，临床上常见此型腺病同时伴发纤维腺瘤存在。

（3）硬化性腺病（又称纤维化期）：乳腺腺病的晚期变化，由于纤维组织增生超过腺管增生，使腺管上皮受挤压而扭曲变形，管泡萎缩消失，小叶轮廓逐渐缩小，乃至结构消失。而仅残留萎缩的导管，上皮细胞体积变小，深染严重者细胞彼此分离，很似硬癌，尤其冷冻切片时，不易与癌区分。本病早期有些经过一定时期可以消失，有些可发展成纤维化，某些则伴有上皮明显乳头状增生的该病理改变尤其值得注意，多数医师正视此为癌前期病变。

纤维腺病与纤维腺瘤病理上的区别点是：后者有包膜，小叶结构消失，呈瘤样增生。与硬癌的区别点是：硬癌表现小叶结构消失，癌细胞体积较大，形态不规则，有间变核分裂易见，两者较易区别。有学者（1998）从176例乳腺结构不良中发现，乳腺腺病期的中期（纤维性腺病）及晚期（硬化性腺病），均有不同程度癌变（其癌变率为17%）。该两期应视为癌前病变，临床上已引起足够重视。

2. 乳腺囊性增生病

与前述的乳腺组织增生在性质上有所不同，前者是生理性改变，后者是病理性而且是一种癌前状态。根据Stout的1000例材料总结，本病的基本病变和诊断标准是：导管或腺泡上皮增生扩张成大小不等的囊或有上皮化生。本期可见肿瘤切面为边界不清或不整的硬结区。硬结区质硬韧，稍固定，切面呈灰白色伴不规则条索状区。突出的特点是囊肿形成。囊肿小者直径在2mm以下，大者1~4cm不等，有光滑而薄的囊壁，囊内充满透明液体或暗蓝色、棕色黏稠的液体。后者称为蓝顶囊肿（所谓Bloodgood cyst蓝顶盖囊肿），镜下可见囊肿由中小导管扩张而来。上皮增生发生于扩张的小囊内，也可发生于一般的导管内，为实体性增生（乳头状增生），导管或扩张的小囊上皮细胞可化生。显微镜下，囊性上皮增生的病理表现如下。

（1）囊肿的形成：主要是由末梢导管高度扩张而成。仅是小导管囊性扩张，而囊壁内衬上皮无增生者，称"单纯性囊肿"。巨大囊肿因其囊内压力升高而使内衬上皮变扁，甚至全部萎缩消失，以致囊壁仅由拉长的肌上皮和胶原纤维构成。若囊肿内衬上皮显示乳头状增生，称乳头状囊肿。增生的乳头可无间质，有时乳头上皮可呈大汗腺样化生，末端小腺管和腺泡形成囊状的原因可能有以下2种说法：①因管腔发炎，致管周围结缔组织增生，管腔上皮脱落阻塞乳管所致；②乳管及腺泡本身在孕激素作用下上皮增生而未复原所致。但多数认为囊性病变可能是乳管和腺泡上皮细胞增生的结果。作者有同样看法。

（2）导管扩张：小导管上皮异常增生，囊壁上皮细胞通常增生成多层，也可从管壁多处做乳头状突向腔内，形成乳头状瘤病，也可从管壁一处呈蕈状增生。

（3）上皮瘤样增生：扩张导管或囊肿上皮可有不同程度的增生，但其上皮细胞均无间变现象，同时伴有肌上皮增生。上皮增生有以下表现：

①轻度增生者上皮细胞层次增多，较大导管和囊肿内衬上皮都有乳头状增生时，称

"乳头状瘤"。

②若囊腔内充满多分支的乳头状瘤，称"腺瘤样乳头状瘤"。

③复杂多分支乳头的顶部相互吻合后，形成大小不一的网状间隙，称"网状增生"或"桥接状增生"。

④若上皮细胞进一步增生，拥挤于囊腔内致无囊腔可见时，称"腺瘤样增生"。

⑤增生上皮围成孔状时，称"筛状增生"。

⑥上皮细胞再进一步增生而成实体状时，称"实性增生"。

上皮瘤样增生的病理生理变化：雌激素异常刺激→乳腺末梢导管和腺泡增生成囊肿→囊内液体因流通不畅→淤滞于囊肿内，囊液中的刺激物→先引起上皮的脱落性增生→再促使增生的上皮发生瘤化→进一步可演变为管内型乳癌（原位癌）→癌由管内浸及管周围组织→浸润性癌。

乳头状瘤可分为：①带蒂型（细胞多为柱状，排列整齐），多系良性，但也有可能恶变；②无蒂型（细胞分化较差，排列不整齐），多有恶变倾向。

有人认为小囊肿易恶变，而大囊肿却不易。可能是因为大囊肿内压力较高，上皮细胞常挤压而萎缩，再生力较差之故。但事实上在大囊肿周围常伴有小囊肿。故除临床上不能触及的小囊肿以外，一切能触及的乳腺囊性增生病，都有恶变可能，对可疑的病变应行活检。

（4）大汗腺样化生：大汗腺细胞样的化生，也是囊性病的一种特征。一般末端导管的上皮是低立方状，一旦化生为汗腺核细胞，其上皮呈高柱状，胞体大，小而规则的圆形核位于基底部，细胞质丰富，嗜酸性，伴有小球形隆出物的游离缘（Knobby free margins），称"粉红细胞"（Dink cell），这些细胞有强烈的氧化酶活性和大量的线粒体，是由正常乳腺上皮衍生的，而且具有分泌增生能力。不同于大汗腺细胞。大汗腺细胞核化生的原因不明，生化的意义也不了解。Speet（1942）动物实验研究认为此种化生似与癌变无关。乳腺囊性增生病中的乳头状增生与管内乳头状瘤的增生不同之处是，前者发生于中小导管内，而后者则是发生在大导管内，且多为单发性。

根据王德修的病理分类，我们将分类、病理、临床表现作对照分析（表4-1）。

表 4-1　乳腺增生症分类、病理与临床特点

分类分期	主要病理改变	主要临床表现	与恶变关系
（乳腺病早期）乳腺小叶增生	1. 小叶数目增多，小叶管泡增生，小叶增大，小叶形状稍不规则 2. 小叶内结缔组织不增多或只有轻度增多 3. 小叶内或小叶周围淋巴细胞浸润	平均年龄为33.6岁，主要以27岁以前，周期性乳痛，肿块随月经周期出没，软，非固定性，痛为主诉，双侧乳房	目前未见恶变报道

分类分期	主要病理改变	主要临床表现	与恶变关系
乳腺腺病期 纤维腺病期 （腺病中期）	1. 在小叶增生基础上，小叶管泡继续增生，以结缔组织增生最明显 2. 小叶增大，形态不规则，小叶轮廓不清 3. 纤维腺病的晚期阶段，小叶内的结缔组织增生更为明显 4. 小叶内的淋巴细胞的浸润程度不一	平均年龄为 37.2 岁，乳痛存在，为周期性肿块中硬有立体感条索状，双侧乳房或一侧，表现轻重不一，多在外上象限，月经后肿块软而小，但仍在	有不同程度的恶变（在作者 1998 年报道的 176 例中，中期和晚期各 1 例恶变）
纤维化期 （腺病晚期）	此期由纤维病变发展而来，其主要形态是纤维化管泡萎缩，小叶的轮廓有时存在，有时消失，管及管泡大部分消失或完全消失，仅残存一些萎缩的导管	平均年龄 40.1 岁，乳痛不显著，周期性乳房变化不明显，肿块较硬，为三角形、条索状的片状或颗粒结节，常为一侧，有较硬结节位于肿块之中	
乳腺囊肿期	1. 主要在小导管，尤其靠近小叶的末梢导管，来自大导管的极少见 2. 也有管泡形成囊肿 3. 也有来自大汗腺化生的导管形成囊肿（又称盲端导管） 4. 囊肿的上皮可呈增生萎缩、大汗腺样化生或泡沫状改变，囊肿周围的小导管可呈各种类型的上皮增生，有的甚至发展成癌	以肿块为主，病史长，肿块硬、突出、界清、有孤立灶性结节，多在外上象限，年龄多在 40 岁以上	作者 1998 年总结 176 例乳腺结构不良中，囊增生病 9 例，由增生间变过渡为癌，占 5.1%（9/176）

学者等对乳腺增生症的病理组织形态及其分类进行长期研究认为：乳腺增生症是乳腺组织多种既有联系又各具特征的一组病变。有学者根据 300 例乳腺增生症的病史及病理切片的复习结果，将乳腺增生症分为单纯性增生和非典型增生两大类。

1. 单纯性增生病变

单纯性增生病变又分为 4 组病变，即囊肿病、腺病、一般性增生及高度增生。

（1）囊肿病：囊肿病不包括乳头下大中型导管扩张及积乳囊肿，仅指肉眼囊肿，囊肿肉眼可见，直径 > 0.3 cm。显微囊肿，指在小叶内发生的腺泡导管化并扩张形成的微小囊肿，囊壁被覆低立方上皮，囊内充以淡粉色蛋白液体。有的形成大汗腺囊肿或乳头囊肿，还有的囊内充以大量泡沫细胞或脂性物质为脂性囊肿。

（2）腺病：分 5 种形式。

①旺炽型腺病：小叶在高度增生的基础上，相互融合，界限不清，形态不一。肌上皮细胞增生明显。

②硬化型腺病：在旺炽型腺病的基础上，纤维组织增生，腺体变硬。

③纤维硬化病：在硬化型腺病的基础上进一步发展，腺体萎缩变小，甚或大部分消失。肌上皮细胞可残存甚或增生。纤维组织高度增生玻璃样变，也可形成一团局限性硬结。

④结节性腺病：在增生扩大的小叶基础上，腺上皮及肌上皮细胞明显增生，纤维间质明显减少，形成一团细胞密集结节。主要成分为肌上皮细胞，腺休可完整或残缺不全。

⑤腺管腺病（又称盲管腺病）：小叶腺泡导管化、扩大、增生，形成一团小导管。被覆的立方上皮、肌上皮细胞明显增生。常有向囊肿或纤维腺瘤转化的趋势。有的高度增生呈现搭桥倾向。

（3）一般性增生：包括下列病变。

①小导管扩张或轻度增生，多为老年人，乳腺萎缩，仅表现为小导管轻度增生及扩张，细胞层次增多。

②小叶增生症：小叶变大，每1小叶腺泡数目可＞30个；小叶数目增多，有时数目不多，但腺上皮细胞增生活跃，细胞变大，数目增多，核深染。此类病变最为多见。

③大汗腺样化生：多是数个小导管或腺泡大汗腺样化生。细胞大，细胞质呈红色颗粒状。细胞质游离面可见顶浆分泌小突起。

④肌上皮增生症：大部分腺泡或导管肌上皮细胞增生明显。增生的肌上皮细胞体积大。细胞质透明，核小、染色深。

⑤泌乳腺结节：腺体呈哺乳期或妊娠期形态。腺体增生扩大，间质极少，腺体呈背靠背状。上皮细胞立方状，细胞质富于脂性分泌物呈泡沫状或透明。

⑥纤维腺瘤变：在小叶增生或腺病的基础上，局部小叶增生、伸长、分支及出现分节现象，似管内纤维腺瘤的表现。

（4）高度增生：包括下列两种形式。

①搭桥现象：小导管或腺泡导管化生，上皮增生，部分上皮层次增多向管腔内乳头状伸出，互相连接形成搭桥状，致使导管腔隙变小变窄，但不形成真正的实性及筛孔。

②导管内乳头状瘤病：多数小叶内导管上皮增生蜷曲、弯折，间质伸入，形成典型的导管内乳头状瘤（但上皮层次不增多）。

2. 非典型增生

分轻（Ⅰ级）、中（Ⅱ级）、重（Ⅲ级）3级。表现为4种形式，4种病变，出现2种特殊细胞。

（1）4种形式：实性、筛状、乳头状、腺管样。

（2）4种病变。

①导管扩张变大。

②细胞增大可有一定的异型性。

③细胞极性紊乱但仍可辨认出排列秩序。

④肌上皮细胞显示减少但总会有残留。

（3）2种细胞。

①淡细胞：体积大，细胞质呈粉红色，核圆，核膜清楚染色质细，染色淡，可见核仁。

②暗细胞：体积小，细胞质较窄，核小圆形，染色质粗，染色深，核仁分明显。

关于非典型增生的处理原则：可看出非典型增生Ⅰ级实为单纯性向非典型增生的过渡形式，无明显临床意义，良性增生症中发生率亦达16%，因此切除活检后，无须临床再做特殊处理。Ⅱ级为临界性病变，需密切随访，可3～6个月检查1次，必要时行X线摄片，超声波断层及针吸细胞学等进一步检查。Ⅲ级与原位癌有移行。不可避免会包括一部分原位癌，尽管有人主张，以往所谓原位癌不是癌，是一种良性小叶新生的增生病变。我们认为，仍以乳腺单纯切除较为稳妥。以癌前病变的观点，慎重地对待非典型增生患者，尤其高危人群更应慎重。

三、乳腺组织增生症

乳腺组织增生症又称乳痛症，是乳腺结构不良症的早期阶段，是一种因内分泌失衡引起的乳腺组织增生与复旧不良的生理性改变。临床表现以乳痛为主，病理改变主要是末端乳管和腺泡上皮的增生与脱落，目前未发现有癌变的报道。

（一）发病率

本病为妇女常见病，发病年龄多为30～50岁，青少年及绝经后妇女少见。男性极少见。近期文献报道有乳腺增生的妇女为58%～89%。城市患病率高于农村。

（二）临床表现

本病系乳腺结构不良症的早期阶段，主要是乳腺组织增生，如小叶间质中度增生，如小叶发育不规则、腺泡或末端乳管上皮轻度增生。

1. 好发年龄

多见于中年妇女（30～40岁），少数在20～30岁之间，并伴有乳房发育不全现象。青春期前和闭经期少见。发病缓慢，多在发病1～2年后开始就医。

2. 本病与月经和生育的关系

此类患者月经多不规则，经潮期短，月经量少或经间期短等。多发生于未婚或未育及生育而从未哺乳者。

3. 周期性乳痛

周期性乳痛及乳胀是本病的特点。

（1）疼痛出现的时间：乳痛为本病的主要症状，常随月经周期而出现经前明显乳痛，经潮至症状锐减或消失，少数患者也有不规律的疼痛。乳痛多在月经来潮前1周左右出现且渐加重，月经来潮后渐缓解至消失，此乃本病的特点。

（2）疼痛的性质：多为间歇性、弥漫性钝痛或针刺样痛，亦有表现为串痛或隐痛，甚者有刀割样痛，多数为胀痛或钝痛。有些表现为自觉痛，亦有表现为触痛或走路衣服摩擦时疼痛。乳房也可以有压痛，或上肢过劳后疼痛加重现象。

（3）乳痛的部位：位于一侧乳房的上部外侧或乳尾部位，甚至全乳痛。单侧或双侧，以双侧为多见，有时也可仅有乳房的部分疼痛，也可伴患侧胸部疼痛且疼痛常放射到同侧上肢、颈部、背部及腋窝处。其疼痛程度不一致，多发生在乳房外上象限及乳尾区。疼痛发生前乳房无肿块及结节。

（4）乳痛的原因：在月经周期中，乳腺小叶受性激素影响，在月经前乳腺小叶的发育和轻度增生，乳腺结缔组织水肿，腺泡上皮的脱落导致乳腺管扩张而引起，纯属生理性，可以恢复正常。此种现象在哺乳期、妊娠期或绝经后减轻或消失。

4. 乳痛与情绪改变的关系

本病的症状及乳房肿块，多随月经周期、精神情绪改变而改变。如随愁怒、忧思、工作过度疲劳，甚至刮风、下雨、天阴、暑湿等气候改变而加重；经期或心情舒畅以及风和日暖气候则症状减轻或消失。此乃本病的特点。

与乳痛症的相关特点：

（1）疼痛原因：与性激素有直接关系。

（2）好发年龄：30 ~ 40 岁妇女。

（3）疼痛出现时间：月经前 7 天左右。

（4）疼痛性质：慢性钝痛及刺痛。

（5）疼痛部位：乳房上部或外侧，一侧或双侧。

（6）疼痛、触痛及可变的乳房结节为本病三大主要表现。

5. 乳房检查

（1）乳头溢液：有些患者偶尔可见乳头溢出浆液性或牙膏样分泌物。

（2）乳房的检查：乳房外形无特殊变化，在不同部位可触及乳腺组织增厚，呈颗粒状，多个不平滑的结节，质韧软，周界不清，触不到具体肿块。增厚组织呈条索状、三角形或片状非实性。月经来前 7 天以内胀硬较明显，月经后渐软而触摸不清。多为触痛，有时月经来前出现疼痛时，多伴有乳房肿胀而较前坚挺，触诊乳房皮温可略高。乳房触痛明显，乳腺内密布颗粒状结节，以触痛明显区（多为外上象限）最为典型，但无明显的肿块可触及，故有人称"肿胀颗粒状乳腺""小颗粒状乳腺"。月经来潮后，症状逐渐消失，待月经结束后，多数患者症状完全消失，乳房触诊为原样。

（三）诊断

1. 症状和体征

周期变化的疼痛、触痛及结节性肿块。

2. 物理检查

（1）B超检查：乳痛症者多无明显改变。

（2）X线检查：乳痛症乳腺钼靶摄片常无明显改变，在腺病期、囊性增生症期，增生的乳腺组织呈现边缘分界不清的棉絮状或毛玻璃状改变的密度增高影。伴有囊肿时，可见不规则增强阴影中有圆形透亮阴影。也可行B超定位下的囊内注气造影。乳腺钼靶摄片检查的诊断正确率达80%～90%。

（3）红外线透照检查：由于乳腺组织对红外光的吸收程度不同，透照时可见黄、橙、红、棕和黑各种颜色。乳腺腺病一般情况下透光无异常，增生严重者可有透光度减低，但血管正常，无局限性暗影。

（4）液晶热图检查：该检查操作简便、直观、无创伤性，诊断符合率可达到80%～95%，尤适用于进行乳腺疾病的普查工作。

（5）乳腺导管造影：主要适用于乳头溢液患者的病因诊断。

（6）细胞学检查：细针穿刺细胞学检查对病变性质的鉴别诊断有较大的价值，诊断符合率可达80%～90%。对有乳头溢液的病例，行乳头溢液涂片细胞学检查有助于确定溢液的性质。

（7）切取或切除活体组织检查：对于经上述检查仍诊断不清的病例，可做病变切取或切除行组织学检查。乳腺增生症大体标本中：质韧感，体积较小，切面常呈棕色，肿块无包膜亦无浸润性生长及坏死出血。

有下列情况者应行病变切取或切除活体组织检查，以确定疾病性质：①35岁以上，属乳腺癌高危人群者；②乳腺内已形成边界清的片块肿物者；③细胞学检查（穿刺物、乳头溢液等）查见不典型增生的细胞。

此外，CT、MRI等方法可用于乳腺增生症的检查，有些因为可靠性未肯定，尤其CT价值不大，以B超及红外线透照作为乳腺增生症的首选检查方法为妥。除少数怀疑有恶性倾向的病例外，35岁以下的病例钼靶摄影一般不做常规应用。对临床诊断为乳腺增生症的患者，应嘱患者2～3个月复查1次，最好教会患者自我检查乳房的方法。

（四）治疗

1. 内科治疗

迄今为止，对本病仍没有一种特别有效的治疗方法。根据性激素紊乱的病因学理论，国外一直采用抑制雌激素类药物的治疗方案。目前对本病的治疗方法都只是缓解或改善症状，很难使乳腺增生后的组织学改变得到复原。

（1）性激素类：以往对乳腺增生症多采用内分泌药物治疗，尽管激素治疗开始阶段多会有较好的效果，但由于乳腺增生症患者多有内分泌激素水平失衡因素，现投入激素，应用时间及剂量很难恰如其分适合本病需要，往往有矫枉过正之弊。应用不当，势必会更加重这种业已失衡的状态，效果必然不甚满意。同时乳腺癌的发生与女性激素有肯定关系，甚至增加乳腺癌发生机会。因此，目前应用激素类药物作为治疗本病的已很少作为常规用药。此类药物应用主要机制是利用雄激素或孕激素对抗增高了的雌激素。

以调节体内的激素维持平衡减轻疼痛，软化结节。该类药物早在1939年Spence就试用雄性激素（睾酮），Atkins也报道了本药作用。因恐导致乳腺癌的发生，临床应用应谨慎。下面介绍常用药物：

①黄体酮：一般在月经前2周用，每周注射2次，5 mg/次，总量20～40 mg。疗程不少于6个月。然而目前有报道，认为此药对本病治疗无效且不能过量治疗，否则会引起乳房发育不良，甚至引起乳腺上皮恶变。

②雌激素：在月经期间，每周口服2次小剂量己烯雌酚（1 mg），共服3周。在第2次月经期间，依据病情好转程度而适当减量，改为每周给药1次或0.2 mg/d，连用5天。如此治疗6～8个月。亦可用0.5%己烯雌酚油膏局部涂抹，每晚抹乳腺皮肤，连用半年。

雌激素应用的不良反应可见恶心、呕吐、胃痛、头痛、眩晕等，停药后消失。

③甲睾酮（甲睾素）：甲睾酮5 mg或10 mg，1次/日，肌内注射，月经来潮前第14天开始用，月经来潮停用。每次月经期间用药总量不超100 mg。

④丙酸睾酮：丙酸睾酮25 mg，月经来前1周肌内注射，1次/日。连用3～4天。睾丸素药膏局部涂抹亦有一定作用。

以上2种雄激素的不良反应，有女性男性化多毛、阴蒂肥大、音变、痤疮、肝脏损害、黄疸、头晕和恶心。

⑤达那唑：是17-已炔睾衍生来的合成激素，其作用机制是抑制促性腺激素，从而减少了雌激素对乳腺组织的刺激。Creenbiall等在治疗子宫内膜异位症时，发现该药治疗的病例所伴有的良性乳腺疾病同时得到缓解。达那唑不能改变绝经前妇女的促性腺激素水平，其机制可能是抑制卵巢合成激素所需要的酶，从而调整激素水平，此药治疗效果显著。症状消失及结节消失较为明显，有效率达到90%～98%。但不良反应大，尤其月经紊乱发生率高，因此仅对用其他药物治疗无效，症状严重、结节多者，才选用此药。用药剂量越大，不良反应出现的也越多，且有停药复发问题。用法为：达那唑100～200 mg，1次/日，月经来后第2天开始服用，3～6个月为1个疗程。

⑥他莫昔芬：本品主要是与雌激素竞争结合靶细胞的雌激素受体，直接封闭雌激素受体。阻断雌激素效应是一种雌激素拮抗药。1980年有人开始用本品治疗本病，国内报道治疗本病的缓解率为96.3%，乳腺结节缩小率为97.8%，停药后有反跳作用。不良反应主要为月经推迟或停经以及白带增多等。目前Femtinen认为治疗乳痛效果好。用法10 mg，2次/日，持续2～3个月。但也有报道长年服用可引起子宫内膜癌的危险。

（2）维生素类药物：维生素A、维生素B、维生素C、维生素E等能改善肝功能、调节性激素的代谢，同时还能改善自主神经的功能，可作为乳腺增生症的辅助用药。Abrams（1965）首先报道用维生素E治疗本病，随后的研究发现其有效率为75%～85%。机制系血中维生素E值上升，可使血清黄体酮/雌二醇比值上升；另一方面可使脂质代谢改善，总胆固醇－脂蛋白胆固醇的比值下降，α－脂蛋白－游离胆固醇上升。维生素 E 可使乳房在月经前疼痛减轻或缓解，部分病例可使乳房结节缩小、消散，又可调节卵巢功能，防治流产和不孕症，维生素 E 是一种氧化剂还可抑制细胞的间变，可以降低低密度脂蛋白（LDL）增加孕激素，故鼓励患者用维生素 E 以弥补孕激素治疗的不足。其优点是无不良反应，服药方便，价格低廉，易于推广使用，但疼痛复发率高。维生素 B_6 与维生素 A 对调节性激素的平衡有一定的意义，维生素 A 可促进无活性的雄烯酮及孕炔酮转变为活性的雄烯酮及黄体酮，后两者均有拮抗雌激素作用。可以试用。具体用法为：维生素 B_6 20 mg，3 次／日。维生素 E 100 mg，3 次／日，维生素 A，500 万 U，3 次／日，每次月经结束后连用 2 周。

（3）5％碘化钾溶液：小量碘剂可刺激腺垂体产生促黄体素（LH），促进卵巢滤泡黄体化，从而使雌激素水平降低，恢复卵巢的正常功能，并有软坚散结和缓解疼痛的作用。有效率为 65％～70％。碘制剂的治疗效果往往也是暂时的，有停药后反跳现象。由于可影响甲状腺功能，因此应慎重应用。常用的是复方碘溶液（卢戈液每 100 mL 含碘 50 g、碘化钾 100 g），0.1～0.5 mL／次（3～5 滴），口服，3 次／日。可将药滴在固体形食物上，以防止药物对口腔黏膜的刺激。5％碘化钾溶液 10 mL，口服，3 次／日。碘化钾片 0.5 g，3 次／日，口服。

（4）甲状腺素片：由于近年来认为本病可能与甲状腺功能失调有关，因此有人试用甲状腺素片治疗乳腺增生症获得一定的效果。用甲状腺浸出物或左甲状腺素治疗，0.1 mg/d，2 个月为 1 个疗程。

（5）溴隐亭：本品属于多巴胺受体的长效激活剂，它通过作用在垂体催乳细胞上多巴胺受体，释放多巴胺来直接抑制催乳腺细胞对催乳素的合成和释放。同时也减少了催乳素对促卵泡成熟激素的拮抗，促进排卵及月经的恢复，调整激素的平衡，使临床症状得以好转，有效率达 75％～98％。本品的不良反应是头晕困倦、胃肠道刺激（恶心甚至腹痛、腹泻）、面部瘙痒、幻觉、运动障碍等。具体用法为：溴隐亭 5 mg/d，3 个月为 1 个疗程。连续应用不宜超过 6 个月。

（6）其他

①夜樱草油：本品是一种前列腺受体拮抗药，用药后可致某些前列腺素（PGE）增加并降低催乳素活性，3 g/d。效果不肯定，临床不常应用。

②催乳素类药物：正处于临床试验阶段，其效果尚难肯定。

③利尿药：有作者认为乳房疼痛与乳房的充血水肿有关，用利尿药可以缓解症状。常用螺内酯和氢氯噻嗪短期应用。

2. 手术治疗

（1）适应证：乳腺增生症本身无手术治疗的指征，手术治疗的主要目的是避免误诊，漏诊乳腺癌。因此，手术治疗必须具备下列适应证：①有肿块存在。重度增生伴有局限性单个或多个纤维瘤样增生结节，有明显片块状肿块，乳头溢液，其他检查不能排除乳腺癌的病例；②药物治疗观察的病例，在弥漫性结节状乳腺或片块状乳腺腺体增厚区的某一局部，出现与周围结节质地不一致的肿块者，长期用药无效而且症状又加重者；③年龄在40～60岁的患者，又具有乳腺癌高危因素者；④长期药物治疗无效，思想负担过于沉重，有严重的精神压力（恐癌症），影响生活和工作的患者。

（2）手术目的和治疗原则：①手术的主要目的是明确诊断，避免乳腺癌的漏诊及延诊。因此，全乳房切除是不可取的也是禁忌的，如果围绝经期患者必须如此，须谨慎应用（仅行保留乳房外形的腺体切除），绝不宜草率进行；②局限性病变范围较小，肿块直径不超过 2.5 cm，行包括一部分正常组织在内的肿块切除；③全乳弥漫性病变者，以切取增生的典型部位做病理学检查为宜；④年龄在 50 岁以上，病理证实为乳腺导管及腺泡的高度非典型增生患者可行单纯乳房切除（仅行腺体切除，保留乳房外形）。

总之，没有绝对适应证而轻易扩大乳腺切除范围是十分错误的。用防止癌变的借口切除女性（尤其是青、中年女性）的乳房也是绝对不允许的。

3. 其他治疗

（1）中医治疗：中医药在治疗乳腺增生症方面有其独到之处，为目前治疗本病的主要手段（详见乳腺囊性增生病）。

中医治疗时，除口服药物外，不主张在乳房局部针刺治疗（俗称扎火针）且必须强调的是：在诊断不甚明确而又不能除外癌时，局部治疗属于禁忌。在临床实践中，有多例因中药外敷、扎火针而致使误为乳腺增生症实为乳腺癌的患者病情迅速恶化的病例，应引以为戒。

（2）饮食治疗：据某些学者认为，此病的发生也与脂肪代谢率紊乱有关，因此应适当减少饮食中的脂肪的摄入量，增加糖类的摄入。

（3）心理治疗：乳腺增生症的发生和症状的轻重常与情绪变化有关，多数患者在遇心情不舒畅的情况下及劳累过度时，很快出现症状或使症状加重。因此，给予患者必要的心理护理，对疾病的恢复是有益的，尤其是对乳痛症患者。如果能够帮助患者消除心理障碍，保持良好的心理状态，可完全替代药物治疗。消除恐惧和紧张情绪是心理治疗的关键。必要时可给予地西泮（安定）等镇静药以及维生素类药。

四、乳腺囊性增生病

乳腺囊性增生病属于乳腺结构不良的一个晚期阶段，是一种完全性的病理性变化。临床表现主要是以乳房肿块为特点，同时伴有轻微的乳痛。病理改变除了有小叶增生外，多数中小乳管扩张形成囊状为本病特点。乳管上皮及腺泡上皮的增生，与癌的发生有着一定关系。Warren 等追踪病理证实的乳腺囊性增生病，其后发生癌变者较一般妇女高 4.5 倍，并且乳腺囊性增生病在乳腺癌患者的发生率远高于一般的同龄妇女。本病在临床上极为多见，大约 20 个成年妇女在绝经期前就有 1 个患本病，发病率较乳腺癌高，在尸检资料中如将小叶囊肿一并统计在内，其发病率更明显增高。

（一）发病率

乳腺囊性增生病是乳腺各种病变中最常见的一个阶段。即使仅以临床能觉察的较大囊肿为限，乳腺囊性增生病的发病率也较乳腺其他病变的发病率为高。据纽约长老会医院统计，1941—1950年共有临床表现明显的乳腺囊性增生病1196例，同时期内的乳腺癌有991例、腺纤维瘤有440例，可见乳腺囊性增生病之多见。又据Bmhardt和Jaffe（1932）曾报道100个40岁以上女尸的尸检资料统计，其乳腺囊性增生病的发生率高达93%。Franas（1936）曾报道100个19～80岁的女尸，其乳腺中有显微观的小囊肿者占55%，双侧病变也有25%。Frantz等（1951）研究过225例并无临床乳腺瘤的女尸，发现19%有肉眼可见的乳腺囊性增生病（囊肿大1～2mm以上），半数为两侧性。此外，在显微镜下还发现34%有各种囊性病变（包括小囊肿、管内上皮增生等），总计半数以上（53%）具有各种表现的乳腺囊性增生病。总之，以这样的估计，一般城市妇女中，每20个就有1个在绝经前可能在临床上发现乳腺囊性增生病，其发病率远较乳癌的发病率高。

乳腺囊性增生病通常最早发生在30～39岁，至40～49岁其发病率到达高峰，而在绝经后本病即渐减少。据美国纽约长老会医院统计的454例临床可见的乳腺囊性增生病也说明了此为中年妇女常见病。其发病年龄如以初诊时为准，20～29岁占5.2%，30～39岁占33.2%，40～49岁占49.6%，50～59岁占9.4%，60岁以上的共占2.6%，其平均发病年龄为41岁。我国王德修、胡予（1965）报道的46例乳腺囊性增生病，平均年龄为39.8岁，天津市人民医院（1974）报道的乳腺囊性增生病80例，患者就诊年龄为14～74岁，平均为38.7岁，可见乳腺囊性增生病主要为中年妇女的疾病。

（二）临床表现

1. 患病年龄

患病年龄多在40岁左右的中年妇女，青年及绝经后妇女少见。自发病到就诊时间平均3年（数天至10余年）。

2. 乳痛

乳痛多不显著，与月经周期关系不甚密切，偶尔有同乳腺增生症一样的疼痛，此点可与小叶增生相区别。疼痛可以有多种表现，如隐痛、钝痛或针刺样痛，一侧或双侧，同时伴患侧胸、背及上肢的疼痛。疼痛可以是持续性，也可以是周期性，但不规律的乳痛是本病的特点。乳痛多因早期乳管开始扩张时出现，囊肿发展完全时疼痛消失，疼痛也可能与囊内压力迅速增加有关。

3. 乳头溢液

乳头溢液多为草黄色浆液、棕色、浆液血性甚至纯血液。一般为单侧，未经按压而自行排出；也有经挤压而出。溢液主要是病变与大导管相通之故。有文章报道，762例乳房肿块病患者，发生排液者41例，占5.4%，其中63.5%为乳腺囊性增生病。

4. 乳房肿块

乳房肿块是本病主要诊断依据。但检查该病时，最好在月经前后 7 ～ 10 天之内。先取坐位后取平卧位，按顺序仔细检查乳房各个象限，检查肥大型或下垂型乳房时，可采用斜卧位，并将上肢高举过头，以便检查乳腺的外上象限。常见肿块有以下几种表现：

（1）单一肿块状：呈厚薄不等的团块状，数目不定，长圆形或不规则形，有立体囊样感，中等硬度有韧性，可自由推动，不粘连，边缘多数清楚，表面光滑或呈颗粒状，软硬不一，是单纯囊肿的特点。有些囊肿较大，一般呈圆球形，表面光滑，边界清楚；囊肿的硬度随囊内容物的张力大小而有差别，张力小的触诊时感觉较软，甚至有波动感，张力大的显得较硬，有时与实质性的腺纤维瘤很难区别。此外，在月经来潮前因囊内张力较大，肿块也会变得较硬。由于囊内容物一般多为澄清的液体，所以大的囊肿大多透光明亮。

如囊肿有外伤出血或感染，则透光试验时囊肿显出暗淡的阴影，在感染的情况下因囊肿与周围组织常有粘连，还可见皮肤或乳头的粘连退缩现象。囊内乳头状瘤存在时，囊液每呈血性或浆液血性，此时透光试验也能显出境界清楚的阴影。

（2）乳腺区段型结节肿块即多数肿块出现：结节的形态按乳管系统分布，近似三角形，底位于乳房边缘，尖朝向乳头，或为不规则团块，或为中心部盘状团块，或为沿乳管走向的条索状，囊肿表现形式可以是单个或多个，呈囊状感，也有为颗粒状边界清楚，活动度大，大小多在 0.5 ～ 3 cm，大者甚至可达 8 cm 左右。文献上有人将直径在 0.5 cm 以下者，称为"沙粒结节"。

（3）肿块分布弥漫型：肿块分布的范围超过 3 个象限或分散于整个或双侧乳腺内。

（4）多形状肿块：同乳腺内，有几种不同形态的肿块（片状、结节、条索、颗粒等），在同一部位或不同部位，甚至散在全乳房。

（5）肿块变化与精神情绪的关系：多数人于月经前愁闷、忧伤、心情不畅以及劳累、天气不好而加重，使肿块变大、变硬，疼痛加重。当月经来潮后或情绪好、心情舒畅时，肿块变软、变小，同时疼痛可减轻或消失。这种因精神、情绪的变化而改变的肿块，是本病的特点，而且多为良性经过。有人认为，这种表现多在乳腺结构不良的早期，而囊肿期则表现不甚明显，仅表现为肿块的突出特点。各型肿块，与皮肤和深部筋膜不粘连，乳头不内陷。乳房外形不变，同侧腋窝淋巴结不肿大。切开肿块，内有大小不等的囊肿（为扩张的乳管），大如栗子，小如樱桃，多散在乳房深部。

（三）辅助检查

1. X 线检查

可见多数大小不一的囊腔阴影，为蜂巢状，部分互相融合或重叠，囊腔呈圆形，大囊腔为卵圆形，边缘平滑，周围大或伴有透亮带。牵引乳头摄片，则发现弧形之透亮区易变形，而由于皮下脂肪层变薄，由于位于边缘的囊腔而呈皱襞状。文献报道钼靶 X 线的诊断正确率达 80% ～ 90%。随着 X 线技术的改进，如与定位穿刺活检相结合，其诊断正确率可进一步提高。近年来磁共振的应用，对诊断本病有一定参考价值，典型的 MRI 表现为乳腺导管扩张，形状不规整，边界不清，但本病 MRI 表现是多种多样的。因此法不太经济，故临床应用目前未推广。

2. B 超检查

Wild（1951）首先应用超声波检查乳腺的肿块，近年来 B 超发展很快，诊断正确率高达 90% 左右。超声波显示增生部位不均匀的低回声区以及无回声的囊肿。它的诊断在某些方面优于 X 线摄片。X 线片不易将乳腺周围纤维增生明显的孤立性囊肿和边界清楚的癌相鉴别，而 B 超则很容易鉴别。B 超对乳腺增生症患者随访很方便，也无创伤。临床检查应作为首选方法。B 超对囊肿型的乳腺病表现为，光滑完整的乳腺边界，内皮质稍紊乱，回声分布不均，呈粗大光点及光斑。囊肿区可表现出大小不等的无声回区，其后壁回声稍强。

3. 肿块或囊肿穿刺

在乳房肿块上面，行多处细针穿刺并做细胞学检查，对诊断乳腺上皮增生症有较大价值。结合 X 线透视下定位穿刺活检，其诊断正确率较高。需注意的是对怀疑癌变的病例，最后确诊仍有赖于组织切片检查。

4. 透照摄影

乳腺透照法首先由 Curler（1929）提出，Cros 等（1972）做了改进。其生物学基础是短波电磁辐射（蓝光）比长波（红光）更容易透入活组织，短波光在组织内广泛散布，长波光可被部分吸收，并产生热。乳腺各区域的不同吸收质量用黄光透照能更好地显示。Gros 等使用非常强的光源，在半暗环境中进行透照，并用普通彩色胶卷摄影，观察其图谱的变化。这有一定的诊断价值，最适宜大面积的普查。由于乳腺组织囊性增生和纤维性变，在浅灰色背影下，可见近圆形深灰色均匀的阴影，周围无特殊血管变化，乳腺浅静脉边界模糊不清。由于含的液体不同，影纹表现各异。清液的囊肿为孤立的中心造光区，形态规则，含浊液则表现为均匀深灰色的阴影，边界清楚。这也是鉴别良、恶性的一种方法。

5. 囊内注气或用对比剂摄像检查

这些方法仅可说明有囊肿，并不能确定其性质，最终还需依靠病理组织学检查。

6. 活检

对诊断不清，特别是难与恶性肿瘤相鉴别者，可行活检。

（1）如果肿块小而局限者，可行包括一部分正常组织在内的全部肿物切除，送病理学检查。

（2）如果肿块大，范围广泛，可在肿块最硬处或肿块中心处取组织做病理学检查。

（四）鉴别诊断

鉴别诊断目的主要在于：①排除癌变的存在；②了解病变增生程度，以便采取相应措施；③预测疾病的发展与转归；④对一些肿物局限者切除，达到治疗目的。

根据病史、体征及一些辅助检查，基本能提示本病存在的可能，但最终仍需病理组织学来确诊，确诊后方可采取治疗措施。

乳腺增生症尚需与乳房内脂肪瘤、乳腺导管内或囊内乳头状瘤、慢性纤维性乳腺炎、导管癌等鉴别。

1. 乳房内脂肪瘤

乳房内脂肪瘤为局限性肿块，质软有假性波动，无疼痛及乳头溢液，也无随月经周期的变化而出现的乳房疼痛及肿块增大现象。

2. 乳痛症

以乳房疼痛为主，与月经周期有明显关系，每当经潮开始后，痛即减轻或消失。乳腺触诊阴性，仅疼痛区乳腺腺体增厚，无明显肿块感，仅有小颗粒状感觉。很少有乳头溢液。

3. 乳腺管内或囊内乳头状瘤

有乳头溢液及乳房肿块，但与乳腺结构不良的乳头溢液及肿块不同。前者为自溢性从乳头排出血性液体，呈粉红色或棕褐色；后者多为挤压而出，非自溢性，且为淡黄色的浆液性液体。前者乳房肿块较小，位居乳晕外，挤压肿块可见有血性分泌物从乳头排出，肿块随之变小或消失；而乳房结构不良症的肿块，常占乳房大部分或布满全乳，一侧或双侧乳房肿块随月经周期而出现疼痛及增大为特点。

4. 慢性纤维性乳腺炎

有乳房感染史及外伤史，往往因炎症的早期治疗不彻底而残留 2 ~ 3 个小的结节。在全身抵抗力降低时，再次发作。反复发作为本病的特点。很易与乳房结构不良相鉴别。

5. 恶性肿瘤

肿块局限、质较硬，无随月经周期变化而出现的乳房变化现象，多需病理协诊（表4-2）。

表 4-2　乳腺增生症与乳房恶性肿瘤的临床鉴别

乳腺增生症	乳房恶性肿瘤
1. 肿块常是多数，可在双侧乳房出现	1. 常只有一个肿块，且常在一侧
2. 常伴随月经周期变化而出现乳房的肿胀及疼痛，月经过后而缓解	2. 肿块与月经变化无明显关系
3. 肿块质较软，大小不等，形状不一，有圆形、椭圆形、三角形等，小如樱桃，大如鸡蛋	3. 肿块质坚硬，表面不光滑，常为单发
4. 肿块与周围组织分界不清，与皮肤及胸肌筋膜不粘连，可呈一团块状活动	4. 肿块多与皮肤及胸肌筋膜粘连，表现为乳头抬高及凹陷，肿块不活动
5. 无乳房皮肤淋巴管堵塞表现"橘皮征"	5. 肿瘤细胞常阻塞乳房表皮淋巴管而出现乳房皮肤的"橘皮征"改变
6. 同侧腋窝淋巴管不肿大	6. 同侧腋窝淋巴结多肿大质坚硬，晚期则呈团块状，不活动

（五）治疗

1. 手术治疗

（1）手术目的：①明确诊断，排除乳房恶性疾病；②切除病变腺体，解除症状；③除去乳腺癌易患因素，预防乳腺癌发生。

（2）手术指征

①肿块切除：增生病变仅局限乳房一处，经长时间药物治疗而症状不缓解，局部表现无改善或肿块明显增大、变硬和有血性分泌物外溢时，应包括肿块周围正常组织在内的肿块切除病检。如发现上皮细胞不典型增生而年龄 > 45 岁，又有其他乳腺癌高危因素者，则以单纯乳房切除为妥。在做乳房肿块区段切除时，应做乳房皮肤的梭形（或弧形）切除，但不要损及乳晕，以便在缝合后保持乳房的正常外形。

②单纯乳房切除：乳房小且增生病变遍及一侧全乳，在非手术治疗后症状不缓解，肿块继续增大，乳头溢血性分泌物，病理诊断为不典型增生，年龄在 40 岁以上者，有乳腺癌家族史或患侧乳房原有慢性病变存在，可行单纯乳房切除，并做病理学检查。如为恶性，可行根治。年龄 < 30 岁一侧乳房内多发增生者，可行细胞学检查，也可进行活检（应在肿块最硬的部位取组织）。如为高度增生，也行乳房区段切除。术后可以药物治疗和严密观察。

③病变弥漫及双侧乳房：经较长时间的药物治疗，症状不好转，肿块有继续长大，溢水样、浆液性或浆液血性及血性分泌物者，多次涂片未发现癌细胞，如年龄 > 45 岁者，可在肿块最明显处做大区段乳房切除，并送病理学检查。年龄 < 35 岁，有上述情况者，可将较重的一侧乳房行肿块小区段切除，较轻的一侧在肿块中心切取活体组织检查。如无癌细胞，乳管增生不甚活跃，无上皮细胞间变及化生的，可继续行药物治疗，定期复查。

④凡为乳腺囊性增生病行肿块切除、区段切除或单纯乳房切除者，术前检查未发现癌细胞，术后一律常规再送病理学检查。发现癌细胞者，均应尽快在短时间内补加根治手术。对于仅行活检或单纯乳房肿块切除患者，术后应继续行中药治疗。

⑤乳腺囊性增生病行单纯乳房切除的适应证：凡病理学检查为囊性增生、上皮细胞不典型增生或重度不典型增生，药物治疗效果不佳，年龄 > 40 岁，可行保留乳头及乳晕的皮下纯乳房腺体切除。如年龄 < 30 岁，可以肿块区段切除。如病理学检查为腺病晚期或囊肿增生期，无论年龄大小，均做肿块切除，并用药物治疗及定期复查。

总之，关于乳腺增生症的治疗问题不能一概而论，应根据年龄、症状、体征以及病理类型、病变进展速度及治疗反应而综合治疗，且不可长期按良性疾病处理，而忽略恶性病变存在的可能，以致贻误治疗时机；也不能因本病是癌前病变就不注意上皮增生情况、年龄大小及病史和治疗反应就一概而论地行区段乳房切除或单纯乳房切除，这些都是不妥的。

2. 化学药物治疗

同乳腺组织增生症。

3. 治疗子宫和附件的慢性炎症

有人认为乳腺小叶增生病患者常伴随有子宫和附件的慢性炎症及神经系统的功能紊乱，因此，在治疗该病时，可同时治疗妇科疾病，以调节神经系统功能，使该病的临床症状明显好转。

（杨宇扬）

第二节　乳腺导管扩张症

乳腺导管扩张症是一种病程冗长、病变复杂而多样化的慢性乳腺病。过去对本病认识不足，曾用过多种名称。1923 年 Bloodgood 因在乳晕区皮肤常可触及扩张的乳腺导管呈条索状，类似面条样虫状物或呈棕红色管状而被称为"静脉扩张肿"。1925 年 Ewing 在显微镜下发现病变中有大量浆细胞浸润，1933 年 Adair 对本病做了详细的研究，认为本病发展到最后阶段，乳腺导管分泌物不仅刺激导管扩张，而且可以溢出管外，引起管周以浆细胞浸润为主的炎症反应，定名为"浆细胞性乳腺炎"。1941 年 Dockerty 因发现扩张的乳腺导管中有许多灰色稠厚分泌物充塞或泌出，称本病为"粉刺性乳腺炎"。Payne 则称本病为"闭塞性乳腺炎"。1956 年 Haagensen 和 Stout 根据其病理特点称为"乳腺导管扩张症"，认为浆细胞浸润仅是本病后期的一种炎症反应，其始发病变及其病理特征是以乳腺导管扩张为其基本病变，从而阐明了本病的本质，并得到大家公认。本病发病年龄多在 40 ~ 60 岁，占乳腺良性疾病的 4% ~ 5%。近来有的学者认为浆细胞性乳腺炎不是乳腺导管扩张症的必然过程，浆细胞性乳腺炎有其特征性的形态和临床表现，而将其作为乳腺炎的一种特殊类型。

一、病因

本病的病因目前尚无一致认识，可能和下列因素有关。

1. 导管排泄障碍

如先天性乳头畸形、凹陷、不洁和外来毛发、纤维阻塞引起乳孔堵塞。导管发育异常，乳腺结构不良，导致上皮增生、炎症、损伤等引起导管狭窄、中断或闭塞，导致导管内分泌物积聚，引起导管扩张。部分中、老年妇女，由于卵巢功能减退，乳腺导管呈退行性变，管壁松弛，肌上皮细胞收缩力减退，导致导管内分泌物积聚而管腔扩张引起本病。

2. 异常激素刺激

有学者发现患者血中性激素水平异常，排卵前期血中雌二醇（E2）、促黄体素（LH）水平低于正常，而催乳素（PRL）水平高于正常水平。异常的性激素刺激能促使导管上皮产生异常分泌，导管明显扩张。一般来说，单有阻塞存在而无异常激素刺激促使上皮分泌，不致发生导管扩张。导管排泄不畅，常是溢乳期发展到肿块期的主因。

3. 感染

部分学者认为本病伴有厌氧菌感染或乳晕部感染，侵及皮下波及乳管，经乳管穿通后形成瘘管。或在导管阻塞的基础上，管内脱落的上皮细胞和类脂分泌物大量积聚，并逸出管壁分解后产生化学物质，引起周围组织的化学性刺激和抗原反应，引起以浆细胞为主的炎症过程。

二、病理

1. 大体形态

在乳头及乳晕下区有扭曲扩张的输乳管和大导管，有的形成囊状。受累乳管常为3~4条，多者可达十几条同时受累。扩张的导管直径可达3~4mm或更大。切面见扩张的导管及囊内充满黄褐色、奶油样或豆腐渣样黏稠物。管周有纤维组织增生并透明变性，形成白色半透明的纤维性厚壁。相邻的纤维性厚壁互相粘连成黄白相间的硬结，或坚实边界不清的肿块。

2. 镜下所见

早期改变见乳晕下输乳管及导管有不同程度的扩张，扩张的导管上皮细胞受压萎缩、变薄呈单层立方上皮或扁平上皮，部分导管上皮坏死脱落，脱落的上皮细胞与类脂物质充满和堵塞管腔。若扩张导管内容物外溢或部分管壁破坏，则后期可见管周组织内有大量浆细胞、组织细胞、中性粒细胞及淋巴细胞浸润，或出现异物巨细胞反应、结核样小结节或假脓肿形成。此时应注意与结核及乳腺癌相鉴别。

三、临床表现

根据本病的病理改变过程和病程经过，可将其临床表现分为3期。

1. 急性期

早期症状不明显，可有自发性或间隙性乳头溢液，只是在挤压时有分泌物溢出，溢液呈棕黄色或血性、脓性分泌物，此症状可持续多年。随着病情的发展，输乳管内脂性分泌物分解、刺激、侵蚀导管壁并渗出到导管外乳腺间质后，引起急性炎症反应。

此时临床上出现乳晕范围内皮肤红、肿、发热、触痛。腋下可触及肿大的淋巴结并有压痛。全身表现可有寒战、高热。此急性炎症样症状不久即可消退。

2. 亚急性期

此期急性炎症已消退，在原有炎症改变的基础上，发生反应性纤维组织增生。在乳晕区内形成具有轻微疼痛及压痛的肿块。肿块边缘不清，似乳腺脓肿，肿块大小不一。穿刺肿物常可抽出脓汁。有时肿物自然溃破而形成脓瘘。脓肿溃破或切开后经久不愈，或愈合后又重新有新的小脓肿形成，使炎症持续发展。

3. 慢性期

当病情反复发作后，可出现1个或多个边界不清的硬结，多位于乳晕范围内，扣之质地坚实，与周围组织粘连固着，与皮肤粘连则局部皮肤呈橘皮样改变，乳头回缩，重者乳腺变形。可见浆液性或血性溢液。可扣及腋窝淋巴结。临床上有时很难与乳腺癌相鉴别。

本期病程长短不一，从数月到数年或更长。

以上临床表现不是所有患者都按其发展规律而出现，即其首发症状不一定是先出现乳头溢液或急性炎症表现，可能是先出现乳晕下肿块，在慢性期中可能出现经久不愈的乳晕旁瘘管。

四、诊断

对本病的诊断主要依靠详细询问病史，了解其临床过程，考虑其发病年龄，再结合下列几点，常可做出正确诊断。

（1）本病多见于40岁以上非哺乳期或绝经期妇女，常有哺乳障碍史。病变常限于一侧，但亦有两侧乳腺同时受累者。

（2）乳头溢液有时为本病的首发症状，且为唯一体征。可见单孔或多孔溢液，其性质可为浆液性或血性。多个部位压迫乳腺，均能使分泌物自乳头溢出，病变常累及数目较多的乳管，也可占据乳晕的一大半。乳头溢液常为间歇性，时有时无。

（3）有时乳腺肿块为首发症状，肿块多位于乳晕深部，边缘不清。早期肿块即与皮肤粘连，甚似乳腺癌。

（4）若肿块已成脓，常伴有同侧腋窝淋巴结肿大，但质地较软有压痛，随病情进展肿大的淋巴结可逐渐消退。

（5）因乳腺导管壁及管周纤维组织增生及炎症反应，以致导管短缩、牵拉乳头回缩。有时由于局部皮肤水肿，而呈"橘皮样"改变。

（6）X线乳腺导管造影可清楚地显示扩张的导管和囊肿，了解其病变范围。

（7）肿物针吸细胞学检查，常能抽出脓样物或找到中性粒细胞、坏死物及大量浆细胞、淋巴细胞及细胞残核，对本病的诊断及鉴别诊断非常有帮助。肿物切除后行病理学检查是最可靠的诊断依据。

五、鉴别诊断

由于本病的病理改变和临床表现较为复杂，因而常易与急性乳腺炎、乳腺囊性增生病，特别是导管内乳头状瘤、乳腺癌相混淆。文献报道本病术前临床误诊率高达57.4%，其中误诊为乳腺癌的占16.5%。因误诊为乳腺癌而误行乳腺根治术者也为数不少。由此可见本病的鉴别诊断的重点应放在乳腺癌上。

1. 乳腺癌

其与乳腺导管扩张症的鉴别可归纳为以下几点。

（1）乳腺癌起病缓慢，常在无意中发现乳内肿块，肿块发现之前不伴炎症表现。而乳腺导管扩张症在肿块出现之前，常有局部炎症表现，并有由急性转为慢性的过程。

（2）乳腺癌的肿块多位于乳腺外上、内上象限，而乳腺导管扩张症的肿块多位于乳晕下。乳腺癌的肿块，常是由小变大不断发展增大的过程。由乳腺导管扩张症的肿块，可由肿大变为缩小和反复发作的过程。

（3）乳腺癌的肿块常在晚期才与皮肤粘连，呈"橘皮样"改变和乳头凹陷。而乳腺导管扩张症的肿块早期即与皮肤粘连并出现乳头凹陷。

（4）乳腺癌的腋下淋巴结，常随癌症的病程进展而肿大且质硬，彼此粘连融合成团。而乳腺导管扩张症在早期即可出现腋窝淋巴结肿大，且质软，有压痛。随着局部炎症的消散，淋巴结可由大变小甚至消失。

（5）乳腺X线导管造影，在乳腺癌时见导管有增生及破坏，管壁有中断，失去连续性。而乳腺导管扩张症时，则见导管扩张增粗，管壁光滑、完整、延续，无中断及破坏。

（6）肿块针吸细胞学检查，乳腺癌常可找到癌细胞。而在乳腺导管扩张症时肿物针吸及乳头溢液涂片，常可找到坏死物、脓细胞、浆细胞、淋巴细胞、泡沫细胞等。

临床上在鉴别诊断上还有困难时，可行术前活检或术中冷冻切片检查，以便确诊。

2. 导管内乳头状瘤

导管内乳头状瘤与乳腺导管扩张症都有乳头溢液。前者常为血性、浆液血性或浆液性，一般仅累及一支导管，按压乳晕区某一"压液点"时乳头才有溢液。而后者的溢液则多为浆液性，少见血性、浆液血性，常累及多个导管呈多管溢液，按压乳腺几个不同部位均能使乳头溢液。X线乳腺导管造影：导管内乳头状瘤表现为大导管内有圆形或卵圆形充盈缺损，多为单发也可多发，可引起导管不完全阻塞或中断。近侧导管扩张。而乳腺导管扩张症时，常表现为多个大、中导管扩张，少数可呈囊状扩张，扩张的导管常迂曲走行，呈蚯蚓状。根据以上所见，常能鉴别诊断。

3. 乳腺结核

在乳腺内可表现为结节性肿块，质硬、边界不清，活动较差，病程较长。常形成经久不愈的瘘管，从瘘管中流出干酪样坏死物，瘘管分泌物涂片，若发现抗酸杆菌可确诊。乳腺导管扩张症在脓肿形成后亦可溃破形成瘘管，从瘘管中流出脓性物。涂片检查有脓细胞坏死物、浆细胞、淋巴细胞。若诊断有困难时，可将肿物切除行病理活检确诊。

六、治疗

1. 手术治疗

手术治疗是本病有效的治疗方法。根据不同的发展阶段，采取不同的手术方法。

（1）乳管切除术：适用于病程早期，乳晕下导管普遍性扩张及乳晕下乳块伴肿头溢液者，其方法是沿乳晕边缘做弧形切口，保留乳头，从乳头以下切除所有导管，并楔形切除乳晕下的乳腺肿块组织。

（2）乳腺区段切除术：适用于乳晕下肿块且伴有乳腺导管周围炎者。术中应将此区域所属大导管及肿块周围组织，从乳头起一并切除，以防止术后形成乳晕下囊肿，乳腺瘘管及乳头溢液。

（3）单纯乳腺切除术：适用于病变广泛，肿块过大，特别是位于乳晕下与皮肤粘连形成窦道者。可行经皮下乳腺全切或乳腺单纯性切除术。

2. 中医中药治疗

（1）初期：乳头凹陷，有粉刺样分泌物，气味臭秽，或伴有乳晕部疼痛不明显的肿块时，治以疏肝理气，调摄冲任。

柴胡、郁金、延胡索、生山楂、芡实、肉苁蓉、淫羊藿、路路通各9 g，牡蛎、蒲公英、白花蛇舌草、生谷麦芽各30 g。

（2）急性期：乳晕部肿块增大，胀痛显著，形成脓肿，有波动感，全身出现怕冷、发热、头痛等症状，治以清热解毒，祛瘀消肿。

金银花、连翘、黄芩、皂角刺各12 g，蒲公英30 g，全瓜蒌、赤芍、生地黄、半枝莲、丹参、生黄芪各15 g，炙僵蚕9 g，白花蛇舌草50 g。

（3）亚急性期：此时全身及局部炎症反应减轻，局限性肿块已溃破，脓性溢液不止，形成窦道或瘘管时，治以清热消肿、活血祛瘀。

蒲公英、全瓜蒌、丹参、虎杖各15 g，金银花、连翘、莪术、生山楂、夏枯草、王不留行、桃仁、赤芍各9 g，当归12 g，白花蛇舌草30 g。

（4）慢性期：亚急性期过后，局部感染得到控制，残留窦道、瘘管、溃口常有脓性分泌物溢出，乳房皮肤橘皮样改变或变形，此时一般不内服中药治疗，应行窦道或瘘管切开、搔刮术，切去外露的硬韧管壁及瘢痕组织、变形的皮肤，尽量保存乳头组织，术后用提脓祛腐的八二丹棉球嵌塞创面，每天换药1次，5～7天后脓腐减少，改用九一丹嵌塞，7～10天脓腐排尽后，创面嫩红有肉芽形成时，改用生肌散敛创收口。此类手术的优点是患者痛苦小，组织损伤少，复发率低，基本保持乳房外形。

（杨宇扬）

第三节　乳房（乳管）积乳囊肿

乳房（乳管）积乳囊肿又称乳汁潴留囊肿，是妊娠、哺乳期妇女常发生的良性疾病。临床突出表现为乳房内明显肿块，往往被误诊为其他实性肿瘤，尤其在断奶后数年出现的本病者，易被误诊为良、恶性肿瘤而行不妥的手术治疗。国外少见，国内较多见。本病与乳腺良、恶性肿瘤有一定的鉴别意义。发病年龄常在20～40岁，常见于妊娠或哺乳期的中年妇女，尤其多见于哺乳期断奶后。早者可见于妊娠3个月的妇女，晚者可见于哺乳2年以后的妇女，陈峻青等（1965）报告4年中的21例本病，病期时间最短20天，最长时间8年。哺乳期发病者占86.7%，第1胎者占50%。

一、病理

任何原因引起的乳管（不论大小乳管）梗阻。大多数的积乳囊肿是在哺乳期或妊娠期患急性乳腺炎等感染性疾病，或哺乳期和妊娠期的乳腺外伤或手术致各级乳管的不同程度狭窄，尤其乳腺大导管及乳头下输乳管狭窄所引起，也有的是因为哺乳的习惯不好，这些均可使乳汁不能及时排空而导致所分泌的乳汁积滞在乳腺某一部位。因所属腺泡及末端乳管乳汁积存，腺泡破坏，彼此融合，以致形成大小不等的囊肿，形似球样。囊肿单房或多房，小者直径不足 0.5 cm，大者达 8 cm，一般在 1 ~ 5 cm。囊壁厚薄不一，壁完整，多数为纤维组织构成。囊内大多为黏稠乳酪样或稀薄的白色乳汁，少数为褐色或淡黄色液体。经久不治，可形成致密的乳石。

镜下可见：囊壁为纤维组织及纤维组织透明性变，大部分由肉芽组织构成，并伴有不同程度的炎症细胞浸润。

二、临床表现

本病多发生在育龄妇女（20 ~ 40 岁），多见于哺乳期或妊娠期的中年妇女，尤以哺乳期妇女在断奶后更多见。乳房肿块为主要体征。

1. 症状

初发症状皆为局部肿块，有的伴发红、烧灼感或轻微疼痛，时大时小（哺乳后或按摩以后缩小）。多在无意中发现，后逐渐增大。停止哺乳后不再增长，但亦不消失。有些患者在挤压囊肿时，可有类乳样液从乳头处排出。个别病例有炎症病史。

2. 局部表现

多以单发性肿块出现，圆形或椭圆形，稍突出于表面，触之表面光滑，有弹性，局部界限清楚，活动度大，与皮肤不粘连。除继发感染外，同侧腋下多无肿大淋巴结，但也曾有炎症病史，囊肿与周围组织粘连，时间久后，表面不光滑，界限不清，波动不明显，有时疑为恶性病变。

三、辅助检查

1. X 线表现

多呈圆形或椭圆形的透亮区，大多数体积较小，直径在 1 ~ 1.5 cm，偶尔可大至 3 cm，轮廓锐利光滑，呈脂肪样密度。可见于乳腺的任何部分，但最常见于乳房的较深部位。

2. 超声检查

在乳腺的反射波中，相当于乳腺的囊肿部位出现典型伪液性平段或液性暗区，其边界清楚。回声图显示液平前后有明显的进出囊壁反射，两囊壁反射间的距离即代表囊肿的前后径。

3. 针吸细胞学检查

对积乳囊肿的穿刺多易成功。病程较短者，抽出液为新鲜乳白色乳汁或乳白色混浊液体；病程较长者，抽出液多为黄白色黏稠乳酪样物。穿刺吸出乳汁后肿块常可缩小但不能消失。其细胞学特点是：镜下可见大小不等的脂肪滴和大量肿胀变性的乳汁分泌细胞。

四、诊断和鉴别诊断

1. 诊断

根据病史及体征，再做穿刺常可确诊。本病有以下特点：

（1）发病时间常在哺乳期或妊娠期，尤其是哺乳期断奶后。

（2）有过急、慢性炎症，外伤或手术史，而且发病部位多在曾发生过乳腺炎症，外伤以及手术处。

（3）乳内肿块呈圆形，光滑可活动，有囊性感，边界清无压痛。

（4）穿刺可抽出乳汁或乳酪样物。

（5）X线检查有轮廓清晰的囊肿阴影。

2. 鉴别诊断

（1）乳房纤维腺瘤：发病年龄多 < 25 岁，绝大多数为未婚女性，与囊肿常见于哺乳后发病不同，纤维瘤是光滑活动的实性肿块，其硬度较积乳囊肿为高，活动度也较大，无囊性感，若穿刺检查，则更易鉴别。

（2）乳腺癌：在乳腺癌的早期，尚无局部软组织浸润和腋窝淋巴结转移，仅表现为乳内肿块者，有时与晚期积乳囊肿不易鉴别，但乳腺癌的肿块形状较不规则，表面高低不平，边界不清，也更为坚硬，不像积乳囊肿那样边界清楚，表面光滑，有囊性感或波动感。两者较易区别，穿刺有确诊意义。

（3）乳腺增生症：乳腺增生症囊肿期的乳腺囊肿，其囊肿常为多发性，乳内常有许多细小的、如绿豆样的小囊肿可触及，病变常不限于一侧乳房，囊内容物永远是浆液状而不是乳汁样的，而且常在月经来的前几天内有明显的乳房胀痛或刺痛。积乳囊肿没有此症状。

（4）乳腺结核性脓肿：乳腺结核的寒性脓肿有胸壁或乳腺结核病史，其脓肿周围可有浸润及粘连，穿刺检查抽出物是脓液而不是乳汁。脓液涂片作抗酸染色可查到抗酸杆菌，这是区别的佐证。

五、治疗

（1）对不要求生育的妇女，可行穿刺抽出内容物即达目的。

（2）如果反复有炎症发作，可行囊肿切除。

（3）对还需生育的妇女，如无法疏通乳管，以切除为主，以免造成再孕时囊肿增大或感染。

（杨宇扬）

第四节 男性乳腺增生症

一、病因

男性乳腺异常发育是指男性一侧或双侧乳腺不正常的发育和增大。既可为生理性的，亦可为某些疾病的伴随症状。在男性乳腺异常发育中，乳腺增生性疾病较为常见。男性在12～17岁的青春期间，相当一部分人会出现暂时性轻度的乳腺增生，以后逐渐消失而不被察觉。偶尔这种增生比较明显，乳腺有轻度增大，即称青春期男性乳腺发育症。除生理性男性乳腺增生外，其他类型的男性乳腺增生症常伴有其他器官系统的疾病存在，如睾丸疾病、假两性畸形、其他内分泌腺疾病、慢性肝病以及长期应用螺内酯、异烟肼、洋地黄等治疗的疾病。另外，男性乳腺异常发育还包括罕见的男子女性型乳腺，常发生在少年男性，形态与女性青春期乳腺完全相同。常见为单侧，与内分泌功能障碍无关，无其他症状，也不自行消退，原因不明。

二、临床表现

青春期男性乳腺发育症一般为双侧对称性，乳晕区隆起，皮下可触及肿块，似圆盘状，质地韧，边界清，有触痛，可自行消退。老年乳腺增生常为单侧，在乳晕下可扪及块状物，质韧、边界清，伴有压痛。有些表现为乳房肥大，似青春发育期少女的乳房，而无肿块扪及。

三、鉴别诊断

本病临床诊断容易，但单侧乳房增生应与男性乳腺癌相鉴别，后者乳晕下肿块质地坚硬，形状不规则，边界不清，常无明显压痛，早期可出现皮肤粘连和腋窝淋巴结肿大。

四、治疗

生理性的男性乳腺发育多为暂时性的，可自行消退，一般无须治疗。对于除此之外的男性乳腺增生，应根据病因采取针对性治疗措施。常用方法如下。

1. 病因治疗

药物引起的男性乳腺增生应停用有关药物，其他疾病引起者应积极治疗原发病。

2. 药物治疗

对性激素治疗应采取慎重态度，以免应用不当而造成体内激素平衡紊乱，仅限于临床症状比较明显者。可用甲睾酮。他莫昔芬对多数患者有效，可使疼痛减轻，肿块缩小甚至消失。

3. 手术治疗

对于疼痛明显、药物治疗后临床表现改善不明显、明显肥大影响外观和心理压力过大者，应采取手术治疗。一般采取保留乳头的皮下乳腺切除术。

（付　莉）

男性乳腺发育

一、基本信息

姓名：×××　　　性别：男　　年龄：26 岁

过敏史：无。

主诉：发现双乳结节 6 月余。

现病史：自述 6 月余前可扪及双乳质硬结节，伴间断双乳隐痛，局部无红肿，不伴发烧，双乳头无溢液溢血，未治疗。为求进一步诊治遂来我院，门诊遂以"男性双侧乳腺发育"收入院。发病以来神志清，精神可，饮食可，睡眠可，大小便无异常，体重无明显变化。入院时无发热、咳嗽等呼吸道症状，无呕吐、腹泻等消化道症状。

既往史：既往体健。否认高血压、心脏病病史，否认糖尿病、脑血管疾病史，否认肝炎、结核、疟疾病史，预防接种史随当地进行，否认手术外伤史，否认输血献血史，否认食物药物过敏史。

二、查体

体格检查：T 36.3℃，P 66 次 / 分，R 18 次 / 分，BP 125/75 mmHg。

发育正常，营养良好，正常体型，无病容，表情自如，自主体位，步入病室，神志清楚，查体合作。皮肤黏膜：全身皮肤及黏膜色泽未见异常，无皮疹，无皮下出血，毛发正常，皮肤温度正常，颜面部无浮肿，眼睑正常，结膜正常，眼球活动正常，巩膜无黄染，双侧瞳孔等大等圆，对反射正常，耳郭无畸形，外耳道无分泌物，鼻无畸形，通气良好，口唇红润，伸舌居中，齿列整齐，齿龈正常，扁桃体无肿大，咽部无充血。颈部见专科查体。胸廓双侧对称，乳房正常对称。双侧肋间隙正常，双侧呼吸运动对称，呼吸平稳，呼吸节律均匀整齐。语音震颤正常，未触及胸膜摩擦感，无胸骨压痛，双侧肺部听诊为清音，双肺呼吸音清晰，未闻及干、湿性啰音。心前区无隆起，心尖搏动位置正常，无心包摩擦感，未触及心脏震颤，叩诊心浊音界正常，心率 66 次 / 分，心律齐，心音无异常。各瓣膜听诊区未闻及杂音。腹部平坦，无瘢痕，未见胃、肠型，未见蠕动波，腹式呼吸存在，脐正常，未见腹壁静脉曲张。腹软，未触及腹部肿块，腹部无压痛，肋缘下未触及肝脏，未触及胆囊。未触及脾脏。肝浊音界正常，肝上界位于右锁骨中线第 5 肋间，肝上下界距离为 8 cm，肝区无叩痛，双侧肾区无叩痛，腹部移动性浊音阴性，肠鸣音正常，5 次 / 分，腹部未及血管杂音。肛门及外生殖器无异常。脊柱正常生理弯曲，活动自如，无压痛或叩击痛。肢体活动自如，无畸形，无杵状指（趾），无静脉曲张，关节无红肿，无下肢浮肿。肌肉无萎缩，肌张力正常，肌力Ⅴ级。肱二头肌反射存在，Hoffmann 征、Babinski 征、Oppenheim 征未引出。

专科检查：双侧乳腺腺体发育，双乳皮肤无红肿，未见橘皮征，无乳头凹陷及乳头溢液。左乳可触及结节，大小约 1 cm×1 cm，质韧，活动度可。右乳可触及结节，大小约 1 cm×0.5 cm，质韧，活动度可。双腋下及锁骨上未触及肿大淋巴结。

辅助检查：彩超，声像图符合乳腺发育表现。

三、诊断

诊断：男性乳腺发育。

鉴别诊断：该病临床诊断容易，但单侧乳腺发育应与男性乳腺癌相鉴别，后者乳晕下肿块质地坚硬，形态不规则，边界不清，早期可出现皮肤粘连和腋窝淋巴结肿大。

四、诊疗经过

入院完善相关检验检查，无明显手术禁忌证，行双乳皮下腺体切除术。术后刀口恢复良好，治愈出院。血常规检查结果见下表 4-3，乳腺彩超结果见下图 4-1。

表 4-3 性激素

项目名称	检验结果	异常标志	参考范围	单位
睾酮	2.14	L ↓	8.64 ~ 29	nmol/L
雌二醇	< 18.4	L ↓	41.4 ~ 159	pmol/L

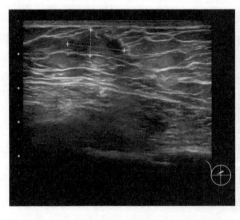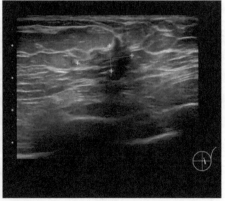

图 4-1 乳腺彩超

双侧乳腺 1 ~ 12 点 + 双侧腋下扫查：双侧皮肤及皮下脂肪层未见明显异常。左乳可及范围约 17.4 mm×7.8 mm 的似腺体组织回声，右乳可及范围 17.5 mm×7.7 mm 的似腺体组织回声。双侧腋下未见明显异常淋巴结回声。CDFI：未见明显异常血流信号。提示：声像图符合乳腺发育表现（请结合临床，不适随诊）。

病理检查结果见下图 4-2。（双乳皮下腺体）符合男性乳腺发育。

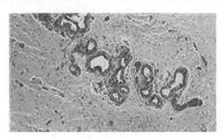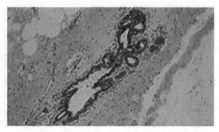

图 4-2　病理检查（见彩插 5）

五、出院情况

术后并且稳定恢复良好，切口愈合佳。

六、讨论

男性的胸前隆起，不一定是强壮的胸大肌，而是"男性乳腺发育"，这是最常见的男性良性乳腺疾病。男性乳腺发育可发生在任何年龄，但以青春期和老年期为发病高峰阶段。青春期：最常见，发生率为 30%～60%，主要是该阶段性激素分泌旺盛，某些男孩雌激素水平相对增高，血液中雌激素/雄激素比例失调导致乳房暂时性增殖发育，随着性腺的发育成熟，雌雄激素比例得以调控，乳腺发育情况将被改善。老年期：65 岁以上的男性乳腺发育多是由于睾丸功能下降，雄激素生成减少及向雌激素转换引起雌激素/雄激素紊乱有关。也可因药物，肿瘤和其他器质性病（肝炎肝硬化睾丸本身疾病）等原因而引起继发性乳腺发育。原发性男性乳腺发育多为暂时性，可自行消退，一般不需治疗。对于继发性发育，应根据病因采取针对性治疗措施。常用的方法如下：一是病因治疗。药物引起的应停用相关药物，其他病因引起的应积极治理原发疾病。二是药物治疗。对性激素治疗应采取谨慎的态度，以免应用不当造成体内激素水平紊乱。他莫昔芬对多数病人有效，可使疼痛减轻，肿块缩小甚至消失。三是手术治疗。手术指征主要包括以下几点：①乳腺增大持续 24 个月不消退；②疼痛明显；③可以恶变；④药物治疗无效；⑤明显增大影响外观心理压力过大患者要求手术。

（付　莉）

第五章 乳腺良性肿瘤

第一节 乳腺纤维腺瘤

一、病因

本病产生的原因可能是小叶内纤维细胞对雌激素的敏感性异常增高，可能与纤维细胞所含雌激素受体的量或质的异常有关。本病多见于 20 ~ 25 岁，其次为 15 ~ 20 岁和 25 ~ 30 岁。好发于乳房外上象限，约 75% 为单发，少数呈多发。除肿块外，患者常无明显自觉症状。肿块增大缓慢，表面光滑，易于推动。月经周期对肿块的大小并无影响。

二、临床表现

乳房纤维瘤好发于性功能旺盛时期（18 ~ 25 岁）。乳房纤维瘤好发于乳房外象限，约 75% 为单发，少数属多发性（同时或不同时）。除出现肿块外，患者通常无明显自觉症状。乳腺纤维腺瘤最主要的临床表现就是乳房肿块，而且多数情况下，乳房肿块是本病的唯一症状。乳腺纤维腺瘤的肿块多为患者无意间发现，一般不伴有疼痛感，亦不随月经周期而发生变化。少部分病例乳腺纤维腺瘤与乳腺增生病共同存在，此时则可有经前乳房胀痛。

乳腺纤维腺瘤的肿块好发于乳房的外上象限。腺瘤常为单发，亦有多发者。腺瘤呈圆形或卵圆形，直径以 1 ~ 3 cm 者较为多见，亦有更小或更大者，偶可见巨大者。表面光滑，质地坚韧，边界清楚，与皮肤和周围组织无粘连，活动度大，触之有滑动感。腋下淋巴结无肿大。腺瘤多无痛感，亦无触痛。其大小性状一般不随月经周期而变化。肿块通常生长缓慢，可以数年无变化，但在妊娠哺乳期可迅速增大，个别的可于此时发生肉瘤变。

（1）肿块。大多在无意中发现乳房有肿块，2/3 的肿块大小在 1 ~ 3 cm，个别有达 10 cm 以上者，最大可达 24 cm。部位多在乳腺外上方，大多为单发性，少数为多发，呈圆形或椭圆形，边界清楚，表面光滑，具韧性，活动良好，与表皮和胸肌无粘连。

（2）疼痛大多为无痛性肿块，仅 14% 有轻度疼痛，呈阵发或偶发或月经时激发。

（3）乳头有清亮溢液，但少见，约占0.75%。

（4）腋窝淋巴结不肿大。

三、诊断策略

（一）病史采集要点

1. 主诉

乳房无痛性肿块就诊。

2. 现病史

询问肿块发生的时间，肿块的位置、大小、形状、数目、质地，是否随月经周期而变化。肿块自发现后有什么变化，生长速度如何，有无伴随症状，腋下是否发现肿块。多为无意中发现乳房内有无痛性肿块，单发多见，亦可为多发。好发于外上象限，一般乳腺上方较下方多见，外侧较内侧多见。除肿块外有无其他自觉症状。

3. 个人史

可能和高脂高糖饮食和遗传有关。

（二）体检要点

重点检查乳腺肿块的位置、大小、形状、数目、质地、活动度，腋窝淋巴结是否肿大，双侧锁骨上、下有无肿大淋巴结。乳腺纤维腺瘤肿块增大缓慢，质似硬橡皮球的弹性感，表面光滑，易于推动。

（三）辅助检查

1. 钼靶X线检查

乳腺纤维腺瘤表现为卵圆形、圆形密度增强影，边缘清楚，少数有粗大钙化。

2. 超声检查

显示肿块形状为卵圆形、圆形，实质，边缘清楚，内部回声均质，肿块后方回声增强。

3. 红外透照检查

显示乳腺内有一边缘清楚肿块影，血管影正常。

（四）诊断

（1）青年女性乳房内单个（偶有多个）肿块，肿块呈卵圆形、圆形，质实而不硬，表面光滑，活动度大。无痛，与月经关系不大，生长缓慢。

（2）除肿块外患者无其他自觉症状。

（3）影像学检查提示乳腺内卵圆形、圆形肿块影，边缘清楚。

（五）鉴别诊断

根据典型的临床特征，乳腺纤维腺瘤的诊断一般较易，但有时与乳腺囊性增生病或乳腺癌鉴别困难。通常 20 ~ 30 岁妇女，其乳腺内肿块多为纤维腺瘤，30 ~ 40 岁多为囊性增生病，至于与早期乳腺癌的鉴别，则需通过手术切除肿块作病理学检查才能确定诊断。

四、治疗

（一）治疗原则

手术切除治疗，应将肿瘤连同其包膜整块切除，以周围包裹少量正常乳腺组织为宜。

（二）治疗方法

1. 乳腺肿物切除术

适于不同大小及不同数量的乳腺纤维腺瘤。根据肿瘤部位选择弧形切口或放射状切口。

2. 麦默通（真空辅助乳腺微创旋切）手术

适合最大直径 ≤ 2.5 cm 的肿物。特点是准确、微创、美观。

五、疗效及预后评估

（一）疗效评估

1. 治愈

肿瘤完整切除，切口愈合。

2. 好转

部分切除肿瘤（多发性肿瘤者）。

（二）预后评估

肿瘤完整切除后，甚少复发，但如病因持续存在，可在同则或对侧乳腺内发生同样的肿瘤。

（付　莉）

第二节　乳腺导管内乳头状瘤

乳管内乳头状瘤多见于经产妇，多发生于 40 ~ 50 岁。75％病例发生在大乳管近乳头的膨大部，发生于中小乳管的乳头状瘤常位于乳房周围区域。主要表现为乳头溢液，溢液可为血性，暗棕色或黄色液体。肿瘤小，常不能触及，偶有较大的肿块。大乳管乳头状瘤，可在乳晕区扪及直径为数毫米的小结节，多呈圆形，质软，可推动，轻压此肿块，常可从乳头溢出血性液体。乳管内乳头状瘤一般为良性，恶变率为 6％ ~ 8％，尤以起源于小乳管的乳头状瘤常有一定恶变率。

一、病因

病因尚不明确，多数学者认为主要与雌激素水平增高或相对增高有关。由于雌激素的过度刺激，引起乳管扩张，上皮细胞增生，形成乳管内乳头肿瘤。

二、临床表现

1. 乳头溢液

乳头出现血性、浆液血性或浆液性溢液，溢液可为持续性或间断性。有些患者在挤压乳腺时流出溢液，也有些患者是无意中发现自己内衣或乳罩上有溢液污迹。个别患者可出现疼痛或有炎症表现。中央型导管内乳头状瘤较易出现乳头溢液，而外周型乳头状瘤很少出现溢液。

2. 乳腺肿块

由于乳腺导管内乳头状瘤瘤体小，多数情况下临床查体摸不到肿块。有些中央型乳头状瘤可在乳晕附近摸到结节状或条索状肿块，质地较软，轻压肿块时可引出溢液。外周型乳头状瘤发生在乳腺周围象限，若能触及肿块可在乳腺周边部位。

三、辅助检查

1. 乳管镜检查

从溢液乳管口处放入纤维乳管镜，借助电视屏幕可直接观察溢液乳管的上皮及管腔内的情况，并可酌情进行活检，这极大地提高了乳腺导管内乳头状瘤的诊断准确性，可以为需要手术的患者提供肿瘤的准确定位。

2. 乳腺导管造影检查

乳腺导管造影是将对比剂注入溢液导管后摄片，乳腺导管内乳头状瘤显示导管突然中断，断端呈弧形杯口状影像，管壁光滑完整，可见到圆形或椭圆形充盈缺损，近侧导管显示明显扩张。由于乳腺导管造影不能直接观察导管上皮及导管腔内的病变，目前许多大医院已不再使用，诊断乳管内病变通常采用乳管镜检查。

3. 乳腺超声检查

对较大的导管内乳头状瘤彩超可见到扩张的导管和肿瘤影像。

4. 脱落细胞学或针吸细胞学检查

乳头溢液细胞学涂片检查是通过采集乳头溢液，制成细胞学涂片，经显微镜观察，了解病变的细胞学特征，如能找到瘤细胞则可明确诊断，阳性率较低但可重复进行，临床医师应客观分析涂片结果。对查体可摸到肿块的病例，可进行针吸细胞学检查。最后确诊还应以石蜡切片为准（组织学诊断）。

四、诊断策略

（一）病史采集要点

1. 主诉

乳头溢液或发现乳房肿块就诊。

2. 现病史

①溢液的性状：是血性、浆血性、浆液性、乳汁样、水样、脓性、黏液性还是其他。②溢液方式：是自发的还是挤压溢液，是间歇性还是持续性溢液。③有无疼痛及其他不适，乳房有无肿块。④视力有无异常改变（排除垂体病变），有无甲状腺功能亢进或低下，胸壁带状疱疹的相关临床表现或病史。

3. 月经和妊娠哺乳史

有无停经或闭经，有无近期哺乳史。

4. 药物史

有无口服避孕药、抗高血压药、抗抑郁药等药物服用史。

5. 外伤及手术史

有无过度的乳房机械性刺激、胸部外伤、剖胸手术史。

（二）体检要点

除常规检查乳房有无乳头内陷、乳头湿疹、皮肤酒窝征、炎性改变、乳房肿块，双侧腋窝有无肿大淋巴结，双侧锁骨上、下有无肿大淋巴结外，重点检查乳房有无溢液，可沿乳房周边部，顺乳腺导管引流方向由外向内至乳头根部轻挤压，逐一检查乳房各象限，观察有无溢液自乳头溢出。如有溢液，应查明溢液导管的开口部位，以及是单乳孔还是多乳孔溢液，是单侧乳房乳头溢液或是双侧乳房乳头溢液，同时观察溢液的性质，并取溢液送检。

（三）辅助检查

1. 溢液隐血试验

可帮助判断溢液是血性或非血性。

2. 乳头溢液细胞学检查

将乳头溢液进行涂片，偶可见肿瘤细胞，但存在一定的假阳性和假阴性。

3. 乳头溢液 CEA 检测

帮助排除恶性病变，尤其是对仅有乳头溢液而扪不到肿块的早期癌。

4. 乳腺 B 超检查

可发现轻度的导管扩张，以及有无乳腺肿块。

5. 乳腺导管 X 线造影

可在乳头沿溢液的乳管开口，插入钝头细针，注射碘油或泛影葡胺，可在钼靶 X 线上显示扩张的导管及其树状分枝影。

6. 乳管内镜检查

可见乳管内乳头状瘤，为黄色或充血样实体肿物，其表面呈颗粒状，突入腔内，质脆易出血。

（四）诊断

（1）中年女性，乳头自发性、间歇性或持续性溢液，可为鲜红色或暗红色血性，也可为淡黄色浆液性液体，多无疼痛感觉，常在更换内衣时发现有少许污迹。

（2）可伴有乳房肿块，一般肿块较小，直径一般不超过 1 cm（常不能触及），多位于乳晕周围，质地中等，边界清楚，按压肿块乳头即有液体溢出。

（3）辅助检查：如乳腺导管 X 线造影及乳管内镜等提示乳管内乳头状瘤表现。

（五）鉴别诊断

以乳头溢液为主要表现时，应和下列情况鉴别。

1. 溢乳

溢乳指非怀孕和哺乳期间的乳头多孔溢乳，常见于以下几种情况。①青春期女性：可能出现双侧乳头溢乳，可以持续数月至 1 年而无任何潜在病变。②脑垂体肿瘤：多伴闭经溢乳，部分患者可有视力异常，血催乳素测定及 CT 检查可以帮助诊断。③甲状腺功能亢进或低下：除与本病的相关临床表现外，甲状腺功能的定量检查可以鉴别。④药物：如口服避孕药、三环类抗抑郁药、抗高血压药、吩噻嗪类药及大麻等都可导致血中催乳素过多，引起溢乳。⑤过度的乳房揉摸、乳头吸吮、胸壁外伤、剖胸手术等。⑥胸壁带状疱疹：剧烈的疼痛可以使催乳素增多引起溢乳。

2. 生理性乳头溢液

多见于双侧乳房、多乳孔，溢液常呈浆液性。常见于补充外源性雌激素及性刺激。

3. 乳腺囊性增生病

临床特点：①溢液大多为浆液性（可呈绿色、草绿色或褐色），常伴有不同程度的乳房疼痛，多为隐痛、胀痛、针刺样痛，甚至放射至肩、腋、背等部位。②单侧或双侧乳房腺体增厚，可有轻重不一的压痛，表面稍有不平或小结节感，质韧，边界不清楚。

4. 乳腺导管扩张症（浆细胞性乳腺炎）

临床特点：①溢液以浆液性多见，部分为血性、浆血性或脓性。多数以乳房肿块为首发症状。②肿块多位于乳晕及周围区，边界不清，质地中等。③部分患者可伴有局部炎性表现，甚至脓肿形成。④少数患者肿块与皮肤粘连，甚至"橘皮样"改变，表现酷似乳腺癌。⑤腋窝淋巴结可呈炎性增大，病变后期可逐渐缩小。

5. 乳管内乳头状癌

临床特点：①溢液以血性或浆血性多见。②瘤体一般较大，常>1 cm，表面不光滑，可与皮肤粘连。可能扪及腋窝淋巴结肿大。③早期与乳管内乳头状瘤难以区别。

6. 乳头管腺瘤（乳头腺瘤）

临床特点：①溢液以血性、浆液性多见。②可见乳头膨大或朝向改变，部分可有乳头糜烂、结痂。③乳头或乳晕下方可扪及质硬结节。

7. 乳腺结核

临床特点：①溢液多为脓性、血性、浆液性。②乳房内可扪及质偏硬肿块，部分区域可有囊性感。③部分患者可有皮肤发红、溃破、窦道形成，可伴有同侧腋窝淋巴结肿大。④一般多有其他部位的结核病灶。

8. 乳房脓肿

临床特点：①溢液为脓性（脓肿突破大导管）。②多见于产后哺乳期妇女。③有明显急性乳腺炎病史。

9. 乳腺癌

乳腺癌伴有乳头溢液者不多见，可能由于癌肿坏死、出血所致。年龄越大，溢液呈血性、浆血性或浆液性者，患乳腺癌的危险性越高。

五、治疗

（一）治疗原则

手术治疗，切除病变的乳管系统。常行乳段切除，切除该乳管及周围的乳腺组织。

（二）手术治疗方法

1. 术前定位

亚甲蓝 1 mL 沿溢液乳管开口注入病变乳管。

2. 手术切除

一般选择乳晕外弧形切口沿导丝寻找病变乳管，按蓝染范围切除病变组织。

六、疗效及预后评估

（一）疗效评估

1. 治愈

肿瘤完整切除，切口愈合。

2. 好转

部分切除肿瘤（多发性肿瘤者）。

（二）预后评估

肿瘤完整切除后，预后良好。

（吴晓霞）

第三节 乳腺其他良性肿瘤

一、乳腺脂肪瘤

乳腺脂肪瘤是由脂肪细胞增生形成的体表最常见的一种良性肿瘤。脂肪瘤在身体的任何部位皆可发生，多见于肩、背部、四肢，但在乳腺也可见到。

乳腺脂肪瘤组织色泽较黄，且有一层薄的结缔组织包膜，内有许多正常脂肪细胞被结缔组织分割成分叶状。有的含有许多结缔组织或血管，有时在一个脂肪瘤的切面上可见到数个棕红色的腺上皮组织混在其中。病理切片上可见脂肪组织混有乳腺小叶的上皮结构。形成此种肿瘤的原因一般认为在脂肪组织中的腺泡结构未参与瘤化，在脂肪瘤的生长过程中，脂肪组织浸润在腺泡的周围所致。

本病好发于 > 40 岁患者的脂肪较丰满的大乳腺内，其临床表现与一般的脂肪瘤无区别，往往无意中发现乳腺包块，无疼痛及任何不适，无乳头溢液。肿瘤一般为单发，圆形或扁圆形，质地柔软，边界较清楚，表面常呈分叶状，肿瘤不与皮肤粘连，但在瘤体表面的皮肤上常见有小凹陷，这是因为有纤维索带通过皮肤进入脂肪瘤的小叶间所致。肿瘤生长缓慢，可长期变化不大，与月经周期无任何关系，肿瘤大小不等，可 3 ~ 5 cm，病程长者可 > 10 cm。

乳腺钼靶片为边界清楚、密度较低的肿块影，呈分叶状，边缘为薄层纤维脂肪包膜透亮带。

乳腺脂肪瘤需与分叶型纤维腺瘤鉴别：分叶型纤维腺瘤生长较快，瘤体较脂肪瘤为大，质地较脂肪瘤略硬，分叶状更为明显，为了正确诊断必要时可做活体组织检查。因分叶型纤维腺瘤的治疗与脂肪瘤不同，分叶型纤维腺瘤手术需将肿瘤连同周围组织一并切除，必要时做乳房单纯切除。

乳腺脂肪瘤属良性肿瘤，如生长缓慢无须治疗；如生长快需行脂肪瘤单纯切除，术后送病理。

本病预后良好，术后不再复发。

二、乳腺平滑肌瘤

乳腺平滑肌瘤是一种少见的良性肿瘤。肿瘤多位于皮下及真皮内，位于深部组织的称其为血管平滑肌瘤。乳腺的血管平滑肌瘤更为罕见。此瘤可来源于皮肤的立毛肌、汗腺周围的平滑肌、血管的平滑肌。乳腺的浅表平滑肌瘤可在乳晕区的皮肤上见到，因乳晕的真皮层内有发达的平滑肌层。

肿瘤切面呈白色或灰红色，有漩涡状结构，质地坚实，瘤细胞呈梭形，略大于正常的平滑肌细胞，两端钝圆，胞质染伊红色，内有肌原纤维，胞质清楚。细胞平行排列或呈束状交织排列。

出现于真皮的肿瘤呈略隆起的结节，表面皮肤略呈淡红色，肿瘤边缘不整，局部有阵发性疼痛或压痛，偶有瘙痒感。乳腺血管平滑肌瘤一般为单发，通常位于乳腺组织深部，肿瘤有明显的包膜，极易活动，故应与乳腺纤维腺瘤相鉴别。手术切除后通过病理切片才能确诊。

乳腺平滑肌瘤通常不发生恶变，手术将受累皮肤及肿块切除便可治愈。

三、乳腺海绵状血管瘤

乳腺海绵状血管瘤是由血管组织构成的一种良性血管畸形。本病极少见，仅在文献中偶有报道。

乳腺海绵状血管瘤多发生于乳房皮下组织内，由大量充满血液的扩张充血的腔隙或窦所组成，腔壁上有单层内皮细胞，腔隙之间由一层很薄的纤维组织条索状或少许平滑肌纤维分隔呈海绵状，主要是静脉血管延长，扩张呈海绵状，可有完整的包膜，有的界限不清。

本病可发生于任何年龄，其病因是由残余的胚胎或血管细胞形成脉管的错构瘤样新生物，所以在出生时即存在，有的因面积很小，生长很慢，局部症状不被表现出来，因病变发展可数十年才被发现。往往无意中发现乳腺肿块，生长缓慢，无任何不适感。肿瘤表面光滑，质地有囊性感，可活动，无触痛及波动感。肿瘤局部穿刺可抽出血性液体。

本病为良性，对较小的血管瘤可一期切除，较大者可行乳房单纯切除。

四、乳腺淋巴管瘤

乳腺淋巴管瘤是由淋巴管和结缔组织组成的先天性良性肿瘤。本病极罕见，仅在文献中有报道。

在胚胎发育过程中，由于淋巴组织迷生即可成为淋巴管瘤的基础，是由内皮细胞排列的管腔而构成，其中充满淋巴液。

乳腺淋巴管瘤是生长缓慢的良性肿瘤，肿瘤大小不等，小的可几厘米，大的可几十厘米，乳腺可呈葫芦状悬吊在胸腹壁。肿瘤无疼痛，呈囊性感，质软，有波动感。透光试验阳性，局部穿刺可抽出浅黄色清亮的淋巴液。

如果较小的淋巴管瘤可单纯将淋巴管瘤切除，巨大的淋巴管瘤行乳房单纯切除术。

本病预后良好。

五、乳腺错构瘤

错构瘤属于一种良性肿瘤，一般好发于肺，极罕见发生于乳腺内，仅在文献中偶有报道。

病因为胚芽迷走或异位，或胚芽期部分乳腺发育异常，造成乳腺正常结构成分比例紊乱。肉眼见：肿瘤呈分叶状，一般无包膜，肿瘤切面为淡黄色，间有灰红色，含脂肪组织及乳腺导管样结构。

本病在出生后即存在，多见于女性，一般不引起症状，可有隐痛，与月经周期无关。乳房皮肤无改变，触及肿瘤成分叶状，肿瘤以 1 ~ 8 cm 不等，边界较清楚，囊性感，无触痛，与周围组织无粘连，肿瘤生长缓慢，肿瘤透光试验阳性，穿刺无任何液体。确诊需病理证实。

切除肿瘤后预后良好。

六、乳腺神经纤维瘤

乳腺神经纤维瘤少见，好发于乳房皮肤和皮下的神经纤维，常为神经纤维瘤病的一部分。神经纤维瘤可从乳晕和乳头附近长出肿瘤，肿瘤可单发或多发。有时肿瘤带蒂，仅位于皮下组织中，1 ~ 2 cm。此种肿瘤生长缓慢，一般不会恶变，无疼痛及其他不适感。

因其常为多发性，可导致乳头变形，如多发性肿瘤聚集在一起，可考虑将病变皮肤全部切除，做乳房整形手术；如单发者，可个别行肿瘤切除术，术后无复发。

七、乳腺良性间叶瘤

良性间叶瘤可发生于身体任何部位，偶可见于乳腺内，由多种分化成熟的间胚叶构成的间叶瘤。此瘤肉眼观近似脂肪瘤，但并非黄色，而是灰色。光镜下观，肿瘤由成熟脂肪组织等构成，可夹杂血管样区，故亦称为血管脂肪瘤。肿瘤质软，瘤体 2 ~ 3 cm，最大可长至6 cm，边界清楚，与周围组织无粘连，可自由推动，无疼痛与其他不适。

本病属于良性，手术切除即可痊愈，但切除不彻底易复发。

八、乳腺颗粒细胞瘤

颗粒细胞瘤可发生于身体的任何部位及任何年龄，但多见于舌和皮肤等处。发生于乳腺者极少见。颗粒细胞瘤并非来源于乳腺本身，而是来源于乳腺软组织。

本病可见于女性，也可以见于男性。可发生于乳腺的任何部位，但多见于乳腺内上象限，其次为内下象限、外上象限及外下象限。肿瘤大小不等，一般在 0.5 ~ 4 cm。肿瘤呈结节状，边界不清，质硬，不活动，有时肿瘤相应处皮肤有下陷。故临床应与乳腺癌鉴别。但确诊需病理证实。

肿瘤手术切除后预后良好。

九、乳腺汗腺腺瘤

乳腺汗腺腺瘤较罕见。因乳房皮肤及乳晕上有汗腺存在，有时可能发生汗腺腺瘤，此为良性肿瘤。通常在真皮形成无数小囊性管，管腔内充满胶样物质，管壁的两层细胞被压扁平。这种汗腺腺瘤开始时仅在皮肤有病变，为透明而散在的小结节，类似小丘疹或粉刺样，软而有压缩性。结节位于真皮内，直径约 2 cm，有时可高出皮肤 1 cm，肿瘤可逐渐增大呈乳头状，最后发生破溃。

本病临床上并无重要性，也不会发生恶变。手术切除即可痊愈。

十、乳腺软骨瘤和骨瘤

乳腺软骨瘤和骨瘤极少见，一般可见于老年妇女的乳腺纤维瘤内。肉眼见肿瘤表面呈粒状突起，淡黄色，质硬无明显包膜，周围境界清楚。光镜下可见骨膜及断续的骨板，及不同粗细与长短不等排列紊乱的成熟骨小梁。小梁之间可见疏松纤维组织。患者一般无自觉症状。乳房皮肤无改变，肿瘤质硬，无触痛，可活动，与周围组织无粘连。将肿瘤全部切除可痊愈，术后无复发。

十一、乳房皮肤痣

皮肤色素痣很常见，在乳房的皮肤上也可发生，有时含有色素或无色素。一般不需治疗。如果发现痣周围因炎症反应而出现浅红色晕，痣体增大，色素增加，痣的生长突然加快等现象，应考虑有恶变为黑色素瘤的可能，此时应及时手术切除。

（吴晓霞）

左乳纤维腺瘤

一、基本信息

姓名：×××　　性别：女　　年龄：35 岁

过敏史：无。

主诉：发现左乳肿块 3 天。

现病史：3 天前发现左乳肿块，间断轻微刺痛，自行缓解，与月经周期相关，局部无红肿，不伴发热，双乳头无溢血溢液，未治疗。为求进一步诊治来我院就诊，门诊遂以"左乳肿块性质待查"收入院，发病以来神志清，精神可，饮食可，睡眠可，大小便无异常，体重无明显变化。入院以来无发热、咳嗽等呼吸道症状，无呕吐、腹泻等消化道症状。

既往史：既往体健，否认高血压、心脏病病史，否认糖尿病、脑血管疾病病史，否认肝炎、结核、疟疾病史，预防接种史随当地进行，否认手术史，外伤史，否认输血献血史，否认食物药物过敏史。

二、查体

体格检查：T 36.3℃，P 66 次 / 分，R 18 次 / 分，BP 125/75 mmHg。

发育正常，营养良好，正常体型，无病容，表情自如，自主体位，步入病室，神志清楚，查体合作。全身皮肤及黏膜色泽未见异常，无皮疹，无皮下出血，毛发正常，皮肤温度正常，颜面部无浮肿，眼睑正常，结膜正常，眼球活动正常，巩膜无黄染，双侧瞳孔等大等圆，对反射正常，耳郭无畸形，外耳道无分泌物，鼻无畸形，通气良好，口唇红润，伸舌居中，齿列整齐，齿龈正常，扁桃体无肿大，咽部无充血。颈部见专科查体。胸廓双侧对称，乳房正常对称。双侧肋间隙正常，双侧呼吸运动对称，呼吸平稳，呼吸节律均匀整齐。语音震颤正常，未触及胸膜摩擦感，无胸骨压痛，双侧肺部听诊为清音，双肺呼吸音清晰，未闻及干、湿性啰音。心前区无隆起，心尖搏动位置正常，无心包摩擦感，未触及心脏震颤，叩诊心浊音界正常，心率66次/分，心律齐，心音无异常。各瓣膜听诊区未闻及杂音。腹部平坦，无瘢痕，未见胃、肠型，未见蠕动波，腹式呼吸存在，脐正常，未见腹壁静脉曲张。腹软，未触及腹部肿块，腹部无压痛，肋缘下未触及肝脏，未触及胆囊。未触及脾脏。肝浊音界正常，肝上界位于右锁骨中线第5肋间，肝上下界距离为8 cm，肝区无叩痛，双侧肾区无叩痛，腹部移动性浊音阴性，肠鸣音正常，5次/分，腹部未及血管杂音。肛门及外生殖器无异常。脊柱正常生理弯曲，活动自如，无压痛或叩击痛。肢体活动自如，无畸形，无杵状指（趾），无静脉曲张，关节无红肿，无下肢浮肿。肌肉无萎缩，肌张力正常，肌力Ⅴ级。肱二头肌反射存在，Hoffmann征、Babinski征、Oppenheim征未引出。

专科检查：双乳对称，双乳皮肤无红肿，未见橘皮征，无乳头凹陷及乳头溢液。左乳1点可触及肿块2枚，大小均约1 cm×1 cm，边界清，质韧，活动度好。双腋下及锁骨上未触及肿大淋巴结。

辅助检查：彩超，左乳实性结节（BI-RADS 3类）。

三、诊断

初步诊断：左乳肿块。

鉴别诊断：

1. 乳腺腺病

多见于中年女性，特点为乳房胀痛和肿块，肿块呈周期性，与月经周期有关，乳腺弥漫性增厚，肿块呈颗粒状、结节状或片状，大小不一，质韧而不硬，与周围腺体分界不明显，少数病人可有乳头溢液。

2. 乳腺肉瘤

多有短期内迅速增大病史，查体可触及质韧肿物，边界清表面尚光滑，一般无淋巴结肿大。

3. 积乳囊肿

单侧多见，位于乳晕区外的乳腺周边部位，呈圆形或圆形，边界清楚，表面光滑，稍活动，一般无腋区淋巴结肿大，检查在乳晕区外的较边缘部位触到边界清楚、活动、表面光滑的肿块，肿块影周边较整齐，一般表现为椭圆形或圆形透声暗区，边缘清晰光滑、完整，后壁有回声增强效应，有侧边声影。

4. 乳管内乳头状瘤

本病多以乳头溢液为主要表现，可为无色或血性液体，彩超显示扩张乳管内有低回声肿物影。

5. 纤维腺瘤

本病多发于青年女性，肿物质地韧，表面光滑，边界清楚，活动度良好，无压痛及乳头分物，钼靶检查有时可见粗大点状钙化，少数青春期发生的纤维腺瘤可在短时间内迅速增大。

6. 乳腺癌

本病多发于中年女性，多为无痛性肿块，质硬，表面不光滑，活动度差，与周围分解不清，肿瘤增大可出现局部隆起，累及 Cooper 韧带可出现表面皮肤凹陷，邻近乳头乳晕可出现乳头回缩，皮下淋巴管堵塞可出现"橘皮征"，晚期可侵及胸肌，与胸壁固定不易推动，淋巴结转移多见于腋窝，出现腋窝淋巴结肿大。

最终诊断：左乳纤维腺瘤。

四、诊疗经过

入院完善相关检验检查，无明显手术禁忌证，于局麻下行左乳肿块微创旋切术。

乳腺彩超结果见下图 5-1。

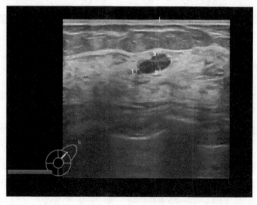

图 5-1 乳腺彩超

双侧乳腺 1 ~ 12 点 + 双侧腋下 + 双侧锁骨上窝扫查；左乳可及多个低回声，较大较明显者如下：1 点，10.1 mm×8.6 mm×10.5 mm，距皮 10.9mm，距乳头约 23 mm；1 ~ 2 点，11.8 mm×0.58 mm×10.1 mm，距皮 9.9 mm，距乳头约 20 mm。

提示：左乳实性结节（BI-RADS 3 类）。

常规病理结果见图 5-2。（左乳肿块）纤维腺瘤伴腺病。

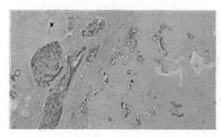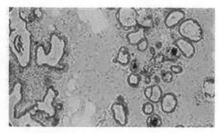

图 5-2　病埋检查（见彩插 6）

五、出院情况

术后病情稳定恢复良好，切口愈合佳（图 5-3）。

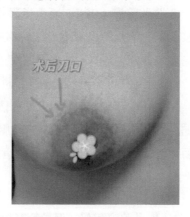

图 5-3　术后恢复情况

六、讨论

乳腺微创手术是在超声引导下，利用真空负压的原理，对乳腺组织进行微创切除，进而可对切除的组织进行病理活检。一般来说，乳腺微创手术使用于多种良性肿瘤的切除或某些巨大肿瘤甚至癌灶的手术活检。微创手术的优点是创伤小，恢复快，手术更准确；缺点是手术费用相对昂贵。

（付　莉）

第六章 乳腺恶性肿瘤

第一节　隐匿性乳腺癌

　　隐匿性乳腺癌（OBC）通常指影像学检查及临床体检均未发现乳腺内原发病灶，以腋淋巴结转移癌为首发症状的特殊类型乳腺癌。自 Holsted（1907）首次报道以来至 1976 年已逾百例，近年文献又相继报道 150 余例。据国外报道，其发病率占全部乳腺癌的 0.46% ~ 1%。由于临床症状以及发病情况比较隐匿，给临床诊治造成困难，目前，对转移淋巴结进行组织病理学检查是隐匿性乳腺癌诊断的关键步骤。对隐匿性乳腺癌的治疗方案的选择，目前治疗手段主要有放疗、手术、化疗、姑息保守等。

一、病理

　　在病理上，隐匿性乳腺癌与一般乳腺癌相似，但导管癌较多。其癌肿大小自仅能镜下可见至直径 5.5 cm 不等，但多在 1 cm 以下。此种原发瘤小而转移瘤较大的现象可能是两者差异性生长所致。关曾文等认为，在有些癌瘤的初期阶段，宿主的免疫力有效地控制了它的生长，同时，癌瘤循淋巴道转移并在区域淋巴结内生长。从理论上讲，原发瘤的抗原强者能引起机体强有力的免疫反应，控制原发灶的生长，但控制不住转移灶的生长。这可能与肿瘤的抗原性在转移癌内发生改变有关。因此，由原发瘤诱发的免疫反应，对转移瘤不起作用。隐匿性乳腺癌以组织学早期癌如小叶原位癌、导管内癌为多见。癌已发生转移而原发灶仍为原位癌或管内癌图像，提示基底膜退化或已有细胞穿透。Gallager 等用组织化学方法证实有这种基底膜退化现象。

二、临床表现

　　隐匿性乳腺癌几乎均发生在女性患者，文献中仅见 Owen 报道 1 例男性患者。发病年龄与一般乳腺癌高发年龄相当（45 ~ 55 岁）。隐匿性乳腺癌的原发灶极为微小，有时仅 1 ~ 2 mm，约有半数在乳腺切除的标本中查不出癌灶，然而转移灶则可能很明显。还可能由于乳腺肥胖、瘤体微小或位置深在等原因，乳腺查不出肿块。肿大的腋窝淋巴结多由患者自己发现，肿块大小自仅能扪诊可及至 5 cm 以上。病程数日至数月不等。Fenerman 观察自腋窝淋巴结转移确诊至临床出现乳腺肿块为期 48 个月，表明原发灶生长比较缓慢，因此临床发现腋窝淋巴结无疼痛性增大者均应进一步明确其病因，以免延误诊疗。

三、诊断

（1）凡原因不明的腋下肿块或淋巴结肿大均应切除诊断。

（2）讲行乳腺 X 线片摄影检查，约有 50% 以上可发现乳腺原发灶。

（3）乳腺液晶热图动力学检查简便易行有诊断参考意义。

（4）腋下肿块切检须做雌激素受体测定，若为阳性则有助于诊断。

（5）在未确诊乳腺原发癌前均应仔细查找乳腺外原发病变。

四、鉴别诊断

（1）有腋窝淋巴结肿大的患者，多数为良性病变，约占 76.4%。而恶性腋窝淋巴结肿大，可由原发与转移瘤两种原因引起，如原发的淋巴瘤、汗腺癌等及转移的乳腺癌，其他尚有呼吸、消化、泌尿生殖系统的癌肿、甲状腺癌、四肢躯干恶性黑色素瘤、皮肤癌、软组织肉瘤的转移等。

（2）乳腺外原发癌转移到腋窝为首症状者，男性多以肺、胃和大肠多见；妇女则多来自卵巢及皮肤恶性黑色素瘤。因此，若为乳腺外原发癌，则应对上述部位进行细致的检查。

（3）有时转移性腋窝淋巴结的病理结构对肿瘤的组织来源提供一些线索，如转移性实质癌多来自乳腺，高柱状分泌黏液的腺癌多来自胃和大肠，妇女的浆液性或黏液性乳头状癌则多来自卵巢。但在女性患者中，以乳腺癌转移为多见。Fenerman 报道 21 例腋窝淋巴结活检证实为转移癌者，女性 14 例，其中 10 例为乳腺癌转移；另 4 例非乳腺转移者，均有明显乳腺外原发癌的临床表现。

（4）患腋窝淋巴结转移腺癌而无任何原发灶征象的女性患者，绝大多数原发灶位于乳腺。

五、辅助检查

1. 腋淋巴结活检

腋淋巴结常规病理组织学检查可发现各种瘤细胞，如大汗腺癌、低分化鳞癌、淋巴瘤、恶性黑色类瘤细胞等。经电镜检查可发现瘤细胞内有腺管，分泌上皮等腺癌的特征性。

2. 乳腺针吸细胞学检查

在腋淋巴结转移癌病例中联合应用现有的乳腺检查方法，将有助于 OBC 的检出，对影像学检查的可疑区行针吸细胞学检查及细针定位下活检，可明确诊断。

3. 钼靶 X 线检查

乳腺 X 线检查的真正贡献在于发现临床早期的小乳腺癌或隐性乳腺癌，在已有明显的乳腺癌的临床表现时，其意义不大。钙化往往为 OBC 的 X 线唯一表现，但钙化灶不是乳腺癌特有的征象。OBC 的其他 X 线征象包括单侧血管影增加、导管隆突增加或走向异常、皮肤增厚及连续检查局灶性基质密度增加等。一般认为，X 线钼靶片可以发现直径几毫米的肿瘤，钼靶片 OBC 的检出率各家报道在 5% ~ 72.5%，但多数报道在 50% 左右。

4. CT 检查

对乳腺癌有较高的检出率，在一组 78 例病理证实为乳腺癌中，CT 检查出 73 例（94%），钼靶片检查比例为 77%。尽管 CT 不能取代常规的 X 线钼靶片检查，但可以克服普通 X 检查的局限性，尤其是在肥大的乳房，CT 更具有优越性。当肿瘤最大径 < 1.5 mm时，CT 不易检出。对于早期乳腺癌和 OBC，两者联合应用则可以提高其检出率。

5. ER 测定

腋淋巴结转移癌 ER 测定 50% 为阳性，有助于 OBC 的诊断及指导治疗。ER 阳性提示乳腺癌腋淋巴结转移，但其阴性也不能排除乳腺癌。

6. 其他

超声断层扫描及乳腺热图像等。

六、治疗

关于 OBC 的手术治疗方式，目前有乳腺癌根治术、保乳等手术方式。有研究组，50例患者行乳腺癌改良根治术，5 例患者因保乳要求行腋窝淋巴结清除术，7 例患者因高龄或伴全身基础疾病仅行单纯腋下肿大淋巴结切除，后两种术式样本含量少，手术方式分布不平衡，且存在选择偏倚，未比较其统计学意义。但是鉴于乳腺癌根治术后患者生理及社会心理的不完整性，腋窝淋巴结清除十全乳放疗或将成为 OBC 患者的更佳选择。

Vilcoq 等认为，放疗对隐匿性乳腺癌有效。美国乳腺外科医师协会曾就 1 例隐匿性乳腺癌患者的下一步治疗方式向 837 名乳腺外科医师进行问卷调查，该患者以腋窝淋巴结转移性腺癌为首要表现，乳腺查体、超声、钼靶摄片均无阳性发现，胸、腹、盆腔无异常发现，同侧乳腺 MRI 检查阴性，调查结果显示，338 名医师选择乳腺切除，285 名医师选择全乳放疗。因此，无远处转移证据的隐匿性乳腺癌的治疗，主要包括对腋窝和乳腺的局部治疗，以及全身系统治疗。对 II 期或 III 期隐匿性乳腺癌必须实施标准的辅助治疗，包括化疗、内分泌治疗及对胸壁或腋窝的放疗。多数学者认为，隐匿性乳腺癌可以保乳，但必须辅以全乳放疗。Vlastos 等回顾性分析了 45 例隐匿性乳腺癌患者，其中 13 例行乳腺全切除术，32 例行保乳术。78% 的保乳患者和 54% 的全乳切除患者行术后放疗，两组患者 5 年和 10 年的局部复发率、远处转移率、无病生存率及总生存率差异均无统计学意义。Baron等报道，行全乳切除的隐匿性乳腺癌患者 5 年生存率为 77%，保乳患者的 5 年生存率为65%，二者差异无统计学意义。同期乳腺癌患者 5 年总生存率为 79%。

有研究发现，总的淋巴结切除数目 ≤ 20 个与远期生存无相关性，但有一定的临床意义。故对于术前各项检查支持腋窝淋巴结多发转移的 OBC 患者，适合行腋窝淋巴结清除 +

全乳放疗；而术前各项检查支持腋窝孤立肿大淋巴结的 OBC 患者，SLND + 全乳放疗或为更佳治疗方案，但有待于进一步考证。临床医师需结合患者情况，实现个体化治疗。

（杨宇扬）

第二节　乳腺导管内原位癌

乳腺导管内原位癌（DCIS）外科治疗包括肿瘤单纯切除术和全乳房切除。全乳房切除术是 DCIS 根治性治疗手段，98%～99% 患者接受这一手术治疗。全乳房切除术后复发几乎全是浸润性癌，表现为局部复发或局部没有复发而远处转移。全乳房切除术是最有效的 DCIS 治疗手段，但是对一个一生都不会进展成浸润性癌的 DCIS 患者，实施这种手术有过度治疗之嫌。浸润性乳腺癌保乳术的成功，使人们进而转向探讨保乳术治疗 DCIS 的可能。

一、病理

DCIS 是一种异质性或异源性疾病，表现在临床表现、影像检查及病理学等方面。基于 DCIS 镜下表现的结构的多样性，DCIS 传统上分为粉刺型、筛状型、微乳头状癌、肿块型癌及混合性癌，而且有近 2/3 的 DCIS 表现为混合型。这种分型的可重复性比较差，不同的病理医师或者不同的取材部位可能会有不同的判断，而且此种分类方法不能很好地判断预后，所以目前病理学更倾向于使用包含核分级及有无腔内坏死的分类体系。因为不同核分级很少混合存在，文献报道 15% 的病例有混合型核分级同时存在。高级别 DCIS 往往由较大的多形性细胞构成，多倍体核仁、有丝分裂及中央坏死比较常见，组织学表现为粉刺样癌，当然也可表现为其他类型。低级别 DCIS 往往由正常的扁平细胞构成，有单个的圆核仁，细胞有很好的边界。中级别 DCIS 结构表现多样，介于高、低级别 DCIS 之间，不同病理医师的诊断可重复性差。英国 NHS BSP 项目研究显示，不同医师中级别 DCIS 的诊断一致性较差（K = 0.23），而高级别 DCIS 的诊断一致性指数（K = 0.51）。DCIS 中是否同时存在浸润性或微浸润性病灶，在粗针穿刺标本或冰冻病理，有时很难确定。有一项研究显示，粗针穿刺为高级别 DCIS，而钼靶 X 线显示有 40 个钙化点，那么存在浸润性或微浸润性病变的风险为 48%。DCIS 与非典型增生（ADH）在很多方面有类似或相同的表现，鉴别两者有一定的难度，通常情况下，ADH 是根据镜下结构及细胞学特征诊断的，如果低级别 DCIS 样细胞学改变超过了两个的导管，那么就诊断为低级别 DCIS，否则就诊断为 ADH。目前尚无有效的分子标志来准确区分低级别 DCIS 和 ADH，但前者可能会表现为 CK-5（-）或 CK-14（-）。

二、治疗原则

迄今为止 DICS 的自然过程，我们知之甚少，因为 DCIS 一经诊断就被完整地切除了，有限的数据往往来源于一些仅做了穿刺活检而未作手术切除的病例，或者是一些误（漏）

诊的 DCIS 病例。文献报道，DCIS 进展为浸润性癌的风险为 14% ~ 75%，Sander 等的研究发现，低级别非粉刺样 DCIS，随访 31 年，39% 的患者进展为浸润性乳腺癌，此部分患者中 45% 因乳腺癌死亡。基于 1/3 的 DCIS 病例有进展为浸润性癌的风险，所以此部分 DCIS 需要进行积极治疗，目的是减少局部浸润性癌或 DCIS 的复发，而另外 2/3 的 DCIS 病例只要随访即可。但到底什么样的患者会进展，这部分患者有什么特征，目前的组织病理学及分子病理学尚没有明确的结论。

三、DCIS 治疗方案的探讨

1. 放疗在 DCIS 治疗中的价值

在浸润性乳腺癌的保乳手术中，NCCN 指南及 St Gallen 共识都支持了术后放疗的必要性，然而 DCIS 治疗中是否需要放疗目前尚有不同的观点。有三个大型临床试验对 DCIS 术后放疗进行了相关研究，包括 NSABP B-17、UK/ANZ 及 EORTC。前两项试验随访近 20 年，分别在 2011 年及 2010 年更新。

2. 内分泌治疗在 DCIS 治疗中的应用

他莫昔芬可以显著降低 DCIS 术后的复发。有两个临床试验为此提供了证据，NSABP B-24 及 UK/ANZ 试验。NSABP B-24 试验，1991—1994 年共入组 1799 例，保乳手术后行放疗，然后随机分为他莫昔芬组，对照组（安慰剂），中位随访时间 163 个月。观察项目为局部复发率（包括 IBC 及 DCIS）、对侧乳腺癌（DCIS IBC）、远处转移、死亡率。结果显示，他莫昔芬可以使同侧乳房 IBC 复发风险降低 32%（HR = 0.68，P = 0.025），也可使同侧 DCIS 复发风险降低 16%（HR = 0.84，P = 0.33），但无统计学意义。综合 B-17 及 B-24 试验数据分析，放疗 + 他莫昔芬组较对照组（仅局部切除）浸润性癌复发风险降低 70%（HR = 0.30，P < 0.001）。放疗 + 他莫昔芬也可以使对侧乳腺癌的风险降低 32%（HR = 0.68，P = 0.023），癌发生率为 7.3%，而安慰剂组癌发生率为 10.8%。B-24 试验考察了放疗 + 他莫昔芬的综合应用效果，单用他莫昔芬结果如何呢？UK/ANZ 的研究提供了一些证据，1576 例患者随机进入了他莫昔芬组（局部切除 ± 放疗 + 他莫昔芬）和对照组（局部切除 ± 放疗），342 例乳腺癌新发事件，188 例 DCIS，154 例浸润性癌。他莫昔芬明显降低了新发乳腺癌的风险（HR = 0.71，P = 0.002），他莫昔芬可以降低同侧 DCIS 及对侧 DCIS、IBC 的风险，但不能降低同侧 IBC 的风险。他莫昔芬组降低同侧及对侧 10 年新发癌风险分别为 3.9% 和 2.3%。此外分层分析显示，他莫昔芬可以显著降低无放疗组患者的新发乳腺癌的风险（P = 0.001），但对接受过放疗者，则无此优势（P = 0.8）。目前尚无芳香化酶抑制药治疗 DCIS 效果的确切证据，MA-17 试验发现在来曲唑组发生 DCIS 的例数少于对照组。NSABPB-35 将对阿那曲唑和他莫昔芬治疗 DCIS 进行对比研究，结果尚未报告。

3. DCIS 是否需要化疗

目前尚无证据支持接受纯 DCIS 化疗会获益，在临床实践中，也有学者认为对一些特殊的 DCIS 应该化疗，由于病理取材受限（巨大的 DCIS），可能会遗漏浸润或微小浸润的存在。但这一观点并未达成共识。

4. DCIS 治疗的争议

临床、病理研究证实 DCIS 有进展为浸润性癌的可能，而且众多临床试验显示保乳 ± 放疗 ± 他莫昔芬获得了很好的效果。但也有学者认为，DCIS 中仅有 1/3 的患者会进展为浸润性癌，即有 2/3 的患者进行了过度治疗。此外，DCIS 预后非常好，10 年生存率为 98%～99%，6 周的放疗可以使死亡率从 1% 降低到 0.5%，获益甚微，这一点值得思考。DCIS 简单而复杂，简单是因为其预后好，复杂是源于我们对其了解得太少，尤其不知道哪些指标能有效地来区分可能会进展的 DCIS。随着研究的深入，希望将来有可能对 DCIS 进行个体化最小有效治疗。

（杨宇扬）

第三节　男性乳腺癌

男性乳腺癌较为少见，约占所有乳腺癌的 1%，为男性恶性肿瘤中 0.1%。发病年龄较女性乳腺癌平均高出 6～11 岁。

近年来，男性乳腺癌的发病率呈上升趋势。根据来自美国的数据，男性乳腺癌的发病率随着年龄增加而升高，在 70 岁后达到高峰。2008 年，中国肿瘤登记地区共有 15 625 例女性乳腺癌，126 例男性乳腺癌，后者占所有男性恶性肿瘤的 0.15%。同年广州市户籍人口共有 1228 例女性乳腺癌，8 例男性乳腺癌。由于男性乳腺癌病例数缺乏，难以开展大宗的临床试验研究，目前为止，几乎所有治疗均参照女性乳腺癌的数据。

一、病理

男性乳腺癌的病理表现与女性乳腺癌相似，绝大多数是浸润性导管癌，男性乳腺无小叶组织，因而病理上未有小叶原位癌的报道。

二、临床表现

男性乳腺癌的症状主要是乳晕下无痛性肿块，20% 患者有乳头内陷、结痂、溢液，肿块边界常不清，常早期有皮肤或胸肌粘连，腋淋巴结转移率较高。

三、治疗

男性乳腺癌的治疗同女性乳腺癌，但因男性病例乳腺组织较小，且易早期侵犯胸肌，手术方式应以根治术或扩大根治术为主。

对晚期或复发病例应用内分泌治疗，效果比女性乳腺癌为好。主要治疗方法是双侧睾丸切除，有效率可达 50%～60%，之所以如此高疗效率是由于近 84% 的肿瘤组织 ER 阳性。有效期平均持续 12 个月。如果患者不愿接受睾丸切除，或切除后病情再发，尚可服用女性激素、男性激素或 TAM 而获得佳效，类此添加性内分泌疗法在患者已显示睾丸切除术无效的情况下将产生佳效，这种二线内分泌疗法的显效率介于 30% ~ 50%，化疗仅在内分泌治疗，包括祛除性和添加性，失败后方宜开始，其用药和给法相当于女性乳癌。

1. 外科手术治疗

长期以来，治疗男性乳腺癌的标准手术是乳腺癌根治术或改良根治术。Mayo 等（1993 年）报道了近 50 年 124 例男性乳腺癌患者的治疗情况，80% 的病例接受了乳腺癌根治术或改良根治术，仅 12% 的病例接受单纯乳房切除术。近 5 年来，中山大学附属第一医院共收治 11 例男性乳腺癌患者，均行改良根治术。文献报道 7 例不伴远处转移的男性乳腺癌患者行保乳手术，中位随访 67 个月未发现局部复发。但是，由于男性乳腺癌分期常较女性患者差，男性没有足够的腺体组织延缓肿瘤向周围的浸润，肿瘤位于乳晕区域等因素导致男性乳腺癌患者不宜行保乳手术，因此，应慎重选择保乳手术。男性乳腺癌患者也可参照女性乳腺癌行前哨淋巴结活检术，但前哨淋巴结转移率高于女性乳腺癌患者（37% vs 22%）。

2. 放射治疗

由于多数男性患者接受了全乳切除术，术后放疗主要是针对胸壁和腋窝术后放疗适应证包括皮肤、乳晕或胸肌受累，切缘阳性，以及腋窝淋巴结转移等。Cutuli 等（1995 年）报道了 397 例男性乳腺癌患者，190 例接受术后放疗，其中 9 例出现局部复发，未行术后放疗的 183 例中 21 例局部复发。有人提出肿瘤直径 > 1 cm 或者 1 枚以上腋窝淋巴结阳性就应行术后放疗，甚至认为放射野应当常规包含内乳淋巴结引流区域。但是，也有研究显示未接受术后放疗的男性乳腺癌患者局部复发率并不高。由于多数患者为老年患者，在考虑局部复发率的同时应兼顾周围正常组织的放射性损伤和存活率。放疗计划非常关键，尽可能使用三维调强技术以避免对心脏和冠状动脉及周围重要血管结构的损伤，减少对肺野的影响。使用的剂量可参照女性的标准，对于潜在切缘阳性的病例可考虑瘤床加量。由于男性乳腺腺体非常少，目前没有数据显示可以使用大剂量分割。有文献显示，7.7%（3/39）的患者术后仅仅接受内分泌治疗和放疗，7.7%（3/39）的患者仅接受内分泌治疗，23%（9/39）仅接受化疗，61.8%（24/39）接受了化疗、放疗和内分泌联合治疗。单因素分析表明，淋巴结是否转移、肿瘤分期和年龄因素与预后相关，而放疗并未能增加无病存活率和总存活率。

3. 内分泌治疗

男性乳腺癌激素受体阳性的比例高于女性乳腺癌患者，内分泌治疗是主要的全身辅助治疗手段。1942 年 Science 报道了睾丸切除术对男性乳腺癌骨转移病例的疗效，是关于男性乳腺癌内分泌治疗最早的文献。其他的去势手术包括垂体切除和肾上腺切除术，可获 55% ~ 80% 的客观缓解率。后来，这些创伤性操作逐渐被他莫昔芬等药物取代，目前，内分泌治疗首选他莫昔芬，每天 20 mg，应用 5 年。尽管尚无随机对照临床研究的循证医学数据，但一项针对 Ⅱ、Ⅲ 期可手术的男性乳腺癌前瞻性研究显示，39 例使用他莫昔芬的患者

5 年总存活率达 61%，较历史对照组升高 17%（P = 0.006）；5 年无病存活率分别为 56% 和 28%（P = 0.005）。他莫昔芬对于内脏转移、骨转移和软组织转移均有疗效，效果与雌激素受体阳性率有关。他莫昔芬常见的不良反应包括体重增加、性功能障碍和血栓栓塞，约有 20% 的患者因不良反应停药，男性患者比女性患者更容易因不良反应而中断治疗。

近年来，也有学者提出了芳香化酶抑制药和药物性去势在男性乳腺癌辅助治疗中的应用。由于睾丸产生的雌激素占循环血中雌激素水平的 20%，因此老年男性血中雌二醇的含量约为绝经后女性的 3～4 倍。阿那曲唑和来曲唑都可以减少男性体内 50%~80% 的雌二醇水平，同时受到下丘脑垂体轴的反馈性释放促性腺激素的影响，睾酮的水平也可增加 1 倍。如果采用外科或药物去势（如 GnRH 类似物）的方法降低睾酮水平后，芳香化酶抑制药可能发挥更好的疗效。

4. 化学治疗

尽管没有确切数据说明辅助化疗在男性乳腺癌中的作用和疗效，但是各种小规模试验和综述性文献均认为辅助化疗能够减少复发和提高存活率。选择治疗方案时可参照女性乳腺癌的标准。一项 24 例腋窝淋巴结阳性可手术病例的前瞻性研究显示：全乳切除术后采用环磷酰胺＋氨甲蝶呤＋氟尿嘧啶（CMF）方案化疗，随访 46 个月有 4 例复发，其中 2 例因转移死亡。含蒽环类和紫杉类的化疗方案也可用于男性乳腺癌，Gioidano 等（2005 年）分析了 1944—2001 年间 156 例男性乳腺癌患者，认为蒽环类联合他莫昔芬的辅助治疗能够改善无病存活和总存活率。中山大学附属第一医院 11 例男性乳腺癌患者术后 8 例行辅助化疗，5 例含蒽环方案，3 例含紫杉方案。平均随访 39 个月，3 例出现远处转移，无一例死亡。一项回顾性研究显示，仅接受手术治疗的患者平均中位生存 33 个月，而接受术后辅助放疗、内分泌治疗或化疗中的任意一种（或联合使用）中位生存达 86 个月（P < 0.003）。辅助化疗对于肿瘤较大、淋巴结阳性和分化差者更有效。由于男性乳腺癌多为老年患者，经常合并内科疾病，应对化疗可能带来的风险和获益进行更充分的评估。对于转移性复发性乳腺癌，如受体阴性或内分泌治疗失败，或疾病表现更具侵袭性，短时无病间期可考虑将姑息性化疗作为二线治疗。

5. 靶向治疗

一项研究回顾性分析了 1986—2009 年间 7 个癌症中心共 118 例非转移性男性乳腺癌患者资料，人类表皮生长因子受体 2（HER-2）阳性与阴性者的无病存活期分别为 52 个月和 120 个月，总存活期分别为 85 个月和 144 个月，说明 HER-2 阳性在男性乳腺癌中同样提示预后不佳。目前，抗 HER-2 靶向治疗仅有个案报道，与化疗联用时也显示出了一定疗效。尽管没有临床试验的依据，但是可参照女性乳腺癌的适应证进行抗 HER-2 的靶向治疗，应当对 HER-2 基因扩增的患者进行个体化风险和预后评估，并与患者充分沟通说明抗 HER-2 靶向治疗（如曲妥珠单抗）的作用。以往认为男性乳腺癌的预后比女性乳腺癌差，但如果校正了年龄与病期因素，男性与女性乳腺癌的存活率是相似的。对于男性乳腺癌患者，可联合应用上述治疗，根据患者具体情况如肿瘤分期、局部情况、病理分型、ER、PR

及 HER-2 情况等综合考虑，制订个体化治疗方案。对于局部进展期的不可手术乳腺癌，也可以采用新辅助治疗，包括术前放疗、内分泌治疗和靶向治疗。与女性患者希望通过新辅助治疗降期以提高保乳率的目的不同，男性患者的最大优势是可行体内药敏试验，直接观察药物疗效。

（吴晓霞）

三阴性乳腺癌新辅助化疗后呈 pCR

一、基本信息

姓名：×××　　性别：女　　年龄：30 岁

过敏史：无。

主诉：确诊右乳癌 4 月。

现病史：患者约于 4 个月前在我院行乳腺肿块穿刺检查，确诊右侧乳腺浸润性癌，2021-03-31 病理诊断：①（右乳 9 点、11 点）乳腺浸润性癌，待免疫组化进一步确诊分型。②（左乳）纤维腺瘤。2021-04-02 病理补充诊断：（右乳 9 点、11 点）乳腺浸润性癌，非特殊类型，WHO Ⅲ 级。免疫组化结果显示：9 点：ER（−），PR（−），HER-2（0），CK5/6（−），E-cadherin（+），P120（+），Ki67（约 30%+）。11 点：ER（−），PR（−），HER-2（0），P63（−），CK5/6（−），E-cadherin（+），P120（+），Ki67（约 70%+）。已行 6 周期 TEC 方案化疗，目前无恶心呕吐，无畏寒发热等不适，为行手术治疗特来我院，门诊以"右侧乳腺恶性肿瘤"收入我科，病程中，精神饮食睡眠可，大小便正常，体力体重无明显改变。

二、查体

体格检查：T 36.7℃，P 100 次 / 分，R 20 次 / 分，BP 97/68 mmHg。双肺呼吸音清晰，未闻及明显干湿啰音。全腹软，未触及明显包块，无压痛及反跳痛。

专科检查：双侧乳腺形态正常，局部皮肤无红肿及橘皮样改变，双侧乳头无凹陷，双侧乳头无溢液溢血，右乳外上象限可触及大小约 2.0 cm×1.5 cm 包块，边界不清楚，质地硬，表面欠光滑，活动度欠佳，无明显压痛，右侧腋窝可触及肿大淋巴结，活动度可。左侧乳腺及左侧腋窝未触及明显肿块。

辅助检查：2021-03-31 病理诊断：①（右乳 9 点、11 点）乳腺浸润性癌，待免疫组化进一步确诊分型。②（左乳）纤维腺瘤。2021-04-02 病理补充诊断：（右乳 9 点、11 点）乳腺浸润性癌，非特殊类型，WHO Ⅲ 级。免疫组化结果显示：9 点：ER（−），PR（−），HER-2（0），CK5/6（−），E-cadherin（+），P120（+），Ki67（30%+）。11 点：ER（−），PR（−），HER-2（0），P63（−），CK5/6（−），E-cadherin（+），P120（+），Ki67（约 70%+）。2021-08-03 双侧乳腺 + 腋窝彩超提示：右侧乳腺外侧象限低回

声团（BI-RADS Ⅵ类）；左侧乳腺低回声结节（BI-RADS Ⅲ类，11 点钟方向）；左侧乳腺囊性结节（BI-RADS Ⅱ类）；右侧腋窝淋巴结可见。2021-08-04 乳腺 MR 平扫 + 乳腺 DWI 成像 + 乳腺 MR 增强：右乳癌治疗后复查，与前片（2021-03-30）对比：①右乳上象限（12 点方向）及外上象限（10 ~ 11 点方向）三个病灶，均较前明显缩小；②左乳上象限（12 点方向）、内上象限（11 点方向）及内下象限（8 点方向）三个病灶，基本同前，BI-RADS：3 类；③双侧腋窝淋巴结，较前缩小。2021-08-03 女性肿瘤十一项：糖类抗原 724 12.80 U/mL ↑，非小细胞胸肺癌相关抗原 21-1 3.88 ng/mL ↑。2021-08-03 血细胞Ⅱ号 +CRP+SAA：血红蛋白浓度 113 g/L ↓，白细胞计数 2.47×10^9/L ↓；2021-08-03 凝血功能六项：D- 二聚体 1.20 μg/mL ↑。

三、诊断

初步诊断：右侧乳房恶性肿瘤。

鉴别诊断：病理诊断明确。

最终诊断：右侧乳腺浸润性癌（ypT0N0M0，三阴性）。

四、诊疗经过

患者行 6 周期 TEC 方案术前新辅助化疗后，行相关检查后，于 2021 年 08 月 09 日在全麻下行右侧乳腺癌改良根治术 + 左侧乳房病损切除术，手术顺利，术后恢复可。

五、出院情况

患者一般情况可，切口外敷料干燥固定，无渗血渗液，切口换药未见红肿硬结等。查体：皮肤黏膜巩膜无黄染，头颈正常，双肺呼吸音清晰，未闻及明显干湿啰音，腹平软，全腹无明显压痛反跳痛，肠鸣音正常。

六、讨论

新辅助化疗也称之为手术前化疗，是恶性肿瘤患者术前全身性、系统性的细胞毒性药物治疗，近年来，新辅助化疗广泛应用于乳腺癌的治疗中，有效缩小肿瘤病灶、增加保乳治疗的概率，已成为乳腺癌治疗的重要部分。

三阴性乳腺癌（TNBC）是一种特殊的乳腺癌亚型，特指雌激素受体（ER）和孕激素受体（PR）表达为阴性且人表皮生长因子受体 2（HER2）无过表达。三阴性乳腺癌作为独立的临床病理类型，其发病率约占女性乳腺癌的 15% ~ 25%，好发于绝经前，具有复发率高、远处转移率高、预后差、生存率低等临床特点。三阴性乳腺癌缺乏靶向治疗特性，因而化疗成为治疗三阴性乳腺癌的主要方法。术前新辅助化疗能够提高三阴性乳腺癌的病理缓解率，提高手术概率和患者的无瘤生存率。

（吴晓霞）

男性乳腺癌

一、基本信息

姓名：×××　　性别：男　　年龄：54岁

过敏史：无。

主诉：发现左乳肿物半年。

现病史：患者约于半年前无意间发现左侧乳房有一包块，无疼痛，局部皮肤无红肿硬结，无橘皮样改变，乳头无凹陷、无溢液及出血，平素无寒战发热，无恶心呕吐等表现。于2021年01月06日在我院行彩超提示：左侧乳腺低回声团（BI-RADS Ⅳ b类），双侧腋窝未见局限性病灶。近20年有排尿等待，无尿频尿急尿痛，今为求进一步诊治，至我院就诊，门诊以"左乳肿物"收入我科。病程中，患者精神饮食睡眠可，大便正常，小便如前述，体力体重无明显下降。

二、查体

体格检查：T 36.2℃，P 58次/分，R 20次/分，BP 140/80 mmHg。双肺呼吸音清晰，未闻及明显干湿啰音。全腹软，未触及明显包块，无压痛及反跳痛。

专科检查：双侧乳腺区皮肤隆起，局部皮肤无红肿及橘皮样改变，双乳头无凹陷、无溢液溢血，左乳3点方向可触及大小约1.5 cm×1.0 cm包块，边界欠清楚，质地硬，表面欠光滑，活动度欠佳，有轻度压痛，局部区域淋巴结未及明显肿大。右侧乳腺及双侧腋窝未触及明显包块。

辅助检查：2021年1月6日在我院行彩超提示：左侧乳腺低回声团（BI-RADS Ⅳ b类），双侧腋窝未见局限性病灶。2022-01-10静息心电图组合55，窦性心动过缓。2022-01-10头部CT平扫，胸部CT平扫，全腹部及盆腔CT平扫：①考虑额顶部钙化灶。②透明隔间腔形成，考虑先天变异。③所及少许鼻窦炎。④双肺胸膜缘少许渗出或坠积效应。⑤前纵隔结节，考虑淋巴结或胸腺病变，建议进一步检查。⑥考虑左侧部分肋骨陈旧性骨折，结合临床。⑦左侧乳腺上述改变，请结合超声检查。⑧考虑马蹄肾。⑨前列腺结石或钙化灶。2022-01-11心脏超声：左房增大，二尖瓣轻度关闭不全，三尖瓣轻度关闭不全，左室舒张功能减低。2022-01-11前列腺+膀胱残余尿，前列腺增生前列腺内钙化灶膀胱残余尿量约10 mL。2022-01-11尿常规：黏液丝566.94个/μL↑；2022-01-10术前八项定量：乙肝病毒表面抗体定量>1000.00 mIU/mL↑，乙肝病毒e抗体定量0.31 Inh%↓，乙肝病毒核心抗体定量0.06 COI↓；2022-01-10 PSA：前列腺特异性抗原0.46 ng/mL；2022-01-10性激素六项：卵泡刺激素20.20 mIU/mL↑；2022-01-10生化Ⅱ号：天门冬氨酸氨基转移酶14 U/L↓，低密度脂蛋白胆固醇3.18 mmol/L↑，载脂蛋白B 1.19 g/L↑，总胆固醇 5.43 mmol/L ↑；2022-01-10 血细胞分析，血型鉴定：淋巴细胞绝对值 0.90×10^9/L↓；凝血功能正常。2022-01-18 术后病理诊断：（左侧）乳腺浸润性癌（非特殊类型，WHO Ⅱ级，肿块大小 2.1 cm × 1.5 cm × 1 cm，镜下未见神经侵犯）。免疫组化结果显示：ER（+95%），PR（+10%），HER-2（1+），CK5/6（-），E-cadherin（+），P120（膜+），P53（部分+），EGFR（-），Ki67（+20%），GATA-3（+）。2022-01-18 术后病理诊断：①送检（左侧腋窝）淋巴结 1/21 枚癌转移。②本次送检（左侧）乳腺组织原肿块旁、乳头、多处皮肤切缘、（内上、内下、外上、外下）切缘及基底部切缘镜下均未见癌。

三、诊断

初步诊断：左侧乳房肿物。

鉴别诊断：病理诊断明确。

最终诊断：左侧乳腺浸润性癌，外侧（pT2N1M0，ⅡB 期，Luminal B 型）。

四、诊疗经过

入院后完善相关检查，于 2022 年 1 月 12 日在全麻下行左侧乳房病损切除术 + 术中快检 + 左侧乳腺癌改良根治术，手术顺利，术后恢复可。

五、出院情况

患者一般情况可，切口外敷料干燥固定，无渗血渗液，切口换药未见红肿硬结等。查体：皮肤黏膜巩膜无黄染，头颈正常，双肺呼吸音清晰，未闻及明显干湿啰音，腹平软，全腹无明显压痛反跳痛，肠鸣音正常。

六、讨论

男性乳腺癌是原发于乳腺组织的恶性肿瘤。男性乳腺癌较少见，占乳腺癌总数的 1%。其生物特性与女性乳腺癌相同，但发病年龄较女性高，容易贻误而影响预后。

男性乳腺癌的发病率在不同国家有很大区别。相比之下，我国男性乳腺癌的发病率较低，其高危因素有：①基因方面：乳腺癌家族史使男性发病危险性相对增加 2.5 倍，男性乳腺癌患者一级亲属中出现乳腺癌病例占 20%，其发病受多个基因的影响。其中与基因 BRCA1 和 BRCA2 变异有关，其中 BRCA2 变异常见，而本例无乳腺癌家族史，而且由于条件所限未做 BRCA1 和 BRCA2 检查。②职业因素：长期在高温和富含汽油及燃料尾气的环境中工作。③内分泌因素：激素水平与男性乳腺癌的发病密切相关，目前普遍认为，肥胖可使男性体内雌激素水平升高，增加发病风险。

男性乳腺癌常见临床表现以乳晕及周围的无痛性肿块为主，少数伴有乳头溢液。表现为乳腺部位出现突出于体表的肿块，可突出于皮肤，或与皮肤发生粘连，甚至皮肤出现破溃，有些是以乳腺部位肿胀、疼痛、不适为首发症状，易误诊为男性乳腺发育，可以借助于彩超及钼靶检查来提高诊断率。同时病理针吸细胞学检查及超声引导下穿刺活检也是一种简单、可靠的诊断方法。

此外，男性乳腺癌的发病率较小，且大部分患者发现自己乳房增大或疼痛等症状时，羞于就诊，可能会延误就诊。所以应加大普及男性乳腺癌的宣传，重视男性乳腺内小肿块，尽早切除，并行病理检查。

与女性相比较，男性乳腺癌患者的预后较差。有报道称，辅助放疗也可以显著减少男性乳腺癌局部复发率，5年复发率为3%~20%，但并没有生存上的获益。由于大部分男性乳腺癌患者 ER 或 PR 为阳性，内分泌治疗敏感，因此多主张内分泌治疗，治疗方法与女性乳腺癌患者相同，多采用三苯氧胺进行口服治疗5年。是否行靶向治疗取决于 HER-2 的性质。本例患者 HER-2（-），所以未予以靶向治疗。目前国际上还没有特别报道男性乳腺癌与女性乳腺癌治疗的差别，对于这位患者给予传统方法治疗，将继续随访。

（吴晓霞）

第七章 乳腺癌根治术

第一节　乳腺癌根治术（Halsted 术）

在 19 世纪末叶以前，手术治疗乳腺癌的主要方式是单纯的肿物切除，术后复发率几乎百分之百。19 世纪 60 ~ 70 年代，Billroth 用类似于全乳腺切除的方式治疗乳腺癌，但由于切除不彻底，又没有良好的辅助治疗手段，复发率高达 82%，3 年生存率仅为 5%。19 世纪末叶，病理学家和解剖学家对乳腺淋巴引流进行了研究。

Halsted 等通过对乳腺癌患者尸解研究乳腺癌淋巴转移的规律，认为乳腺癌的转移方式先是淋巴转移，然后通过腋窝淋巴结、锁骨上淋巴结，最后经胸导管汇入上腔静脉，形成血行转移。因此，认为对乳腺癌患者仅行乳房切除是不够的；由于发现乳房及胸壁的淋巴管彼此相互吻合成网，在某一部位的乳腺癌都有可能通过这些淋巴管网进行播散，因此应该切除整个乳房组织；而乳房的淋巴管绝大部分是穿过胸大肌而汇入腋窝淋巴结的，所以胸大肌应在切除之列；腋窝淋巴结是淋巴转移的主要通路，应对腋窝进行彻底的清除。

鉴于上述理由，Halsted 最初的根治术是整块切除全乳房，包括乳房皮肤及乳腺周围组织以及胸大肌、腋窝脂肪及淋巴组织，常规植皮。不久，发现胸小肌内亦有丰富的淋巴管，且保留该肌有碍于腋窝清除，所以又将胸小肌包括在手术切除范围之内。1894 年 Halsted 报道 50 例用该方法治疗的乳腺癌，无手术死亡，局部复发只有 3 例。1907 年报道 232 例，5 年生存率达 30%。

Halsted 根治术的诞生开始了乳腺癌手术治疗的新时代，被全世界学者广泛接受。时至今日，Halsted 乳腺癌根治术已问世百年，尽管期间又有扩大或缩小手术范围的众多研究，但目前其在乳腺癌的治疗中仍占相当重要的地位。尤其在我国，由于辅助治疗的限制，该术式仍为乳腺癌手术治疗中应用十分广泛的术式。

标准乳腺癌根治术的原则是把乳腺、胸大肌、胸小肌和腋窝锁骨下脂肪淋巴组织整块切除，以防术中癌组织的分离与扩散。

一、适应证与禁忌证

（一）适应证

20 世纪 60 年代前，外科医师选择的根治术指征多参照 Haagensen 和 Stout 的《乳腺癌可行手术标准》。Haagensen 和 Stout 认为只有 Clumbia（哥伦比亚）A 期和 B 期乳腺癌适合于做根治术；Columbia C 期根治术后远期疗效不佳，因而认为 C 期没有根治术的指征；同时认为，若内乳淋巴结和锁骨上淋巴转移，手术应列为禁忌，1960 年后，TNM 分期逐渐在国际上推广，一般认为临床 I 期、II 期乳腺癌可行根治术，对 III 期乳腺癌意见不一。近年来，随着对乳腺癌生物学特点的深入研究以及大量临床资料回顾，乳腺癌根治术的适应证亦发生了改变，这些改变体现在如下几个方面。

（1）随着患者提高生活质量的呼声不断增高，国际上出现了缩小手术范围的趋势，对早期乳腺癌和临床 I 期、II 期乳腺癌的治疗，根治术受到保留乳房的手术和乳腺癌改良根治术的冲击。

（2）化疗、放射治疗和内分泌治疗技术、药物或设备的改善，对手术起到了良好的补充（或保驾）治疗作用，先前认为只有行根治术才能治愈的病例，通过较小的手术和系统的辅助治疗同样可达到治愈的目的，而后者为患者所乐于接受。

（3）减量和减症手术为广大学者所接受，这意味着部分原来以为根治术禁忌的病例，可行根治术，但在手术的前后应辅以有效的辅助治疗，常能达到较理想的效果。

有学者认为，对根治术的选择应在公认的规则下灵活进行，一般可从以下几个方面综合考虑。

1. 肿瘤的局部表现

乳腺癌的局部表现最为复杂多变，它与乳腺癌是否可以被根治的关系最为密切，现就有关项目分析其意义如下。

（1）癌肿的部位和数目：文献中有关这方面的统计较少见，但一般认为癌肿在乳房内的部位并不明显影响手术的疗效。Truscott（1947 年）曾报道说，位于乳房内下象限内的乳腺癌，其 5 年生存率较其余部位的稍低。Haagensen（1956）也证实此说，发现胸骨旁下端部位的乳腺癌，手术后的局部复发率最高，而治愈率则最低，并认为这可能是由于该部位的乳腺癌易向肝脏转移之故。

虽然一般认为位于乳房下部的乳腺癌其治愈率较位于上半部者稍差，但其实肿瘤的部位并不明显影响手术的成功率，换言之，除了肿瘤的部位会影响切口的位置和方式以外，一般根治切除术的疗效与扩大根治切除术大致相似，至少以 5 年生存率而论是如此。一侧乳房内同时有多发性乳腺癌的机会较少见。一般说来，只要癌肿不伴有严重的局部症状，多发性乳腺癌本身不会影响术后的 5 年生存率，它既不能视为手术的禁忌证，也不影响手术时的术式选择和操作步骤。

（2）肿瘤的大小：临床上可以看到两种不同的情况。随着乳房肿块的增大，有的病例会同时出现严重的局部症状，包括皮肤出现小范围的水肿或溃疡，肿块与胸大肌发生粘连固定，腋淋巴结 > 2.5 cm 或发生粘连，但也有病例并不伴有上述的严重症状。一般说来，肿块愈小的预后愈好，但肿块颇大者，也不一定就不能根治，即使癌肿直径已增大至 5 ~ 10 cm 以上，只要不伴有严重的局部症状，则其术后的 5 年生存率与 5 cm 直径以下的生存率并无统计学上的明显差别。但如肿块已 > 10 cm，而同时又伴有上述的某一种严重的局部症状者，则术后 5 年生存率即降至一般的半数以下。后一种情况究竟采取手术切除或放射治疗孰优孰劣，有时颇难断言，通常须先经过一段时间的化学治疗或放射治疗，待肿瘤明显缩小后再考虑做根治切除术，较为妥当。

（3）皮肤的粘连、变色或溃疡：皮肤粘连是癌细胞直接浸润到真皮层引起的反应，为增生的纤维组织向下牵拉的结果，而皮肤的变色（非指真正的炎症性乳腺癌）则是皮下癌肿组织开始坏死的表现。一般说来，乳房皮肤正常者其预后较好，但单纯的皮肤粘连变色并不明显影响根治切除手术的疗效，它们本身还不能视为手术的禁忌证。不过如皮肤粘连变色伴有上述任何一种严重的局部症状时，手术后的局部复发率将明显增加，而 5 年生存率则几乎会降低一半，在这种情况下手术的疗效不一定比放射治疗好，究竟选择何种疗法是很难决定的。

皮肤的溃疡比粘连、变色更为严重，一旦有此种情况出现，多数病例便不适于再行手术治疗。Haagensen（1956 年）统计，1058 例乳腺癌根治手术后的 5 年生存率为 45.1%，但 14 例有皮肤溃疡的术后 5 年生存率为 35.7%，而 13 例既有溃疡又有其他严重局部症状的竟无一例能存活 5 年。由此可见，单有皮肤溃疡的乳腺癌尚可考虑施行根治切除术，但如患者除皮肤溃疡以外尚伴有任何一种严重的局部症状者，则手术的效果必然很差，应视为手术的禁忌证，在这种情况下，一般认为选择放疗可能是较好的方法。

（4）皮肤的"橘皮"样变和"卫星"结节：皮肤的水肿表现为"橘皮"样或"猪皮"样变者是较皮肤粘连、变色甚至溃疡更为严重的表现，它是癌细胞栓子进入皮下淋巴管后导致了皮肤淋巴回流障碍的结果，一旦有此现象发生，癌细胞便有在皮内淋巴管中广泛扩散的可能。经验证明：凡皮肤水肿的范围不超过乳房皮肤的 1/3 者，即使不伴有其他的严重局部症状，根治切除术后的 5 年生存率亦仅及一般病例的半数，如果除了小范围的皮肤水肿以外，尚有其他严重的局部症状存在，即使施行根治切除术也难有治愈的希望。皮肤水肿范围超过乳房区的 1/3 者，更应视为根治手术的禁忌证。

皮肤的"卫星"结节也是癌细胞侵入皮内淋巴管网后的表现。少数的孤立性结节出现在癌肿周围的皮肤内者称为"卫星"结节，无数的结节成片出现于皮肤表面者即称为铠甲癌，它们都是一种严重的局部浸润表现，一经出现便非手术所能治愈，应视为手术的绝对禁忌证，事实上此种病例即使施行其他综合治疗也少有痊愈希望。

（5）炎症性乳腺癌：炎症性乳腺癌是一种极为罕见的临床类型，约占全部乳腺癌病例的 1% ~ 4%。早年的外科家认为本症可能与怀孕或哺乳有关，但以后各家报道本病发生在怀孕或哺乳期内者仅属少数。这种乳腺癌并不是一种特殊的病理类型，而仅为患者对其乳腺癌病变所表现出一种特殊反应。在病理上，炎症性乳腺癌并无任何特殊性，它可以为一种管内型癌、局部性癌、硬癌或大型细胞癌，有时可能为多中心性癌，但多数为分化很差的腺癌。在扩张的表皮下淋巴管中常见有癌细胞团的浸润，有时皮内的浅淋巴管和乳房内的淋巴管甚至血管中也有癌栓可见；但真正的炎性反应并不存在，仅偶尔在血管周围有淋巴细胞和浆细胞浸润。皮肤的毛细血管中却很少有癌细胞侵入，一般仅充满着血液。淋巴管的阻塞引起皮肤水肿和组织张力增加，而增高的组织张力又导致毛细血管的阻滞充血，引起皮肤的丹毒样变化。腋窝淋巴结几乎无一例外地伴有严重转移。

炎症性乳腺癌的最初表现在多数情况下也是乳内肿块，不过在短时期内（几个星期），大部分的乳房皮肤会变得水肿硬韧像橡皮，皮肤充血潮红像丹毒，有时呈典型的紫罗兰色，边界清楚，边缘高起，局部有热感和触痛，很像急性炎症。上述的皮肤变化范围一般都较大，往往整个乳房明显肿大，尤以乳房下部变化最为显著，此时乳房内的肿块反而不能触及，或因皮肤的肿胀硬韧而摸不清，也可能因肿块已占有乳房的大部分而致境界不明，一般仅 1/3 的病例可能触及乳内肿块。

由于患者常以整个乳房的肿大疼痛而入院，检查所见的情况也确实如此，因此本病有可能被误诊为乳房炎症，如急性乳腺炎、乳房脓肿或乳房丹毒等。其鉴别要点为：①乳房局部虽似有炎症现象，但患者全身却无炎症反应，体温和白细胞计数多属正常；②整个乳房有明显的肿胀和浸润、硬韧感，范围往往超过乳房的 1/3，且多累及乳房下部；③皮肤充血潮红，多呈斑块状而不呈片状，境界清楚，边缘高起，有时皮肤呈典型的紫罗兰色；④有时乳房内可触及肿块，同侧腋淋巴结也常有肿大硬结。

近年来由于高电压放射疗法的问世，不少作者报道已获得了较好的成果，如 Wang 和 Gnscom（1964 年）报道有 23 例患者用一般放疗平均生存期仅 14.3 个月，另外 10 例用超高压放疗平均生存期为 30 个月，且有 2 例活过 5 年，故超高压放疗事实上已取代手术而成为炎症性乳腺癌唯一有希望的疗法。

（6）固定皱缩的乳腺癌：在乳腺癌的发展过程中，有时可导致癌肿与胸大肌筋膜之间或与肋间肌之间发生粘连，引起不同程度的乳房固定和皱缩。应该指出，癌肿与胸大肌或其筋膜间的粘连，同它与肋间肌或胸壁间的粘连有着不同的临床意义。前者仅仅造成乳房的相对固定：当手臂下垂、胸大肌呈松弛状态时，即使癌肿已有轻度固定，但在推动乳房时因胸大肌也能随之同时移动，上述的粘连不易被觉察。这种癌肿与胸大肌及其筋膜间的粘连在乳腺癌的根治切除术时可一并被切去，一般既不影响手术操作，对预后的影响也不大，可不视为手术的禁忌证。

累及肋间肌的深度粘连或绝对固定却有着完全不同的性质，由于这种深度的胸壁粘连无疑会影响手术的彻底性，它也必然会降低手术后的治愈率。经实验证明，凡乳腺癌已与胸壁本身有粘连固定，乳房呈明显的皱缩状态者（在患者直立胸大肌处于松弛状态时，患侧乳房皱缩平塌，位置较高，乳内肿块也同样固定不动），无论是否伴有其他严重的局部症状，手术不可能获得根治的效果，因而深度的胸壁粘连固定应该视为手术禁忌。

唯一的例外可能是位于乳房下部、靠近乳房胸壁折痕处的癌肿，如果仅有深度固定而无其他的严重症状，有的外科医师认为仍可以进行根治切除术而不致影响其应有的治愈率，这是因为包围乳腺的浅筋膜在乳房下缘部位是与腹壁的深筋膜融合在一起的，所以乳房下缘的癌瘤在早期就有可能被纤维组织固定在深筋膜上，因而如果没有其他禁忌证，此处的癌瘤虽已固定不动而仍可予以切除，但手术时应将腹上区的腹外斜肌筋膜和腹直肌前鞘连同胸大肌　并切除。

总之，乳腺癌的局部生长情况十分复杂多变，其中有些表现应视为乳腺癌根治切除术的绝对禁忌证，这包括：①广泛的皮肤水肿或"橘皮"样变，范围超过乳房的1/3；②皮肤上已出现癌性的"卫星"结节或已形成铠甲癌；③炎症性乳腺癌；④癌肿已有深度的胸壁固定，即与肋间肌或前锯肌等已有直接的浸润粘连。

有些情况虽非根治切除术的绝对禁忌证，但手术效果较一般乳腺癌有明显差别，可以视为根治切除术的相对禁忌证，这包括：①小范围的皮肤水肿，不超过乳房皮肤的1/3；②癌肿表面皮肤已形成溃疡；③癌肿已有浅度的深部粘连，即仅与胸大肌筋膜有粘连而胸壁本身尚未直接累及；④癌肿本身的直径已超过10 cm。

2. 淋巴结的转移情况

乳腺癌病例的区域淋巴结是否已有转移，转移的范围和程度如何，也是能否进行根治手术的一项重要标准，且与预后有密切关系。乳房外侧部位的癌肿几乎无一例外地首先向腋淋巴结转移，乳房内侧和中部的癌肿也大多先向腋淋巴结转移，所以腋淋巴结是乳腺癌的第一站转移淋巴结。有时乳房内侧和中部的癌肿也可先向内乳淋巴结转移，外侧部的乳腺癌在腋淋巴结明显转移以后，偶尔也可再向内乳结转移，而位于乳房上部深面的癌肿则偶可向胸肌间淋巴结转移，但由于内乳淋巴结位于胸骨旁的肋间肌后面，即使发生了转移也不易被发现（如果在胸廓外面已能发现胸骨旁有局部隆起，多表示内乳淋巴结已有严重转移，这些病例可能已进一步发生纵隔淋巴结或锁骨上淋巴结的转移，其实际意义等于已有第二站转移）。锁骨下的胸肌间淋巴结即便有转移也同样不可触及，而锁骨上淋巴结的转移更属第二站转移，一般都是在锁骨下淋巴结和内乳淋巴结的转移后继发。故在临床上最值得注意研究的是腋淋巴结的转移情况，它基本上可以反映淋巴转移的程度。

（1）腋淋巴结的转移情况：从临床实际出发，乳腺癌是否已转移首先要看腋淋巴结有无硬结肿大。腋淋巴结已能触及的患者，虽其预后已受一定影响，但一般对手术的适应证尚无明显妨害。严重受累的腋淋巴结能明显地影响患者的预后，在研究手术适应证时，必须注意分析其具体情况。

①腋淋巴结受累的数目和大小：腋淋巴结可分四群或五群，其位于腋窝顶部的所谓锁骨下群淋巴结，一般在临床上不易触及，即使最常受累的、最易扪及的中央群，也未必能在临床上清楚地计算其数目，所以可触及淋巴结的数目多少，并不能作为估计预后或决定手术是否可行的临床指标，不过，腋淋巴结可触及的数目众多（在5枚以上），可以表示

转移的程度愈重。

肿大淋巴结的直径大小较之数目多少更能表示病变的严重程度。一般认为腋淋巴结如已肿大至 2.5 cm 以上者，手术的成效就较差，如果患者再有其他严重的局部表现，则术后的 5 年生存率将大为降低，而使得手术的价值极为可疑。Haagensen 曾报道 1058 例乳腺癌根治切除后的 5 年平均生存率为 45.1%，但 24 例腋淋巴结肿大达 2.5 cm 而无其他严重局部症状的 5 年生存率为 37.5%，19 例既有巨大的腋淋巴结又有某种严重局部症状的术后 5 年生存率仅为 5.3%。所以一般外科学家多同意将巨大的腋淋巴结（到达或超过 2.5 cm 者）视为根治切除术的一种相对禁忌证。

②腋淋巴结的粘连和固定：肿大的腋淋巴结如果彼此之间或与周围组织（如皮肤或深部组织）已有粘连或固定者，大多表示癌细胞已穿透受累淋巴结的包膜而侵犯到淋巴结周围组织，手术清除腋窝组织时不大可能将癌细胞完全去除，其临床意义与巨大的淋巴结相似，也是根治切除术的一种相对禁忌证。Haagensen 曾统计 8 例腋淋巴结有粘连固定者，其术后 5 年生存率仅 12.5%，而 18 例既有固定的腋淋巴结又同时伴有某种严重的局部表现者，竟无一例能存活 5 年，可见腋淋巴结的粘连固定较之单纯的明显肿大更具有临床严重性。

③同侧上臂的水肿：有时，腋淋巴结除明显肿大和粘连固定外，还伴有同侧上臂的水肿现象；有时即使腋淋巴结并未达到巨大程度亦无粘连固定，上臂也可以有水肿。这种发生在手术前的上臂水肿，一般都是腋部淋巴管已被癌细胞堵塞的表现，也可能是转移的淋巴结压迫腋静脉而致上肢血液回流不畅的结果，显然更应视为手术的绝对禁忌。Haagensen 曾有 4 例乳腺癌已并发上臂水肿而仍行手术治疗，结果无一例能生存 5 年。事实上，这种病例即使进行其他综合治疗也少有痊愈希望。

（2）内乳淋巴结的转移情况：内乳淋巴结虽在解剖上也是乳房的第一站引流淋巴结，但由于它深藏在胸廓里面无从察觉，故其是否已有转移对判断临床预后帮助不大。一旦内乳淋巴结因癌肿转移而肿大到临床上可见局部隆起时，癌细胞几乎无例外地已进一步转移到纵隔淋巴结或锁骨上淋巴结，即使进行根治切除术甚至扩大的根治切除术也已无济于事。故内乳淋巴结的转移如已达到局部隆起的程度，可以视为手术的绝对禁忌，临床上对于此种病例只能试行放射治疗。

（3）锁骨上淋巴结的转移情况：锁骨上淋巴结的转移是乳腺癌的第二站淋巴转移。锁骨上淋巴结如已转移，大多意味着癌细胞已经进入颈内静脉与锁骨下静脉的汇合处发生血运转移，故临床上凡锁骨上淋巴结已因癌转移而明显肿大者，事实上都非手术疗法所能奏效，应视为根治手术的绝对禁忌证。早年的 Halsted 和较近代的 Dald-Lverson（1951 年）都曾主张在施行乳腺癌的根治切除术时扩大手术范围，包括锁骨上淋巴结和内乳淋巴结的一并清除，这种手术称之为超根治切除术，认为这样可能增加术后 5 年生存率。但实践证明，这种手术陡然增加手术死亡率和术后病残率，而对提高生存率则未见有明显增益，现在此种手术方式事实上已被淘汰。对于此种病例，现在宁愿在一般的根治切除术后再辅以内乳区和锁上区的放射治疗，或者根本放弃手术而做其他综合治疗。

3. 癌肿全身转移的有无

在身体任何部位一旦发现或证明已有乳腺癌的远转移灶存在，则根治切除术自属完全无效而成为手术的绝对禁忌。乳腺癌的远转移灶主要是在肺（肺部常规摄片可以发现）、肝（腹部触诊、肝脏 B 超或放射性核素扫描等可以证实）和骨（患处 X 线摄片、放射性核素骨扫描常可证实）。晚期的乳腺癌患者手术之前应该针对具体情况进行必要的检查，以排除远处转移的可能性。

4. 治疗条件

在一个有良好辅助治疗设备和治疗手段的医院，手术范围可适当缩小，一些认为适应于根治术的病例，可以行改良根治或更小的手术治疗。而治疗设备和辅助治疗手段较差的医院，大范围的手术切除是明智的选择，为保证治疗效果，对较早的病变如Ⅱ b 期行根治术亦不过分。

5. 乳腺癌患者的整体情况

乳腺癌患者是否可行手术治疗，其相关的全身因素有以下几方面。

（1）年龄：过去有人认为患者年龄过大，身体衰弱，特别有心血管病者不宜行乳腺癌的根治切除术。但近几年来由于麻醉方法和抗休克治疗的进步，只要手术时操作仔细，止血完善，几乎任何年龄的患者都可安全手术。事实上，70 岁以上的妇女能很好地耐受乳腺癌根治切除术者已屡见不鲜。据文献报道，此类患者手术后的 5 年生存率较一般患者高，局部复发率亦较一般患者低。所以目前看来高龄患者已不能视为手术之禁忌，有心血管病者只要能够起床行动，并具有爬上一层楼梯而不感到窘迫的能力，一般也能合理地负担乳腺癌的根治切除术。如患者年龄已超过 75 岁，鉴于患者生存的时间已经有限，而老年乳腺癌的恶性程度一般又较低，可不必勉强她接受根治切除术，即使施行手术时，其彻底性也可适当降低。对于此种患者，可仅做有限的局部切除，腋淋巴结转移不严重者，其腋窝的清除也不必包括腋窝顶部（即锁骨下淋巴结群），而胸大肌、胸小肌更可以常规保留（Auchincloss 氏改良的乳腺癌根治切除术）。

20 岁以下的青年女性患乳腺癌者虽罕见，但也有其临床特点。据分析：①青年患者出现淋巴结转移的时间较早，无论是临床Ⅰ期、Ⅱ期或Ⅲ期病例的淋巴结转移率均较高；②根治切除术后的疗效（即使术后辅以放射治疗、化学治疗或并行卵巢去势治疗），临床Ⅰ期病例的 5 年生存率与一般病例大致相似，但临床Ⅱ期或Ⅲ期病例的预后则较中年患者明显为差。一般说来，腋淋巴结未发现转移者其预后良好（5 年生存率 75.3%），已有转移者其 5 年生存率即明显下降（45.7%）。

（2）怀孕和哺乳期：妇女怀孕和哺乳时期的乳房变化，对其中的癌瘤生长有明显影响，这是由于胎盘所产生的性激素大量进入循环的结果。乳腺癌发生在怀孕或哺乳期内者临床上较罕见。

总之，发生在怀孕或哺乳期内的乳腺癌由于受到大量雌激素的刺激，其生长较为迅速，同时因癌瘤是生长在生理性肥大的乳房内，其发现常较一般为迟，即使患者及时就诊，也常被误诊为乳房的炎性肿块或为良性肿瘤，结果约有半数患者在初诊时其病变已发展到不能用手术治疗的地步，这是值得妇产科医师和外科医师共同警惕的。对于初诊时病变发展尚不过晚的病例，因为放射治疗的效果也很差，作者认为仍可考虑做手术切除，不一定列为手术禁忌，希望其中分化较好的或特殊类型的乳腺癌仍有痊愈可能。看来对于这类病例进行综合治疗是必要的，但作者尚未见过有关这方面的报道。鉴于怀孕或哺乳妇女其体内雌激素的分泌量特别多，作者认为内分泌治疗（卵巢切除或睾丸素注射）可能有益，但这种做法对一个孕妇来说究竟得失如何，亦尚有待于实践的证明。

6. 患者的意愿和经济状况

如果患者拒绝切除乳房，而其他手术同样可达到治疗目的，就没有必要做根治术，如果患者十分强调"根治"而不重视形体的变化，对较早的病变亦可行根治术。对某些经济状况欠佳者，接受一次手术可能是唯一的治疗，这就需要尽可能行根治性切除，反之，患者有足够的经济能力承担其他辅助治疗，手术范围可在原则允许下适当缩小。

（二）禁忌证

全国乳腺癌临床与基础理论座谈会对Ⅲ期病例中不适于做根治性切除者提出了详细的参考条件，包括绝对禁忌证7条：①炎性乳腺癌；②皮肤"橘皮"样水肿范围超过乳房面积的1/2；③乳房皮肤出现"卫星"结节；④癌瘤侵犯胸壁，与胸壁已有深度固定；⑤患侧上肢水肿；⑥胸骨边缘处已有内乳淋巴结的转移性隆起；⑦已经发现有远处转移，包括锁骨上淋巴结转移等。

相对禁忌证5条：①肿瘤破溃；②乳房皮肤水肿，但范围不超过乳房面积的1/3；③癌瘤与胸大肌固定；④肿大的腋淋巴结直径超过2.5 cm；⑤腋淋巴结互相粘连或与皮肤、深部组织粘连。兼有上述5条中任何2条或2条以上者，也视为根治性手术的禁忌。

如果对不宜手术的患者勉强地进行手术治疗，则手术后往往反而会加速病情的发展，因为外科医师如果在已有癌细胞浸润的组织中进行解剖，必将促使癌细胞污染手术野或进入血循环。对有手术禁忌的患者如有必要（如癌肿已溃破），与其做根治切除术不如做单纯乳房切除，术后再附加放射治疗，在目前放射技术较前已有明显进步的情况下，对不宜手术的患者无疑是以放疗的效果稍胜一筹。

二、术前准备

从患者入院到施行手术的这一段时间，称为手术前期。在这一段时间内，主要的准备工作概括为以下5方面：①思想方面的准备；②提高手术耐受力的准备；③手术区皮肤准备；④麻醉医师的准备；⑤病情的估计。

1. 思想方面的准备

患有乳腺癌需要手术治疗的患者通常思想负担较重。一方面担心自己的病能否被根治和担心切除后会造成严重病残，另一方面恐惧将因此而不治身亡。乳腺癌多为妇女患者，她们对未来家庭生活的安排顾虑重重等。针对这些忧虑，医务人员必须热情做好解说工作，使患者能够在坦然的情况下接受手术，并能够很好配合。主管医师应向患者介绍手术的必要性，治疗方案，手术后有可能取得的疗效和手术中、手术后可能遇到的问题与相应的防治措施，以便取得她们的支持和理解。

2. 提高手术耐受力

乳腺癌根治术手术范围大，手术创伤亦不小，同样可以干扰全身，所以对患者的全身情况应有足够的了解。因此，必须详细询问病史，全面地进行体格检查，并做常规的化验检查。另外，乳腺癌绝大多数发生在中老年妇女中，这些人可伴有各种慢性病或重要器官的功能障碍。如果乳腺癌病期偏晚则更可加重患者的衰弱。如果发现有问题，而又不能放弃手术治疗时，这就需要进行一些其他的特殊检查，如心、肺、肝、肾的功能试验等，才能进一步了解患者情况，术前及时做相应的纠正处理，做好术中、术后出现并发症和意外情况的准备工作，做到打有准备之仗。

3. 手术区皮肤准备

目的是减少拟作切口处及其周围皮肤上的细菌。一般采用术前1天仔细剃去腋毛、患者洗澡等方法。皮肤准备的范围，上至颈根部，下至脐平，外侧达同侧背部肩胛下线，包括上臂近半侧，内侧达对侧锁骨中线。乳腺癌根治术对乳房较小或癌肿较大的患者，在切除肿瘤周围足够皮肤之后预计可能需要植皮者，术前应做好相应的皮肤准备。缺损区小可在对侧胸壁或腹部取皮，缺损较大者可备对侧大腿皮肤，以备取皮时用。

4. 麻醉医师的准备

麻醉前的准备工作必须认真做好，其目的是保证患者在麻醉中的安全，减少麻醉后的并发症。手术前1天麻醉医师通过会诊可以检查患者的口腔，了解呼吸道是否通畅，有否药物过敏史，心、肺等重要脏器的功能状态，同时还应该了解患者是否有高血压，对患者的一般情况有个基本估计。

5. 病情的估计

根治术前尽可能明确肿瘤的性质。目前可取细针穿刺做细胞学检查。有经验的医师从较大的病灶中吸取组织，诊断准确性可高达90%以上。但对较小的病变，如细胞学检查不能判断其性质，则应在手术时先切取可疑组织行快速冷冻切片检查或将较小的肿块完全切除立即做病理学检查。切取的部位应在根治术的切除范围之内。

确定为癌肿施行根治手术时，活检所用的器械不应重复在根治术中使用，应重新消毒手术野并更换手术衣和手套，术前还应对局部病变的范围和在肺、骨骼或内脏中是否有远处转移有正确的估计。如果原发灶较大，区域淋巴结有转移，在上述部位潜藏着癌细胞，手术后短期将会有明显的临床表现。因此，对每一例乳腺癌患者均应做十分细致的全面检查，盲目扩大手术适应证不能提高治疗质量，相反，严重的手术创伤可能损害机体的免疫机制而对患者产生不利影响。具体应做如下准备。

（1）全面检查患者并注意有无远处转移。

（2）肿瘤破溃有感染时，术前应用抗生素。

（3）诊断有怀疑者，应做好冷冻切片快速病理检查的准备。

（4）患侧胸壁、上臂的上 1/3、腋窝及腹上区（或大腿部）备皮，必要时供取皮用。

（5）必要时备血 200 ~ 400 mL。

三、手术方式

全身麻醉或硬膜外麻醉。患者取平卧位，头偏向对侧，上肢外展 90°，患侧肩胛下垫枕，使患侧略抬高。

（一）手术步骤

1. 切口

（1）Halsted-Meyer 氏组形切口：Halsted（1882 年）的切口以癌肿为中心，包括乳头和乳晕向上、向下两方延伸，近似于圆形或椭圆形，上面的延长切口大概沿着肩部前面的凹陷，直到锁骨下缘，下面的延长切口达肋缘以下，到剑突和脐的中点为止（图 7-1）。Halsted 的圆形或椭圆形切口比较简单，它在肩部前面的延长切口大致沿着裤子吊带或其他背带的挂线，通常不会影响上肢的活动；但对所造成的创面不适于一期缝合，多需植皮才能使之闭合；对腋窝的暴露也不够充分。

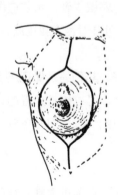

图 7-1　Halsted 的原始切口

Meyer 的原切口是梭形的，也以肿块为中心包括乳头和乳晕，它向上的延长切口是沿胸大肌前缘到上臂前面（图 7-2）。Meyer 氏切口易于暴露腋窝，皮瓣多能一期缝合，不需植皮；它形成的瘢痕有碍于观瞻，且术后常会影响上臂的外展活动。

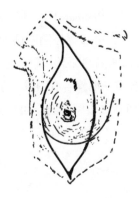

图 7-2 Meyer 的原始切口

于乳腺外上方、靠近腋窝的肿块以外，这种纵向切口都能很方便地将它包括在内，这个切口能良好的暴露腋窝和锁骨下区。因此，纵行切口是临床上应用较普遍的一种切口。Halsted 和 Meyer 两氏的原切口各有利弊，有人将两者综合，即 Meyer 氏法做梭形切口，但其上端的延长切口应指向肩部凹陷的内侧，这样在解剖腋窝时既可以有良好的暴露术后又不致因瘢痕收缩而影响上臂的活动。这样的纵向切口称之为 Halsted-Meyer（图 7-3）。

总的来说，纵向切口有一定的优点，无论癌肿是乳腺的中央区或稍偏内、外侧，部位如图所示（图 7-4）。

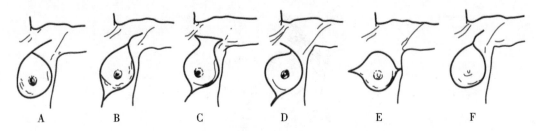

图 7-3 纵向切口所包括切除肿瘤的范围

A. Halsted；B. Meyer；C. Greenough；D. Kocher；E. Stewart；F. Warren

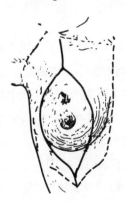

图 7-4 Halsted-Meyer 综合切口

（2）Rodman-Greenough 斜向切口：Rodman（1908 年）和 Creenough（1935 年）先后倡行的斜切口能很好地将位于乳腺内侧、中部或外侧的癌肿包括在内（图 7-5）。这种切口有一条从腋中线横过腋窝到肩部内侧凹陷的交叉切口。它的突出优点是既便于解剖腋窝，又不影响上臂活动。手术结束时如皮瓣一期缝合有困难，可在两侧创缘上作若干交叉切口，这样缝合后创口便呈若干"Z"形切开之连续缝合，可以减少张力而有利于皮瓣愈合（图 7-6）。

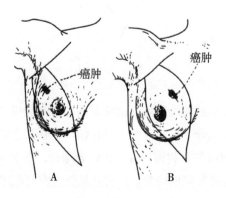

图 7-5 Rodman-Greenough 斜行复合切口

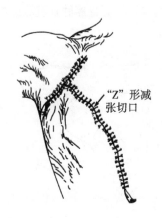

图 7-6 Rodman-Greenough 斜行复合切口 Z 型减张缝合

（3）Stewart 氏横形切口：Stewart（1915 年）主张在乳腺癌根治切除时用横向的梭形切口（图 7-7）。他认为横切口术后瘢痕较小，不致影响上臂活动。但这种切口的缺点是对腋窝和锁骨区解剖颇为不便，只适用于癌肿位于乳腺中部偏下缘且乳房肥大下垂的妇女。现在有人将 Stewart 氏切口加以改良（图 7-8）。切口上起腋前部胸大肌外缘，然后向下向内以肿块为中心包括乳头乳晕区做横向月牙形切口，切口线可根据肿瘤部位不同调整，一般距癌缘约 5 cm。皮瓣剥离范围及手术切除范围与常规根治术相同。对于癌肿位于乳腺组织上下象限交界处内侧或外侧的边缘，采用改良的 Stewart 氏切口比采用常规的纵形切口优越，因纵切口所造成的皮肤缺损往往过大，需植皮来修复创面。

（4）Nowacki MP 的"鱼形"切口：在梭形横切口外侧加两个三角形切口，使切口两边等长。切去多余的松弛皮肤，同时还能充分显露腋窝。切口缝合后，呈"T"或"Y"形。切口不宜切至腋窝中部和上臂，以免瘢痕限制上肢的活动。皮肤的切缘应根据腋窝显露及胸部创口对合，可调整切线的弧度或做附加切口以便延伸，如切口的上缘长于下缘，则 AB > AC，BF = CF；AD = BD，AE = CE（图 7-9）。

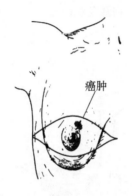

图 7-7　原始 Stewart 横切口

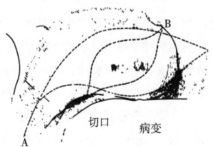

图 7-8　改良 Stewart 横切口

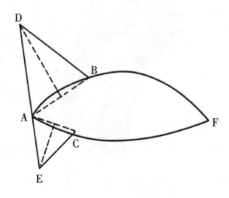

图 7-9　皮肤切缘的设计

以上几种手术切口可根据手术医师掌握程度和患者的具体情况做出不同的选择。目前多采用梭形切口。根据肿瘤位置，乳房形态大小决定切口的方位。总的原则是切口应距肿瘤边缘 5 cm 以上，上端起自腋部胸大肌边缘与锁骨之间，下端止于肋弓下 2 ~ 3 横指处，以避免有肿瘤浸润。纵向的梭形切口的轴线可指向脐部。根据同样的原则也可做横向的梭形切口（图 7-10）。由于乳房形状和肿块部位不同，切口两边皮瓣不等，尤其是肥胖和皮肤松弛者，缝合后常在切口外侧形成"狗耳"状畸形。

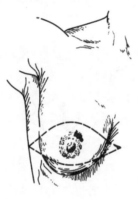

图 7-10　横向梭形切口

2. 切开皮肤剥离皮瓣

切皮时，仅切开皮肤层，勿过深，以便于剥离皮下脂肪，分离范围上起锁骨，下至上腹壁，内侧抵胸骨正中线，外侧至背阔肌前线（图 7-11），皮下分离前局部注射 0.9% 氯化钠注射液肾上腺素溶液可减少出血。切开皮肤后，沿脂肪组织浅层进行锐性剥离，使皮瓣上不保留脂肪组织，以免遗留含有癌细胞的淋巴管网。将皮瓣剥离至 4 ~ 5 cm 后，可少保留脂肪，剥离近终点时，皮瓣上即可逐渐保留全层脂肪组织，腋窝皮瓣不应保留脂肪。剥离时，术者可把左手用纱布包住，一面压迫止血，一面尽可能把皮下组织拉到手术者（主刀者）这边来，以对抗钩力，分离紧张面（图 7-12）。

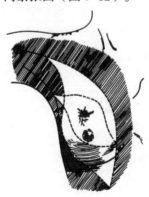

图 7-11　切开皮肤、分离皮瓣的范围

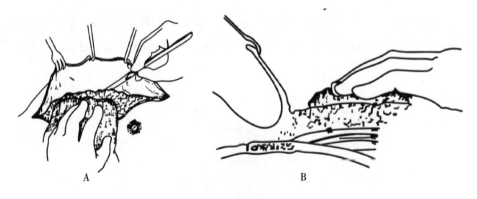

图 7-12　剥离皮瓣

3. 切断胸大肌

沿锁骨下切开胸大肌浅面的脂肪，显露胸大肌。注意不要损伤位于胸大肌、三角肌之间的头静脉。在锁骨下方一横指处，沿纤维走行方向由内向外钝性分开胸大肌，直至其止点处，以示指挑起完全分离的胸大肌腔，靠近腱部切断（图 7-13）。然后，沿胸大肌纤维方向分离至锁骨附着部并将其切断。保留这束胸大肌可防止损伤头静脉，并有助于术后恢复上肢功能。

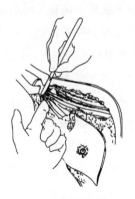

图 7-13　切断胸大肌

4. 切断胸小肌

向下牵拉胸大肌肌腱，即可显露胸小肌。切开胸小肌两侧筋膜，用手指通过其后方并向上分离胸小肌，直至其附着点喙突处，予以切断（图 7-14）。

5. 腋窝及锁骨下淋巴结廓清

将胸大肌、胸小肌断腱一起向下牵拉，显露腋窝及锁骨下区域，剪开喙锁筋膜，即可显露腋窝血管及神经。腋静脉起始于大圆肌下缘，向内侧走行，在锁骨内侧段下缘与锁骨下静脉相接，有腋鞘将其与腋动脉及臂丛包被。腋静脉位于腋动脉的前内侧，上肢外展时基本上将后者覆盖。极个别病例中，腋静脉呈音叉状分为两支，两支均须保留。在腋静脉中段的前面有一片薄的脂肪结缔组织包埋在腋鞘内。在臂丛平面横行切开腋鞘，向下轻轻拔开该脂肪结缔组织，就可显露出腋静脉。从中段部分开始解剖腋静脉，依次解剖外侧段及内侧段。将位于腋静脉腹侧及内侧的腋动、静脉各个分支和属支逐一分离、钳夹、切断并结扎之。

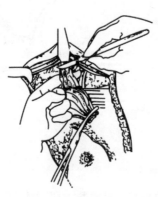

图 7-14　切断胸小肌

　　腋静脉内 1/3 段的内侧为锁骨下区，又称腋顶。解剖腋静脉内侧段时，将该处脂肪结缔组织与胸壁分离，分离、切除过程中应仔细钳夹与结扎。此后再切断、结扎胸外侧血管（沿胸壁外侧下行达前锯肌）。游离肩胛下血管（沿肩胛骨腋前缘下行在肩胛下肌与前锯肌之间），即仔细向下方清除血管及神经周围脂肪、筋膜及淋巴组织。腋窝顶部脂肪、淋巴组织可用血管钳向下分离。上述组织与乳房连成一块准备切除。

　　6. 胸大肌、胸小肌切除

　　用左手的示指和拇指夹住胸大肌向术者侧抬起进行切除（图 7-15）。但为了便于胸廓内动静脉穿支的止血，可在边缘存留 0.5 cm 胸大肌。分开胸壁和前锯肌的间隔，把持住胸小肌，从胸壁处用高频手术电刀切除胸小肌（图 7-16）。胸大肌、胸小肌切除后创面彻底止血，注意不要损伤前锯肌（图 7-17）。沿肌纤维向下切离胸大肌筋膜时，即可到达腹直肌前鞘。若癌灶不在内下方的位置，不必切除前鞘，注意也不要损伤腹外斜肌。

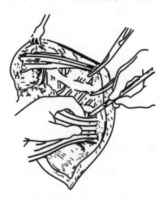

图 7-15　由胸壁切除胸大肌

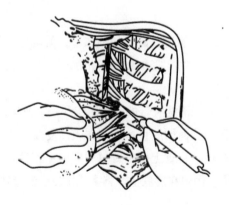

图 7-16　由胸壁切除胸小肌

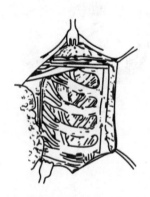

图 7-17　胸大肌、胸小肌切除后创面

7. 外侧方切除

把乳房向外侧翻转，腋下外侧方的组织和前锯肌筋膜同时向着外方开始切除，注意勿伤胸长神经。用拉钩拉起腋下大血管至胸长神经深部为止，进行廓清（图 7-18），接着切开肩胛下筋膜，从其表面向外侧剥离，注意保护胸背神经，廓清胸背动静脉周围组织（腋下淋巴结外侧群）。结扎胸背动脉至乳腺分支，廓清至背阔肌。

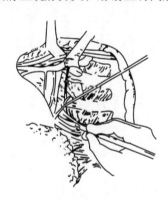

图 7-18　廓清胸外侧脂肪、淋巴组织

8. 从外侧切除乳房

分离出背阔肌大致全长，在胸壁放置大块纱布垫，使乳房恢复原来的位置，把剩下的皮肤及皮下脂肪组织切断，到达背阔肌边缘，从外侧方切除乳房，结束手术。

9. 放置引流管

检查创口内无活动性出血，清洗脱落的脂肪组织和残余血块，可用0.9%氯化钠注射液加入噻替哌10 mg冲洗术区。创面彻底止血后，在腋窝皮瓣上戳孔，自创口最低处置入多孔橡皮引流管，注意消灭残腔。检查上肢位置复原后引流管顶端应不会伤及腋窝部血管，从切口旁戳孔将引流管引出，固定在皮肤上。将多孔橡皮引流管持续负压引流（图7-19）。

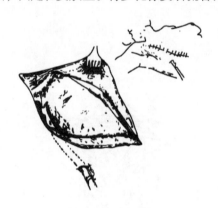

图7-19　放置引流管

10. 缝合皮肤

缝合切口时应使皮瓣在无张力的情况下对合，缝合内外侧皮瓣。如皮瓣有张力时，行减张缝合（图7-20）。间断缝合切口时，如中部切口张力过大难以对合，可扩大皮瓣的游离面，有利于减张。否则宜行植皮术以达到创口一期愈合。

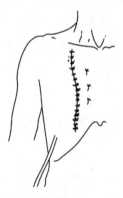

图7-20　皮肤缝合

（二）术中注意要点

（1）皮肤切口可根据肿瘤部位、大小以及切除创面形状随机应变。但切口不能延至腋下，以免愈合后瘢痕牵拉影响患侧上肢功能。广泛切除乳腺表面的皮肤，缝合切口当难以对合，留有胸壁上的裸露区时应游离植皮。

（2）剥离切断胸大肌时，应注意勿伤头静脉，如果损伤可将其修补，一般不引起上肢循环障碍。

（3）应切除胸大肌、胸小肌，清除腋窝淋巴结和脂肪组织。与淋巴结粘连的肩胛下血管和胸背神经亦可切除。

（4）穿动脉要结扎牢靠，当切除胸大肌、胸小肌时，必然要切断自肋间穿出的胸廓内动脉分支，应以止血钳平行胸壁钳夹后结扎、止血。如果滑脱，血管缩入肋间肌时，应分离肋间肌，缝扎止血。如仍不能控制出血，则只能缝扎上、下两端胸廓内动脉。操作时勿损伤胸膜。

（5）廓清淋巴结，要正确提供其所属淋巴结的部位及组别（图7-21），术后必须进行淋巴结病理检查，确定是否有淋巴结转移或转移部位。因此，各淋巴结群要做好标志。由于切除了胸大肌、胸小肌，需要廓清的部位视野变得开阔，就像新房间装修一样，仅有一些插座与电线等需要处理。可以彻底廓清Ⅰ区、Ⅱ区、Ⅲ区腋窝淋巴结。与此相反，目前应用广泛的保留胸肌或保留乳房的手术，在廓清淋巴结时，就像在有许多家具的房间里打扫卫生或装修一样麻烦。

（6）乳腺癌根治切除后，形成皮下血肿较常见，常发生于锁骨下及腋窝部，其原因是止血不彻底、引流不通畅及包扎压迫不确切。如术中、术后注意此三点，即可防止血肿。

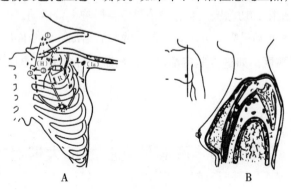

图 7-21　乳腺所属淋巴结

A. 正面观；B. 侧面观

四、术后处理

（1）根治术后应用有弹性的胸带适当加压包扎，在腋腔处加压应避免患侧肢体的血液循环障碍，不宜过度地使上臂内收。

（2）注意患者的呼吸情况。

（3）负压引流管应固定稳妥，使其无扭结并及时排除引流管内的凝血块。保持引流通畅使皮下无残腔。

（4）术后第 2 ~ 3 天可去掉加压包扎的胸带。如引流管内仅有少量血清样渗液，可在手术后第 3 天拔除引流管。

（5）术后第 5 ~ 6 天可多做前臂活动，包括手、腕及肘部的活动。缝合有张力的切口，可延迟至术后第 10 ~ 12 天拆线。拆线后可活动肩部并逐渐增加其幅度。

（6）术后应根据肿瘤的分级、分期进行化疗、放疗、生物化学治疗及激素治疗。

五、主要并发症

（1）因皮瓣设计不当，发生组织缺血坏死。使用高频手术电刀切开止血，功率过大可导致大块焦痂有碍伤口愈合。

（2）第 1 ~ 2 肋间血管，腋动、静脉的分支与主干相近的血管不宜使用电凝止血。用"0"号线结扎处与主干相距 1 mm 左右，否则可损伤主要血管。

（3）腋窝处淋巴组织广泛切除会导致淋巴引流障碍；腋窝解剖过程中对腋静脉有粗暴的机械刺激，导致内膜损伤或形成血栓，静脉周围组织大块结扎或修复时缝合处遗有狭窄处压迫静脉都可导致上肢水肿。

（4）在肋间肌肉较薄处应用血管钳钳夹穿支血管时，血管钳垂直插入肋间软组织可导致气胸，发现后应及时修补，必要时还应抽吸气胸。

（5）腋窝挛缩：感染、切口裂开和不合理的切口均可导致腋窝皮肤挛缩。挛缩轻时可做"Z"形旋转皮瓣修复；严重时可以切除瘢痕，做中厚皮片修复。

（6）上臂活动受限：切除胸大肌、胸小肌后会影响上臂活动，但如果术后第 5 天开始锻炼，可以防止上臂活动受限。方法有：①上臂前后活动，并少许抬高，伸向头部；②逐渐加大向上的伸展弧度。如这样坚持活动，在出院前即能基本自己梳头和上下抬臂自如活动。

（杨宇扬）

第二节　胸膜外乳腺癌扩大根治术

胸膜外乳腺癌扩大根治术是在乳腺癌根治术基础上，切除胸骨旁淋巴结。其根据是位于乳腺内侧及乳头部癌瘤除向胸大肌旁、腋窝锁骨下转移外，还可直接转移到胸骨旁淋巴结。在乳腺癌根治术基础上，再清除上述淋巴结，可减少因此处转移有复发机会。

一、麻醉及体位

气管内插管全麻。患者手术体位与乳腺癌根治术相同。

二、手术步骤

（1）切口及显露范围与乳腺癌根治术相同。内侧皮瓣分离需超过胸骨缘，切断肋骨头上胸大肌止点，并分离锁骨和胸肋部的肌肉附着处，将胸大肌向内侧翻起，切断胸大肌的胸肋部于第 2 肋软骨的下方。充分游离胸小肌，靠近喙突切断胸小肌肌腱，将该肌翻转向下，然后按根治术的手术步骤切断胸肩峰血管、肩胛下血管至乳腺分支和胸外侧血管，显露腋窝。

（2）剪开腋血管鞘分离腋静脉上下方组织。分离腋动脉和腋静脉以及臂丛周围的脂肪和淋巴组织。

（3）分别切断结扎胸短静脉、胸长静脉、胸外侧动脉、肩胛下动脉，使腋窝的内容易被清除。胸长神经位于胸外侧动脉后方，胸背神经在胸长神经外侧，应注意保护（图7-22）。

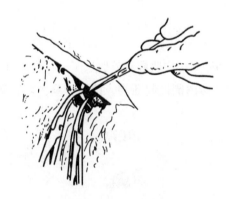

图 7-22　结扎血管廓清腋窝

（4）沿背阔肌前缘锐性解剖，切除脂肪和淋巴组织，切断胸大肌和胸小肌的起端。结扎、切断胸廓内动脉的肋间穿支即可将切离的乳腺及胸大肌、胸小肌、腋窝淋巴结整块组织向内翻转，但要保留胸大肌与肋软骨和胸骨联系（图7-23）。

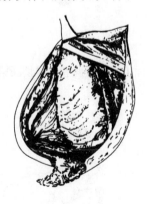

图 7-23　切断胸大肌、胸小肌及腋窝淋巴组织并内翻

（5）在第 1 肋水平切开肋间肌。在近胸骨缘内侧 1 ~ 1.5 cm 处切开肋间肌，分离开肌肉，即可见其深面的脂肪组织及胸廓内动、静脉。轻柔分离血管，切勿损伤胸膜，再将其

结扎、切断；然后于第 4 肋间结扎乳房内动脉、静脉下端（图 7-24）。

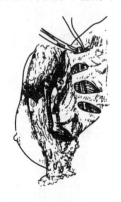

图 7-24　结扎乳房内动脉、静脉

（6）于第 4 肋间切断肋间肌（内肌层和外肌层），在胸横肌浅面纯性分离，将第 4 肋软骨在胸肋关节外侧切断，向内侧提起断端，即可分离内乳血管，将其结扎后切断（图 7-25）。

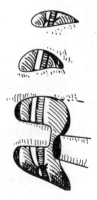

图 7-25　结扎内乳血管

（7）在肋软骨后方用手指自下而上地推开胸膜，再切断第 2 肋和第 3 肋软骨（图 7-26）。

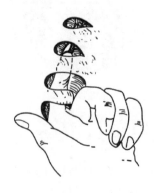

图 7-26　手指推开胸膜，切断第 2 肋、第 3 肋软骨

（8）然后切断胸大肌的胸骨附着部，即可将乳房、胸肌连同胸廓内动脉、静脉与其周围的脂肪组织和淋巴结在内的整块组织切除（图7-27）。

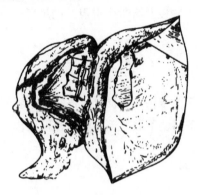

图 7-27 切除乳房、胸肌、血管、脂肪及淋巴结的整块组织

（9）缝合切口与乳腺癌根治术相同。但值得注意的是，要使皮肤固定于胸壁，应用负压吸引，可减少积液和皮肤坏死。

三、术中注意事项及异常情况处理

（1）肋骨旁淋巴结分布于胸廓内血管周围淋巴干上，一般在胸骨外侧 3 cm 内。除形态完整的淋巴结外，在胸廓内血管周围的脂肪和疏松组织中还分布有微小的淋巴中心。在第 1 肋、第 2 肋间隙处的淋巴结位于壁层胸膜表面，仅借 1 层胸内筋膜与胸膜分开。在第 3 肋间隙以下，此筋膜与胸横筋膜相连。胸骨旁淋巴结每侧 4 ~ 5 个，主要集中在以上 3 个肋间，第 4 肋间以下较少。

（2）于第 1 肋间隙处结扎乳内血管易损伤很薄的胸膜。手术时可将脂肪组织推开，显露血管后予以分离结扎。结扎下端时，于第 4 肋间隙切开肋间肌后，在胸横肌筋膜上用手指将胸膜连同胸横肌一并推开，这样可减少胸膜破损。分离时如果损伤了胸膜应做辅助呼吸，加压给氧，并及时修补，较大的胸膜损伤应按气胸处理。手术后做闭式引流。

（3）在第 1 肋、第 2 肋间隙处胸膜很薄，又无胸横肌覆盖，胸膜破口很难修补，可在其邻近寻找肋间肌，将其游离肌肉瓣填塞胸膜破口。如胸壁缺损较大，亦可自患者的大腿部切取阔筋膜，或用人工合成材料，如涤纶布修补，为防止术后张力性气胸，亦可放置胸腔负压引流。

（杨宇扬）

第三节 胸膜内乳腺癌扩大根治术

胸膜内乳腺癌扩大根治术的前半部分操作步骤同胸膜外式，区别在于胸膜内式扩大根治术不保留胸膜，手术进入胸腔。胸壁缺损应用阔筋膜或人造织物补片修补。

一、适应证

位于乳腺内侧的癌肿；癌肿侵及胸骨旁淋巴结的患者；患者年龄较轻，无肺、肝、骨骼及其他远处转移者。

二、术前准备

术前准备除了与胸腔外扩大根治术相同外，尚须测患者的肺功能。修补胸壁缺损的措施，如果用阔筋膜，则需准备对侧下肢股部皮肤，也可用体外物质修补，如不锈钢网、塑胶纤维、白纺绸等物质。

三、麻醉与体位

气管内插管，全身麻醉。

四、手术步骤

应用患者自体阔筋膜修补胸膜缺损的手术操作分两部分，即胸膜内扩大根治术和阔筋膜的切取，这两部分可同时进行，可由一组手术医师由先切取阔筋膜后再行扩大根治术，但应注意器械的消毒隔离，以防肿瘤的种植及交叉感染的发生。

乳腺癌的胸膜内扩大根治术与胸膜外扩大根治术的方法基本相同：①皮肤切口；②皮瓣分离；③切断胸大肌的肱骨止点，保留其锁骨部和头静脉；④切断胸小肌的喙突止点；⑤清除腋静脉周围的脂肪淋巴组织；⑥沿背阔肌前缘从胸壁外侧面上分离胸大肌，再切断胸小肌的肋骨附点，将整个乳腺连同胸大肌、胸小肌和腋窝的脂肪淋巴组织内翻到胸骨前面，仅保留胸大肌与肋软骨和胸骨的联系。有些作者在清除腋窝以后，先切断胸大肌的锁骨胸骨附着，将标本翻向外侧也可。在完成上述步骤后，即可切开胸壁，清除胸膜内的乳内淋巴链，其手术方法如下。

（1）先在第 1 肋骨下缘、距胸骨边缘 3 ~ 4 cm 处切开肋间肌和胸膜。再沿第 1 肋骨下缘向着胸骨将肋间肌、胸膜前脂肪组织和胸膜全部切断，同时用手指从胸腔内扪清乳内动脉、静脉，并加以结扎、切断。再在第 4 肋间近第 5 肋骨上缘部切开肋间肌、胸膜，同样沿第 5 肋切断肋间肌，结扎乳内动脉、静脉下端（图 7-28）。

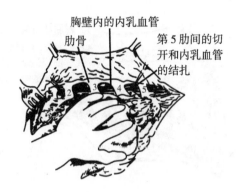

图 7-28 切开肋间肌和胸膜并结扎乳内动脉、静脉

（2）将第 2、第 3、第 4 各肋软骨外侧端切断，从第 1 肋间至第 4 肋间纵行劈开约 1 cm 宽胸骨（有的作者认为不必要劈开胸骨），然后将整块胸壁（包括一片胸膜，第 2、第 3、第 4 肋软骨，一段乳内血管淋巴链）连同胸大肌、胸小肌和乳腺以及腋窝脂肪淋巴组织整块切除（图 7-29）。

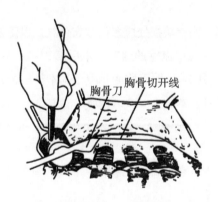

图 7-29　切断肋软骨，将局部胸壁外翻切除

（3）检查上纵隔、锁骨下静脉周围和第 4 肋间以下各肋间有无肿大淋巴结，如有可个别予以摘除。在第 8 肋间腋中线部做一戳孔，插一支引流管做闭式胸腔引流。

（4）将胸壁缺损处的胸膜缘外翻缝合固定在肋间和胸骨前，以遮盖胸骨的粗糙面和肋软骨的断端；然后用预先切取的阔筋膜（也可用不锈钢网、白纺绸等），按缺损大小修整成行盖在缺口上，并将其周边用间断褥式缝合固定在胸壁软组织上，阔筋膜的边缘还可以与胸壁表面组织做若干间断褥式缝合，以进一步固定阔筋膜，缝合时应尽量使阔筋膜保持紧张，以防胸壁软化和反常呼吸的发生（图 7-30）。

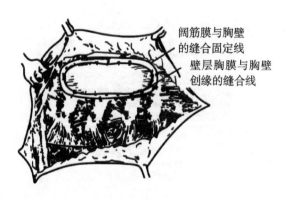

阔筋膜与胸壁
的缝合固定线

壁层胸膜与胸壁
创缘的缝合线

图 7-30　胸壁缺损处间断褥式缝合及固定于胸壁上

（5）皮肤创缘缝合后，其内侧皮瓣应与胸壁缺损的周围组织做若干间断缝合，因外侧皮瓣游离度较大，易发生缺血坏死，也须广泛地与肋间组织做若干固定缝合，皮瓣下放置橡皮管引流，以备术后负压吸引。

五、术后处理

（1）多头胸带包扎胸部，胸壁缺损处应多垫纱布包扎，以防发生反常呼吸。

（2）胸腔的闭式引流，注意引流管的通畅，术后第 3 ~ 4 天胸腔引流液明显减少甚至消失后应做胸部 X 线透视或摄胸片，明确胸腔积液已基本排尽，方可拔除引流管。

（3）负压吸引皮下引流管，术后 1 ~ 2 天拔除。

（4）注意患者呼吸情况，鼓励咳嗽、排痰及下床活动，如呼吸特别困难应查明原因对症处理。

（5）应每天检查胸部情况，创口部有无积液、积血，肺部膨胀情况是否满意，术后如仍有大量胸腔积液可穿刺抽液。

（6）术后应考虑化疗、放射、生物治疗及雌性激素治疗。

六、主要并发症

乳腺癌胸膜内扩大根治术的主要并发症为胸腔积液、肺不张、肺部感染、胸膜肋骨感染、创面出血和纵隔气肿等。均应在手术中重视清除胸壁缺损处的残腔。若有皮瓣缺血坏死，须及时处理。可以应用抗生素控制感染，促进创面的肉芽生长或适时植皮。

（杨宇扬）

第四节 保乳乳腺癌根治术

一、适应证和禁忌证

1. 绝对适应证

经病理学检查确诊为乳腺癌，且具备下列 3 个条件者。

（1）肿块长径 < 3 cm，且肿块边缘距乳晕边缘线 ≥ 5 cm。

（2）经影像学检查证实，非多中心或多灶性病变。

（3）术后有条件完成放疗和化疗，患者主动要求保乳或同意保乳者。

2. 相对适应证

（1）确诊为乳腺癌，如肿块长径 > 5 cm，经新辅助化疗后，肿块缩小至 3 cm 以下，而患者有保乳要求者。

（2）临床上患侧腋窝未扪及明确肿大淋巴结，而仅 B 超发现有淋巴结而肿块大小及位置符合上述条件者。

3. 禁忌证

（1）患侧胸壁或患侧乳房有放疗史。

（2）有活动性结缔组织病，特别是有系统性硬化病或系统性红斑狼疮风险者。

（3）妊娠期、哺乳期患者（哺乳期患者在终止哺乳后可考虑）。

（4）有 2 个象限以上的多中心或多灶性病变。

（5）乳头乳晕湿疹样癌。

（6）肿瘤位于乳房中央区，即乳晕及乳晕旁 2 cm 环形范围内。

二、麻醉和体位

1. 麻醉

气管内插管全身麻醉。

2. 体位

仰卧位，患侧上肢外展于托板上。

三、手术步骤

1. 患者皮肤准备

常规皮肤消毒。其消毒范围上至肩部，下抵肋缘，内侧达对侧腋前线，患侧达腋后线，包括患侧上肢肘关节远端 1/3（图 7-31）。

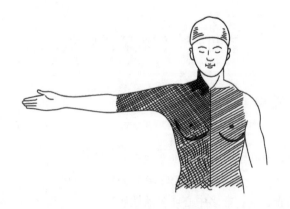

图 7-31　准备手术野的范围

2. 手术分两大部分进行

先完成乳房肿块的区段切除术，继而进行患侧腋窝淋巴结清扫术。

（1）肿块部位区段切除术。

①以肿块为中心做放射状梭形皮肤切口，皮肤切缘距肿块边缘 2 ~ 5 cm，不得进入乳晕区（图 7-32）。

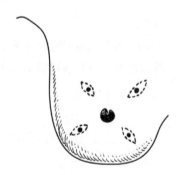

图 7-32　不同部位肿块做不同方向的切口

②切开皮肤、皮下组织、腺体，直达胸大肌筋膜，做肿块部位包括皮肤、皮下组织及肿块周围正常腺体的整块切除（图 7-33、图 7-34）。

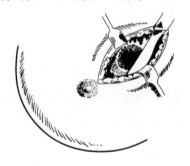

图 7-33　切开皮肤、皮下组织、腺体，直达胸大肌筋膜

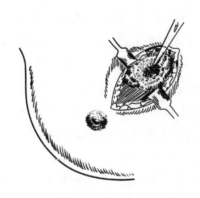

图 7-34　切除肿块及其周围部分正常腺体

③将切下标本进行定点标志，分为内端、外端、近端、远端（以乳头为标志，靠近乳头者为近端，另一端为远端）及底部共5点，标志清楚，送快速病理学检查。证实为乳腺癌，且5点均无癌细胞残留。如某点有癌细胞，则应将此方向再扩大切除范围1~2 cm，单独再送快速切片病理学检查，证实无癌细胞残留为止（图7-35）。

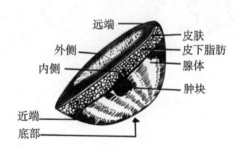

图 7-35　右乳房内上象限肿块区的切除标记点

④彻底止血，并以蒸馏水、氟尿嘧啶溶液对创面浸泡1~2分钟。

⑤分层缝合切口：分腺体层、皮下组织、皮肤3层，逐层缝合切口。皮肤采用医用尼龙线或可吸收线进行皮内缝合，以免日后皮肤出现"蜈蚣"样瘢痕。

（2）腋窝淋巴结清扫术。

①切口：原乳房肿块切口位于外上象限者，向同侧胸大肌外缘延长其皮肤切口即可；如肿块位于其他象限者，腋窝皮肤的切口须另做一沿胸大肌外缘的皮肤切口（图7-36）。

②显露胸大肌外侧缘：切开皮肤、皮下组织，显露胸大肌外缘（图7-37）。

③显露胸小肌外侧缘：将胸大肌外缘脂肪组织分离，遇有血管分支则可结扎，拉开胸小肌外侧缘的脂肪组织，显露胸小肌外侧缘。

④显露腋静脉，清扫腋窝：用拉钩拉开胸大肌、胸小肌外侧缘，在臂神经丛平面横形切开腋鞘，向下轻轻拨开脂肪组织，便可显露出腋静脉。从中段部分开始解剖腋静脉，依次解剖外侧段及内侧段，将位于腋静脉腹侧及内侧的腋动脉、静脉各个分支和属支逐一分

离、钳夹、切断，并结扎之。腋静脉内 1/3 段的内侧为锁骨下区，又称腋顶。解剖腋静脉内侧段时，将该处脂肪结缔组织与胸壁分离，在分离、切除过程中，应仔细钳夹与结扎，此后再切断、结扎胸外侧血管（沿胸下行达前锯肌）及肩胛下血管（沿肩胛骨腋前缘下行，在肩胛下肌与前锯肌之间）。在清扫腋窝时应注意保护胸长神经及胸背神经。注意肩胛下动脉是腋动脉的最大分支，首先发出的肩胛旋动脉营养肩胛下肌，其主干沿着胸大肌外侧缘下行的胸背动脉则营养，在清扫腋窝时防止伤及背阔肌和前锯肌。

⑤将清扫的腋窝组织全部送病理切片检查。

⑥依次以蒸馏水、氟尿嘧啶溶液浸泡创面后，放置粗硅胶引流管 1 根于腋窝，在切口下方相当于腋中线处另戳孔引出，固定引流管，彻底止血。

⑦加压包扎，胸带固定：腋窝部位以纱布团块进行加压及切口部位包扎胸带固定，以防积液。特别注意对腋窝的加压，既不影响患肢静脉回流，又能消灭空腔。

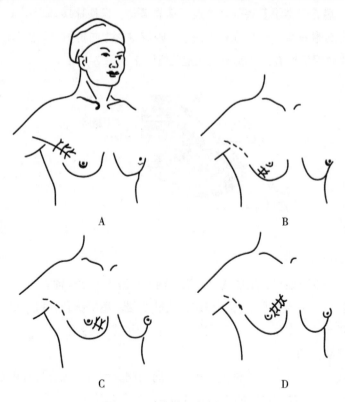

图 7-36　腋窝淋巴结清扫术切口

A. 外上象限：延长原切口；B. 外下象限：另做右腋切口；C. 内下象限：另做右腋切口；D. 内上象限：另做右腋切口

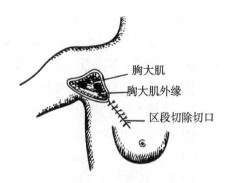

胸大肌
胸大肌外缘
区段切除切口

图 7-37　显露胸大肌外缘

四、术后处理

（1）手术当天禁食，患侧上肢外展、抬高，实行围术期预防用抗生素。

（2）引流管采用负压持续吸引 1 ~ 2 天后改为接床旁引流袋。根据引流量，术后 5 ~ 7 天拔除引流管。

（3）术后 10 ~ 14 天拆除切口缝线，开始进行化疗、放疗。

（4）根据雌激素受体（ER）、孕激素受体（PR）测定结果，在放疗、化疗结束后服用他莫昔芬（三苯氧胺）或同类药物 5 年。

（5）定期复查，终身随访。

五、手术经验和探讨

（1）保乳乳腺癌根治术在近几年大有发展之势，该术式在某些医院已占乳腺癌根治术的一定比例。该术式可以满足部分女性，特别是青年女性乳腺癌患者的保乳要求。

（2）采用该术式，要掌握好适应证，切忌勉强为之。如肿块稍大，而患者又强烈要求保乳者，可采用新辅助化疗，使肿块缩小，达到保乳条件，再予以手术是可行的。

（3）该术式的操作技术，关键在于肿块部位的区段切除要符合要求，要以病理学诊断为依据。

（4）综合治疗是保乳乳腺癌根治术后患者延长生存期的保障。术后坚持放疗、化疗显得十分必要，且其剂量要求比其他根治术要适当增加。

（杨宇扬）

乳腺癌保留乳头乳晕背阔肌重建 1

一、基本信息

姓名：×××　　性别：女　　年龄：46 岁

过敏史：否认过敏史。

主诉：发现左乳无痛性肿物7月。

现病史：患者于7个月前无意中扪及左乳一1.5 cm×1 cm大小肿物，质地较硬，活动性好，无压痛，无伴乳腺红肿热痛，无局部瘙痒不适，无乳头溢液、凹陷，无皮肤水肿、破溃，无骨骼疼痛等不适。曾到中医院就诊，行乳腺彩超检查提示"左乳肿物"（具体不详），当地医生考虑乳腺良性肿瘤，建议定期复查随诊。近半年来左乳腺肿物逐渐增大，今约3 cm×3 cm大小。2021-06-02来我院门诊就诊，行乳腺彩超：左侧乳腺实性肿物，BI-RAIDS 4B类。今日为进一步诊疗，门诊以"左侧乳腺肿瘤"收住我科。起病以来，患者精神、睡眠、胃纳一般，大小便正常，体重无明显变化。

既往史：否认肝炎史、疟疾史、结核史，否认高血压史、冠心病史，否认糖尿病史、脑血管病史、精神病史，否认手术史、外伤史，否认输血史否认过敏史，预防接种史不详。

二、查体

体格检查：患者一般情况可，生命体征平稳，查体心、肺、腹未见明显异常。

专科检查：双侧乳腺发育正常，基本对称，双侧乳头无凹陷，未见畸形，双乳皮肤无红肿、破溃，酒窝征阴性，橘皮征阴性。左乳外下象限5点区触及一约3 cm×3 cm大小肿物，质地实，形态不规则，边界欠清，表面尚光滑，活动度一般，无压痛。右乳腺未扪及明显肿物。轻压乳晕区，双乳头未见溢液。双侧腋下及双锁骨上窝未扪及明显肿大淋巴结。

辅助检查：2021-06-02乳腺彩超：左侧乳腺3～4点区可见实性低回声肿物，大小约29 mm×18 mm，边界清，形态不规则，内回声不均，内可见较多强光斑，肿物后方回声增强，CDFI：肿物内可见条状血流信号，其中一动脉血流：s 10.8 cm/s，Vd 3.6 cm/s，RI 0.67。

右侧乳腺10点区可见一实性低回声结节，大小约4 mm×4 mm，呈类椭圆形，边界清，内部回声均匀，其内未见明显钙化光点及液化暗区，后方回声无明显改变，CDFI：结节内未见明显血流信号。

双侧腋窝未见异常肿大淋巴结回声。左侧乳腺实性肿物，BI-RAIDS 4B类。右侧乳腺实性结节，BI-RAIDS 3类。

2021-06-02乳腺钼靶：双乳腺呈不均匀致密型；其间可见斑片状致密影、类结节及少许小囊状透亮影分布；左乳外下象限可见少许斑点状钙化影，双乳未见明确肿块及结构扭曲；双乳Cooper's韧带未见增厚；双乳未见明显增粗的血管及增生的导管影；双乳头和皮肤未见明显异常；双侧腋下可见多发小淋巴结影。双乳腺体改变及左乳钙化灶，BI-RADS：3。

乳腺MRI：左乳外下象限区（约为钟面5点区域）可见一团块状软组织肿物，大小约2.5 cm×2.4 cm×1.8 cm，最长径约2.5 cm，病变距乳头约6.9 cm，距皮肤最近距离约0.9 cm，距胸壁约3.2 cm；肿物呈T_1WI、T_2WI轻度高信号，DWI呈欠均匀高信号，ADCmin值单位（$0.858×10^{-3}$ mm^2/sec）；动态增强：肿块形态不规则，边缘不光整，可见分叶征，增强扫描呈不均匀明显强化，内部见斑点状无强化区；动态增强曲线（TIC）呈流出型；增强早期 120 秒内强化显著（>100%），延迟期未见明显离心扩展；病灶上缘可见增粗、迂曲腋侧胸壁动脉及内乳动脉分支供血；病灶周围腺体及皮下脂肪间隙稍肿胀，T_2 压脂序列见条片状、斑片状高信号影；乳头未见内陷，邻近皮肤未见增厚，邻近皮肤、胸大肌未见牵拉改变，邻近胸壁骨质无受侵；余腺体内见多发小结节轻中度强化影，动态增强曲线无法测量。腋窝（Ⅰ、Ⅱ水平）可见少许小淋巴结，较大者短径约 0.3 cm，增强扫描强化尚均匀。内乳区未见明确肿大淋巴结。左乳外下象限区肿物，考虑 BI-RADS 5 类，病灶周围腺体及皮下脂肪间隙呈穿刺术后局部水肿改变；双侧侧腋窝（Ⅰ、Ⅱ水平）少许小淋巴结，建议随诊复查。

三、诊断

初步诊断：左侧乳腺肿瘤。

诊断依据：患者因"发现左乳无痛性肿物 7 月"入院。查体：双侧乳腺发育正常，基本对称，双侧乳头无凹陷，未见畸形，双乳皮肤无红肿、破溃，酒窝征阴性，橘皮征阴性。左乳外下象限 5 点区触及一约 3 cm×3 cm 大小肿物，质地实，形态不规则，边界欠清，表面尚光滑，活动度一般，无压痛。右乳腺未扪及明显肿物。轻压乳晕区，双乳头未见溢液。双侧腋下及双锁骨上窝未扪及明显肿大淋巴结。辅助检查：2020-06-02 我院门诊乳腺彩超：左侧乳腺实性肿物，BI-RAIDS 4B 类。乳腺钼靶：双侧乳腺改变，BI-RADS 3。

鉴别诊断：乳腺纤维腺瘤。支持点：乳腺实性无痛性肿物；不支持点：乳腺肿物质地硬，边界欠清；影像学检查考虑乳腺恶性肿瘤可能。

最终诊断：左侧乳腺浸润性癌。

四、诊疗经过

患者入院后完善检查，行乳腺彩超示：左侧乳腺 3～4 点区可见实性低回声肿物，大小约 29 mm×18 mm，边界清，形态不规则，内回声不均，内可见较多强光斑，肿物后方回声增强，CDFI：肿物内可见条状血流信号，其中一动脉血流：s 10.8 cm/s，Vd 3.6 cm/s，RI 0.67。双侧腋窝未见异常肿大淋巴结回声。左侧乳腺实性肿物，BI-RAIDS 4B 类。2021-06-04 穿刺病理示：（左乳肿物穿刺）浸润性乳腺癌，非特殊类型。乳腺 MRI 示：左乳外下象限区（约为钟面 5 点区域）可见一团块状软组织肿物，大小约 2.5 cm×2.4 cm×1.8 cm，最长径约 2.5 cm，病变距乳头约 6.9 cm，距皮肤最近距离约 0.9 cm，距胸壁约 3.2 cm。2021-06-04，左乳外下象限区肿物，考虑 BI-RADS 5 类，病灶周围腺体及皮下脂肪间隙呈穿刺术后局部水肿改变；双侧侧腋窝（Ⅰ、Ⅱ水平）少许小淋巴结，建议随诊复查。术前肿瘤标记物、颈、胸、上腹部 CT 等检验检查未见明显异常，于 2021-06-03 行左乳肿物穿刺活检术，穿刺病理示：左乳浸润性乳腺癌。术前诊断：左侧乳腺浸润性 cT2N0M0 ⅡA 期，无手术禁忌，于 2021-06-07 行左腋窝前哨淋巴结活检 + 左乳腺癌全乳切除（保留乳头乳晕）+背阔肌带蒂肌皮瓣转移乳房重建术。术后逐步恢复，病理回报：（左乳腺）浸润性乳腺癌，非特殊类型，Ⅲ级（Nottingham 组织学分级：腺管结构 3 分 + 核分裂象 3 分 + 核异型性 3 分 =9 分），浸润癌最大径约 2 cm，未见明确脉管内癌栓及神经侵犯，送检乳腺基底未见癌，周围乳腺组织呈乳腺腺病的改变。（左乳头下方组织）未见癌。（左前哨淋巴结）未见癌 0/6。免疫组化：癌细胞 ER（阳性比例：约 60%，阳性强度：弱 – 中等），PR（阳性比例：约 40%，阳性强度：强 – 中等），HER2（3+），Ki67 约 40%（+）。术后诊断：左乳腺浸润性癌 pT1cN0M0 Ⅰ A 期，Luminal BHER-2 阳性型，患者术后辅助化疗、内分泌治疗、靶向治疗。

病例相关图片见图 7-38。

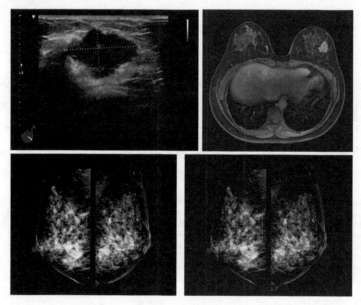

图 7-38　相关图片

五、出院情况

患者一般情况好，无诉特殊不适。查体：心肺腹未及异常。左乳外形良好，左乳、后背切口干洁，对合愈合可，皮瓣血运好，无皮下积液。患侧上肢活动无障碍、无水肿。

六、讨论

乳腺癌是中国女性最常见的恶性肿瘤之一，发病率逐年增加且趋于年轻化[1]。乳腺癌的传统治疗方法是手术切除，但该方法未考虑患者的心理和精神需求，患者满意度较差。因此，近年来乳房重建已成为临床中乳腺癌治疗的重点。目前乳房重建使用的组织和方法很多，主要可分为假体乳房重建和自体组织乳房重建。研究表明，自体组织乳房重建可以根据患者的乳房形状进行塑造，重建乳房的外观更好，且下垂感良好，术后效果持久[2, 3]。研究表明，自体组织乳房重建术可以有效纠正乳腺癌改良根治术后引起的前腋窝壁缺损、锁骨下凹陷以及放置假体引发的感染。背阔肌皮瓣通常可用于乳腺癌的临床治疗，可以提供较大的修复面积，更适合重建过程。采用背阔肌皮瓣重建乳房时通常将其从底部分离到顶部，然后转移到身体的前部，以覆盖乳房的缺陷区域并重塑乳房[4, 5]。

本例患者为中年女性，术前影像学检查示左乳外下象限肿物，肿块最大径为 2.9 cm，临床查体及影像学检查未见肿大淋巴结，不伴远处转移，术前临床分期 cT2N0M0 Ⅱ A 期，考虑到经济因素患者拒绝假体重建，同时患者有强烈保乳意愿，供区背阔肌肌肉发达，经患者同意后行保留乳头乳晕的乳腺癌皮下腺体切除 + 背阔肌肌皮瓣转移乳房重建。

术中采用环乳晕切口分离皮下腺体，在电刀分离乳头后方组织时需谨慎小心，防止电刀灼伤致乳头乳晕坏死，必要时可在表面覆盖湿盐水纱布，降低乳头乳晕表面温度。术后伤口敷料包扎时需注意避开乳头乳晕区，防止敷料压迫影响乳头乳晕血供。切除皮下腺体组织时，基于手术无瘤原则下尽可能保留足够厚度的皮瓣。取供区背阔肌皮瓣时止血要彻底，同时术后维持引流管负压状态可减少供区血清肿等并发症发生[6, 7]。

七、参考文献

［1］张雪，董晓平，管雅喆，等. 女性乳腺癌流行病学趋势及危险因素研究进展［J］. 肿瘤防治研究，2021，48（01）：87-92.

［2］亓发芝，冯自豪，张勇，等. 背阔肌肌皮瓣联合假体乳房再造术的疗效［J］. 中华医学美学美容杂志，2018，24（01）：16-18.

［3］陈颖，吴炅. 乳腺癌术后乳房重建中背阔肌肌皮瓣应用进展［J］. 中国实用外科杂志，2021，41（02）：227-230.

［4］李平，尹义兴，谭要鹏，等. 乳腺癌改良根治术后即刻背阔肌皮瓣乳房重建在乳腺癌治疗中的应用效果［J］. 癌症进展，2020，18（22）：2341-2344.

［5］梁豪. 乳腺癌改良根治术后即刻背阔肌皮瓣乳房重建治疗乳腺癌的临床效果分析［J］. 四川解剖学杂志，2020，28（03）：50-51.

［6］杨宇扬，李艰娟，金丽涛，等. 乳腺癌保留乳头乳晕腺体全切即刻背阔肌带蒂肌皮瓣转移乳房重建术的临床疗效评价［J］. 现代医院，2022，22（05）：811-814.

［7］许磊. 即刻假体重建、即刻背阔肌重建在保留乳头乳晕乳房切除术的应用［D］. 蚌埠医学院，2017.

（杨宇扬）

乳腺癌保留乳头乳晕背阔肌重建 2

一、基本信息

姓名：×××　　性别：女　　年龄：54 岁

过敏史：否认过敏史。

主诉：体检发现左乳肿物半天。

现病史：患者半天前至我院门诊体检，行乳腺彩超示：左侧乳腺实性结节，约 18 mm×16 mm，符合 BI-RADS 4a 级；乳腺钼靶示：左侧乳腺改变符合 BI-RADS 4a 级。患者自诉未扪及明显乳腺肿物，无伴乳腺红肿热痛，无局部瘙痒不适，无乳头溢液、凹陷，无皮肤水肿、破溃，无骨骼疼痛等不适。结合查体及影像学检查，门诊考虑左乳肿物乳腺癌可能性大，建议患者住院手术治疗，今日为进一步诊疗，门诊以"左乳肿物：乳腺癌？"收住我科。起病以来，患者精神、睡眠、胃纳一般，大小便正常，体重无明显变化。

既往史：否认肝炎史、疟疾史、结核史，否认高血压史、冠心病史，否认糖尿病史、脑血管病史、精神病史，否认手术史、外伤史，否认输血史否认过敏史，预防接种史不详。

二、查体

体格检查：患者一般情况可，生命体征平稳，查体心、肺、腹未见明显异常。

专科检查：双侧乳腺发育正常，基本对称，双侧乳头无凹陷，未见畸形，双乳皮肤无红肿、破溃，酒窝征阴性，橘皮征阴性。双乳腺未扪及明显肿物。轻压乳晕区，双乳头未见溢液。双腋下及双锁骨上窝未扪及明显肿大淋巴结。

辅助检查：2017-11-17 乳腺彩超：左侧乳腺 11 ～ 12 点区可见一低回声结节，大小约 18 mm×16 mm，类圆形，边缘欠清，后方回声稍增强，其内未见明显血流信号，右侧乳腺未见囊、实性肿物。CDFI：右侧乳腺区未见异常血流信号。双侧腋窝未见异常肿大淋巴结。左侧乳腺实性结节，性质待查，BI-RADS 4a 级。

2017-11-17 乳腺钼靶：左乳上象限近中线区域见一结节状稍高密度影，大小约 2.0 cm×1.6 cm，边缘稍欠光整，未见明确钙化斑。左乳上象限近中线区域所见结节，BI-RADS：4a。

2017-11-21 乳腺 MRI：左乳内上象限区（约为钟面 10 点区域）可见一不规则软组织肿物，呈等／稍长 T_1 稍长／长 T_2 信号，其内信号欠均，平扫 DWI 呈欠均匀高信号，ADCmin 值单位（0.903×10^{-3} mm²/sec）；动态增强：肿块形态不规则，边缘不光整，呈不均匀较明显强化，内部见斑点状、小斑片状无强化区；动态增强曲线（TICmax）呈平台型（Ⅱ型）；增强早期 120 秒内强化显著（>160%），延迟期未见明显离心扩展；病灶上缘可见增粗、迂曲腋侧胸壁动脉供血，内乳动脉部分分支参与供血；大小及毗邻：病灶范围约 2.2 cm×1.7 cm×2.4 cm，最大径 2.6 cm，距乳头 7.5 cm，距皮肤最短距离约 3.2 cm，距胸壁 0.2 cm；乳头无内陷，邻近皮肤无增厚 / 牵拉 / 凹陷，邻近胸壁骨质无受侵。病灶周围腺体及皮下脂肪间隙稍肿胀，T_2 压脂序列见条片状、斑片状高信号影。淋巴结：左腋窝（Ⅰ、Ⅱ区）可见多发小 / 稍大淋巴结，呈圆形 / 椭圆形，簇集样分布，增强呈中度、明显强化，较大者短径约 0.9 cm，其内无强化坏死，无融合。内乳区未见肿大淋巴结。左侧乳腺内上象限肿块，BI-RADS 5 级，病灶周围腺体及皮下脂肪间隙呈穿刺术后局部水肿改变；左侧乳腺内多发小结节影，部分 ADC 值降低，BI-RADS 4a 级；左侧乳腺内多发小囊肿，BI-RADS 2 级；左腋窝（Ⅰ、Ⅱ区）多发小 / 稍大淋巴结，性质待定，请结合相关检查。

三、诊断

初步诊断：左侧乳腺肿瘤。

诊断依据：中老年女性，因"体检发现左乳肿物半天"入院。查体：双侧乳腺发育正常，基本对称，双侧乳头无凹陷，未见畸形，双乳皮肤无红肿、破溃，酒窝征阴性，橘皮征阴性。双乳腺未扪及明显肿物。轻压乳晕区，双乳头未见溢液。双腋下及双锁骨上窝未扪及明显肿大淋巴结。辅助检查：2017-11-17 我院乳腺彩超示：左侧乳腺实性结节，约 18 mm×16 mm，符合 BI-RADS 4a 级；乳腺钼靶示：左侧乳腺改变符合 BI-RADS 4a 级。

鉴别诊断：乳腺纤维腺瘤。支持点：乳腺实性无痛性肿物；不支持点：乳腺肿物质地硬，边界欠清；影像学检查考虑乳腺恶性肿瘤可能。

最终诊断：左侧乳腺浸润性癌。

四、诊疗经过

患者入院后完善检查，行乳腺彩超示：左侧乳腺 11 ~ 12 点区可见一低回声结节，大小约 18 mm×16 mm，类圆形，边缘欠清，后方回声稍增强，其内未见明显血流信号，右侧乳腺未见囊、实性肿物。CDFI：右侧乳腺区未见异常血流信号。双侧腋窝未见异常肿大淋巴结。左侧乳腺实性结节，性质待查，BI-RADS 4a 级。

乳腺 MRI 示：左侧乳腺内上象限肿块，BI-RADS 5 级，病灶周围腺体及皮下脂肪间隙呈穿刺术后局部水肿改变；左侧乳腺内多发小结节影，部分 ADC 值降低，BI-RADS 4a 级；左侧乳腺内多发小囊肿，BI-RADS 2 级；左腋窝（Ⅰ、Ⅱ区）多发小 / 稍大淋巴结，性质待定，请结合相关检查。术前肿瘤标记物、颈、胸、上腹部 CT 等检验检查未见明显异常，于 2017-11-23 行左腋窝前哨淋巴结活检 + 腋窝淋巴结清扫术 + 左乳皮下腺体切除术 + 背阔肌带蒂肌皮瓣转移乳房重建。术后病理：（左乳腺）浸润性癌，肿瘤大小 2.2 cm×0.8 cm×1.8 cm，未见明确脉管内癌栓及神经侵犯。（左前哨淋巴结）送检淋巴结经石蜡切片后，原微转移灶已切完，复核冰冻切片，可见癌微转移（1/2）。（左乳头下方组织 1）未见癌累及。（左乳头下方组织 2）未见癌累及。左腋窝淋巴结未见癌，0/8。免疫组化：ER 80% 中等 +，PR 80% 中等偏强 +，Her-2 3+，Ki67 30%。术后诊断：左乳浸润性导管癌 pT2N1M0 II B 期，Luminal BHer-2 阳性型，术后患者辅助化疗、放疗、靶向治疗、内分泌治疗。

病例相关图片见图 7-39。

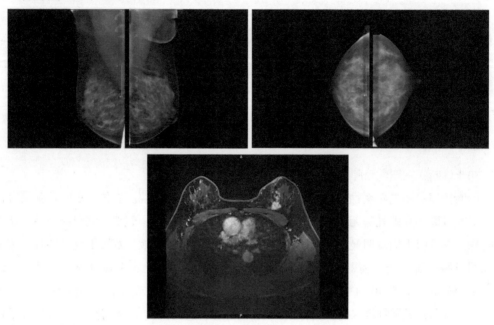

图 7-39 相关图片

五、出院情况

患者一般情况好，无诉特殊不适。查体：心、肺、腹未及异常。左乳外形良好，左乳、后背切口干洁，对合愈合可，皮瓣血运好，无皮下积液。患侧上肢活动无障碍、无水肿。

六、讨论

本例患者为中年女性，术前影像学检查示左乳内上象限肿物，肿块最大径为 2.6 cm，临床查体及影像学检查未见肿大淋巴结，不伴远处转移，术前临床分期 cT2N0M0 II A 期，患者有强烈保乳意愿，供区背阔肌肌肉发达，经患者同意后，行保留乳头乳晕的乳腺癌皮下腺体切除 + 背阔肌肌皮瓣转移乳房重建。

随着乳房重建技术的发展，越来越多的乳腺癌患者可以在术后保持形体的完整。传统乳房切除术要求切除 NAC，因此在乳房重建手术时需要对 NAC 进行重建。1962 年，Freeman[1] 首先提出了保留乳头乳晕的乳房切除术的理念。随着保乳手术的广泛开展与连同保留腋窝手术的安全性与有效性获得认可，保留无论是在保乳手术还是在乳房重建中显然已经获得了符合适应证患者的认同并获得乳腺外科医师的认可[2, 3]。

《乳腺肿瘤整形与乳房重建专家共识（2018 年版）》指出，对于临床体查发现有乳头凹陷、乳头部位扪及肿块、术中冰冻病理乳头后方腺体切缘阳性或肿瘤到乳头距离 < 2 cm 皆为保留乳头乳晕的禁忌。本患者肿瘤到乳头距离 7.5 cm，远大于 2 cm，肿块位于上象限，术中冰冻病理阴性且无乳头溢液，可保留乳头乳晕[4]。

七、参考文献

［1］Freeman B S. Subcutaneous mastectomy for benign breast lesions with immediate or delayed prosthetic replacement ［J］. *Plast Reconstr Surg Transplant Bull*，1962，30：676-682.

［2］王洁，丁泊文，尹健. 保留乳头乳晕的全乳切除术的研究进展［J］. 中国肿瘤临床，2022，49（13）：699-702.

［3］翟洁，王靖. 保留乳头乳晕的乳房切除术肿瘤学安全性［J］. 肿瘤学杂志，2019，25（01）：17-21.

［4］中国抗癌协会乳腺癌专业委员会（CBCS），中国医师协会外科医师分会乳腺外科医师专委会（CSBS）. 乳腺肿瘤整形与乳房重建专家共识［J］. 中国癌症杂志，2018，28（6）：439-480.

（杨宇扬）

乳腺癌保留乳头乳晕 I 期假体重建 1

一、基本信息

姓名：××× 性别：女 年龄：47 岁

过敏史：否认过敏史。

主诉：发现左乳无痛性肿物 7 年余。

现病史：患者于 7 年前无意中扪及左乳一约 3 cm×3 cm 大小实性肿物，质地较硬，活动性好，无压痛，无伴乳腺红肿热痛，无局部瘙痒不适，无乳头溢液、凹陷，无皮肤水肿、破溃，无骨骼疼痛等不适，未予重视及进一步诊疗。现肿块大小无明显变化，2019-03-27 来我院门诊就诊，行乳腺彩超：左侧乳腺实性肿物，符合 BI-RADS 4c 类。乳腺钼靶：左乳肿块，BI-RADS：5。今日为进一步诊疗，门诊以"左侧乳腺肿瘤"收住我科。起病以来，患者精神、睡眠、胃纳一般，大小便正常，体重无明显变化。

既往史：否认肝炎史、疟疾史、结核史，否认高血压史、冠心病史，否认糖尿病史、脑血管病史、精神病史，否认手术史、外伤史，否认输血史否认过敏史，预防接种史不详。

二、查体

体格检查：患者一般情况可，生命体征平稳，查体心、肺、腹未见明显异常。

专科检查：双侧乳腺发育正常，基本对称，双侧乳头无凹陷，未见畸形，双乳皮肤无红肿、破溃，酒窝征阴性，橘皮征阴性。左乳外上象限 1 点区扪及一约 3.0 cm×3.0 cm 大小实性肿物，质地硬，形态不规则，边界不清，表面不光滑，活动度一般，未触及压痛。右乳腺未扪及明显肿物。轻压乳晕区，双乳头未见溢液。双腋下及双锁骨上窝未扪及明显肿大淋巴结。

辅助检查：2019-03-27 乳腺彩超：左侧乳腺 1 点区乳头旁见一实性肿物，大小约 30 mm×26 mm×15 mm，表面凹凸不平，无包膜，与周围组织分界不清，可见毛刺蟹足征，内部为低回声，回声不均匀，可见强回声光点，肿物边缘可见高回声晕，肿物后方回声稍增强，肿物与胸壁无粘连。CDFI：肿物内部及周边可见血流信号，Adler 分级为Ⅱ级，其中一条动脉血流频谱，Vs 11.1 cm/s，Vd 2.8 cm/s，RI 0.75。左侧乳腺实性肿物，符合 BI-RADS 4c 类。

2019-03-27 乳腺钼靶：左乳乳晕后方见一高密度肿块影，边缘不规则，密度欠均匀，可见毛刺征，大小约 3.1 cm×2.3 cm，其内隐见细小钙化灶，周围腺体结构紊乱，邻近血管增粗，双乳头和皮肤未见明显异常；双侧腋下可见小淋巴结影。左乳肿块，BI-RADS：5。

2019-03-30 乳腺 MRI：左侧乳腺增大，左乳内上象限区（约为钟面 9 点至 12 点区域）可见一不规则软组织肿物，病灶范围约 3.3cm×2.2 cm×2.5 cm，最大径 3.3 cm，呈 T_1WI 等／稍低信号、T_2WI 稍高／高信号，其内信号欠均，平扫 DWI 呈欠均匀高信号，ADCmin 值单位（$0.84×10^{-3}$ mm^2/sec）；动态增强：肿块形态不规则，边缘不光整，呈不均匀较明显强化，内部见斑点状、小斑片状无强化区；动态增强曲线（TICmax）呈平台型（Ⅱ型）、廓清型（Ⅲ型）；增强早期 120 秒内强化显著（>120%），延迟期未见明显离心扩展；病灶上缘可见增粗、迂曲腋侧胸壁动脉供血，内乳动脉部分分支参与供血；毗邻：病灶距乳头 1.4 cm，距皮肤最短距离约 0.3 cm，距胸壁 3.8 cm；乳头无内陷，邻近皮肤无增厚／牵拉／凹陷，邻近胸壁骨质无受侵。病灶周围腺体及皮下脂肪间隙稍肿胀，T_2 压脂序列见条片状、斑片状高信号影。余左乳内另见数个斑点状、小结节状 T_1WI 中等低信号、T_2WI 中等高信号影，较大者直径约 0.3 cm，形态尚规整，增强扫描呈尚均匀渐进性强化，动态增强曲线（TICmax）呈平台型（Ⅱ型）为主。淋巴结：左腋窝（Ⅰ、Ⅱ水平）可见多发小淋巴结，呈圆形／椭圆形，簇集样分布，增强呈中度、明显强化，较大者短径约 0.4 cm，其内无明显无强化区，无融合。所示左侧内乳区未见肿大淋巴结。左侧乳腺内上象限肿块，考虑 BI-RADS 5 类；病灶周围腺体及皮下脂肪间隙呈穿刺术后局部水肿改变；余左乳内多发小结节，BI-RADS 3 类。

三、诊断

初步诊断：左侧乳腺肿瘤。

诊断依据：中年女性，因"发现左乳无痛性肿物 7 年余"入院。查体：双侧乳腺发育正常，基本对称，双侧乳头无凹陷，未见畸形，双乳皮肤无红肿、破溃，酒窝征阴性，橘皮征阴性。左乳外上象限 1 点区扪及一约 3.0 cm×3.0 cm 大小实性肿物，质地硬，形态不规则，边界不清，表面不光滑，活动度一般，未触及压痛。右乳腺未扪及明显肿物。轻压乳晕区，双乳头未见溢液。双腋下及双锁骨上窝未扪及明显肿大淋巴结。辅助检查：2019-03-27 我院乳腺彩超：左侧乳腺实性肿物，符合 BI-RADS 4c 类。乳腺钼靶：左乳肿块，BI-RADS：5。

鉴别诊断：乳腺纤维腺瘤。支持点：乳腺实性无痛性肿物；不支持点：乳腺肿物质地硬，边界欠清；影像学检查考虑乳腺恶性肿瘤可能。

最终诊断：左侧乳腺浸润性癌。

四、诊疗经过

患者入院查，乳腺彩超示：左侧乳腺 1 点区乳头旁见一实性肿物，大小约为 30 mm×26 mm×15 mm，表面凹凸不平，无包膜，与周围组织分界不清，左侧乳腺实性肿物，符合 BI-RADS 4c 类。乳腺 MRI 示：左侧乳腺内上象限肿块，考虑 BI-RADS 5 类；余左乳内多发小结节，BI-RADS 3 类；右双侧腋窝（Ⅰ、Ⅱ水平）数个小淋巴结，性质待定，建议随诊复查。于 2019-03-28 行左乳腺肿物穿刺活检术，病理回报：左乳浸润性癌。无手术禁忌，于 2019-04-09 行左乳腺癌保留乳头乳晕皮下腺体切除 + 左腋窝前哨淋巴结活检+假体植入乳房重建术，术后逐步恢复，病理回报：（左乳头下方组织）未见癌。（左前哨淋巴结）未见癌，0/5。（左乳）浸润性导管癌，Ⅱ级，癌组织最大径约 2 cm，可见脉管内癌栓，未见神经侵犯，基底切缘未见癌。免疫组化结果：ER（中等 – 强 +，约 90%），PR（中等 – 强+，约 40%），E-ca（+），TOP Ⅱ（约 3%+），P53（约 2%+），Ki67（约 15%+）。继续完善 Her-2 基因 FISH 检测。

病例相关图片见图 7-40。

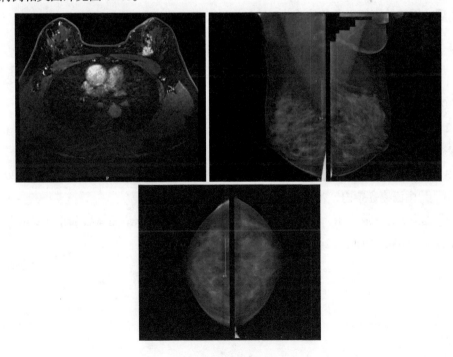

图 7-40　相关图片

五、出院情况

患者一般情况好，无诉特殊不适。查体：心、肺、腹未见异常。左乳术后形态好，左乳切口干洁，对合愈合可，乳头及皮瓣血运好，左腋窝引流管固定通畅，左上肢活动无障碍、无水肿。

六、讨论

本例患者为中年女性，术前影像学检查示左乳内上象限肿物，肿块最大径为 3.3 cm，临床查体及影像学检查未见肿大淋巴结，不伴远处转移，术前临床分期 cT2N0M0 Ⅱ A 期，患者有强烈保乳意愿，经患者同意后，行左乳腺癌保留乳头乳晕皮下腺体切除 + 左腋窝前哨淋巴结活检 + 假体植入乳房重建术。

假体置入重建的乳房形态较接近自然，手感好，手术操作简单，避免了自体组织移植造成的供区创伤及瘢痕，是目前国际上使用最广泛的乳房重建方式。本例患者肿块较大，且患者拒绝自体乳房重建，故行 Ⅰ 期假体重建。由于我国以及东亚人群乳房体积相对较小、下垂不明显的特点，乳房假体置入普遍选用胸大肌下置入术[1, 2]，本例患者假体置于胸大肌下方，同时离断部分（或全部）胸大肌，为假体植入提供更大的空间，容易塑造乳房下垂的外形。患者术后的患侧上肢活动，不建议早期过度进行上臂活动，假体乳房重建的患者在术后早期减少上肢活动可以促进植入物周围形成囊袋，将假体定位，同时限制上肢活动也能够提供充足的愈合时间，对于解剖型假体更加重要的是可以避免假体的转位。本例患者术后 4 周开始恢复所有上肢活动[3, 4]。

七、参考文献

［1］张波，杨川，余力. 国人隆乳术乳房假体容积的预测［J］. 中华医学美容杂志，1998（01）：3–5.

［2］杨剑敏，王颀，李文萍，等. 乳腺癌改良根治术同期假体植入重建乳房［J］. 中华乳腺病杂志（电子版），2008（01）：24–29.

［3］中国抗癌协会乳腺癌专业委员会. 乳腺肿瘤整形与乳房重建专家共识（2018 年版）［J］. 中国癌症杂志，2018，28（06）：439–480.

［4］Araco A，Caruso R，Araco F，et al. Capsular contractures：a systematic review［J］. *Plast Reconstr Surg.* 2009，124（6）：1808–1819.

（杨宇扬）

乳腺癌保留乳头乳晕 I 期假体重建 2

一、基本信息

姓名：×××　　性别：女　　年龄：47 岁

过敏史：否认过敏史。

主诉：体检发现双乳腺无痛性肿物 3 天。

现病史：患者 3 天前于我院门诊体检，行乳腺彩超示：右侧乳腺不规则低回声，性质待查，考虑 BI-RADS 4a 类；左侧乳腺低回声结节，性质待查，考虑 BI-RADS 4a 类。患者自诉未扪及明显乳腺肿物，无伴乳腺局部红肿热痛、瘙痒，无乳头溢液、凹陷，无皮肤水肿、破溃等不适。门诊建议患者双乳肿物手术治疗，今日为治疗乳腺肿物入住我科。近期患者精神、睡眠、胃纳尚可，大小便正常，体重无明显改变。

既往史：否认肝炎史、疟疾史、结核史，否认高血压史、冠心病史，否认糖尿病史、脑血管病史、精神病史，否认手术史、外伤史，否认输血史否认过敏史，预防接种史不详。

二、查体

体格检查：患者一般情况可，生命体征平稳，查体心、肺、腹未见明显异常。

专科检查：双乳发育正常，基本对称，双侧乳头无凹陷，未见畸形，双乳皮肤无红肿、破溃，酒窝征阴性，橘皮征阴性。双侧乳腺未扪及明显肿物。轻压乳晕区，双乳头未见溢液。双腋下及双锁骨上未扪及明显肿大淋巴结。

辅助检查：2021-11-17 乳腺彩超：右侧乳腺 8 点区见一不规则低回声区，范围约 12 mm×7 mm×6 mm，内可见多发强回声点，范围约 5 mm×4 mm，强回声光点大小约 0.2～0.6 mm，CDFI：异常回声区内未见明显血流信号显示。左侧乳腺 11 点区可见一个低回声结节，大小约 11 mm×7 mm，边界清，形态欠规则，内另见数个强回声点，CDFI：结节内未见明显血流信号。左侧乳腺 4 点区另见一囊液性暗区，大小约 5 mm×4 mm，边界清，囊液清，后方回声增强。

双侧腋窝未见异常肿大淋巴结回声。右侧乳腺不规则低回声，性质待查，考虑 BI-RADS 4a 类。左侧乳腺低回声结节，性质待查，考虑 BI-RADS 4a 类。

2021-11-21 乳腺钼靶：右乳外上象限区域见簇状钙化影；左乳内象限亦见斑点状钙化影。双乳未见明确肿块、异常钙化及结构扭曲；双乳 Cooper's 韧带未见增厚，未见明显增粗的血管及增生的导管影；双乳头和皮肤未见异常；双侧腋下见数个小淋巴结影。右乳外上象限钙化，BI-RADS：4a；左侧乳腺改变，BI-RADS：2。

2019-03-30 乳腺 MRI：右乳乳腺无增大，外下象限区（约为钟面 8 点区域）可见一结节状软组织肿物，范围约 2.3 cm×1.8 cm×6.4 cm，最长径约 6.4 cm，病变距乳头约 6.5 cm，距皮肤最近距离约 0.7 cm，距胸壁约 0.4 cm；病变呈 T_1WI、T_2WI 轻度高信号，DWI 呈欠均匀高信号，ADC 值局部稍降低，ADCmin 值 1.098×10^{-3} mm^2/sec；动态增强：病灶形态不规则，边缘不光整，可见浅分叶征，呈稍欠均匀轻中度强化；动态增强曲线（TICmax）呈流入型，增强早期 120 秒内中度强化（>75%）；余腺体内见多发小结节轻中度强化影，动态增强曲线无法测量。乳头未见内陷，邻近皮肤未见增厚，邻近皮肤、胸大肌未见牵拉改变，邻近胸壁骨质无受侵。淋巴结：腋窝（Ⅰ、Ⅱ水平）数个小淋巴结，较大者短径约 0.4 cm，未见融合，较大者强化尚均匀，与邻近腋下动静脉分界尚清；内乳区未见明确肿大淋巴结。左乳乳腺无增大，内上象限区（约为钟面 10 点区域）可见一结节影，范围约 1.2 cm × 0.8 cm × 1.1 cm，最长径约 1.2 cm，病变距乳头约 4.8cm，距皮肤最近距离约 2.0 cm，距胸壁约 1.8 cm；病变呈 T_1WI、T_2WI 轻度高信号，DWI 呈欠均匀高信号，ADC 值局部降低，ADCmin 值 0.896×10^{-3} mm^2/sec；动态增强：病灶边缘尚光整，呈稍欠均匀轻中度强化；动态增强曲线（TICmax）呈流入型、平台型，增强早期 120 秒内中度强化（>70%）；余腺体内见多发小结节轻中度强化影，动态增强曲线无法测量。乳头未见内陷，邻近皮肤未见增厚，邻近皮肤、胸大肌未见牵拉改变，邻近胸壁骨质无受侵。淋巴结：腋窝（Ⅰ、Ⅱ水平）数个小淋巴结，较大者短径约 0.4 cm，未见融合，较大者边缘欠光整、强化欠均匀，余强化尚均匀，与邻近腋下动静脉分界尚清；内乳区未见明确肿大淋巴结。右侧乳腺外下象限区结节，考虑 BI-RADS 4a 类；左侧乳腺内上象限区结节，考虑 BI-RADS 4a 类；余双侧乳腺改变，考虑 BI-RADS 3 类；双侧腋窝（Ⅰ、Ⅱ水平）数个小淋巴结，考虑良性改变可能性大。

三、诊断

初步诊断：双侧乳腺肿瘤。

诊断依据：患者因"体检发现双乳腺无痛性肿物 3 天"入院。查体：双乳发育正常，基本对称，双侧乳头无凹陷，未见畸形，双乳皮肤无红肿、破溃，酒窝征阴性，橘皮征阴性。双侧乳腺未扪及明显肿物。轻压乳晕区，双乳头未见溢液。双腋下及双锁骨上未扪及明显肿大淋巴结。辅助检查：2021-11-17 我院门诊乳腺彩超：右侧乳腺不规则低回声，性质待查，考虑 BI-RADS 4a 类；左侧乳腺低回声结节，性质待查，考虑 BI-RADS 4a 类。

鉴别诊断：乳腺纤维腺瘤。支持点：乳腺实性无痛性肿物；不支持点：乳腺肿物质地硬，边界欠清；影像学检查考虑乳腺恶性肿瘤可能。

最终诊断：双侧乳腺浸润性癌。

四、诊疗经过

患者入院完善检查，乳腺钼靶示：右乳外上象限钙化，BI-RADS：4a；左侧乳腺改变，BI-RADS：2。乳腺 MRI 示：右侧乳腺外下象限区结节，考虑 BI-RADS 4a 类；左侧乳腺内上象限区结节，考虑 BI-RADS 4a 类；余双侧乳腺改变，考虑 BI-RADS 3 类；双侧腋窝（Ⅰ、Ⅱ水平）数个小淋巴结，考虑良性改变可能性大。于 2021-01-22 行双乳肿物穿刺活检术，穿刺病理：（左乳腺）中级别导管原位癌；（右乳腺）乳腺腺病伴不典型导管上皮增生。无手术禁忌，于 2021-11-26 行右乳区段切除术 + 双乳癌根治 + 假体植入乳房重建术。术后逐步恢复，病理回报：（右前哨淋巴结 1）未见癌，0/1；（右前哨淋巴结 2）未见癌，0/1；（右前哨旁淋巴结）未见癌，0/2；（右乳头下方组织）未见癌；（左乳头下方组织）未见癌；（左腋窝前哨淋巴结 1）0/1；（左腋窝前哨淋巴结 2）0/1；（左腋窝前哨淋巴结 3）0/1。（左乳腺）中级别导管原位癌伴导管内乳头状癌，可见钙化及坏死，癌组织最大径约 1 cm，未见明确脉管内癌栓及神经侵犯，周围乳腺组织呈乳腺腺病伴纤维腺瘤的改变。（右乳区段切除术）高级别导管原位癌（粉刺型，伴有钙化）伴多灶浸润。高级别导管原位癌（粉刺型，伴有钙化）；约占肿瘤的 95%。肿瘤最大径约 2 cm。多灶性浸润灶：组织学类型：浸润性乳腺癌，非特殊类型，Ⅰ级。约占 5%。Nottingham 组织学分级：腺管结构 2 分 + 核分裂象 1 分 + 核异型性 2 分 =5 分，未见明确脉管内癌栓及神经侵犯。免疫组化结果：左乳腺导管原位癌细胞 ER（约 90% 强 +），PR（约 70% 中等 +），Her2（2+），Ki67（约 10%+），右乳腺浸润癌细胞 ER（阳性比例：约 90%，阳性强度：强），PR（阳性比例：约 50%，阳性强度：强 - 中等），Her2（0），Ki67 约 20%（+）。术后诊断：右乳高级别导管原位癌伴多灶浸润 pT1aN0M0 ⅠA 期，Luminal BHer-2 阴性型，左乳中级别导管原位癌伴导管内乳头状癌 pTisN0M0 0 期。术后建议患者辅助内分泌治疗。

病例相关图片见图 7-41。

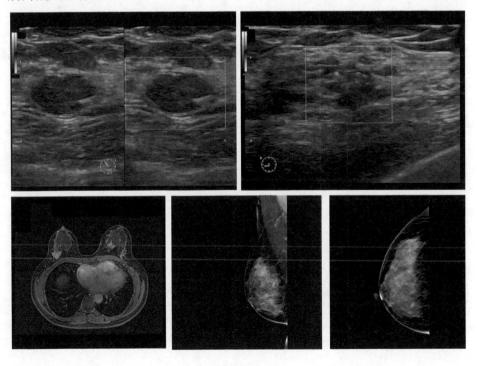

图 7-41　相关图片

五、出院情况

患者一般情况好，无诉特殊不适。查体：心、肺、腹未见异常。胸壁切口干洁，对合愈合可，皮瓣血运好，无皮下积液。患侧上肢活动无障碍、无水肿。

六、讨论

本例患者为中年女性，术前影像学检查示双乳肿物，右乳肿块最大径 6.4 cm，左乳肿块最大径为 1.1 cm，临床查体及影像学检查未见肿大淋巴结，不伴远处转移，术前临床分期，左乳腺原位癌，右乳腺腺病伴不典型导管上皮增生。患者有强烈保乳意愿，经患者同意后行左乳腺癌保留乳头乳晕皮下腺体切除 + 左腋窝前哨淋巴结活检 + 假体植入乳房重建术 + 右乳区段切除术，术中冰冻示右乳高级别导管原位癌，后行保留乳头乳晕右乳癌皮下腺体切除 + 右腋窝前哨淋巴结活检 + 假体植入乳房重建术。

Ⅰ期假体置入重建主要适用于乳房体积较小（一般指体积小于 400 mL 或 A/B 罩杯）、下垂不明显、不宜行保乳手术，不能或不愿接受自体组织重建的患者。本例患者左乳多发结节，乳房体积不大，故行假体置入乳房重建术。按肿瘤病理分期，Ⅰ期假体乳房重建主要适用于 0 期、Ⅰ期和Ⅱ期。本例患者术前临床分期为 0 期，有假体重建适应证。本例患者双乳肿块位于右外下和左内上，距离乳头的距离分别是 6.5 cm 和 4.8 cm，术中冰冻均未发现乳头后方腺体切缘阳性，给予双侧乳头乳晕的保留[1, 2]。

七、参考文献

［1］张波，杨川，余力. 国人隆乳术乳房假体容积的预测［J］. 中华医学美容杂志，1998（01）：3-5.

［2］杨剑敏，王顾，李文萍，等. 乳腺癌改良根治术同期假体植入重建乳房［J］. 中华乳腺病杂志（电子版），2008（01）：24-29.

（杨宇扬）

第三篇

肝胆疾病

第八章

肝脏疾病

一、病因与病理

肝囊肿临床上较为常见，分先天性与后天性两大类，后天性多为创伤、炎症或肿瘤性因素所致，以寄生虫性如肝包虫感染所致最多见。先天性肝囊肿又称真性囊肿，最为多见，其发生原因不明，可由先天性因素所致，可能与肝内迷走胆管与淋巴管在胚胎期的发育障碍，或局部淋巴管因炎性上皮增生阻塞，导致管腔内分泌物滞留所致。可单发，亦可多发，女性多于男性，从统计学资料来看，多发性肝囊肿多有家族遗传因素。

肝囊肿多根据形态学或病因学进行分类，Debakey 根据病因将肝囊肿分为先天性和后天性两大类，其中先天性肝囊肿又可分为原发性肝实质肝囊肿和原发性胆管性肝囊肿，前者又可分为孤立性和多发性肝囊肿，后者则可分为局限性肝内主要胆管扩张和 Caroli 病。后天性肝囊肿可分为外伤性、炎症性和肿瘤性，炎症性肝囊肿可由胆管炎性或结石滞留引起，也可与肝包囊病有关。肿瘤性肝囊肿则可分为皮样囊肿、囊腺瘤或恶性肿瘤引起的继发性囊肿。

孤立性肝囊肿多发生于肝右叶，囊肿直径一般从数毫米至 30 cm 不等，囊内容物多为清晰、水样黄色液体，呈中性或碱性反应，含液量一般在 500 mL 以上，囊液含有清蛋白、黏蛋白、胆固醇、白细胞、酪氨酸等，少数与胆管相通者可含有胆汁，若囊内出血可呈咖啡样。囊壁表面平滑反光，呈乳白色或灰蓝色，部分菲薄透明，可见血管走行。囊肿包膜通常较完整，囊壁组织学可分三层：①纤维结缔组织内层：往往衬以柱状或立方上皮细胞。②致密结缔组织中层：以致密结缔组织成分为主，细胞少。③外层为中等致密的结缔组织，内有大量的血管、胆管通过，并有肝细胞，偶可见肌肉组织成分。

多发性肝囊肿分两种情况，一种为散在的肝实质内很小的囊肿，另一种为多囊肝，累及整个肝脏，肝脏被无数大小不等的囊肿占据。显微镜下囊肿上皮可变性扁平或阙如；外层为胶原组织，囊壁之间可见为数较多的小胆管和肝细胞。多数情况下合并多囊肾、多囊脾，有的还可能同时合并其他脏器的先天性畸形。

二、临床表现

由于肝囊肿生长缓慢，多数囊肿较小且囊内压低，临床上可无任何症状。但随着病变的持续发展，囊肿逐渐增大，可出现邻近脏器压迫症状，如上腹饱胀不适，甚至隐痛、恶心、呕吐等，少数患者因囊肿破裂或囊内出血而出现急性腹痛。晚期可引起肝功能损害而出现腹腔积液、黄疸、肝大及食管静脉曲张等表现，囊肿伴有继发感染时可出现畏寒、发热等症状。体检可发现腹上区包块，肝大，可随呼吸上下移动，表面光滑的囊性肿物以及脾大、腹腔积液及黄疸等相应体征。

肝囊肿巨大时 X 线平片可有膈肌抬高，胃肠受压移位等征象。

B 超检查见肝内一个或多个圆形、椭圆形无回声暗区，大小不等，囊壁菲薄，边缘光滑整齐，后方有增强效应。囊肿内如合并出血、感染，则液性暗区内可见细小点状回声漂浮，部分多房性囊肿可见分隔状光带。

CT 表现为外形光滑、境界清楚、密度均匀一致。平扫 CT 值在 0 ~ 20 Hu 之间，增强扫描注射对比剂后囊肿的 CT 值不变，周围正常肝组织强化后使对比更清楚。

MRI 图像 T_1 加权呈极低信号，强度均匀，边界清楚；质子加权多数呈等信号，少数可呈略低信号；T_2 加权均呈高信号，边界清楚；增强后 T_1 加权囊肿不强化。

三、诊断

肝囊肿诊断多不困难，结合患者体征及 B 超、CT 等影像学检查资料多可做出明确诊断，但如要对囊肿的病因做出明确判断，需密切结合病史，应注意与下列疾病相鉴别：①肝包虫囊肿：有疫区居住史，嗜伊红细胞增多，Casoni 试验阳性，超声检查可在囊内显示少数漂浮移动点或多房性、较小囊状集合体图像。②肝脓肿：有炎症史，肝区有明显压痛、叩击痛，B 超检查在未液化的声像图上，多呈密集的点状、线状回声，脓肿液化时无回声区与肝囊肿相似，但肝脓肿呈不规则的透声区，无回声区内见杂乱强回声，长期慢性的肝脓肿，内层常有肉芽增生，回声极不规则，壁厚，有时可见伴声影的钙化强回声。③巨大肝癌中心液化：有肝硬化史及进行性恶病质，B 超、CT 均可见肿瘤轮廓，病灶内为不规则液性占位。

四、治疗

对体检偶尔发现的小而无症状的肝囊肿可定期观察，无须特殊治疗，但需警惕其发生恶变。对于囊肿近期生长迅速，疑有恶变倾向者，宜及早手术治疗。

（一）孤立性肝囊肿的治疗

1. B 超引导下囊肿穿刺抽液术

B 超引导下囊肿穿刺抽液术适用于浅表的肝囊肿，或患者体质差，不能耐受手术，囊肿巨大有压迫症状者。抽液可缓解症状，但穿刺抽液后往往复发，需反复抽液，有继发出血和细菌感染的可能。近年有报道经穿刺抽液后向囊内注入无水乙醇或其他硬化剂的治疗方法，但远期效果尚不肯定，有待进一步观察。

2. 囊肿开窗术或次全切除术

囊肿开窗术或次全切除术适用于巨大的肝表面孤立性囊肿，在囊壁最菲薄、浅表的地方切除1/3左右的囊壁，充分引流囊液。

3. 囊肿或肝叶切除术

囊肿在肝脏的周边部位或大部分突出肝外或带蒂悬垂者，可行囊肿切除。若术中发现肝囊肿较大或多个囊肿集中某叶或囊肿合并感染及出血，可行肝叶切除。此外，对疑有恶变的囊性病变，如肿瘤囊液为血性或黏液性或囊壁厚薄不一，有乳头状赘生物时，可即时送病理活检，一旦明确，则行完整肝叶切除。

4. 囊肿内引流

术中探查如发现有胆汁成分则提示囊肿与肝内胆管相通，可行囊肿空肠 Roux-en-Y 吻合术。

（二）多发性肝囊肿的治疗

多发性肝囊肿一般不宜手术治疗，若因某个大囊肿或几处较大囊肿引起症状时，可考虑行一处或多处开窗术，晚期合并肝功能损害，有多囊肾、多囊膜等，可行肝移植或肝、肾多脏器联合移植。

（刘东举）

第二节　肝脓肿

一、细菌性肝脓肿

（一）流行病学

细菌性肝脓肿通常指由化脓性细菌引起的感染，故亦称化脓性肝脓肿。本病病原菌可来自胆管疾病（占16%～40%），门静脉血行感染（占8%～24%），经肝动脉血行感染报道不一，最多者为45%，直接感染者少见，隐匿感染占10%～15%。致病菌以革兰阴性菌最多见，其中2/3为大肠埃希菌，粪链球菌和变形杆菌次之；革兰阳性球菌以金黄色葡萄球菌最常见。临床常见多种细菌的混合感染。细菌性肝脓肿70%～83%发生于肝右叶，这与门静脉分支走行有关。左叶者占10%～16%；左右叶均感染者为6%～14%。脓肿多为单发且大，多发者较少且小。少数细菌性肝脓肿患者的肺、肾、脑及脾等亦可有小脓肿。尽管目前对本病的认识、诊断和治疗方法都有所改进，但病死率仍为30%～65%，其中多发性肝脓肿的病死率为50%～88%，而孤立性肝脓肿的病死率为12.5%～31%。本病多见于男性，男女比例约为2∶1。但目前的许多报道指出，本病的性别差异已不明显，这可能与女性胆管疾患发生率较高，而胆源性肝脓肿在化脓性肝脓肿发生中占主导地位有关。本病可发生于任何年龄，但中年以上者约占70%。

（二）病因

肝由于接受肝动脉和门静脉双重血液供应，并通过胆管与肠道相通，发生感染的机会很多。但是在正常情况下，由于肝的血液循环丰富和单核吞噬细胞系统的强大吞噬作用，可以杀伤入侵的细菌并且阻止其生长，不易形成肝脓肿。但是如各种原因导致机体抵抗力下降时，或当某些原因造成胆管梗阻时，入侵的细菌便可以在肝内重新生长引起感染，进一步发展形成脓肿。化脓性肝脓肿是一种继发性病变，病原菌可由下列途径进入肝。

1. 胆管系统

这是目前最主要的侵入途径，也是细菌性肝脓肿最常见的原因。当各种原因导致急性梗阻性化脓性胆管炎，细菌可沿胆管逆行上行至肝，形成脓肿。胆管疾病引起的肝脓肿占肝脓肿发病率的21.6%～51.5%，其中肝胆管结石并发肝脓肿更多见。胆管疾病引起的肝脓肿常为多发性，以肝左叶多见。

2. 门静脉系统

腹腔内的感染性疾病，如坏疽性阑尾炎、内痔感染、胰腺脓肿、溃疡性结肠炎及化脓性盆腔炎等均可引起门脉属支的化脓性门静脉炎，脱落的脓毒性栓子进入肝形成肝脓肿。近年来由于抗生素的应用，这种途径的感染已大为减少。

3. 肝动脉

体内任何部位的化脓性疾患，如急性上呼吸道感染、亚急性细菌性心内膜炎、骨髓炎和痈等，病原菌由体循环经肝动脉侵入肝。当机体抵抗力低下时，细菌可在肝内繁殖形成多发性肝脓肿，多见于小儿败血症。

4. 淋巴系统

与肝相邻部位的感染如化脓性胆囊炎、膈下脓肿、肾周围脓肿、胃及十二指肠穿孔等，病原菌可经淋巴系统进入肝，亦可直接侵及肝。

5. 肝外伤后继发感染

开放性肝外伤时，细菌从创口进入肝或随异物直接从外界带入肝引发脓肿。闭合性肝外伤时，特别是中心型肝损伤患者，可在肝内形成血肿，易导致内源性细菌感染。尤其是合并肝内小胆管损伤，则感染的机会更高。

6. 医源性感染

近年来，由于临床上开展了许多肝脏手术及侵入性诊疗技术，如肝穿刺活检术、经皮肝穿刺胆管造影术（PTC）、内镜逆行胰胆管造影术（ERCP）等，操作过程中有可能将病原菌带入肝形成肝的化脓性感染。肝脏手术时由于局部止血不彻底或术后引流不畅，形成肝内积血积液时均可引起肝脓肿。

7. 其他

有一些原因不明的肝脓肿，如隐源性肝脓肿，可能肝内存在隐匿性病变。当机体抵抗力减弱时，隐匿病灶"复燃"，病菌开始在肝内繁殖，导致肝的炎症和脓肿。Ranson 指出，25%隐源性肝脓肿患者伴有糖尿病。

（三）临床表现

细菌性肝脓肿并无典型的临床表现，急性期常被原发性疾病的症状所掩盖，一般起病较急，全身脓毒性反应显著。

1. 寒战和高热

寒战和高热多为最早也是最常见的症状。患者在发病初期骤感寒战，继而高热，热型呈弛张型，体温在 38 ~ 40℃，最高可达 41℃，伴有大量出汗，脉率增快，一日数次，反复发作。

2. 肝区疼痛

由于肝增大和肝被膜急性膨胀，肝区出现持续性钝痛；出现的时间可在其他症状之前或之后，亦可与其他症状同时出现，疼痛剧烈者常提示单发性脓肿；疼痛早期为持续性钝痛，后期可呈剧烈锐痛，随呼吸加重者提示脓肿位于肝膈顶部；疼痛可向右肩部放射，左肝脓肿也可向左肩部放射。

3. 乏力、食欲缺乏、恶心和呕吐

由于伴有全身毒性反应及持续消耗，患者可出现乏力、食欲缺乏、恶心、呕吐等消化道症状。少数患者还出现腹泻、腹胀以及顽固性呃逆等症状。

4. 体征

肝区压痛和肝增大最常见。右下胸部和肝区叩击痛；若脓肿移行于肝表面，则其相应部位的皮肤呈红肿，且可触及波动性肿块。右上腹肌紧张，右季肋部饱满，肋间水肿并有触痛。左肝脓肿时上述症状出现于剑突下。并发于胆管梗阻的肝脓肿患者常出现黄疸。其他原因的肝脓肿，一旦出现黄疸，表示病情严重，预后不良。少数患者可出现右侧反应性胸膜炎和胸腔积液，可查及肺底呼吸音减弱、啰音和叩诊浊音等。晚期患者可出现腹腔积液，这可能是由于门静脉炎以及周围脓肿的压迫影响门静脉循环及肝受损，长期消耗导致营养性低蛋白血症引起。

（四）诊断

1. 病史及体征

在急性肠道或胆管感染的患者中，突然发生寒战、高热、肝区疼痛、压痛和叩击痛等，应高度怀疑本病的可能，做进一步详细检查。

2. 实验室检查

白细胞计数明显升高，总数达（1 ~ 2）×10^9/L 或以上，中性粒细胞在 90%以上，并可出现核左移或中毒颗粒，谷丙转氨酶、碱性磷酸酶升高，其他肝功能检查也可出现异常。

3. B超检查

B超检查是诊断肝脓肿最方便、简单又无痛苦的方法，可显示肝内液性暗区，区内有"絮状回声"并可显示脓肿部位、大小及距体表深度，并用以确定脓腔部位作为穿刺点和进针方向，或为手术引流提供进路。此外，还可供术后动态观察及追踪随访。能分辨肝内直径2 cm以上的脓肿病灶，可作为首选检查方法，其诊断阳性率可达96%以上。

4. X线检查和CT检查

X线检查可见肝阴影增大、右侧膈肌升高和活动受限，肋膈角模糊或胸腔少量积液，右下肺不张或有浸润，以及膈下有液气面等。肝脓肿在CT图像上均表现为密度减低区，吸收系数介于肝囊肿和肝肿瘤之间。CT可直接显示肝脓肿的大小、范围、数目和位置，但费用昂贵。

5. 其他

如放射性核素肝扫描（包括ECT）、选择性腹腔动脉造影等对肝脓肿的诊断有一定价值。但这些检查复杂、费时，因此在急性期患者最好选用操作简便、安全、无创伤性的B超检查。

（五）鉴别诊断

1. 阿米巴性肝脓肿

阿米巴性肝脓肿的临床症状和体征与细菌性肝脓肿有许多相似之处，但两者的治疗原则有本质上的差别，前者以抗阿米巴和穿刺抽脓为主，后者以控制感染和手术治疗为主，故在治疗前应明确诊断。阿米巴肝脓肿常有阿米巴肠炎和脓血便的病史，发生肝脓肿后病程较长，全身情况尚可，但贫血较明显。肝显著增大，肋间水肿，局部隆起和压痛较明显。若粪便中找到阿米巴原虫或滋养体，则更有助于诊断。此外，诊断性肝脓肿穿刺液为"巧克力"样，可找到阿米巴滋养体。

2. 胆囊炎、胆石症

此类病有典型的右上部绞痛和反复发作的病史，疼痛放射至右肩或肩胛部，右上腹肌紧张，胆囊区压痛明显或触及增大的胆囊，X线检查无膈肌抬高，运动正常。B超检查有助于鉴别诊断。

3. 肝囊肿合并感染

这些患者多数在未合并感染前已明确诊断。对既往未明确诊断的患者合并感染时，需详细询问病史和仔细检查，亦能加以鉴别。

4. 膈下脓肿

膈下脓肿往往有腹膜炎或腹上区手术后感染史，脓毒血症和局部体征较化脓性肝脓肿为轻，主要表现为胸痛，深呼吸时疼痛加重。X线检查见膈肌抬高、僵硬、运动受限明显，或膈下出现气液平。B超可发现膈下有液性暗区。但当肝脓肿穿破合并膈下感染者，鉴别诊断就比较困难。

5. 原发性肝癌

巨块型肝癌中心区液化坏死而继发感染时易与肝脓肿相混淆。但肝癌患者的病史、发病过程及体征等均与肝脓肿不同，如能结合病史、B超和AFP检测，一般不难鉴别。

6. 胰腺脓肿

有急性胰腺炎病史，脓肿症状之外尚有胰腺功能不良的表现；肝无增大，无触痛；B超以及CT等影像学检查可辅助诊断并定位。

（六）并发症

细菌性肝脓肿如得不到及时、有效的治疗，脓肿破溃后向各个脏器穿破可引起严重并发症。右肝脓肿可向膈下间隙穿破形成膈下脓肿，亦可再穿破膈肌而形成脓肿，甚至能穿破肺组织至支气管，脓液从气管排出，形成支气管胸膜瘘；如脓肿同时穿破胆管则形成支气管胆瘘。左肝脓肿可穿破入心包，发生心包积脓，严重者可发生心脏压塞；脓肿可向下穿破入腹腔引起腹膜炎。有少数病例，脓肿穿破入胃、大肠，甚至门脉、下腔静脉等；若同时穿破门静脉或胆管，大量血液由胆管排出十二指肠，可表现为上消化道大出血。细菌性肝脓肿一旦出现并发症，病死率成倍增加。

（七）治疗

细菌性肝脓肿是一种继发疾病，如能及早重视治疗原发病灶可起到预防的作用。即便在肝脏感染的早期，如能及时给予大剂量抗生素治疗，加强全身支持疗法，也可防止病情进展。

1. 药物治疗

对急性期，已形成而未局限的肝脓肿或多发性小脓肿，宜采用此法治疗。即在治疗原发病灶的同时，使用大剂量有效抗生素和全身支持治疗，以控制炎症，促使脓肿吸收自愈。全身支持疗法很重要，由于本病的患者中毒症状严重，全身状况较差，故在应用大剂量抗生素的同时应积极补液，纠正水、电解质紊乱，给予维生素B、维生素C、维生素K，反复多次输入少量新鲜血液和血浆以纠正低蛋白血症，改善肝功能和输注免疫球蛋白。目前多主张有计划地联合应用抗生素，如先选用对需氧菌和厌氧菌均有效的药物，待细菌培养和药敏结果明确再选用敏感抗生素。多数患者可望治愈，部分脓肿可局限化，为进一步治疗提供良好的前提。多发性小脓肿经全身抗生素治疗不能控制时，可考虑在肝动脉或门静脉内置管滴注抗生素。

2. B超引导下经皮穿刺抽脓或置管引流术

适用于单个较大的脓肿，在B超引导下以粗针穿刺脓腔，抽吸脓液后反复注入生理盐水冲洗，直至抽出液体清亮，拔出穿刺针；亦可在反复冲洗吸净脓液后，置入引流管，以备术后冲洗引流之用，至脓腔直径小于1.5 cm时拔除。这种方法简便，创伤小，疗效亦满意，特别适用于年老体虚及危重患者。操作时应注意：①选择脓肿距体表最近点穿刺，同时避开胆囊、胸腔或大血管。②穿刺的方向对准脓腔的最大径；③多发性脓肿应分别定位穿刺。但是这种方法并不能完全替代手术，因为脓液黏稠，会造成引流不畅，引流管过粗易导致组织或脓腔壁出血，对多分隔脓腔引流不彻底，不能同时处理原发病灶，厚壁脓肿经抽脓或引流后，脓壁不易塌陷。

3. 手术疗法

（1）脓肿切开引流术：适用于脓肿较大或经非手术疗法治疗后全身中毒症状仍然较重或出现并发症者，如脓肿穿入腹腔引起腹膜炎或穿入胆管等。常用的手术途径有以下几种。①经腹腔切开引流术：取右肋缘下斜切口，进入腹腔后，明确脓肿部位，用湿盐水垫保护手术野四周以免脓液污染腹腔。先试穿刺抽得脓液后，沿针头方向用直血管钳插入脓腔，排出脓液，再用手指伸进脓腔，轻轻分离腔内间隔组织，用生理盐水反复冲洗脓腔。吸净后，脓腔内放置双套管负压吸引。脓腔内及引流管周围用大网膜覆盖，引流管自腹壁戳口引出。脓液送细菌培养。这种入路的优点是病灶定位准确，引流充分，可同时探查并处理原发病灶，是目前临床最常用的手术方式。②腹膜外脓肿切开引流术：位于肝右前叶和左外叶的肝脓肿，与前腹膜已发生紧密粘连，可采用前侧腹膜外入路引流脓液。方法是做右肋缘下斜切口或右腹直肌切口，在腹膜外间隙，用手指推开肌层直达脓肿部位。此处腹膜有明显的水肿，穿刺抽出脓液后处理方法同上。③后侧脓肿切开引流术：适用于肝右叶膈顶部或后侧脓肿。患者左侧卧位，左侧腰部垫一沙袋。沿右侧第12肋稍偏外侧做一切口，切除一段肋骨，在第1腰椎棘突水平的肋骨床区做一横切口，显露膈肌，有时需将膈肌切开到达肾后脂肪囊区。用手指沿肾后脂肪囊向上分离，显露肾上极与肝下面的腹膜后间隙直达脓肿。将穿刺针沿手指方向刺入脓腔，抽得脓液后，用长弯血管钳顺穿刺方向插入脓腔，排出脓液。用手指扩大引流口，冲洗脓液后，置入双套管或多孔乳胶管引流，切口部分缝合。

（2）肝叶切除术适用于：①病期长的慢性厚壁脓肿，切开引流后脓肿壁不塌陷，长期留有无效腔，伤口经久不愈合者；②肝脓肿切开引流后，留有窦道长期不愈者；③合并某肝段胆管结石，因肝内反复感染、组织破坏、萎缩，失去正常生理功能者；④肝左外叶内多发脓肿致使肝组织严重破坏者。肝叶切除治疗肝脓肿应注意术中避免炎性感染扩散到术野或腹腔，特别对肝断面的处理要细致妥善，术野的引流要通畅，一旦局部感染，将导致肝断面的胆瘘、出血等并发症。肝脓肿急诊切除肝叶，有使炎症扩散的危险，应严格掌握手术指征。

（八）预后

本病的预后与年龄、身体素质、原发病、脓肿数目、治疗及时与合理以及有无并发症等密切相关。有人报道多发性肝脓肿的病死率明显高于单发性肝脓肿。年龄超过50岁者的病死率为79%，而50岁以下则为53%。手术病死率为10%～33%。全身情况较差，肝明显损害及合并严重并发症者预后较差。

二、阿米巴性肝脓肿

（一）流行病学

阿米巴性肝脓肿是肠阿米巴病最多见的主要并发症。本病常见于热带与亚热带地区，好发于 20 ~ 50 岁的中青年男性，男女比例约为 10 ： 1。脓肿以肝右后叶最多见，占 90% 以上，左叶不到 10%，左右叶并发者亦不罕见。脓肿单腔者为多。国内临床资料统计，肠阿米巴病并发肝脓肿者占 1.8% ~ 20%，最高者可达 67%。综合国内外报道 4819 例中，男性为 90.1%，女性为 9.9%。农村高于城市。

（二）病因

阿米巴性肝脓肿是由溶组织阿米巴原虫所引起，有的在阿米巴痢疾期间形成，有的发生于痢疾之后数周或数月。据统计，60% 发生在阿米巴痢疾后 4 ~ 12 周，但也有在长达 20 ~ 30 年或之后发病者。溶组织阿米巴是人体唯一的致病型阿米巴，在其生活史中主要有滋养体形和虫卵型。前者为溶组织阿米巴的致病型，寄生于肠壁组织和肠腔内，通常可在急性阿米巴痢疾的粪便中查到，在体外自然环境中极易破坏死亡，不易引起传染；虫卵仅在肠腔内形成，可随粪便排出，对外界抵抗力较强，在潮湿低温环境中可存活 12 d，在水中可存活 9 ~ 30 d，在低温条件下其寿命可为 6 ~ 7 周。虽然没有侵袭力，但为重要的传染源。当人吞食阿米巴虫卵污染的食物或饮水后，在小肠下段，由于碱性肠液的作用，阿米巴原虫脱卵而出并大量繁殖成为滋养体，滋养体侵犯结肠黏膜形成溃疡，常见于盲肠、升结肠等处，少数侵犯乙状结肠和直肠。

寄生于结肠黏膜的阿米巴原虫，分泌溶组织酶，消化溶解肠壁上的小静脉，阿米巴滋养体侵入静脉，随门静脉血流进入肝；也可穿过肠壁直接或经淋巴管到达肝内。进入肝的阿米巴原虫大多数被肝内单核 – 吞噬细胞消灭；仅当侵入的原虫数目多、毒力强而机体抵抗力降低时，其存活的原虫即可繁殖，引起肝组织充血炎症，继而原虫阻塞门静脉末梢，造成肝组织局部缺血坏死；又因原虫产生溶组织酶，破坏静脉壁，溶解肝组织而形成脓肿。

（三）临床表现

本病的发展过程一般比较缓慢，急性阿米巴肝炎期较短暂，如不能及时治疗，继之为较长时期的慢性期。其发病可在肠阿米巴病数周至数年之后，甚至可长达 30 年后才出现阿米巴性肝脓肿。

1. 急性肝炎期

在肠阿米巴病过程中，出现肝区疼痛、肝增大、压痛明显，伴有体温升高（持续在 38 ~ 39℃），脉速、大量出汗等症状亦可出现。此期如能及时、有效治疗，炎症可得到控制，避免脓肿形成。

2. 肝脓肿期

临床表现取决于脓肿的大小、位置、病程长短及有无并发症等。但大多数患者起病比较缓慢，病程较长，此期间主要表现为发热、肝区疼痛及肝增大等。

（1）发热：大多起病缓慢，持续发热（38～39℃），常以弛张热或间歇热为主；在慢性肝脓肿患者体温可正常或仅为低热；如继发细菌感染或其他并发症时，体温可高达40℃以上；常伴有畏寒、寒战或多汗。体温大多晨起低，在午后上升，夜间热退时有大汗淋漓；患者多有食欲缺乏、腹胀、恶心、呕吐，甚至腹泻、痢疾等症状；体重减轻、虚弱乏力、消瘦、精神不振、贫血等亦常见。

（2）肝区疼痛：常为持续性疼痛，偶有刺痛或剧烈疼痛；疼痛可随深呼吸、咳嗽及体位变化而加剧。疼痛部位因脓肿部位而异，当脓肿位于右膈顶部时，疼痛可放射至右肩胛或右腰背部；也可因压迫或炎症刺激右膈肌及右下肺而导致右下肺肺炎、胸膜炎，产生气急、咳嗽、肺底湿啰音等。如脓肿位于肝的下部，可出现腹上区疼痛症状。

（3）局部水肿和压痛：较大的脓肿可出现右下胸、腹上区膨隆，肋间饱满，局部皮肤水肿发亮，肋间隙因皮肤水肿而消失或增宽，局部压痛或叩痛明显。右腹上区可有压痛、肌紧张，有时可扪及增大的肝脏或肿块。

（4）肝增大：肝往往呈弥漫性增大，病变所在部位有明显的局限性压痛及叩击痛。右肋缘下常可扪及增大的肝，下缘钝圆有充实感，质中坚，触痛明显，且多伴有腹肌紧张。部分患者的肝有局限性波动感，少数患者可出现胸腔积液。

（5）慢性病例：慢性期疾病可迁延数月甚至1～2年。患者呈消瘦、贫血和营养性不良性水肿甚至胸腔积液和腹腔积液；如不继发细菌性感染，发热反应可不明显。腹上区可扪及增大坚硬的包块。少数患者由于巨大的肝脓肿压迫胆管或肝细胞损害而出现黄疸。

（四）并发症

1. 继发细菌感染

继发细菌感染多见于慢性病例，致病菌以金黄色葡萄球菌和大肠埃希菌多见。患者表现为症状明显加重，体温上升至40℃以上，呈弛张热，白细胞计数升高，以中性粒细胞为主，抽出的脓液为黄色或黄绿色，有臭味，光镜下可见大量脓细胞。但用抗生素治疗难以奏效。

2. 脓肿穿破

巨大脓肿或表面脓肿易向邻近组织或器官穿破。向上穿破膈下间隙形成膈下脓肿，穿破膈肌形成脓胸或肺脓肿，也有穿破支气管形成肝-支气管瘘，常突然咳出大量棕色痰，伴胸痛、气促，胸部X线检查可无异常，脓液自气管咳出后，增大的肝可缩小；肝右叶脓肿可穿破至心包，呈化脓性心包炎表现，严重时引起心脏压塞；穿破胃时，患者可呕吐出血液及褐色物；肝右下叶脓肿可与结肠粘连并穿入结肠，表现为突然排出大量棕褐色黏稠脓液，腹痛轻，无里急后重症状，肝迅速缩小，X线显示肝脓肿区有积气影；穿破至腹腔引起弥漫性腹膜炎。

3. 阿米巴原虫血行播散

阿米巴原虫经肝静脉、下腔静脉到肺，也可经肠道至静脉或淋巴道入肺，双肺呈多发性小脓肿。在肝或肺脓肿的基础上易经血液循环至脑，形成阿米巴性脑脓肿，其病死率极高。

（五）辅助检查

1. 实验室检查

（1）血液常规检查：急性期白细胞总数可达（10～20）×10^9/L，中性粒细胞在80%以上，明显升高者应怀疑合并有细菌感染。慢性期白细胞升高不明显。病程长者贫血较明显，血沉可增快。

（2）肝功能检查：肝功能多数在正常范围内，偶见谷丙转氨酶、碱性磷酸酶升高，清蛋白下降。少数患者血清胆红素可升高。

（3）粪便检查：仅供参考，因为阿米巴包囊或原虫阳性率不高，仅少数患者的新鲜粪便中可找到阿米巴原虫，国内报道阳性率约为14%。

（4）血清补体结合试验：对诊断阿米巴病有较大价值。有报道结肠阿米巴期的阳性率为15.5%，阿米巴肝炎期为83%，肝脓肿期可为92%～98%，且可发现隐匿性阿米巴肝病，治疗后即可转阴。但由于在流行区内无症状的带虫者和非阿米巴感染的患者也可为阳性，故诊断时应结合具体患者进行分析。

2. 超声检查

B超检查对肝脓肿的诊断有肯定的价值，准确率在90%以上，能显示肝脓性暗区。同时B超定位有助于确定穿刺或手术引流部位。

3. X线检查

由于阿米巴性肝脓肿多位于肝右叶膈面，故在X线透视下可见到肝阴影增大，右膈肌抬高，运动受限或横膈呈半球形隆起等征象。有时还可见胸膜反应或积液，肺底有云雾状阴影等。此外，如在X线片上见到脓腔内有液气面，则对诊断有重要意义。

4. CT

CT可见脓肿部位呈低密度区，造影强化后脓肿周围呈环形密度增高带影，脓腔内可有气液平面。囊肿的密度与脓肿相似，但边缘光滑，周边无充血带；肝肿瘤的CT值明显高于肝脓肿。

5. 放射性核素肝扫描

放射性核素肝扫描可发现肝内有占位性病变，即放射性缺损区，但直径小于2 cm的脓肿或多发性小脓肿易被漏诊或误诊，因此仅对定位诊断有帮助。

6. 诊断性穿刺抽脓

这是确诊阿米巴肝脓肿的主要证据，可在B超引导下进行。典型的脓液呈巧克力色或咖啡色，黏稠无臭味。脓液中查滋养体的阳性率很低（为 3%～4%），若将脓液按每毫升加入链激酶 10 U，在 37℃条件下孵育 30 min 后检查，可提高阳性率。从脓肿壁刮下的组织中，几乎都可找到活动的阿米巴原虫。

7. 诊断性治疗

如上述检查方法未能确定诊断，可试用抗阿米巴药物治疗。如果治疗后体温下降，肿块缩小，诊断即可确立。

（六）诊断及鉴别诊断

对中年男性患有长期不规则发热、出汗、食欲缺乏、体质虚弱、贫血、肝区疼痛、肝增大并有压痛或叩击痛，特别是伴有痢疾史时，应疑为阿米巴性肝脓肿。但缺乏痢疾史，也不能排除本病的可能性，因为 40% 阿米巴肝脓肿患者可无阿米巴痢疾史，应结合各种检查结果进行分析。应与以下疾病相鉴别。

1. 原发性肝癌

同样有发热、右上腹痛和肝大等，但原发性肝癌常有传染性肝炎病史，并且合并肝硬化占 80% 以上，肝质地较坚硬，并有结节。结合 B 超检查、放射性核素肝扫描、CT、肝动脉造影及 AFP 检查等，不难鉴别。

2. 细菌性肝脓肿

细菌性肝脓肿病程急骤，脓肿以多发性为主，且全身脓毒血症明显，一般不难鉴别（表8-1）。

表 8-1　细菌性肝脓肿与阿米巴性肝脓肿的鉴别

	细菌性肝脓肿	阿米巴性肝脓肿
病史	常先有腹内或其他部位化脓性疾病，但近半数不明	40%～50%有阿米巴痢疾或"腹泻"史
发病时间	与原发病相连续或隔数日至 10 d	与阿米巴痢疾相隔 1～2 周，数月至数年
病程	发病急并突然，脓毒症状重，衰竭发生较快	发病较缓，症状较轻，病程较长
肝	肝增大一般不明显，触痛较轻，一般无局部隆起，脓肿多发者多	增大与触痛较明显，脓肿多为单发且大，常有局部隆起
血液检查	白细胞和中性粒细胞计数显著增高，少数血细菌培养阳性	血细胞计数增高不明显，血细菌培养阴性，阿米巴病血清试验阳性
粪便检查	无溶组织阿米巴包囊或滋养体	部分患者可查到溶组织内阿米巴滋养体
胆汁	无阿米巴滋养体	多数可查到阿米巴滋养体
肝穿刺	黄白或灰白色脓液能查到致病菌，肝组织为化脓性病变	棕褐色脓液可查到阿米巴滋养体，无细菌，肝组织可有阿米巴滋养体
试验治疗	抗阿米巴药无效	抗阿米巴药有效

3. 膈下脓肿

膈下脓肿常继发于腹腔继发性感染，如溃疡病穿孔、阑尾炎穿孔或腹腔手术之后。本病全身症状明显，但腹部体征轻；X线检查肝向下推移，横膈普遍抬高和活动受限，但无局限性隆起，可在膈下发现液气面；B超提示膈下液性暗区而肝内则无液性区；放射性核素肝扫描不显示肝内有缺损区；MRI检查在冠状切面上能显示位于膈下与肝间隙内有液性区，而肝内正常。

4. 胰腺脓肿

本病早期为急性胰腺炎症状。脓毒症状之外可有胰腺功能不良，如糖尿、粪便中有未分解的脂肪和未消化的肌纤维。肝增大亦甚轻，无触痛。胰腺脓肿时膨胀的胃挡在病变部前面。B超扫描无异常所见，CT可帮助定位。

（七）治疗

本病的病程长，患者的全身情况较差，常有贫血和营养不良，故应加强营养和支持疗法，给予高糖类、高蛋白、高维生素和低脂肪饮食，必要时可补充血浆及蛋白，同时给予抗生素治疗，最主要的是应用抗阿米巴药物，并辅以穿刺排脓，必要时采用外科治疗。

1. 药物治疗

（1）甲硝唑：首选治疗药物，视病情可给予口服或静滴，该药疗效好，毒性小，疗程短，除妊娠早期均可适用，治愈率为70%～100%。

（2）依米丁：由于该药毒性大，目前已很少使用。对阿米巴滋养体有较强的杀灭作用，可根治肠内阿米巴慢性感染。本品毒性大，可引起心肌损害、血压下降、心律失常等。此外，还有胃肠道反应、肌无力、神经闪痛、吞咽和呼吸肌麻痹。故在应用期间，每天测量血压，若发现血压下降应停药。

（3）氯喹：本品对阿米巴滋养体有杀灭作用。口服后肝内浓度高于血液200～700倍，毒性小，疗效佳，适用于阿米巴性肝炎和肝脓肿。成人口服第1、第2天每天0.6 g，以后每天0.3 g，3～4周为1个疗程，偶有胃肠道反应、头痛和皮肤瘙痒。

2. 穿刺抽脓

经药物治疗症状无明显改善者，或脓腔大或合并细菌感染病情严重者，应在抗阿米巴药物应用的同时，进行穿刺抽脓。穿刺应在B超检查定位引导下和局部麻醉后进行，取距脓腔最近部位进针，严格无菌操作。每次尽量吸尽脓液，每隔3～5 d重复穿刺，穿刺术后应卧床休息。如合并细菌感染，穿刺抽脓后可于脓腔内注入抗生素。近年来也加用脓腔内放置塑料管引流，收到良好疗效。患者体温正常，脓腔缩小为5～10 mL后，可停止穿刺抽脓。

3. 手术治疗

常用术式有2种。

（1）切开引流术：下列情况可考虑该术式。①经抗阿米巴药物治疗及穿刺抽脓后症状无改善者。②脓肿伴有细菌感染，经综合治疗后感染不能控制者。③脓肿穿破至胸腔或腹腔，并发脓胸或腹膜炎者。④脓肿深在或由于位置不好不宜穿刺排脓治疗者。⑤左外叶肝脓肿，抗阿米巴药物治疗不见效，穿刺易损伤腹腔脏器或污染腹腔者。在切开排脓后，脓腔内放置多孔乳胶引流管或双套管持续负压吸引。引流管一般在无脓液引出后拔除。

（2）肝叶切除术：对慢性厚壁脓肿，引流后腔壁不易塌陷者，遗留难以愈合的无效腔和窦道者，可考虑做肝叶切除术。手术应与抗阿米巴药物治疗同时进行，术后继续抗阿米巴药物治疗。

（八）预后

本病预后与病变的程度、脓肿大小、有无继发细菌感染或脓肿穿破及治疗方法等密切相关。根据国内报道，抗阿米巴药物治疗加穿刺抽脓，病死率为 7.1%，但在兼有严重并发症时，病死率可增加 1 倍多。本病是可以预防的，主要在于防止阿米巴痢疾的感染。只要加强粪便管理，注意卫生，对阿米巴痢疾进行彻底治疗，阿米巴肝脓肿是可以预防的；即使进展到阿米巴肝炎期，如能早期诊断、及时彻底治疗，也可预防肝脓肿的形成。

（刘东举）

第三节　原发性肝癌

一、原发性肝癌的病因学

目前认为肝炎病毒有 A、B、C、D、E、G 等数种及 TTV。已经有大量的研究证明，与肝癌有关的肝炎病毒为乙、丙型肝炎病毒，即 HBV 与 HCV 慢性感染是肝癌的主要危险因素。

（一）乙型肝炎病毒与肝癌发病密切相关

HBV 与肝癌发病间的紧密联系已得到公认，国际癌症研究中心已经确认了乙型肝炎在肝癌发生中的病因学作用。据估计，全球有 3.5 亿慢性 HBV 携带者。世界范围的乙型肝炎表面抗原（HBsAg）与肝癌关系的生态学研究发现，HBsAg 的分布与肝癌的地理分布较为一致，即亚洲、非洲为高流行区。当然在局部地区，HBsAg 的分布与肝癌的地理分布不一致，例如格陵兰 HBsAg 的流行率很高，但肝癌发病率却很低。病例研究发现，80% 以上的肝癌患者都有 HBV 感染史。分子生物学研究发现，与 HBV 有关的 HCC 中，绝大多数的病例可在其肿瘤细胞 DNA 中检出 HBV DNA 的整合。研究发现，慢性 HBV 感染对肝癌既是启动因素，也是促进因素。

（二）丙型肝炎病毒（HCV）与肝癌发病的关系

据估计全球有 1.7 亿人感染 HCV。丙型肝炎在肝癌发生中的重要性首先是由日本学者提出的，IARC 的进一步研究也显示了肝癌与丙型肝炎的强烈的联系。

但有研究发现，HCV 在启东 HCC 及正常人群中的感染率并不高，因此 HCV 可能不是启东肝癌的主要病因。最近启东的病例对照研究显示，HCV 在启东 HBsAg 携带者中的流行率也不高（2.02%），HBsAg 携带者中肝癌病例与对照的 HCV 阳性率并无显著差别。

二、诊断和分期

（一）肝癌的分期

原发性肝癌的临床表现因不同的病期而不同，其病理基础、对各种治疗的反应及预后相差较大，故多年来许多学者都曾致力于制定出一个统一的分型分期方案，以利于选择治疗、评价结果和估计预后。与其他恶性肿瘤一样，对肝癌进行分期的目的是：①指导临床制订合理的治疗计划。②根据分期判断预后。③评价治疗效果并在较大范围内进行比较。因此，理想的分期方案应满足以下两个要求：①分期中各期相应的最终临床结局差别明显。②同一分期中临床结局差别很小。

1. Okuda 分期标准

日本是肝癌高发病率国家。Okuda 等根据 20 世纪 80 年代肝癌研究和治疗的进展，回顾总结了 850 例肝细胞肝癌病史与预后的关系，认为肝癌是否已占全肝的 50%、有无腹腔积液、清蛋白是否大于 30 g/L 及胆红素是否少于 30 mg/L 是决定生存期长短的重要因素，并以此提出三期分期方案（表 8-2）。

表 8-2　Okuda 肝癌分期标准

分期	肿瘤大小		腹水		清蛋白		胆红素	
	> 50% （+）	< 50% （-）	（+）	（-）	< 0.3 g/L （3 g/dL）（+）	> 0.3 g/L （3 g/dL）（-）	> 0.175 μmol/L （3 mg/dL）（+）	< 0.175 μmol/L （3mg/dL）（-）
I	（-）		（-）		（-）		（-）	
II			1 或 2 项（+）					
III			3 或 4 项（+）					

与非洲南部的肝癌患者情况不同，日本肝癌患者在确诊前大多已经合并了肝硬化，并有相应的症状。而且随着 20 世纪 80 年代诊断技术的提高，小肝癌已可被诊断和手术切除。因此 Okuda 等认为，以清蛋白指标替代 Primack 分期中的门脉高压和体重减轻来进行分期的方案更适用于日本的肝癌患者。Okuda 称 I 期为非进展期，II 期为中度进展期，III 期为进展期。对 850 例肝癌患者的分析表明，I、II、III 期患者中位生存期分别为 11.5、3.0 和 0.9 个月，较好地反映了肝癌患者的预后。

2. 国际抗癌联盟制定的 TNM 分期

根据国际抗癌联盟（UICC）20 世纪 80 年代中期制定并颁布的常见肿瘤的 TNM 分期，

肝癌的 TNM 分期如表 8-3。

表 8-3 UICC 肝癌 TNM 分期

分期	T	N	M
I	T1	N	M0
II	T2	N0	M0
III A	T3	N0	M0
III B	T1 ~ T3	N1	M0
IV A	T4	N0, N1	M0
IV B	T1 ~ T4	N0, N1	M1

表中，T：原发肿瘤、适用于肝细胞癌或胆管（肝内胆管）细胞癌。

Tx：原发肿瘤不明。

T0：无原发病证据。

T1：孤立肿瘤，最大直径在 2 cm 或以下，无血管侵犯。

T2：孤立肿瘤，最大直径在 2 cm 或以下，有血管侵犯；或孤立的肿瘤，最大直径超过 2 cm，无血管侵犯；或多发的肿瘤，局限于一叶，最大的肿瘤直径在 2 cm 或以下，无血管侵犯。

T3：孤立肿瘤，最大直径超过 2 cm，有血管侵犯；或多发肿瘤，局限于一叶，最大的肿瘤直径在 2 cm 或以下，有血管侵犯；或多发肿瘤，局限于一叶，最大的肿瘤直径超过 2 cm，有或无血管侵犯。

T4：多发肿瘤分布超过一叶；或肿瘤侵犯门静脉或肝静脉的一级分支；或肿瘤侵犯除胆囊外的周围脏器；或穿透腹膜。

注：依胆囊床与下腔静脉之投影划分肝脏之两叶。

N：区域淋巴结，指肝十二指肠韧带淋巴结。

Nx：区域淋巴结不明。

N0：区域淋巴结无转移。

N1：区域淋巴结有转移。

M：远处转移。

Mx：远处转移不明。

M0：无远处转移。

M1：有远处转移。

3. 我国通用的肝癌分型分期方案

根据肝癌的临床表现，1977 年全国肝癌防治研究协作会议上通过了一个将肝癌分为 3 期的方案。该方案如下。

Ⅰ期：无明确的肝癌症状与体征者。

Ⅱ期：介于Ⅰ期与Ⅲ期之间者。

Ⅲ期：有黄疸、腹腔积液、远处转移或恶病质之一者。

此项方案简单明了，便于掌握，在国内相当长的时间内被广泛采用，并于1990年被收录入中华人民共和国卫生部医政司编制的《中国常见恶性肿瘤诊治规范》，作为我国肝癌临床分期的一个标准。

4. 1999年成都会议方案

1977年的3个分期的标准虽简便易记，但Ⅰ～Ⅲ期跨度过大，大多数患者集中在Ⅱ期，同期中病情有较大出入。因此中国抗癌协会肝癌专业委员会1999年在成都第四届全国肝癌学术会议上提出了新的肝癌分期标准（表8-4），并认为大致可与1977年标准及国际TNM分期相对应。

表8-4　成都会议原发性肝癌的分期标准

分期	数量、长径、位置	门静脉癌栓 （下腔静脉、胆管癌栓）	肝门、腹腔 淋巴结肿大	远处 转移	肝功能 Child分级
Ⅰ	1或2个、< 5 cm、在1叶	无	无	无	A
Ⅱa	1或2个、5～10 cm、在1叶，或< 5 cm、在2叶	无	无	无	A或B
Ⅱb	1或2个、> 10 cm，或3个、< 10 cm，在1叶，或1或2个、5～10 cm、在2叶	无或分支有	无	无	A或B
Ⅲ	癌结节> 3个，或> 10 cm，或在2叶，或1或2个、> 10 cm、在2叶	门静脉主干	有	有	C

此分期的特点是：①未采用国际TNM分期中关于T的划分，认为小血管有无侵犯是一个病理学分期标准，肝癌诊断时多数不能取得病理学检查，难以使用此项标准。②肝功能的好坏明显影响肝癌的治疗选择与预后估计，因而肝功能分级被列入作为肝癌分期的一个重要指标。严律南等分析504例肝切除患者资料，认为此分期与国际TNM分期在选择治疗方法、估计预后方面作用相同，且应用简便，值得推广。

5. 2001年广州会议方案

在1999年成都会议肝癌分期标准基础上，中国抗癌协会于2001年底广州全国肝癌学术会议提出了新的分期标准，建议全国各肝癌治疗中心推广使用。分期方案如下。

Ⅰa：单个肿瘤直径小于3 cm，无癌栓、腹腔淋巴结及远处转移；Child A。

Ⅰb：单个或两个肿瘤直径之和小于5 cm，在半肝，无癌栓、腹腔淋巴结及远处转移；Child A。

Ⅱa：单个或两个肿瘤直径之和小于 10 cm，在半肝或两个肿瘤直径之和小于 5 cm，在左右两半肝，无癌栓、腹腔淋巴结及远处转移；Child A。

Ⅱb：单个或多个肿瘤直径之和大于 10 cm，在半肝或多个肿瘤直径之和大于 5 cm，在左右两半肝，无癌栓、腹腔淋巴结及远处转移；Child A。

有门静脉分支、肝静脉或胆管癌栓；Child B。

Ⅲa：肿瘤情况不论，有门脉主干或下腔静脉癌栓、腹腔淋巴结或远处转移之一；Child A 或 B。

Ⅲb：肿瘤情况不论，癌栓、转移情况不论；Child C。

（二）肝癌的临床表现

1. 首发症状

原发性肝癌患者首先出现的症状多为肝区疼痛，其次为纳差、上腹肿块、腹胀、乏力、消瘦、发热、腹泻、急腹症等；也有个别患者以转移灶症状为首发症状，如肺转移出现咯血，胸膜转移出现胸痛，脑转移出现癫痫、偏瘫，骨转移出现局部疼痛，腹腔淋巴结或胰腺转移出现腰背疼痛等。肝区疼痛对本病诊断具有一定的特征性，而其他症状缺乏特征性，常易与腹部其他脏器病变相混淆而延误诊断。

2. 常见症状

（1）肝区疼痛：最为常见的症状，主要为肿物不断增长，造成肝被膜张力增大所致。肿瘤侵及肝被膜或腹壁、膈肌是造成疼痛的直接原因。肝区疼痛与原发性肝癌分期早晚有关，早期多表现为肝区隐痛或活动时痛，中、晚期疼痛多为持续性胀痛、钝痛或剧痛。疼痛与肿瘤生长部位有关，右叶肿瘤多表现为右上腹或右季肋部痛，左叶肿瘤可表现为上腹偏左或剑突下疼痛。当肿瘤侵及肝被膜时，常常表现为右肩背疼痛。当肿瘤突然破裂出血时，肝区出现剧痛，迅速波及全腹，表现为急腹症症状，伴有生命体征变化。

（2）消化道症状：可出现食欲减退、腹胀、恶心、呕吐、腹泻等。食欲减退和腹胀较为常见。食欲减退多为增大的肝脏或肿物压迫胃肠道及患者肝功能不良所致，全腹胀往往为肝功能不良伴有腹腔积液所致。腹泻多较为顽固，每日次数可较多，为水样便或稀软便，易与慢性肠炎相混淆。大便常规检查常无脓血。

（3）发热：大多为肿瘤坏死后吸收所致的癌热，表现为午后低热，无寒战，小部分患者可为高热伴寒战。吲哚美辛可暂时退热。部分患者发热为合并胆管、腹腔、呼吸道或泌尿道感染所致。经抗生素治疗多可控制。

（4）消瘦、乏力、全身衰竭：早期患者可无或仅有乏力，肿瘤组织大量消耗蛋白质及氨基酸，加之患者胃肠道功能失调特别是食欲减退、腹泻等，使部分患者出现进行性消瘦才引起注意。当患者进入肿瘤晚期，可出现明显的乏力、进行性消瘦，直至全身衰竭出现恶病质。

（5）呕血、黑便：较为常见，多与合并肝炎后肝硬化、门静脉高压有关，也可为肿瘤侵入肝内门静脉主干造成门静脉高压所致。食管、胃底静脉曲张破裂出血可引起呕血，量较大。门脉高压所致脾大、脾亢引起血小板减少是产生出血倾向的重要原因。

（6）转移癌症状：肝癌常见的转移部位有肺、骨、淋巴结、胸膜、脑等。肿瘤转移到肺，可出现咯血；转移至胸膜可出现胸痛、血性胸腔积液；骨转移常见部位为脊柱、肋骨和长骨，可出现局部明显压痛、椎体压缩或神经压迫症状；转移至脑可有神经定位症状和体征。肿瘤压迫下腔静脉的肝静脉开口时可出现 Budd-Chiari 综合征。

3. 常见体征

（1）肝大与肿块：肝大与肿块是原发性肝癌最主要、最常见的体征。肿块可以在肝脏局部，也可全肝大。肝表面常局部隆起，有大小不等的结节，质硬。当肝癌突出于右肋下或剑突下时，可见上腹局部隆起或饱满。当肿物位于膈顶部时，X 线可见膈局部隆起，运动受限或固定。少数肿物向后生长，在腰背部即可触及肿物。

（2）肝区压痛：当触及肿大的肝脏或局部性的肿块时，可有明显压痛，压痛的程度与压迫的力量成正比。右叶的压痛有时可向右肩部放射。

（3）脾大：常为合并肝硬化所致。部分为癌栓进入脾静脉，导致脾瘀血而肿大。

（4）腹腔积液：多为晚期征象。当肝癌伴有肝硬化或癌肿侵犯门静脉时，可产生腹腔积液，多为漏出液。当肿瘤侵犯肝被膜或癌结节破裂时，可出现血性腹腔积液。肝癌组织中的肝动脉–门静脉瘘引起的门脉高压症临床表现以腹腔积液为主。

（5）黄疸：多为晚期征象。当肿瘤侵入或压迫大胆管时或肿瘤转移至肝门淋巴结而压迫胆总管或阻塞时，可出现梗阻性黄疸，黄疸常进行性加重，B 超或 CT 可见肝内胆管扩张。当肝癌合并较重的肝硬化或慢性活动性肝炎时，可出现肝细胞性黄疸。

（6）肝区血管杂音：肝区血管杂音是肝癌较特征性体征。肝癌血供丰富，癌结节表面有大量网状小血管，当粗大的动脉突然变细，可听到相应部位连续吹风样血管杂音。

（7）胸腔积液：常与腹腔积液并存，也可为肝肿瘤侵犯膈肌，影响膈肌淋巴回流所致。

（8）Budd-Chiari 综合征：当肿物累及肝静脉时，可形成癌栓，引起肝静脉阻塞，临床上可出现肝大、腹腔积液、下肢肿胀等，符合 Budd-Chiari 综合征。

（9）转移灶体征：肝癌肝外转移以肺、骨、淋巴结、脑、胸膜常见，转移至相应部位可出现相应体征。

4. 影像学检查

（1）肝癌的超声诊断：肝癌根据回声强弱（与肝实质回声相比）可分为如下 4 型。①弱回声型：病灶回声比肝实质为低，常见于无坏死或出血、质地相对均匀的肿瘤，提示癌组织血供丰富，一般生长旺盛。该型较常见，约占 32.1%。②等回声型：病灶回声强度与同样深度的周围肝实质回声强度相等或相似，在其周围有明显包膜或者晕带围绕，或出现邻近结构被推移或变形时，可有助于病灶的确定。该型最少见。约占 5.6%。③强回声型：其内部回声比周围实质高。从组织学上可有两种不同的病理学基础，一种是回声密度不均匀，提示肿瘤有广泛非液化性坏死或出血，或有增生的结缔组织；另一种强回声密度较均匀，是由其内弥漫性脂肪变性或窦状隙扩张所致。强回声型肝癌最常见，约占42.7%。④混合回声型：瘤体内部为高低回声混合的不均匀区域，常见于体积较大的肝癌，可能是在同一肿瘤中出现各种组织学改变所致。此型约占15.5%。

肝癌的特征性图像：①晕征：大于2 cm的肿瘤随着肿瘤的增大，周边可见无回声晕带，一般较细而规整，晕带内侧缘清晰是其特征，是发现等回声型肿块的重要指征。声晕产生的原因之一为肿瘤周围的纤维结缔组织形成的假性包膜所致；也可能是肿块膨胀性生长，压迫外周肝组织形成的压缩带；或肿瘤本身结构与正常肝组织之间的声阻差所致。彩超检查显示，有的晕圈内可见红、蓝彩色动静脉血流频谱，故有的声晕可能由血管构成。声晕对于提示小肝癌的诊断有重要价值。②侧方声影：上述晕征完整时，声束抵达小肝癌球体的侧缘容易发生折射效应而构成侧方声影。③镶嵌征：在肿块内出现极细的带状分隔，把肿瘤分成地图状，有时表现为线段状，此特征反映了癌组织向外浸润性生长与纤维结缔组织增生包围反复拮抗的病理过程，多个癌结节也可形成这样的图像。镶嵌征是肝癌声像图的重要特征，转移癌则罕见此征象。④块中块征：肿块内出现回声强度不同、质地不同的似有分界的区域，反映了肝癌生长发育过程中肿块内结节不同的病理组织学表现，如含肿瘤细胞成分、脂肪、血供等不同的结构所形成的不同回声的混合体。

（2）肝癌的CT表现：现在从小肝癌和进展期肝癌的CT表现及肝癌的CT鉴别诊断三方面分别讲述。

小肝癌的CT表现（图8-1、图8-2）：小肝癌在其发生过程中，血供可发生明显变化。增生结节、增生不良结节以及早期分化好的肝癌以门脉供血为主，而明确的肝癌病灶几乎均仅以肝动脉供血。其中，新生血管是肝癌多血供的基础。因此，肝脏局灶性病变血供方式的不同是CT诊断及鉴别诊断的基础。小的明确的肝癌表现为典型的高血供模式：在动脉期出现明显清晰的增强，而在门静脉期对比剂迅速流出。早期分化好的肝癌、再生结节或增生不良结节均无此特征，而表现为与周围肝组织等密度或低密度。

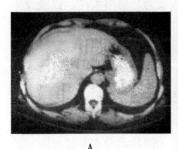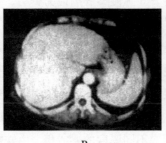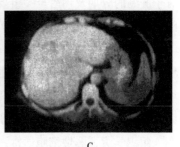

A   B   C

图8-1　小肝癌（直径约2 cm）CT扫描影像1

A. 平扫显示肝脏右叶前上段圆形低密度结节影；B. 增强至肝静脉期，病灶为低密度，其周围可见明确的小卫星结节病灶；
C. 延迟期，病灶仍为低密度

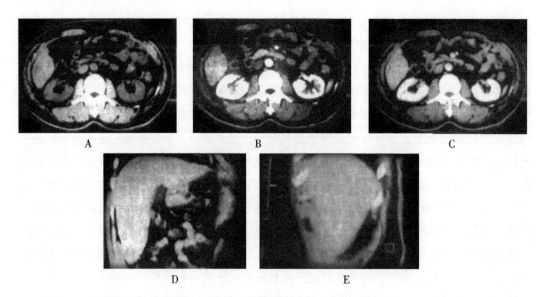

图 8-2　小肝癌（直径约 2 cm）CT 扫描影像 2

A. 平扫，可见边缘不清的低密度灶；B. 动脉晚期，病变呈中度不规则环形增强；C. 门脉期，病变内对比剂流出，病变密度减低；D. 冠状位重建影像，可清晰显示病变；E. 矢状位重建影像，病变呈不规则环形增强

形态学上，小肝癌直径小于 3 cm，呈结节状，可有假包膜。病理上 50%～60% 的病例可见假包膜。由于假包膜较薄，其 CT 检出率较低。CT 上假包膜表现为环形低密度影，在延迟的增强影像上表现为高密度影。

进展期肝癌的 CT 表现：进展期肝癌主要可分为 3 种类型（巨块型、浸润型和弥漫型）。①巨块型肝癌边界清楚，常有假包膜形成。CT 可显示 70%～80% 的含有假包膜的病例，表现为病灶周围环形的低密度影，延迟期可见其增强；癌肿内部密度不均，尤其在分化较好的肿瘤有不同程度的脂肪变性。②浸润型肝癌表现为不规则、边界不清的肿瘤，肿瘤突入周围组织，常侵犯血管，尤其是门静脉分支，形成门脉瘤栓。判断有无门脉瘤栓对于肝癌的分期及预后至关重要。③弥漫型肝癌最为少见，表现为肝脏多发的、弥漫分布的小癌结节，这些结节大小和分布趋向均匀，彼此并不融合，平扫为低密度灶。

（3）肝癌的 MRI 表现：肝癌可以是新发生的，也可以由不典型增生的细胞进展而来。在肝硬化的肝脏，肝癌多由增生不良结节发展而来。近来，一个多中心的研究结果显示，增生不良结节为肝癌的癌前病变。过去肝癌在诊断时多已为进展期病变，但近年来随着对肝硬化及病毒性肝炎患者的密切监测、定期筛查，发现了越来越多的早期肝癌。

组织学上，恶性细胞通常形成不同厚度的梁或板，由蜿蜒的网状动脉血管腔分隔。肝癌多由肝动脉供血，肝静脉和门静脉沿肿瘤旁增生，形成海绵状结构。

影像表现（图 8-3、图 8-4）：肝癌的 MRI 表现可分为三类。孤立结节 / 肿块的肝癌占 50%，多发结节 / 肿块的肝癌占 40%，而弥漫性的肝癌占不到 10%。肿瘤内部有不同程度的纤维化、脂肪变、坏死及出血等，使肝癌 T_1、T_2 加权像的信号表现多种多样。肝癌最

常见的表现是在 T_1 加权像上为略低信号，在 T_2 加权像上为略高信号，有时在 T_1 加权像上也可表现为等信号或高信号。有文献报道，T_1 加权像上表现为等信号的多为早期分化好的肝癌，而脂肪变、出血、坏死、细胞内糖原沉积或铜沉积等均可在 T_1 加权像上表现为高信号。此外，在肝血色病基础上发生的肝癌亦表现为在所有序列上相对的高信号。T_2 加权像上高信号的多为中等分化或分化差的肝癌。有文献报道，T_2 加权像上信号的高低与肝硬化结节的恶性程度相关。肝癌的继发征象有门脉瘤栓或肝静脉瘤栓、腹腔积液等，在 MRI 上均可清晰显示。

早期肝癌常在 T_1 加权像上表现为等 / 高信号，在 T_2 加权像上表现为等信号。可能是由于其中蛋白含量较高所致。直径小于 1.5 cm 的小肝癌常在 T_1 加权像和 T_2 加权像上均为等信号，因此只有在针剂动态增强的早期才能发现均匀增强的病变。肝动脉期对于显示小肝癌最为敏感，该期小肿瘤明显强化。但此征象并不特异，严重的增生不良结节也表现为明显强化。比较特异的征象是增强后 2 min 肿瘤信号快速降低，低于正常肝脏的信号，并可在晚期显示增强的假包膜。有学者报道，肝硬化的实质中出现结节内结节征象提示早期肝癌，表现为结节外周低信号的铁沉积和等信号的含铁少的中心。

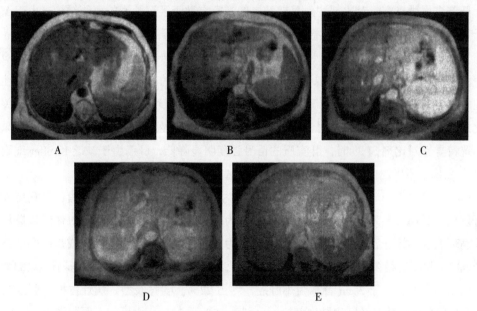

图 8-3　小肝癌（直径约 2 cm）MRI 表现

A. T_2 加权像，可见边界不光滑之结节影，呈高信号；B. 屏气的梯度回波的 T_1 加权像，病灶呈略低于肝脏的信号；C. 动脉期，病灶明显均匀强化，边缘不清；D. 门脉期，病灶内对比剂迅速流出，病变信号强度降低；E. 延迟期，未见病灶强化

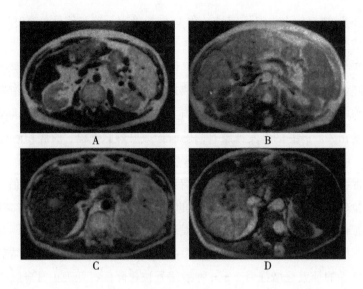

图 8-4　肝硬化（多年，多发肿块／结节型肝癌）表现

　　肝癌多血供丰富。对比剂注射早期的影像观察有助于了解肿瘤的血管结构。由于 MRI 对针剂比 CT 图像对碘剂更加敏感，所以 MRI 有助于显示肝癌，尤其是直径小于 1.5 cm 的肿瘤。Oi 等比较了多期螺旋 CT 和动态针剂增强的 MRI，结果显示早期针剂增强影像检出 140 个结节，而早期螺旋 CT 发现 106 个结节。在动态增强的 MRI 检查中，肝细胞特异性对比剂的应用改善了病变的显示情况。如 Mn-DPDP 的增强程度与肝癌的组织分化程度相关，分化好的比分化差的病变强化明显，良性的再生结节也明显强化。而在运用单核 - 吞噬细胞系统特异性对比剂 SPIO 时，肝实质的信号强度明显降低，肝癌由于缺乏 Kupffer 细胞，在 T_2 加权像上不出现信号降低，相对表现为高信号。

　　（4）肝癌的 DSA 表现：我国原发性肝癌多为肝细胞癌（HCC），多数有乙肝病史并合并肝硬化。肝癌大多为富血管性的肿块，少数为乏血管性。全国肝癌病理协作组依据尸检大体病理表现，将肝癌分为三型：①巨块型，为有完整包膜的巨大瘤灶，或是由多个结节融合成的巨块，直径多在 5 cm 以上，占 74%。②结节型，单个小结节或是多个孤立的大小不等的结节，直径小于 3 cm 者称为小肝癌，约占 22%。③弥漫型，病灶占据全肝或某一叶，肝癌常发生门静脉及肝静脉内瘤栓，分别占 65% 和 23%。也可长入肝胆管内。

　　肝脏 DSA 检查可以确定肿块的形态、大小和分布，显示肝血管的解剖和供血状态，为外科切除或介入治疗提供可靠的资料。由于肝癌的供血主要来自肝动脉，故首选肝动脉 DSA，对已疑为结节小病变者可应用慢注射法肝动脉 DSA，疑有门静脉瘤栓者确诊需门静脉造影。

　　肝癌的主要 DSA 表现是：①异常的肿瘤血管和肿块染色：这是肝癌的特征性表现。肿瘤血管表现为粗细不等、排列紊乱、异常密集的形态，主要分布在肿瘤的周边。对比剂滞留在肿瘤毛细血管内和间质中，则可见肿块"染色"，密度明显高于周边的肝组织。肿瘤较大时，由于瘤体中心坏死和中央部分的血流较少，肿瘤中心"染色"程度可减低。②动脉分支的推压移位：瘤体较大时可对邻近的肝动脉及其分支造成推移，或形成"握球状"包绕。瘤体巨大时甚至造成胃十二指肠动脉、肝总动脉或腹腔动脉的推移。弥漫型肝癌则见血管僵直、间距拉大。③"血管湖"样改变：其形成与异常小血管内的对比剂充盈有关，显示为肿瘤区域内的点状、斑片状对比剂聚积、排空延迟，多见于弥漫型肝癌。④动-静脉瘘形成：主要是肝动脉-门静脉瘘，其次是肝动脉-肝静脉瘘。前者发生率很高，有作者统计高达50%以上，其发生机制在于肝动脉及分支与门静脉相伴紧邻，而肿瘤导致二者沟通。DSA可检出两种类型。一为中央型，即动脉期见门脉主干或主枝早期显影；一为外周型，即肝动脉分支显影时见与其伴行的门脉分支显影，出现"双轨征"。下腔静脉的早期显影提示肝动-静脉瘘形成。⑤门静脉瘤栓：依瘤栓的大小和门静脉阻塞程度出现不同的征象，如腔内局限性的充盈缺损、门脉分支阙如、门脉不显影等。

上述造影征象的出现随肿瘤的病理分型而不同。结节型以肿瘤血管和肿瘤染色为主要表现，肿块型则还有动脉的推移，而弥漫型则多可见到血管湖和动-静脉瘘等征象。

5. 并发症

（1）上消化道出血：原发性肝癌多合并有肝硬化，当肝硬化或门静脉内癌栓引起门静脉高压时，常可导致曲张的食管胃底静脉破裂出血。在手术应激状态下或化疗药物作用下，门静脉高压性胃黏膜病变可表现为大面积的黏膜糜烂及溃疡出血。上消化道出血往往加重患者的肝性脑病，成为肝癌患者死亡的原因之一。上消化道出血经保守治疗可有一部分患者症状缓解，出血得到控制。

（2）肝癌破裂出血：为肿瘤迅速增大或肿瘤坏死所致，部分为外伤或挤压所致肿瘤破裂出血，常出现肝区突发剧痛。肝被膜下破裂可出现肝脏迅速增大、肝区触痛及局部腹膜炎体征，B超或CT可证实。肝脏完全破裂则出现急腹症，可引起休克，出现移动性浊音，腹穿结合B超、CT检查可证实。肝癌破裂出血是一种危险的并发症，多数患者可在短时间内死亡。

（3）肝性脑病：常为终末期表现，多由肝硬化或肝癌多发引起门静脉高压、肝功能失代偿所致，也可因上消化道出血、感染或电解质紊乱引起肝功能失代偿所致，常反复发作。

（4）旁癌综合征：原发性肝癌患者由于肿瘤本身代谢异常而产生或分泌的激素或生物活性物质引起的一组综合征称为旁癌综合征。了解这些综合征，对于肝癌的早期发现有一定现实意义。治疗这些综合征，有利于缓解患者痛苦，延长患者生存期。当肝癌得到有效治疗后，这些综合征可恢复正常或减轻。

（5）低糖血症：原发性肝癌并发低血糖的发生率达8%～30%。按其临床表现和组织学特征大致分为两型。A型为生长快、分化差的原发性肝癌病程的晚期，患者有晚期肝癌的典型临床表现，血糖呈轻中度下降，低血糖易控制；B型见于生长缓慢、分化良好的原发性肝癌早期，患者无消瘦、全身衰竭等恶病质表现，但有严重的低血糖，而且难以控制，临床上需长期静点葡萄糖治疗。发生低血糖的机制尚未完全明确，可能包括：①葡萄糖利用率增加，如肿瘤释放一些体液性因素具有类似胰岛素样作用，或肿瘤摄取过多的葡萄糖。②肝脏葡萄糖产生率降低，如肿瘤置换大部分正常肝组织或肝癌组织葡萄糖代谢改变，并产生抑制正常肝脏代谢活性的物质。

（6）红细胞增多症：原发性肝癌伴红细胞增多症，发生率为2%～12%，肝硬化患者出现红细胞生成素增多症被认为是发生癌变的较敏感指标。其与真性红细胞增多症的区别在于白细胞与血小板正常、骨髓仅红系增生、动脉血氧饱和度减低。红细胞增多症患者，外周血象红细胞（男性高于6.5×10^{12}/L，女性高于6.0×10^{12}/L）、血红蛋白（男性高于175 g/L，女性高于160 g/L）、血细胞比容（男性超过54%，女性超过50%）明显高于正常人。少数肝硬化伴晚期肝癌患者红细胞数不高，但血红蛋白及血细胞比容相对增高，可能与后期血清红细胞生成素浓度增高，反馈抑制红细胞生成有关，患者预后较差。原发性肝癌产生红细胞增多症机制不明，可能的解释为：①肝癌细胞合成胚源性红细胞或红细胞生成素样活性物质。②肝癌产生促红细胞生成素原增多，并释放某种酶，把促红细胞生成素转变为有生物活性的红细胞生成素。

（7）高钙血症：肝癌伴高血钙时。血钙浓度大多超过2.75 mmol/L，表现为虚弱、乏力、口渴、多尿、畏食、恶心，如血钙超过3.8 mmol/L时，可出现高血钙危象，造成昏迷或突然死亡。此高血钙与肿瘤骨转移时的高血钙不同，后者伴有高血磷，临床上有骨转移征象。高血钙症被认为是原发性肝癌旁癌综合征中最为严重的一种。高血钙产生的可能原因为：①肿瘤分泌甲状旁腺激素或甲状旁腺激素样多肽，它通过刺激成骨细胞功能，诱导骨吸收增强，使骨钙进入血流；它能使肾排泄钙减少而尿磷增加，因此出现高血钙与低血磷症。②肿瘤和免疫炎症细胞产生的许多细胞活素具有骨吸收活性。③肿瘤可能制造过多的活性维生素D样物质，它们促进肠道钙的吸收而导致血钙增高。

（8）高纤维蛋白原血症：高纤维蛋白原血症可能与肝癌有异常蛋白合成有关，约有1/4可发生在AFP阴性的肝癌患者中。当肿瘤被彻底切除后，纤维蛋白原可恢复正常血清水平，故可以作为肿瘤治疗彻底与否的标志。

（9）血小板增多症：血小板增多症的产生机制可能与促血小板生成素增加有关。它和原发性血小板增多症的区别在于血栓栓塞、出血不多见，无脾大，红细胞计数正常。

（10）高脂血症：高脂血症可能与肝癌细胞自主合成胆固醇有关。伴有高脂血症的肝癌患者，血清胆固醇水平与AFP水平平行，当肿瘤得到有效治疗后，血清胆固醇与AFP可平行下降，当肿瘤复发时，可再度升高。

（11）降钙素增高：肝癌患者血清及肿瘤中降钙素含量可增高，可能与肿瘤异位合成降钙素有关。当肿瘤切除后，血清降钙素可恢复至正常水平。肿瘤分化越差，血清降钙素水平越高。伴高血清降钙素水平的肝癌患者，生存期较短，预后较差。

（12）性激素紊乱综合征：肝癌组织产生的绒毛膜促性腺激素，导致部分患者血清绒毛膜促性腺激素水平增高。原发性肝癌合并的性激素紊乱综合征主要有肿瘤性青春期早熟、女性化和男性乳房发育。性早熟可见于儿童患者，几乎均发生于男性，其血清及尿中绒毛膜促性腺激素活性增高。癌组织中可检出绒毛膜促性腺激素，血中睾酮达到成人水平，睾丸正常大小或轻度增大，Leydig 细胞增生，但无精子形成。女性化及乳房发育的男性患者，血中催乳素及雌激素水平可增高，这与垂体反馈调节机制失常有关。当肿瘤彻底切除后，患者所有女性的特征均消失，血清中性激素水平恢复正常。

三、治疗

（一）治疗原则

原发性肝癌采用以手术为主的综合治疗。

（二）具体治疗方法

1. 手术切除

手术切除是目前治疗肝癌最有效的方法。

（1）适应证：肝功能无显著异常，肝硬化不严重，病变局限，一般情况尚好，无重要器官严重病变。

（2）禁忌证：黄疸、腹腔积液、明显低蛋白血症和肝门静脉或肝静脉内癌栓的晚期肝癌患者。

（3）手术方式：局限于一叶，瘤体直径小于 5 cm，行超越癌边缘 2 cm，非规则的肝切除与解剖性肝切除，可获得同样的治疗效果。伴有肝硬化时，应避免肝三叶的广泛切除术。全肝切除原位肝移植术不能提高生存率。非手术综合治疗后再行二期切除或部分切除，可以获得姑息性效果。

2. 肝动脉插管局部化疗和栓塞术

目前多采用单次插管介入性治疗方法。

（1）适应证及禁忌证：癌灶巨大或弥散不能切除，或术后复发的肝癌，肝功能尚可，为最佳适应证，或作为可切除肝癌的术后辅助治疗。对不可切除的肝癌先行局部化疗及栓塞术，肿瘤缩小后再争取二期手术切除；亦可用于肝癌破裂出血的患者。严重黄疸、腹腔积液和肝功能严重不良应视为禁忌证。

（2）插管方法：经股动脉，选择性肝动脉内置管。

（3）联合用药：顺铂（80 mg/m^2）、多柔比星（50 mg/m^2）、丝裂霉素（10 mg/m^2）、替加氟（500 mg/m^2）等。

（4）栓塞剂：采用碘油或明胶海绵并可携带抗癌药物，或用药微球作栓塞剂。

（5）局部效应：治疗后肿瘤可萎缩（50％～70％）。癌细胞坏死，癌灶有假包膜形成，瘤体或变为可切除，术后患者可有全身性反应，伴有低热、肝区隐痛和肝功能轻度异常，一周内均可恢复。

3. 放射治疗

适用于不宜切除、肝功能尚好的病例。有一定姑息疗效，或结合化疗提高疗效，对无转移的局限性肿瘤也有根治的可能；亦可作为转移灶的对症治疗。

4. 微波、射频、冷冻及乙醇注射治疗

这些方法适用于肿瘤较小而又不宜手术切除者。在超声引导下进行，优点是安全、简便、创伤小。

5. 生物学治疗

主要是免疫治疗。方法很多，疗效均不确定，可作为综合治疗中的一种辅助疗法。

（三）治疗注意事项

（1）肝癌术后是否给予预防性介入治疗，存在争议。

（2）目前手术是公认的治疗肝癌最有效的方法，要积极争取手术机会，可以和其他治疗方法配合应用。

（3）肝癌的治疗要遵循适应患者病情的个体化治疗原则。

（4）各种治疗方法要严格掌握适应证，综合应用以上治疗方法可以取得更好的疗效。

（5）肝癌患者治疗后要坚持随访，定期行 AFP 检测及超声检查，以早期发现复发转移病灶。

（刘东举）

第四节　继发性肝癌

继发性肝癌又称转移性肝癌。人体各部位原发癌的癌细胞均可通过肝门静脉、肝动脉、淋巴管和直接浸润等途径到达肝脏，形成继发性肝癌。继发性肝癌尤以腹部脏器恶性肿瘤如胃癌、结肠癌、胆囊癌、胰腺癌、子宫癌和卵巢癌等较多见。多呈灰白、质硬、散在的多发结节，其组织学特征与原发癌相似。

一、病因

癌细胞主要是通过血液循环系统入侵肝脏的。肝脏是血流量很大的器官，人体内有两套给肝脏供血的系统。其一是门静脉系统，腹腔内所有的器官包括胃、小肠、结直肠、胰腺、脾脏的静脉血液都要汇集到门静脉，而后回流到肝脏，将吸收的营养成分送到肝脏合成人体必需的各种物质，将人体代谢产生的毒素由肝脏进行解毒。同时这些器官原发的恶性肿瘤细胞也可以通过这一途径直接流向肝脏，继而在肝脏停留下来形成转移瘤。肝脏的第二套供血系统是肝动脉系统，从心脏供应的富含氧气的新鲜血液经由主动脉、腹腔干动脉、肝总动脉、肝固有动脉流进肝脏。腹腔外的器官如肺、乳腺、肾脏、卵巢等原发的恶性肿瘤细胞，一般是回流到心脏，再通过动脉系统转移至肝脏。

另外像胆囊、胃、肾上腺和胆管这类与肝脏位置邻近、关系密切的器官，其原发恶性肿瘤长到一定程度后，很容易向肝脏这个"老邻居"直接扩散，形成所谓的浸润转移。

恶性肿瘤长到直径大于 2 cm 时，每天可释放大量的癌细胞进入血液循环，这些癌细胞通过"随波逐流"最终都可以到达肝脏。肝脏的结构就像一块厚实的浸满血的海绵，血液灌流量较大而流速较慢，肿瘤细胞易于进入肝脏实质并停留下来。其中到达肝脏的恶性度较高的肿瘤细胞可分泌某些生长因子促进自身瘤细胞的增生，并刺激周围新生毛细血管长入，因此逐渐形成独立的肿瘤细胞团块，用不了很长时间就可以形成肉眼可见大小的肿瘤转移病灶了。

二、临床表现

继发性肝癌早期一般只有原来脏器癌症的表现而无肝脏严重受累的症状，当癌肿较大或较多时，可出现肝区疼痛、肝大、畏食、腹胀、腹泻、消瘦、乏力、发热、黄疸、腹腔积液、恶病质等与原发性肝癌相仿的症状体征，但多无慢性肝炎、肝硬化等病史。约 95% 的患者 AFP 阴性。与原发性肝癌相比，一般继发性肝癌的症状体征常较轻，病程发展较缓慢。

三、诊断

鉴于继发性肝癌如癌肿仅局限于肝脏，如果早发现早治疗，常可明显延长患者生存期，甚至达到根治，为此必须强调亚临床期诊断。如及时通过 AFP 测定、B 超、核素肝扫描、CT、磁共振成像（MRI）或选择性肝动脉造影，并注意以下几点，则不难诊断亚临床期继发性肝癌：①在原发癌诊断后，必须通过辅助检查判定有无肝脏转移。②在原发癌根治性切除术后定期（每 3 ~ 6 个月）随访检查中，应有针对性地进行肝脏 B 超检查。③对各类消化道癌根治术后在随访检查中，要同时进行癌胚抗原（CEA）的监测。④常有原发癌史，多无肝炎、肝硬化病史。⑤肝脏占位常为大小相仿、多发、散在的病变。

四、治疗

如能早期发现，及时采取以手术治疗为主的综合性治疗，仍有治愈可能或延长生存期。

（一）手术治疗

如原发癌可切除或已切除，则继发性肝癌手术指征：①除肝转移外无其他转移癌灶。②癌结节属单个或局限于半肝，估计能够切除。③术前患者病情评估能耐受手术。

（二）姑息性治疗

对不适于手术切除者，如患者情况允许，可进行冷冻、激光气化、微波热凝、肝动脉灌注化疗、肝动脉结扎、肝动脉栓塞等姑息性治疗。

（刘东举）

肝包虫病

一、基本信息

姓名：×× 　　性别：男 　　年龄：31 岁

过敏史：否认既往药物、食物及接触物过敏史。

主诉：发现腹腔囊肿半月余。

现病史：半月前患者体检发现"腹腔囊肿"，无恶心、呕吐，无发热、寒战、腹胀、腹泻、头晕、呕血、黑便、黏液脓血便等症状，后至当地医院复查腹部 B 超示腹腔内囊实性占位，现为求进一步治疗，来我院门诊以"腹部囊肿"为诊断收入我科，发病来，神志清，精神可，睡眠可，饮食差，二便正常，体重、体力无明显变化。

既往史：发现高血压病 2 年，血压波动在 130 ～ 140/80 ～ 95 mmHg，未做特殊治疗。无"糖尿病""冠心病"等慢性疾病史，否认患"肝炎、结核"等传染病史及密切接触史，在新疆工作 10 余年，预防接种随当地计划进行，否认手术、外伤史，否认献血史。

二、查体

体格检查：T 36.3℃，P 72 次 / 分，R 20 次 / 分，BP 152/110 mmHg。

精神一般，发育正常，自动体位，体型适中，营养一般。皮肤、黏膜无黄染及出血点，浅表淋巴结均未及肿大。头颅、五官无畸形，头颈部未闻及血管杂音。结膜无充血，巩膜无黄染。口唇无发绀，口腔黏膜无溃疡，咽部无充血。耳郭无畸形，外耳道及鼻腔内均未见脓性分泌物。甲状腺不大，气管居中。胸廓对称无畸形，胸廓挤压痛（－），双肺呼吸音稍粗，未闻及干湿性啰音。心前区无隆起，叩诊心浊音界左下扩大，听诊 72 次 / 分，律齐，各瓣膜听诊区均未闻及杂音。神经系统检查：双侧睑裂对称，双侧瞳孔等大同圆，直径 3 mm，对光反射灵敏。双眼球各向活动不受限，无眼震。双侧鼻唇沟对称，示齿口角无歪斜。伸舌居中。四肢痛觉无减退，四肢肌力 5 级，肌张力正常；四肢腱反射活跃，双侧病理征（－）。颈项强直（－）。

专科检查：腹部稍膨隆，未见肠形及蠕动波，未见腹壁静脉曲张，腹软，无腹肌紧张，腹部无压痛、反跳痛，右侧肋弓下可触及包块，质韧，规则，肝脾肋缘下未触及，墨菲氏征阴性，双肾未触及，腹部叩诊呈鼓音，肝浊音界存在，肝上界位于右锁骨中线第 V 肋间，肝区及双肾区无叩痛，移动性浊音阴性，肠鸣音正常，平均 5 次 / 分，未闻及血管杂音。

辅助检查：2022-06-29 外院行腹部彩超检查结果示腹腔内囊实性占位。入院后行腹部增强 CT 检查结果提示：肝右叶可见巨大类圆形低密度影，边界清晰，大小约 151 mm × 130 mm，内可见飘带征，增强扫描后，包膜及漂浮影轻度强化；门脉受压改变；

肝内外胆管无扩张；胆囊无异常。胰腺、脾脏大小形态密度未见明显异常，右肾受压，向下移位（图8-5）。

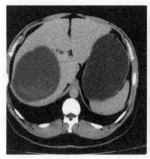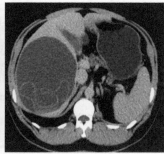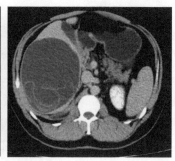

图 8-5　腹部 CT

三、诊断

初步诊断：肝内占位：肝囊肿？肝包虫病？高血压病（1级低危）。

鉴别诊断：

1. 原发性肝癌

原发性肝癌早期通常没有任何症状，随着病情的进展，患者可能会出现肝区疼痛、乏力、消瘦、食欲减退、腹胀等症状，后期患者可能并发肝性脑病、上消化道出血、癌肿破裂出血及继发感染等疾病。根据患者不明原因的肝区疼痛、消瘦、进行性肝肿大等临床表现，特别是有肝病史的患者，采用甲胎蛋白检测、腹部B超、CT及病理学检查可见甲胎蛋白明显升高，CT平扫多为低密度占位，部分有晕圈征，大肝癌常有中央坏死，增强时动脉期病灶的密度高于周围肝组织，持续数分钟呈快进快出表现，肝细胞穿刺病理性检查发现癌细胞等情况，可以明确诊断为原发性肝癌。

2. 肝良性肿瘤

临床上比较少见，常见的有血管瘤。多为单发、也可多发。增大后患者会出现上腹部不适、腹胀、腹痛、恼气等，通过查体和超声检查不难鉴别。肿瘤表面光滑，质地柔软。原发性肝癌早期通常没有任何症状，随疾病发展，可能出现腹痛、腹胀、食欲不振、体重减轻、皮肤和巩膜黄染等。增强CT、磁共振可见病灶动脉期强化，呈快进快出诊断肝癌，甲胎蛋白大于400 ng/mL，有助于鉴别诊断。

3. 肝转移瘤

继发性肝癌主要是其他脏器的癌肿转移到肝脏，症状以肝外原发性癌症的症状为主，如患者在早期出现咳嗽、咯血、上腹痛、阴道流血等。病变已经转移到肝脏，说明原发癌症已经到了晚期。原发性肝癌早期通常没有任何症状，随疾病发展，可能出现腹痛、腹胀、食欲不振、体重减轻、皮肤和巩膜黄染等。关键是根据患者既往病情进展和目前的临床检查，可以明确鉴别诊断。

最终诊断：肝包虫病；肠粘连；高血压病（1级低危）。

四、诊疗经过

患者入院后即予抗感染等支持治疗，并完善术前检查，排除手术禁忌证后，于2022-07-06行肝包虫病内囊摘除术＋肠粘连松解术，术中见肝脏、胃、肠管、胆囊与腹壁广泛致密粘连，术中补充诊断"肠粘连"，使用应用超声高频外科集成系统超声刀头仔细松解粘连后，探查可见肝右叶Ⅴ段可见包虫囊肿大小约20 cm×10 cm，胆囊与网膜粘连明显。应用超声高频外科集成系统超声刀头切断肝圆韧带、镰状韧带，切开肝右侧肝冠状韧带及右三角韧带，切断肝结肠韧带及肝肾韧带，将肝脏向左侧扒开，充分游离肝脏右叶。包虫囊肿周围及皮肤使用高渗盐水纱布保护，用自制双腔减压穿刺针穿刺包虫囊肿并吸出囊液，待包虫囊肿张力明显减低到不能吸出囊液为止，共吸出囊液约1700 mL，应用超声高频外科集成系统超声刀头打开包虫囊肿，发现包虫内容物稍浑浊，移除内囊及子囊，用高渗盐水冲洗并用小纱布反复涂擦，彻底清除包虫囊肿内容物，高渗盐水浸泡纱布浸泡30分钟后，吸净高渗盐水。切除部分囊壁，使用可吸收性外科缝线缝合切开囊壁边缘止血明确。反复检查未见胆漏，冲洗膜腔探查创面无出血，用大网膜覆盖创面，以防止术后腹腔粘连。术后病理：（肝）经充分取材：符合肝包虫病，请一并结合临床病史，可特殊染色进一步诊断，必要时赴上级医院进行虫体鉴定；（肝组织）慢性炎（伴有嗜酸性粒细胞浸润），局部纤维化伴囊肿样改变（图8-6）。

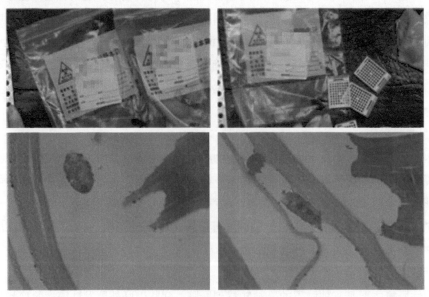

图8-6 术后病理（见彩插7）

五、出院情况

患者神清，精神良好，无腹痛腹胀，无头痛头晕，食欲可，可进半流饮食，睡眠一般，小便正常，腹部切口愈合好，经治疗后患者恢复良好并出院，规则后续治疗，定期随诊治疗。

六、讨论

肝包虫病又称肝棘球蚴病，是棘球绦虫的蚴或包囊感染所致，是流行于世界畜牧业发达地区常见的人畜共患性寄生虫病。肝包虫病初期无明显症状，随着囊肿的增大，可出现腹胀、肝区隐痛或压迫邻近器官引起相应症状。部分患者可因囊肿破裂溢入腹腔时，出现发热、皮疹甚至休克等过敏反应。根据发病原因可分为单房型（囊型包虫病）和多房型（泡型包虫病）。不同类型发病原因不同：单房型（囊型包虫病）是感染细粒棘球绦虫所致，它的幼虫形成的包囊为单房型，只有一个包囊团；多房型（泡型包虫病）主要是多房棘球绦虫所致，它所形成的包囊为多房型，表现为淡黄色或白色囊泡状团块，可见多个大小囊泡相互连接、聚集而成。肝包虫病可以通过体格检查、血清学检查、B超检查、CT检查、核磁共振检查等明确诊断。肝包虫病的治疗目标为，摘除内囊和处理外囊，杀灭头节，破坏囊壁生发层，抑制肝包虫发育和增生，药物治疗可为手术前、后的辅助治疗手段。手术方法包括肝包虫囊肿外囊完整剥除术、肝包虫囊肿穿刺内囊摘除术、肝包虫囊肿内囊完整摘除术和肝部分切除术。苯并咪唑类药物是目前世界卫生组织推荐的首选药物，常用药物有甲苯咪唑和丙硫咪唑等。免疫调节剂可使包虫萎缩并改善患者症状，常用药物如左旋咪唑和卡介苗等。及时规范行手术治疗的肝包虫病患者预后良好，一般不会造成死亡。未经及时规范治疗的肝包虫病患者，可因发生肝功能衰竭、合并感染、囊肿破裂合并急性腹膜炎等而危及生命安全。建议 3～6 个月复诊一次。

（景小松）

第九章

胆道疾病

第一节　肝胆管结石

肝胆管结石亦即肝内胆管结石，是指肝管分叉部以上原发性胆管结石，绝大多数是以胆红素钙为主要成分的色素性结石。虽然肝内胆管结石属原发性胆管结石的一部分，有其特殊性，但若与肝外胆管结石并存，则常与肝外胆管结石的临床表现相似。由于肝内胆管深藏于肝组织内，其分支及解剖结构复杂，结石的位置、数量、大小不定，诊断和治疗远比单纯肝外胆管结石困难，至今仍然是肝胆系统难以处理、疗效不够满意的疾病。

一、病因和发病情况

原发性肝内胆管结石的病因和成石机制，尚未完全明了。目前比较肯定的主要因素为胆系感染、胆管梗阻、胆汁淤滞、胆管寄生虫病、代谢因素，以及胆管先天性异常等。

几乎所有肝胆管结石患者都有不同程度的胆管感染，胆汁细菌培养阳性率达95%～100%。细菌谱以大肠埃希菌、克雷白菌属和脆弱类杆菌等肠道细菌为主。这些细菌感染时所产生的细菌源性 β‑葡萄糖醛酸苷酶（β‑glucuronidase，β‑G）和由肝组织释放的组织源性 β‑G，可将双结合胆红素分解为单结合胆红素，再转变成非结合胆红素。它与胆汁中的钙离子结合，形成不溶解的胆红素钙。当胆管中的胆红素钙浓度增加处于过饱和状态，则可沉淀并形成胆红素钙结石。在胆红素钙结石形成的过程中，尚与胆汁中存在的大分子物质，黏蛋白、酸性黏多糖和免疫球蛋白等形成支架结构并与钙、钠、铜、镁、铁等金属阳离子聚合有关。

胆管寄生虫病与肝胆管结石形成的关系，已得到确认。已有许多资料证实在一些胆管结石的标本内见到蛔虫残体。显微镜下观察，在结石的核心中找到蛔虫的角质层残片或蛔虫卵等。1983—1985 年的全国调查资料中，26%～36% 的原发性胆管结石患者有胆管蛔虫病史。推测蛔虫或肝吸虫的残骸片段、虫卵等为核心，由不定形的胆色素颗粒或胆红素钙沉淀堆积，加上炎症渗出物、坏死组织碎片、脱落细胞、黏蛋白和胆汁中其他固定成分沉淀形成结石。

胆管梗阻、胆流不畅、胆汁淤滞是发生肝内胆管结石的重要因素和条件。胆汁淤滞、积聚或流速减慢，一方面为成石物质的聚集、沉淀提供了条件，另一方面也是发生和加重感染的重要因素。正常情况下，胆管内胆汁的流动呈层流状态。胆汁中的固体质点沿各自流线互相平行移动，胆汁中的固体成分不易发生聚合。当肝胆管发生狭窄或汇合异常等因素，上端胆管扩张，胆汁停滞；胆管狭窄或扩张后胆汁流动可出现环流现象，有利于成石物质集结，聚合形成结石。胆汁淤滞的原因，多为胆管狭窄、结石阻塞、胆管或血管的先天异常，如肝内胆管的解剖变异，血管异位压迫胆管导致胆流不畅。结石和炎症往往并发或加重狭窄，互为因果，逐渐加重病理和病程进展。

我国各地肝内胆管结石的调查结果，农民所占的比例较多，达50%～70%。提示肝内胆管结石的发生可能与饮食结构、机体代谢、营养水准和卫生条件等因素有关。

我国和东亚、东南亚一些国家和地区，均属肝内胆管结石的高发区。据1983—1985年全国调查结果和近年收集的资料，我国肝内胆管结石占胆系结石病的16.1%～18.2%，但存在明显的地区差别：华北和西北地区仅4.1%和4.8%，华中和华南地区高达25.4%和30.5%。虽然目前我国尚缺乏人群绝对发病率的资料，但就近年国内文献表明，肝内胆管结石仍然是肝胆系统多见的、难治性的主要疾病之一。

二、病理生理改变

肝胆管结石的基本病理改变是由于结石引起胆管系统的梗阻、感染，导致胆管狭窄、扩张，肝脏纤维组织增生、肝硬化、萎缩，甚至癌变等病理改变。

肝内胆管结石约2/3以上的患者伴有肝门或肝外胆管结石。据全国调查资料78.3%合并肝外胆管结石，昆明某医院559例肝内胆管结石的资料中有3/4（75.7%）同时存在肝外胆管结石。因此有2/3～3/4的病例可以发生肝门或肝外胆管不同程度的急性或慢性梗阻，导致梗阻以上的胆管扩张，肝脏淤胆、肝大、肝功损害，并逐渐加重肝内汇管区纤维组织增生。胆管梗阻后，胆管压力上升，当胆管内压力高达2.94 kPa（300 mmH$_2$O）时肝细胞停止向毛细胆管内分泌胆汁。若较长时间不能解除梗阻，最后难免出现胆汁性肝硬化、门静脉高压、消化道出血、肝功障碍等。若结石阻塞发生在肝内某一叶、段胆管，则梗阻引发的改变主要局限于相应的叶、段胆管和肝组织，最后将导致相应的叶、段肝组织由肥大、纤维化至萎缩，丧失功能。相邻的叶、段肝脏可发生增生代偿性增大，如左肝萎缩则右肝代偿性增大。由于右肝占全肝的2/3，右肝严重萎缩则左肝及尾叶常发生极为明显的代偿增大。这种不对称性的增生、萎缩，常发生以下腔静脉为中轴的肝脏转位，增加外科手术的困难。

感染是肝胆管结石难以避免的伴随病变和临床主要表现之一。炎症改变累及肝实质。胆管结石系感染多同时并存，急性、慢性的胆管炎症往往交替出现、反复发生。若结石严重阻塞胆管并发感染，即成梗阻性化脓性胆管炎，并可累及毛细胆管，甚至并发肝脓肿。较长时间的严重梗阻、炎症，感染的胆汁、胆沙、微小结石，可经小胆管通过坏死肝细胞进入肝中央静脉，造成胆沙血症、败血症、肺脓肿和全身性脓毒症、多器官衰竭等严重后果。反复急慢性胆管炎的结果，多为局部或节段性胆管壁纤维组织增生，管壁增厚。逐渐发生纤维瘢痕组织收缩，管腔缩小，胆管狭窄。这种改变多发生在结石部位的附近或肝的叶、段胆管汇合处，如肝门胆管、左右肝管或肝段胆管口等部位。我国 4197 例肝内胆管结石手术病例的资料，合并胆管狭窄平均占 24.28％，高者达 41.96％。昆明某医院 1448 例中合并胆管狭窄者占 43.8％，日本 59 例肝内胆管结石合并胆管狭窄占 62.7％，可见肝胆管结石合并胆管狭窄的发生率很高。狭窄部位的上端胆管多有不同程度的扩张，胆汁停滞，进一步促进结石的形成、增大、增多。往往在狭窄、梗阻胆管的上端大量结石堆积，加重胆管感染的程度和频率。肝胆管结石的病情发展过程中结石、感染、狭窄互为因果，不断地加重胆管和肝脏的病理改变，肝功损毁，最终导致肝叶或肝段纤维化或萎缩。

长期慢性胆管炎或急性炎症反复发生，有些病例的整个肝胆管系统，直至末梢胆管壁及其周围组织炎性细胞浸润，胆管内膜增生，管壁增厚纤维化，管腔极度缩小甚至闭塞，形成炎性硬化性胆管炎的病理改变。

肝内胆管结石合并胆管癌，是近年来才被广泛重视的一种严重并发症。其发生率各家报告的差别较大，从 0.36％ ～ 10％不等。这可能与诊断和治疗方法不同、病程长短等因素有关。

三、临床表现

肝胆管结石虽然以 30 ～ 50 岁的青壮年多发，但亦可发生在不满 10 岁儿童等任何年龄。女性略多于男性，男女比例约为 0.72 ∶ 1。50％以上的病例为农民。

（一）合并肝外胆管结石表现

肝内胆管结石的病例中有 2/3 ～ 3/4 与肝门或肝外胆管结石并存，因此大部分病例的临床表现与肝外胆管结石相似。常表现为急性胆管炎、胆绞痛和梗阻性黄疸。其典型表现按严重程度，可出现 Charcot 三联征（疼痛、畏寒发热、黄疸）或 Reynolds 五联征（前者加感染性休克和神志改变）、肝大等。有些患者在非急性炎症期可无明显症状，或仅有不同程度的右上腹隐痛，偶有不规则的发热或轻、中度黄疸，消化不良等症状。

（二）不合并肝外胆管结石表现

不伴肝门或肝外胆管结石，或虽有肝外胆管结石，而胆管梗阻、炎症仅发生在部分叶、段胆管时，临床表现多不典型。常不被重视，容易误诊。单纯肝内胆管结石、无急性炎症发作时，患者可以毫无症状或仅有轻微的肝区不适、隐痛，往往在 B 超、CT 等检查时才被发现。

一侧肝内胆管结石发生部分叶、段胆管梗阻并急性感染，引起相应叶、段胆管区域的急性化脓性胆管炎（AOSHC）。其临床表现，除黄疸轻微或无黄疸外，其余与急性胆管炎相似。严重者亦可发生疼痛、畏寒、发热、血压下降、感染性休克或神志障碍等重症急性胆管炎的表现。右肝叶、段胆管感染、炎症，则以右上腹或肝区疼痛并向右肩、背放散性疼痛和右肝大为主。左肝叶、段胆管梗阻、炎症的疼痛则以中上腹或剑突下疼痛为主，多向左肩、背放散，左肝大。由于一侧肝叶、段胆管炎，多无黄疸或轻微黄疸，甚至疼痛不明显，或疼痛部位不确切，常被忽略，延误诊断，应予警惕。一侧肝内胆管结石并急性感染，未能及时诊断有效治疗，可发展成相应肝脏叶、段胆管积脓或肝脓肿。长时间消耗性弛张热，逐渐体弱、消瘦。

反复急性炎症必将发生肝实质损害，肝包膜、肝周围炎和粘连。急性炎症控制后，亦常遗留长时间不同程度的肝区疼痛或向肩背放散痛等慢性胆管炎症的表现。

（三）腹部体征

非急性肝胆管梗阻、感染的肝内胆管结石患者，多无明显的腹部体征。部分患者可有肝区叩击痛或肝大。左右肝内存在广泛多发结石，长期急慢性炎症反复交替发作者，可有肝、脾大，肝功能障碍，肝硬化，腹腔积液或上消化道出血等门静脉高压征象。

肝内胆管急性梗阻并感染患者，多可扪及右上腹及右肋缘下明显压痛、肌紧张或肝大。同时存在胆总管结石和梗阻，有时可扪及肿大的胆囊或 Murphy 征阳性。

四、诊断

由于肝内胆管解剖结构复杂，结石多发，分布不定，治疗困难，因此对于肝内胆管结石的诊断要求极高。应在手术治疗之前全面了解肝内胆管解剖变异，结石在肝内胆管具体位置、数量、大小、分布及胆管和肝脏的病理改变。如肝胆管狭窄与扩张的部位、范围、程度、肝叶、段增大、缩小、硬化、萎缩或移位等状况，以便合理选择手术方法，制定手术方案。

肝内胆管结石常可落入胆总管，形成继发于肝内胆管的胆总管结石或同时伴有原发性胆总管结石。故所有胆总管结石患者都有肝内胆管结石可能，均应按肝内胆管结石的诊断要求进行各种影像学检查。

（一）病史

要详细询问病史，重视临床表现。

（二）实验室检查

慢性期可有贫血、低蛋白血症。急性感染期多有白细胞计数升高，血清转氨酶、胆红素增高。严重急性感染菌血症者，血液培养常有致病菌生长。

（三）影像学检查

最后确定诊断并明确结石和肝胆系统的病理状况，主要依靠现代影像学检查。

1. B 型超声波检查

简便、易行、无创，对肝内胆管结石的阳性率为 70% 左右。影像特点是沿肝胆管分布的斑点状或条索状、圆形或不规则的强回声，多数伴有声影，其远端胆管多有不同程度的扩张。但不足之处是难以准确了解结石在胆管内的具体位置、数量和胆管系统的变异和病理状况，并易与肝内钙化灶混淆，难以满足外科治疗的要求。

2. CT 扫描

肝内胆管结石 CT 检查的敏感性和准确率平均 80%，略高于超声波检查。一般结石密度高于肝组织，对于一些含钙少，散在、不成型的泥沙样胆色素结石可成低密度。在扩张胆管内的结石容易发现，但不伴胆管扩张的小结石不易与钙化灶区别。对于伴有肝内胆管明显扩张、肝脏局部增大、缩小、萎缩或并发脓肿甚至癌变者，CT 检查有很高的诊断价值，但不能准确了解肝胆管的变异和结石在肝胆管内的准确位置和分布。

3. 经皮肝穿刺胆系造影（PTC）和经内镜逆行胆胰管造影（ERCP）

PTC 成功后肝胆管的影像清晰，对肝胆管的狭窄、扩张、结石的诊断准确率达 95% 以上。伴有肝胆管扩张者穿刺成功率 90% 以上，但无胆管扩张者成功率较低，约 70%。此检查有创，平均有 4% 较严重并发症及 0.13% 的死亡率。不适于有凝血机制障碍、肝硬化和腹腔积液的病例。ERCP 的成功率在 86%～98% 之间，并发症约 6%，但一般比 PTC 的并发症轻，死亡率约 8/10 万。相比之下，ERCP 比 PTC 安全。但若肝门或肝外胆管狭窄者，肝内胆管显影不良或不显影。因此 ERCP 还不能完全代替 PTC。

阅读分析胆系造影片时应特别注意肝胆管的正常典型分支及变异，仔细辨明各叶段胆管内结石的具体位置、数量、大小、分布以及肝胆管狭窄、扩张的部位、范围、程度和移位等。若某一叶段胆管不显影或突然中断，很可能因结石阻塞或严重狭窄，应在术中进一步探明。因此显影良好的胆系造影是诊断肝内胆管结石病不可缺少的检查内容。

4. 磁共振胆系成像

磁共振胆系成像（MR cholangiography，MRC）可以清楚显示肝胆管系统的影像，无创，用于胆管肿瘤等梗阻性黄疸的影像诊断很有价值。但对于胆固醇和钙质含量少的结石，仅表现为低或无 MR 信号的圆形或不规则形阴影和梗阻以远的胆管扩张。对肝胆管结石的诊断不如 PTC 和 ERCP 清晰。

5. 影像检查鉴别结石和钙化灶

目前 B 超和 CT 已广泛用于肝胆系统的影像诊断，或一般体检的检查内容。由于肝内胆管结石和钙化灶在 B 超和 CT 的影像表现相似，常引起患者不安，需要鉴别。一般情况下肝内钙化无胆管梗阻、扩张及感染症状，鉴别不难。但遇无明显症状和无明显胆管扩张的肝内胆管结石或多发成串排列的钙化灶，在 B 超、CT 影像中难于准确区别。昆明某医院曾总结 B 超或 CT 检查报告为肝内胆管结石或钙化灶的 225 例进行了 ERCP 或肝区 X 线平片检查，结果证实有 73.8%（166/225）属肝内胆管结石，26.2%（59/225）为肝内钙化病灶。ERCP 显示钙化灶在肝胆管外、结石在肝胆管内。钙化灶多可在 X 线平片上显示肝内胆管结石 X 线平片为阴性，因此最终需要显影良好的胆系造影和（或）X 线平片才能区别。

6. 术中诊断

由于肝内胆管的解剖结构、结石状况复杂病情因素或设备条件限制，有时未能在术前完成准确定位诊断的检查。有的术前虽已进行 ERCP 或 PTC 等影像检查，但结果并不满意，或术中发现新的病理状况或定位诊断与术前诊断不相符合等情况时，则需在术中进行胆系影像学检查，进一步明确诊断。胆管探查取石后，不能确定结石是否取净或疑有其他病理因素者，最好在术中重复影像检查，以求完善术中措施。

术中常用的影像检查方法有术中胆管造影、术中胆管镜检查和术中 B 超检查，可根据具体情况和设备条件选择。一般常用术中胆管造影，影像清晰，准确率高。术中胆管镜检查发现结石，可随即取出，兼有诊断与治疗两者的功能。

五、手术治疗

由于肝内胆管的解剖结构和结石的部位和分布复杂多样，并发胆管狭窄的发生率高，取石困难。残留和再发结石率高，迄今治疗效果尚不够满意。目前仍然是肝胆系统难治性疾病之一。

1. 术前准备

肝内胆管结石，特别是复杂性肝内胆管结石病情复杂，手术难度大，时间长，对全身各系统功能的影响和干扰较大。除按一般常规手术的术前准备外，还应特别注意下列问题。

（1）改善全身营养状况：肝内胆管结石常反复发作胆管炎或多次手术，长期慢性消耗，多有贫血、低蛋白等营养状况不佳。术前应给予高蛋白、高糖类饮食，补充维生素。有低蛋白血症或贫血者应从静脉补充人体清蛋白、血浆或全血，改善健康状况，提高对手术创伤的耐受性和免疫功能。

（2）充分估计和改善肝、肾功能、凝血机制：术前要求肝、肾功能基本正常，无腹腔积液。凝血酶原时间和凝血酶时间在正常范围。

（3）重视改善肺功能：肝胆系统手术，对呼吸功能影响较大，易发生肺部并发症。术前应摄胸片，必要时检查肺功能。有慢性支气管炎或肺功能较差，应在术前治疗基本恢复后进行手术。

（4）抗感染治疗：肝内胆管结石，多有肠道细菌的感染因素存在，术前应使用对革兰阴性细菌和厌氧菌有效的抗菌药物，控制感染。

2. 麻醉

可根据病情、术前诊断、估计手术的复杂程度选择麻醉。若为单纯切开肝门或肝外胆管取石，连续硬膜外麻醉多可完成手术。但肝内胆管结石多为手术复杂、时间较长，术中需要严密监控呼吸、循环状况，选择气管内插管全身麻醉比较安全。

3. 体位和切口

一般取仰卧位或右侧抬高 20° ～ 30° 的斜卧位。若遇体形宽大或肥胖患者，适当垫高腰部或升高肾桥便以操作。切口最好选择右肋缘下斜切口，必要时向左肋缘延伸呈屋顶式。

如果术前能够准确认定右肝内无胆管狭窄等病变存在，手术不涉及右肝者，也可采用右上腹经腹直肌切口，必要时向剑突方向延长，亦可完成左肝切除或左肝内胆管切开等操作。

4. 手术方式的选择

肝内胆管结石手术治疗的原则和目的是：取净结石，解除狭窄，去除病灶，胆流通畅和防止感染。为了达到上述目的，需要根据结石的部位、大小、数量、分布范围和肝胆管系统、肝脏的病理改变及患者的全身状况综合分析，选择合理、效佳的手术方式。

治疗肝内胆管结石的术式较多，目前较常用的有胆管切开取石、引流，胆管整形，胆肠吻合，肝叶、肝段切除等基本术式和这几种术式基础上的改进术式，或几种术式的联合手术。

（1）单纯肝外胆管切开取石引流术：仅适用于不伴肝内外胆管狭窄，Oddi 括约肌功能和乳头正常，局限于肝门和左右肝管并容易取出的结石。取石后放置 T 形管引流。

（2）肝外胆管切开、术中、术后配合使用纤维胆管镜取石引流术：适用于肝内 Ⅱ、Ⅲ级以上胆管结石并有一定程度的胆管扩张，允许胆管镜到达结石部位附近，而无明显肝胆管狭窄或肝组织萎缩者。取石后放置 T 形管引流。若术后经 T 形管造影发现残留结石，仍可用纤维胆管镜通过 T 形管的窦道取石。昆明某医院按此适应证的 461 例，平均随访 5 年半的优良效果达 85.7%。

（3）肝叶、肝段切除术：1957 年我国首次报道用肝叶切除术治疗肝内胆管结石，今已得到确认和普遍采用。肝切除可以去除病灶，效果最好，优良达 90%~95%。其最佳适应证为局限性的肝叶肝段胆管多发结石，合并该叶段胆管明显狭窄或已有局部肝组织纤维化、萎缩者。对于肝内胆管广泛多发结石或合并多处肝胆管狭窄者，则需与其他手术方法联合使用，才能充分发挥其优越性。

（4）狭窄胆管切开取石、整形：单纯胆管切开取石、整形手术，不改变胆流通道，保留 Oddi 括约肌的生理功能为其优点。但此法仅适于肝门或肝外胆管壁较薄、瘢痕少、范围小的单纯环状狭窄。取石整形后应放置支撑管半年以上。对于狭窄部胆管壁厚或其周围结缔组织增生、瘢痕多、狭窄范围大者，日后瘢痕收缩，容易再狭窄。因此大多数情况下，胆管狭窄部整形应与胆肠吻合等联合应用，才能获得远期良好的效果。

（5）胆管肠道吻合术：胆肠吻合的目的是解除胆管狭窄，重建通畅的胆流通道，并有利于残留或再发结石排入肠道，目前已广泛应用于治疗肝胆管结石并狭窄者。胆肠吻合的手术方式包括胆总管十二指肠吻合、胆管空肠 Roux-en-Y 吻合、胆管十二指肠空肠间置三种基本形式，或在此基础上设置空肠皮下盲瓣等改进的术式。

胆总管十二指肠吻合术：不可避免地发生明显的十二指肠内容物向胆管反流。此术式用于肝内胆管结石的优良效果仅为 42%~70%。不适于难以取净的肝内胆管结石或合并肝门以上的肝内胆管狭窄、肝萎缩者。对于无肝门、肝内胆管狭窄或囊状扩张，不伴肝纤维化、肝萎缩、肝脓肿，并已确认结石取净无残留结石，仅单纯合并胆总管下段狭窄者，可以酌情选用。总之肝内胆管结石在多数情况下不宜采用这一术式，应当慎重。

胆管空肠 Roux-en-Y 吻合术：空肠袢游离性好，手术的灵活度大，几乎适用于各部位的胆管狭窄。无论肝外、肝门和肝内胆管狭窄段切开，取出结石后均可将切开的胆管与空肠吻合，可以达到解除狭窄、胆流通畅的目的。辅于各种形式的防反流措施，可以减轻胆管反流，减少反流性胆管炎。优良效果 85% ~ 90%。

胆管十二指肠空肠间置术：适应证和效果与胆管空肠 Roux-en-Y 吻合相近，但其胆管反流和胆汁淤积比 Roux-en-Y 吻合明显，较少采用。

（6）游离空肠通道式胆管造口成形术：切取带蒂的空肠段 12 ~ 15 cm，远侧端与切开的肝胆管吻合，近端缝闭成盲瓣留置于腹壁皮下。此法既可解除肝胆管狭窄，又保留 Oddi 括约肌的正常功能。日后再发结石，可通过皮下盲瓣取石。适于胆总管下段、乳头无狭窄和 Oddi 括约肌正常者。

（7）肝内胆管结石并感染的急诊手术：肝内胆管结石并发梗阻性的重症急性胆管炎，出现高热、休克或全身性严重中毒症状，非手术治疗不能缓解者，常需急诊手术。急诊情况下，不宜进行复杂手术，一般以解除梗阻、疏通胆管引流胆汁为目的。应根据梗阻部位选择手术方式。肝外胆管、肝门胆管或左右肝管梗阻，一般切开肝外或肝门胆管可以取出结石，放置 T 管引流有效。肝内叶、段胆管梗阻，切开肝外或肝门胆管取石困难者，可在结石距肝面的浅表处经肝实质切开梗阻的肝胆管，取出结石后放置引流管。待病情好转，恢复后三个月以上再行比较彻底的根治性手术为妥。

（刘国栋）

第二节　急性胆囊炎

急性胆囊炎是外科常见的急腹症之一，通常有 90% ~ 95% 的患者合并有胆囊结石，称为结石性胆囊炎；5% 的患者尚未合并胆囊结石，称为非结石性胆囊炎。

一、病因

（一）胆囊管阻塞

主要原因为胆囊结石，其他因素有胆囊管扭转、狭窄或蛔虫阻塞等。

（二）细菌入侵

致病菌多经胆管逆行侵入胆囊，也可通过血液循环或淋巴途径入侵。而主要的致病菌为革兰氏染色阴性杆菌，其次为厌氧类杆菌。

（三）其他因素

多见于严重创伤和大手术患者，胆囊收缩功能降低、胆汁淤滞、胆盐浓度增高，刺激和损伤胆囊黏膜引起非结石性胆囊炎。急性胆囊炎的原因，并非单因素造成，往往是多因素互相影响、互相促进、共同作用的结果，并促使炎症进行性加重。

二、病理

急性胆囊炎的病理变化，按炎症的程度可分为以下几种。

（一）单纯性胆囊炎

可见胆囊壁充血、黏膜水肿、囊壁轻度增厚、白细胞浸润、胆囊与周围尚无粘连，经治疗后炎症易于吸收消退。

（二）化脓性胆囊炎

炎症已波及胆囊壁全层，胆囊明显肿大，囊壁充血水肿、增厚，表面有纤维素和脓性渗出物，黏膜面有散在浅表溃疡或片状出血灶，胆囊与周围脏器粘连严重。

（三）坏疽性胆囊炎

如胆囊梗阻仍未解除，胆囊内压力进一步升高，胆囊壁张力增高，促使囊壁发生血液循环障碍，导致胆囊缺血坏疽。坏疽的胆囊一旦穿孔则引起急性弥漫性腹膜炎，如被大网膜和周围脏器粘连包裹，则形成胆囊周围脓肿并呈现局限性腹膜炎征象。

三、临床表现

急性胆囊炎常有典型的发病过程，多在饱餐、进食油腻食物后或夜间发作。主要表现为右上腹持续性剧烈绞痛，阵发性加重，疼痛常向右肩或右腰背部放射，并伴有恶心、呕吐等消化道症状。病变仅局限于胆囊者常有发热，但通常无寒战，如出现明显的寒战高热，常提示病情加重或已发生并发症，如胆囊积脓、穿孔或合并有急性胆管炎等。病变仅限于胆囊者少有黄疸，或者仅有轻度黄疸，若黄疸明显或持续加深，多为肝内外胆管结石梗阻和感染所致。

体格检查：右上腹有不同程度的压痛和肌紧张，有时可扪及肿大而具有压痛的胆囊，墨菲征阳性；如胆囊被大网膜和周围脏器粘连包裹形成脓肿时，右上腹可扪及边界不清，活动受限而有压痛的包块；若病变继续发展，胆囊发生坏死、穿孔，可出现弥漫性腹膜炎表现。

四、诊断

根据病史和典型的临床表现，结合实验室及影像学检查，一般多可明确诊断，B超检查可显示胆囊肿大，囊壁增厚、诊断准确率可达 65% ~ 90%，故为临床常用而首选的诊断方法。CT 检查可发现胆囊增大，胆囊壁弥漫性均匀增厚。此外放射性核素胆囊扫描，如 ^{99m}Tc EHHIDA 检查，若胆囊不显影则提示胆囊管梗阻，该检查方法对急性胆囊炎诊断的准确率达 100%，化验检查见白细胞及中性粒细胞计数增高。

五、鉴别诊断

急性胆囊炎须与胃十二指肠溃疡急性穿孔，以及急性胰腺炎鉴别。胃十二溃疡急性穿孔者多有溃疡病史，其典型体征是腹肌紧张呈"板状"强直，X线检查多可显示膈下游离气体。急性胰腺炎的特点为左中腹上区持续刀割样束带状疼痛，伴血尿、尿淀粉酶显著升高。

六、治疗

急性胆囊炎的治疗原则是以手术为主的综合治疗。在临床上无论是结石性胆囊炎，还是非结石性胆囊炎，一经确诊，最终有效的治疗方法是手术切除病变的胆囊。

（一）非手术治疗

为急性胆囊炎发作期重要的治疗措施，也是术前准备的主要内容。

（1）禁食、补液，纠正水、电解质及酸碱平衡失调。

（2）控制感染，选用对革兰阴性、阳性细菌及厌氧类杆菌敏感的广谱抗生素或联合用药。

（3）解痉止痛，对症处理。

（4）全身支持疗法，补充维生素 B、C、K 及氨基酸，提高机体抵抗力。

非手术治疗期间应密切观察患者的全身和局部变化，以利于随时调整治疗方案。大多数患者经非手术治疗后病情得到控制，待急性期后 4 ~ 6 周再行择期手术。

（二）手术治疗

包括手术时机和手术方法的选择。

1. 手术的时机选择

急诊手术适用于：①发病在 48 ~ 72 h 之内者。②经非手术治疗无效或病情恶化者。③胆囊有坏疽穿孔趋势，或出现弥漫性腹膜炎、急性化脓性胆管炎、急性坏死性胰腺炎等并发症者。其他患者则应力争在患者的一般情况处于最佳状态时，行择期手术。

2. 手术方法的选择

手术方法有胆囊切除术和胆囊造口术。如病情允许且无禁忌证，胆囊与周围组织粘连不严重，可施行传统的胆囊切除术，从而根除病变，亦可采用电视腹腔镜胆囊切除术。对于年老体弱或病情危重，以及局部炎症粘连严重致解剖关系不清者，应选用胆囊造口术，3个月后待病情稳定再酌情行胆囊切除术。

（刘国栋）

第三节　慢性胆囊炎

慢性胆囊炎绝大多数合并胆囊结石，常为急性胆囊炎反复发作的结果，但也有少数患者无急性胆囊炎病史。

一、病理

由于炎症反复发作和结石长期刺激，胆囊壁有不同程度的炎性细胞浸润，纤维组织增生，使囊壁增厚，并与周围组织粘连。若病变继续发展，胆囊壁瘢痕形成，并有不同程度萎缩，呈无花果状的胆囊常与肝床粘连，功能完全丧失。

二、临床表现

症状常不典型，但大多数患者有胆绞痛病史，然后出现厌油腻食物，腹胀不适、嗳气、食欲缺乏等消化道症状，也可出现右腹上区和肩背部隐痛，但一般不出现寒战、高热和黄疸。体格检查时右上腹胆囊区有轻压痛和不适感。

三、诊断

慢性胆囊炎的症状和体征常不典型，临床诊断主要依靠病史和影像学检查。其中B超检查是诊断慢性胆囊炎的常用首选方法。B超检查显示胆囊壁增厚，囊腔缩小，排空功能减退或消失，如显示结石影像更有助于诊断。如采用口服法胆囊造影则表现为胆囊显影很淡或不显影，收缩功能降低，也有利于本病诊断。

四、治疗

慢性胆囊炎，无论是哪种病理类型，显然是一个潜在性感染病灶，一经确诊应行胆囊切除术。其手术方法可采用传统剖腹手术，也可采用电视腹腔镜下胆囊切除术。对下列情况可采用中西医结合的非手术治疗：①年迈体弱不能耐受手术者。②有消化不良等症状，但影像学检查尚未发现胆囊结石，以及胆囊收缩功能正常或仅有轻度减退者。③诊断尚未确定者。

（刘东举）

第四节　胆管癌

胆管分为肝内胆管和肝外胆管，通常所谓的胆管癌是指肝外胆管的恶性肿瘤，本节主要讨论肝外胆管癌的有关内容。

1889年Musser首先报告了18例原发性肝外胆管癌，之后不少学者对此病的临床和病理特点进行了详细的描述。

一、流行病学

（一）发病率

以往曾认为胆管癌是一种少见的恶性肿瘤，但从近年来各国胆管癌的病例报告看，尽管缺乏具体的数字，其发病率仍显示有增高的趋势，这种情况也可能与对此病的认识提高以及影像学诊断技术的进步有关。早在 20 世纪 50 年代国外收集的尸检资料 129 571 例中显示，胆管癌的发现率为 0.012% ~ 0.458%，平均为 0.12%。胆管癌在全部恶性肿瘤死亡者中占 2.88% ~ 4.65%。我国的尸检资料表明肝外胆管癌占 0.07% ~ 0.3%。目前西欧国家胆管癌的发病率约为 2/10 万。我国上海市统计 1988—1992 年胆囊癌和胆管癌的发病率为男性 3.2/10 万，女性 5.6/10 万；1993 年和 1994 年男性分别为 3.5/10 万和 3.9/10 万，女性分别为 6.1/10 万和 7.1/10 万，呈明显上升趋势。

（二）发病年龄和性别

我国胆管癌的发病年龄分布在 20 ~ 89 岁，平均 59 岁，发病的高峰年龄为 50 ~ 60 岁。胆管癌男性多于女性，男性与女性发病率之比为（1.5 ~ 3）：1。

（三）种族和地理位置分布

胆管癌具有一定的种族及地理分布差异，如美国发病率为 1.0/10 万，西欧为 2/10 万，以色列为 7.3/10 万，日本为 5.5/10 万，而同在美国，印第安人为 6.5/10 万。在泰国，肝吸虫病高发区的胆管癌发病率高达 54/10 万。

在我国以华南和东南沿海地区发病率为高。

二、病因

胆管癌的发病原因尚未明了，据研究可能与下列因素有关。

（一）胆管结石与胆管癌

1. 流行病学研究

约 1/3 的胆管癌患者合并胆管结石，而胆管结石患者的 5% ~ 10% 将会发生胆管癌。流行病学研究提示了胆管结石是胆管癌的高危因素，肝胆管结石合并胆管癌的发病率为 0.36% ~ 10%。

2. 病理学研究

病理形态学、组织化学和免疫组织化学等研究已发现，结石处的胆管壁有间变的存在和异型增生等恶变的趋势，胆管壁上皮细胞 DNA 含量增加，增生细胞核抗原表达增高。胆管在结石和长期慢性炎症刺激的基础上可以发生胆管上皮增生、化生，进一步发展成为癌。

肝内胆管结石基础上发生胆管癌是尤其应该引起注意，因为肝内胆管结石起病隐匿，临床表现不明显，诊断明确后医师和患者大多首选非手术治疗，致使结石长期刺激胆管壁，引起胆管反复感染、胆管狭窄和胆汁淤积，从而诱发胆管黏膜上皮的不典型增生，最终导致癌变。

（二）胆总管囊状扩张与胆管癌

先天性胆管囊肿具有癌变倾向。由于本病大多合并有胰胆管汇合异常，胰液反流入胆管，胆汁内磷脂酰胆碱被磷脂酶氧化为脱脂酸磷脂酰胆碱，后者被吸收造成胆管上皮损害。在胰液的作用下，胆管出现慢性炎症、增生及肠上皮化生，导致癌变。囊肿内结石形成、细菌感染也是导致癌变发生的主要原因。

有报告 2.8% ~ 28% 的患者可发生癌变，成年患者的癌变率远远高于婴幼儿。

过去认为行胆肠内引流术除了反流性胆管炎外无严重并发症，但近年来报告接受胆肠内引流手术的患者发生胆管癌者逐渐增多。行囊肿小肠内引流术后，含有肠激肽的小肠液进入胆管内，使胰液中的蛋白水解酶激活，加速胆管壁的恶变过程。有调查表明接受胆肠内引流术后发生的胆管癌与胆管炎关系密切，因此，对接受胆肠内引流手术并有反复胆管炎发作的患者，要严密观察以发现术后远期出现的胆管癌。

（三）原发性硬化性胆管炎与胆管癌

原发性硬化性胆管炎组织学特点是胆管壁的大量纤维组织增生，与硬化型的胆管癌常难区别。一般认为原发性硬化性胆管炎是胆管癌的癌前病变。在因原发性硬化性胆管炎而死亡的患者尸解和行肝移植手术的病例中，分别有 40% 和 9% ~ 36% 被证明为胆管癌。1991 年，Rosen 对 Mayo 医院 70 例诊断为原发性硬化性胆管炎的患者追踪随访 30 个月，其中 15 例死亡，12 例尸检发现 5 例合并有胆管癌，发生率占尸检者的 42%。

（四）慢性溃疡性结肠炎胆管癌

有 8% 的胆管癌患者有慢性溃疡性结肠炎；慢性溃疡性结肠炎患者胆管癌的发生率为 0.4% ~ 1.4%，其危险性远远高于一般人群。慢性溃疡性结肠炎患者发生胆管癌的平均年龄为 40 ~ 50 岁，比一般的胆管癌患者发病时间提早 10 ~ 20 年。

（五）胆管寄生虫病与胆管癌

华支睾吸虫病是日本、朝鲜、韩国和中国等远东地区常见的胆管寄生虫病，泰国东北地区多见由麝猫后睾吸虫所引起的胆管寄生虫病。吸虫可长期寄生在肝内外胆管，临床病理学上可见因虫体梗阻胆管导致的胆汁淤积和胆管及其周围组织之慢性炎症。有报道此种病变持续日久可并发胆汁性肝硬化或肝内外胆管癌，因而认为华支睾吸虫具有作为胆管细胞癌启动因子作用的可能性。研究发现胆管细胞癌发生率与肝吸虫抗体效价、粪便中虫卵数量之间呈显著的相关性。本虫致癌机制可能是：①虫体长期寄生在胆管内，其吸盘致胆管上皮反复溃疡和脱落，继发细菌感染，胆管长期受到机械刺激。②本虫代谢产物及成虫死亡降解产物所致的化学刺激。③与其他因素协同作用。如致癌物（亚硝基化合物等）以及本身免疫、遗传等因素导致胆管上皮细胞发育不良及基因改变。

（六）其他

过去认为，丙型肝炎病毒（HCV）是肝细胞病毒，病毒复制及其引起的细胞损伤局限于肝脏，但近来研究发现，HCV可以在肝外组织如肾、胰腺、心肌、胆管上皮细胞等存在或复制，并可能通过免疫反应引起肝外组织损伤。HCV感染可致胆管损伤，胆管上皮细胞肿胀，空泡形成，假复层化，基膜断裂伴淋巴细胞、浆细胞和中性粒细胞浸润。目前认为HCV的致癌机制是通过其蛋白产物间接影响细胞增生分化或激活癌基因、灭活抑癌基因，其中HCV C蛋白在致癌中起重要作用。C蛋白可作为一种基因调节蛋白，与癌基因在内调节细胞生长分化的一种或多种因子相互作用，使正常细胞生长失去控制形成肿瘤。

有报告结、直肠切除术后，慢性伤寒带菌者均与胆管癌的发病有关。有的放射性核素如钍可诱发胆管癌，另外一些化学致癌剂如石棉、亚硝酸胺，一些药物如异烟肼、甲基多巴肼、避孕药等，都可能和胆管癌的发病相关。

三、病理

（一）大体病理特征

根据肿瘤的大体形态可将胆管癌分为乳头状型、硬化型、结节型和弥漫浸润型四种类型。胆管癌一般较少形成肿块，而多为管壁浸润、增厚、管腔闭塞；癌组织易向周围组织浸润，常侵犯神经和肝脏；患者常并发肝内和胆管感染而致死。

1. 乳头状癌

大体形态呈乳头状的灰白色或粉红色易碎组织，常为管内多发病灶，向表面生长，形成大小不等的乳头状结构，排列整齐，癌细胞间可有正常组织。好发于下段胆管，易引起胆管的不完全阻塞。此型肿瘤主要沿胆管黏膜向上浸润，一般不向胆管周围组织、血管、神经淋巴间隙及肝组织浸润。手术切除成功率高，预后良好。

2. 硬化型癌

硬化型癌表现为灰白色的环状硬结，常沿胆管黏膜下层浸润，使胆管壁增厚、大量纤维组织增生，并向管外浸润形成纤维性硬块；伴部分胆管完全闭塞，病变胆管伴溃疡，慢性炎症，以及不典型增生存在。好发于肝门部胆管，是肝门部胆管癌中最常见的类型。硬化型癌细胞分化良好，常散在分布于大量的纤维结缔组织中，容易与硬化性胆管炎、胆管壁慢性炎症所致的瘢痕化、纤维组织增生相混淆，有时甚至在手术中冷冻组织病理切片检查亦难以做出正确诊断。硬化型癌有明显的沿胆管壁向上浸润、向胆管周围组织和肝实质侵犯的倾向，故根治性手术切除时常需切除肝叶。尽管如此，手术切缘还经常残留癌组织，达不到真正的根治性切除，预后较差。

3. 结节型癌

肿块形成一个突向胆管远方的结节，结节基底部和胆管壁相连续，其胆管内表面常不规则。瘤体一般较小，基底宽、表面不规则。此型肿瘤常沿胆管黏膜浸润，向胆管周围组织和血管浸润程度较硬化型轻，手术切除率较高，预后较好。

4. 弥漫浸润型癌

弥漫浸润型癌较少见，约占胆管癌的7%。癌组织沿胆管壁广泛浸润肝内、外胆管，管壁增厚、管腔狭窄，管周结缔组织明显炎症反应，难以确定癌原始发生的胆管部位，一般无法手术切除，预后差。

（二）病理组织学类型

肝外胆管癌组织学缺乏统一的分类，常用的是按癌细胞类型分化程度和生长方式分为6型：①乳头状腺癌；②高分化腺癌；③低分化腺癌；④未分化癌；⑤印戒细胞癌；⑥鳞状细胞癌等。以腺癌多见。分型研究报告各家不尽一致，但最常见的组织学类型仍为乳头状腺癌、高分化腺癌，占90%以上，少数为低分化腺癌与黏液腺癌，也有罕见的胆总管平滑肌肉瘤的报告等。

（三）转移途径

由于胆管周围有血管、淋巴管网和神经丛包绕，胆管癌细胞可通过多通道沿胆管周围向肝内或肝外扩散、滞留、生长和繁殖。胆管癌的转移包括淋巴转移、血行转移、神经转移、浸润转移等，通过以上多种方式可转移至其他许多脏器。肝门部胆管癌细胞可经多通道沿胆管周围淋巴、血管和神经周围间隙，向肝内方向及十二指肠韧带内扩散和蔓延，但较少发生远处转移。

1. 淋巴转移

胆管在肝内与门静脉、肝动脉的分支包绕在 Glisson 鞘内，其中尚有丰富的神经纤维和淋巴。Glisson 鞘外延至肝十二指肠韧带，其内存在更丰富的神经纤维、淋巴管、淋巴结及疏松结缔组织，而且胆管本身有丰富的黏膜下血管和淋巴管管网。近年来随着高位胆管癌切除术的发展，肝门的淋巴结引流得到重视。有人在27例肝门部淋巴结的解剖中，证明肝横沟后方门静脉之后存在淋巴结，粗大的引流淋巴管伴随着门静脉，且在胆囊淋巴结、胆总管淋巴结与肝动脉淋巴结之间有粗大的淋巴管相通。

淋巴转移为胆管癌最常见的转移途径，并且很早期就可能发生。有报道，仅病理检验限于黏膜内的早期胆管癌便发生了区域淋巴结转移。胆管癌的淋巴结分组有：①胆囊管淋巴结；②胆总管周围淋巴结；③小网膜孔淋巴结；④胰十二指肠前、后淋巴结；⑤胰十二指肠后上淋巴结；⑥门静脉后淋巴结；⑦腹腔动脉旁淋巴结；⑧肝固有动脉淋巴结；⑨肝总动脉旁前、后组淋巴结；⑩肠系膜上动脉旁淋巴结，又分为肠系膜上动脉、胰十二指肠下动脉和结肠中动脉根部以及第一支空肠动脉根部4组淋巴结。总体看来，肝门部胆管癌淋巴结转移是沿肝动脉途径为主；中段胆管癌淋巴结转移广泛，除了侵犯胰后淋巴结外，还可累及肠系膜上动脉和主动脉旁淋巴结；远段胆管癌，转移的淋巴结多限于胰头周围。

2. 浸润转移

胆管癌细胞沿胆管壁向上下及周围直接浸润是胆管癌转移的主要特征之一。癌细胞多在胆管壁内弥漫性浸润性生长，且与胆管及周围结缔组织增生并存，使胆管癌浸润范围难以辨认，为手术中判断切除范围带来困难。此外，直接浸润的结果也导致胆管周围重要的毗邻结构如大血管、肝脏受侵，使手术切除范围受限而难以达到根治性切除，而癌组织残留是导致术后很快复发的主要原因之一。

3. 血行转移

病理学研究表明，胆管癌标本中及周围发现血管受侵者达 58.3% ~ 77.5%，说明侵犯血管是胆管癌细胞常见的生物学现象。胆管癌肿瘤血管密度与癌肿的转移发生率明显相关，且随着肿瘤血管密度的增加而转移发生率也升高，提示肿瘤血管生成在胆管癌浸润和转移中发挥重要的作用。临床观察到胆管癌常常发生淋巴系统转移，事实上肿瘤血管生成和血管侵犯与淋巴转移密切相关。因此，在胆管癌浸润和转移发生过程中，肿瘤血管生成和血管侵犯是基本的环节。

4. 沿神经蔓延

支配肝外胆管的迷走神经和交感神经在肝十二指肠韧带上组成肝前神经丛和肝后神经丛。包绕神经纤维有一外膜完整、连续的间隙，称为神经周围间隙。以往多认为，神经周围间隙是淋巴系统的组成部分，但后来许多作者通过光镜和电镜观察证明，神经周围间隙是一个独立的系统，与淋巴系统无任何关系，肿瘤细胞通过神经周围间隙可向近端或远端方向转移。统计表明，神经周围间隙癌细胞浸润与肝及肝十二指肠韧带结缔组织转移明显相关，提示某些病例肝脏、肝十二指肠韧带及周围结缔组织的癌转移可能是通过神经周围间隙癌细胞扩散而实现的。因此，神经周围间隙浸润应当是判断胆管癌预后的重要因素。

四、临床分型和临床表现

（一）胆管癌分类

从胆管外科处理胆管癌的应用角度考虑，肝外胆管癌根据部位的不同又可分为高位胆管癌（又称肝门部胆管癌）、中段胆管癌和下段（低位）胆管癌三类。不同部位的胆管癌临床表现也不尽相同。肝门部胆管癌又称为 Klatskin 肿瘤，一般是指胆囊管开口水平以上至左右肝管的肝外部分，包括肝总管、汇合部胆管、左右肝管的一级分支以及双侧尾叶肝管的开口的胆管癌。中段胆管癌是发生于胆总管十二指肠上段、十二指肠后段的肝外胆管癌。下段胆管癌是指发生于胆总管胰腺段、十二指肠壁内段的肝外胆管癌。其中肝门部胆管癌最常见，占胆管癌的1/2 ~ 3/4，而且由于其解剖部位特殊以及治疗困难，是胆管癌中讨论最多的话题。

Bismuth-Corlette 根据病变发生的部位，将肝门部胆管癌分为如下 5 型，现为国内外临床广泛使用：Ⅰ型，肿瘤位于肝总管，未侵犯汇合部；Ⅱ型，肿瘤位于左右肝管汇合部，未侵犯左、右肝管；Ⅲ型，肿瘤位于汇合部胆管并已侵犯右肝管（Ⅲa）或侵犯左肝管（Ⅲb）；Ⅳ型，肿瘤已侵犯左右双侧肝管。在此基础上，国内学者又将Ⅳ型分为Ⅳa及Ⅲb型。

（二）症状和体征

早期可无明显表现，或仅有腹上区不适、疼痛、纳差等不典型症状，随着病变进展，可出现下列症状及体征。

1. 黄疸

90％以上的患者可出现，由于黄疸为梗阻性，大多数是无痛性渐进性黄疸，皮肤瘙痒，大便呈陶土色。

2. 腹痛

主要是右上腹或背部隐痛，规律性差，且症状难以控制。

3. 胆囊肿大

中下段胆管癌患者有时可触及肿大的胆囊。

4. 肝大

各种部位的胆管癌都可能出现，如果胆管梗阻时间长，肝脏损害至肝功能失代偿期可出现腹腔积液等门静脉高压的表现。肝门部胆管癌如首发于一侧肝管，则可表现为患侧肝脏的缩小和健侧肝脏的增生肿大，即所谓"肝脏萎缩－肥大复合征"。

5. 胆管炎表现

合并胆管感染时出现右上腹疼痛、寒战高热、黄疸。

6. 晚期表现

可有消瘦、贫血、腹腔积液、大便隐血试验阳性等，甚至呈恶病质。有的患者可触及腹部包块。

五、诊断

胆管癌可结合临床表现、实验室及影像学检查而做出初步诊断。术前确诊往往需行胆汁脱落细胞学检查，术中可做活检等。肝外胆管癌术前诊断目的包括：①明确病变性质；②明确病变的部位和范围；③确定肝内外有无转移灶；④了解肝叶有无萎缩和肥大；⑤了解手术切除的难度。

（一）实验室检查

由于胆管梗阻之故，患者血中总胆红素（TBIL）、直接胆红素（DBIL）、碱性磷酸酶（ALP）和 γ－谷氨酰转移酶（γ–GT）均显著升高，而转氨酶 ALT 和 AST 一般只出现轻度异常，借此可与肝细胞性黄疸鉴别。另外，维生素 K 吸收障碍，致使肝脏合成凝血因子受阻，凝血酶原时间延长。

（二）影像学检查

1. 超声检查

B超是首选的检查方法，具有无创、简便、价廉的优点。可初步判定：①肝内外胆管是否扩张，胆管有无梗阻。②梗阻部位是否在胆管。③胆管梗阻病变的性质。彩色多普勒超声检查可以明确肿瘤与其邻近的门静脉和肝动脉的关系，利于术前判断胆管癌尤其是肝门部胆管癌患者根治切除的可能性。但常规超声检查易受肥胖、肠道气体和检查者经验的影响，有时对微小病变不能定性，而且对手术切除的可能性判断有较大局限性。近年发展的超声内镜检查法（EUS）通过内镜将超声探头直接送入胃十二指肠检查胆管，不受肥胖及胃肠道气体等因素干扰，超声探头频率高，成像更清晰，对病灶的观察更细微，能弥补常规超声的不足，但作为侵入性检查，难免有并发症发生。

2. 计算机断层成像（CT）

计算机断层成像是诊断胆管癌最成熟最常用的影像学检查方法，能显示胆管梗阻的部位、梗阻近端胆管的扩张程度，显示胆管壁的形态、厚度及肿瘤的大小、形态、边界和外侵程度，可了解腹腔转移的情况。

（1）直接征象：受累部胆管管腔呈偏心性或管腔突然中断。①肿块型：局部可见软组织肿块，直径为 2 ~ 6 cm，边界不清，密度不均匀。②腔内型：胆管内可见结节状软组织影，凸向腔内大小为 0.5 ~ 1.5 cm，密度均匀并可见局限性管壁增厚。③厚壁型：表现为局限性管壁不均匀性增厚，厚度为 0.3 ~ 2 cm，内缘凹凸不平，占据管壁周径 1/2 以上。增强扫描后病灶均匀或不均匀强化，肝门区胆管癌肿瘤低度强化，胆总管癌强化低于正常肝管强化程度，胆总管末端肿瘤强化低于胰头的强化程度。值得注意的是胆管癌在 CT 增强扫描中延迟强化的意义，在动态双期扫描中呈低密度者占大多数，但是经过 8 ~ 15 min 时间后扫描，肿瘤无低密度表现，大部分有明显强化。

（2）间接征象：①胆囊的改变：肝总管癌如累及胆囊管或胆囊颈部，可使胆囊壁不规则增厚、胆囊轻度扩张；晚期累及胆囊体部表现为胆囊软组织肿块。胆总管以下的癌呈现明显的胆囊扩大，胆汁淤积。②胰腺的改变：胰段或 Vater 壶腹癌往往胰头体积增大，形态不规则，增强扫描受累部低度强化；常伴有胰管扩张。③十二指肠的改变：Vater 壶腹癌可见十二指肠壁破坏，并可见肿块突入十二指肠腔内。④肝脏的改变：肝门部胆管癌直接侵犯肝脏时表现为肿块与肝脏分界不清，受累的肝脏呈低密度；肝脏转移时表现为肝脏内多发小的类圆形低密度灶。

3. 磁共振（MRI）

MRI 与 CT 成像原理不同，但图像相似，胆管癌可表现为腔内型、厚壁型、肿块型等。近年出现的磁共振胰胆管成像（MRCP），是根据胆汁含有大量水分且有较长的 T_2 弛豫时间，利用 MR 的重 T_2 加权技术效果突出长 T_2 组织信号，使含有水分的胆管、胰管结构显影，产生水造影结果的方法。

（1）肝门部胆管癌表现：①肝内胆管扩张，形态为"软藤样"。②肝总管、左肝管或右肝管起始部狭窄、中断或腔内充盈缺损。③肝门部软组织肿块，向腔内或腔外生长，直径可达 2 ～ 4 cm。T_1、T_2 均为等信号，增强后呈轻度或中等强化。④ MRCP 表现肝内胆管树"软藤样"扩张及肝门部胆管狭窄、中断或充盈缺损。⑤肝内多发转移可见散在低信号影，淋巴结转移和（或）血管受侵有相应的表现。

（2）中下段胆管癌表现：①肝内胆管"软藤样"扩张，呈中度到重度。②软组织肿块，T_1 呈等信号，T_2 呈稍高信号，增强后呈轻度强化。③梗阻处胆总管狭窄、中断、截断和腔内充盈缺损等征象。④胆囊增大。⑤ MRCP 表现肝内胆管和梗阻部位以上胆总管扩张，中到重度，梗阻段胆总管呈截断状、乳头状或鼠尾状等，胰头受侵时胰管扩张呈"双管征"。

4. 经皮肝穿刺胆管造影（PTC）和内镜逆行胆胰管造影（ERCP）

经 B 超或 CT 检查显示肝内胆管扩张的患者，可行 PTC 检查，能显示肿瘤部位、病变上缘和侵犯肝管的范围及其与肝管汇合部的关系，诊断正确率可达 90% 以上，是一种可靠实用的检查方法。但本法创伤大，且可能引起胆漏、胆管炎和胆管出血，甚至需要急症手术治疗，因此 PTC 检查要慎重。PTC 亦可与 ERCP 联用，完整地显示整个胆管树，有助于明确病变的部位、病灶的上下界限及病变性质。单独应用 ERCP 可显示胆总管中下段的情况，尤其适用于有胆管不全性梗阻伴有凝血机制障碍者。肝外胆管癌在 ERCP 上的表现为边缘不整的胆管狭窄、梗阻和非游走性充盈缺损。胆管完全梗阻的患者单纯行 ERCP 检查并不能了解梗阻近侧的肿瘤情况，故同时进行 PTC 可加以弥补。

PTC 在肝外胆管癌引起的梗阻性黄疸具有很高的诊断价值，有助于术前确定肿瘤确切部位、初步评估能否手术及手术切除范围。虽然影像学诊断发展了许多新的方法，但不能完全替代 PTC。行 PTC 时如能从引流的胆汁中做离心细胞学检查找到癌细胞，即可确诊。还可以在 PTC 的基础上，对窦道进行扩张以便行经皮经肝胆管镜检查（PTCS），观察胆管黏膜情况，是否有隆起病变或黏膜破坏等。PTCS 如能成功达到肿瘤部位检查有很高价值，确诊率优于胆管造影，尤其是早期病变和多发病变的诊断。

5. 选择性血管造影（SCAG）及经肝门静脉造影（PTP）

可显示肝门部血管情况及其与肿瘤的关系。胆管部肿瘤多属血供较少，主要显示肝门处血管是否受侵犯。若肝动脉及门静脉主干受侵犯，表示肿瘤有胆管外浸润，根治性切除困难。

（三）定性诊断方法

术前行细胞学检查的途径有 PTCD、ERCP 收集胆汁、B 超引导下经皮肝胆管穿刺抽取胆汁或肿块穿刺抽吸组织细胞活检，还可行 PTCS 钳取组织活检。国外还有人用经十二指肠乳头胆管活检诊断肝外（下段）胆管癌，报告确诊率可达 80%。

胆汁脱落细胞检查、经胆管造影用的造影管和内镜刷洗物细胞学检查，胆汁的肿瘤相关抗原检查、DNA 流式细胞仪分析和 ras 基因检测等方法，可提高定性诊断率，但阳性率不高。故在临床工作中不要过分强调术前定性诊断，应及时手术治疗，术中活检达到定性诊断目的。

（四）肿瘤标志物检测

胆管癌特异性的肿瘤标志物迄今为止仍未发现，故肿瘤标志物检测只能作为诊断参考，要结合临床具体分析。

1. 癌胚抗原（CEA）

CEA 在胆管癌患者的血清、胆汁和胆管上皮均存在。检测血清 CEA 对诊断胆管癌无灵敏度和特异性，但胆管癌患者胆汁 CEA 明显高于胆管良性狭窄患者，测定胆汁 CEA 有助于胆管癌的早期诊断。

2. CA19-9 和 CA50

血清 CA19-9 > 100 U/mL 时对胆管癌有一定诊断价值，肿瘤切除患者血清 CA19-9 浓度明显低于肿瘤未切除患者，因此 CA19-9 对诊断胆管癌和监测疗效有一定作用。CA50 诊断胆管癌的灵敏度为 94.5%，特异性只有 33.3%。有报道用人胆管癌细胞系 TK 进行体内和体外研究，发现组织培养的上清液和裸鼠荷胆管癌组织的细胞外液中，有高浓度的 CA50 和 CA19-9。

3. IL-6

在正常情况下其血清值不能测出。研究发现 92.9% 肝细胞癌、100% 胆管癌、53.8% 结直肠癌肝转移和 40% 良性胆管疾病患者的血清可测出 IL-6，从平均值、阳性判断值、灵敏度和特异性等方面，胆管癌患者显著高于其他肿瘤。IL-6 可能是诊断胆管癌较理想的肿瘤标志物之一。

六、外科治疗

（一）肝门部胆管癌的外科治疗

1. 术前准备

由于肝门部胆管癌切除手术范围广，很多情况下需同时施行肝叶切除术，且患者往往有重度黄疸、营养不良、免疫功能低下，加上胆管癌患者一般年龄偏大，所以良好的术前准备是十分重要的。

（1）一般准备：系统的实验室和影像学检查，了解全身情况，补充生理需要的水分、电解质等，并在术前和术中使用抗菌药物。术前必须确认心肺功能是否能够耐受手术，轻度心肺功能不良术前应纠正。凝血功能障碍也应在术前尽量予以纠正。

（2）保肝治疗：对较长时间、严重黄疸的患者，尤其是可能采用大范围肝、胆、胰切除手术的患者，术前对肝功能的评估及保肝治疗十分重要。有些病变局部情况尚可切除的，因为肝脏储备状态不够而难以承受，丧失了手术机会。术前准备充分的患者，有的手术复杂、时间长、范围大，仍可以平稳渡过围术期。术前准备是保证手术实施的安全和减少并发症、降低死亡率的前提。有下列情况时，表明肝功能不良，不宜合并施行肝手术，尤其禁忌半肝以上的肝或胰切除手术：①血清总胆红素在 256μmol/L 以上；②血清蛋白在 35 g/L 以下；③凝血酶原活动度低于 60%，时间延长大于 6 秒，且注射维生素 K 一周后仍难以纠正。④吲哚氰绿廓清试验（ICGR）异常。

术前应用 CT 测出全肝体积、拟切除肝体积，计算出保留肝的体积，有助于拟行扩大的肝门胆管癌根治性切除的肝功能评估。另外，糖耐量试验、前蛋白（prealbumin）的测定等都有助于对患者肝功能的估计。术前保肝治疗是必需的，但是如果胆管梗阻不能解除，仅依靠药物保肝治疗效果不佳。目前常用药物的目的是降低转氨酶、补充能量、增加营养，常用高渗葡萄糖、清蛋白、支链氨基酸、葡萄糖醛酸内酯、辅酶 Q10、维生素 K、大剂量维生素 C 等。术前保肝治疗还要注意避免使用对肝脏有损害的药物。

（3）营养支持：术前给予合适的营养支持能改善患者的营养状况，使术后并发症减少。研究表明，肠外营养可使淋巴细胞总数增加，改善免疫机制，防御感染，促进伤口愈合。目前公认围术期营养支持对降低并发症发生率和手术死亡率，促进患者康复有肯定的效果。对一般患者，可采用周围静脉输入营养；重症患者或预计手术较大者，可于手术前 5 ～ 7 d 留置深静脉输液管。对肝轻度损害的患者行营养支持时，热量供应 2000 ～ 2500 kcal/d，蛋白质 1 ～ 1.5 g/（kg·d）。糖占非蛋白质热量的 60% ～ 70%，脂肪占 30% ～ 40%。血糖高时，可给予外源性胰岛素。肝硬化患者热量供给为 1500 ～ 2000 kcal/d，无肝性脑病时，蛋白质用量为 1 ～ 1.5 g/（kg·d）；有肝性脑病时，则需限制蛋白质用量，根据病情限制在 30 ～ 40 g/d。可给予 37% ～ 50% 的支链氨基酸，以提供能量，提高血液中支链氨基酸与芳香族氨基酸的比例，达到营养支持与治疗肝病的双重目的。支链氨基酸用量 1 g/（kg·d），脂肪为 0.5 ～ 1 g/（kg·d）。此外，还必须供给足够的维生素和微量元素。对于梗阻性黄疸患者，热量供给应为 25 ～ 30 kcal/（kg·d），糖量为 4 ～ 5 g/（kg·d），蛋白质为 1.5 ～ 2 g/（kg·d），脂肪量限制在 0.5 ～ 1 g/（kg·d）。给予的脂肪制剂以中链脂肪和长链脂肪的混合物为宜。必须给予足够的维生素，特别是脂溶性维生素。如果血清胆红素 > 256μmol/L，可行胆汁引流以配合营养支持的进行。

（4）减黄治疗：对术前减黄、引流仍然存在争论，不主张减黄的理由有：①减黄术后病死率和并发症发生率并未降低；②术前经内镜鼻胆管引流（ENBD）难以成功；③术前经皮肝穿刺胆管外引流（PTCD）并发症尤其嵌闭性胆管感染的威胁大。

主张减黄的理由是：①扩大根治性切除术需良好的术前准备，减黄很必要；②术前减压 3 周，比 1 周、2 周都好；③内皮系统功能和凝血功能有显著改善；④在细胞水平如前列腺素类代谢都有利于缓解肝损害；⑤有利于大块肝切除的安全性。国内一般对血清总胆红素高于 256μmol/L 的病例，在计划实施大的根治术或大块肝切除术前多采取减黄、引流。普遍认为对于黄疸重、时间长（1 个月以上）、肝功不良，而且需做大手术处理，先行减黄、引流术是有益和必要的。如果引流减黄有效，但全身情况没有明显改善，肝功能恢复不理想，拟行大手术的抉择也应慎重。国外有人在减黄成功的同时，用病侧门静脉干介入性栓塞，促使病侧肝萎缩和健侧肝的增生，既利于手术，又利于减少术后肝代偿不良的并发症，可做借鉴。

（5）判断病变切除的可能性：这是肝门部胆管癌术前准备中的重要环节，有利于制订可行的手术方案，减少盲目性。主要是根据影像学检查来判断，但是在术前要达到准确判断的目的非常困难，有时需要剖腹探查后才能肯定，所以应强调多种检查方式的互相补充。如果影像学检查表明肿瘤累及4个或以上的肝段胆管，则切除的可能性为零；如果侵犯的胆管在3个肝段以下，约有50%可能切除；如仅累及一个肝段胆管，切除率可能达83%。如果发现肝动脉、肠系膜上动脉或门静脉被包裹时，切除率仍有35%，但如血管完全闭塞，则切除率为零。有下列情况者应视为手术切除的禁忌证：①腹膜种植转移；②肝门部广泛性淋巴结转移；③双侧肝内转移；④双侧二级以上肝管受侵犯；⑤肝固有动脉或左右肝动脉同时受侵犯；⑥双侧门静脉干或门静脉主干为肿瘤直接侵犯包裹。

2. 手术方法

根据Bismuth-Corlette临床分型，对Ⅰ型肿瘤可采取肿瘤及肝外胆管切除（包括低位切断胆总管、切除胆囊、清除肝门部淋巴结）；Ⅱ型行肿瘤切除加尾叶切除，为了便于显露可切除肝方叶，其余范围同Ⅰ型；Ⅲa型应在上述基础上同时切除右半肝，Ⅲb型同时切除左半肝；Ⅳ型肿瘤侵犯范围广，切除难度大，可考虑全肝切除及肝移植术。尾状叶位于第一肝门后，其肝管短、距肝门胆管汇合部近，左右二支尾状叶肝管分别汇入左右肝管或左肝管和左后肝管。肝门部胆管癌的远处转移发生较晚，但沿胆管及胆管周围组织浸润扩散十分常见。侵犯汇合部肝管以上的胆管癌均有可能侵犯尾叶肝管和肝组织，有一组报道占97%。因而，尾状叶切除应当是肝门区胆管癌根治性切除的主要内容。胆管癌细胞既可直接浸润，也可通过血管、淋巴管，或通过神经周围间隙，转移至肝内外胆管及肝十二指肠韧带结缔组织内，因此，手术切除胆管癌时仔细解剖、切除肝门区神经纤维、神经丛，有时甚至包括右侧腹腔神经节，应当是胆管癌根治性切除的基本要求之一。同时，尽可能彻底地将肝十二指肠韧带内结缔组织连同脂肪淋巴组织一并清除，实现肝门区血管的"骨骼化"。

（1）切口：多采用右肋缘下斜切口或腹上区屋顶样切口，可获得较好的暴露。

（2）探查：切断肝圆韧带，系统探查腹腔，确定病变范围。如有腹膜种植转移或广泛转移，根治性术已不可能，不应勉强。必要时对可疑病变取活检行组织冰冻切片病理检查。肝门部肿瘤的探查可向上拉开肝方叶，分开肝门板，进入肝门横沟并向两侧分离，一般可以发现在横沟深部的硬结，较固定，常向肝内方向延伸，此时应注意检查左右肝管的受累情况。继而，术者用左手示指或中指伸入小网膜孔，拇指在肝十二指肠韧带前，触摸肝外胆管的全程、肝动脉、门静脉主干，了解肿瘤侵犯血管的情况。可结合术中超声、术中造影等，并与术前影像学检查资料进行对比，进一步掌握肿瘤分型和分期。根据探查结果，调整或改变术前拟定的手术方式。

（3）Ⅰ型胆管癌的切除：决定行肿瘤切除后，首先解剖肝十二指肠韧带内组织。贴十二指肠上部剪开肝十二指肠韧带前面的腹膜，分离出位于右前方的肝外胆管，继而解剖分离肝固有动脉及其分支，再解剖分离位于后方的门静脉干。三种管道分离后均用细硅胶管牵开，然后解剖 Calot 三角，切断、结扎胆囊动脉，将胆囊从胆囊床上分离下来，胆囊管暂时可不予切断。

在十二指肠上缘或更低部位切断胆总管，远端结扎；以近端胆总管作为牵引，向上将胆总管及肝十二指肠韧带内的淋巴、脂肪、神经、纤维组织整块从门静脉和肝动脉上分离，直至肝门部肿瘤上方。此时肝十二指肠韧带内已达到"骨骼化"。有时需将左、右肝管的汇合部显露并与其后方的门静脉分叉部分开，然后在距肿瘤上缘约 1 cm 处切断近端胆管。去除标本，送病理检验。如胆管上端切缘有癌残留，应扩大切除范围。切缘无癌残留者，如果胆管吻合张力不大，可直接行胆管对端吻合；但是通常切断的胆总管很靠下方，直接吻合往往困难，以高位胆管和空肠 Roux-en-Y 吻合术为宜。

（4）Ⅱ型胆管癌的切除：判断肿瘤能够切除后，按Ⅰ型肝门部胆管癌的有关步骤进行，然后解剖分离肝门板，将胆囊和胆总管向下牵引，用 S 形拉钩拉开肝方叶下缘，切断肝左内外叶间的肝组织桥，便可显露肝门横沟的上缘。如果胆管癌局限，不需行肝叶切除，则可在肝门的前缘切开肝包膜，沿包膜向下分离使肝实质与肝门板分开，使肝门板降低。此时左右肝管汇合部及左右肝管已经暴露。如汇合部胆管或左右肝管显露不满意，可在切除胆管肿瘤之前先切除部分肝方叶。

尾状叶切除量的多少和切除部位视肿瘤的浸润范围而定，多数医者强调完整切除。常规于第一肝门和下腔静脉的肝上下段预置阻断带，以防门静脉和腔静脉凶猛出血。尾叶切除有左、中、右三种途径，左侧（小网膜）径路是充分离断肝胃韧带，把肝脏向右翻转，显露下腔静脉左缘；右侧径路是充分游离右半肝，向左翻转，全程显露肝后下腔静脉；中央径路是经肝正中裂切开肝实质，直达肝门，然后结合左右径路完整切除肝尾叶。应充分游离肝脏，把右半肝及尾叶向左翻起，在尾叶和下腔静脉之间分离疏松结缔组织，可见数目不定的肝短静脉，靠近下腔静脉端先予以钳夹或带线结扎，随后断离。少数患者的肝短静脉结扎也可从左侧径路施行。然后，在第一肝门横沟下缘切开肝被膜，暴露和分离通向尾叶的 Glisson 结构，近端结扎，远端烧灼。经中央径路时，在肝短静脉离断之后即可开始将肝正中裂切开，从上而下直达第一肝门，清楚显露左右肝蒂，此时即能逐一游离和结扎通向尾叶的 Glisson 系统结构。离断尾状叶与肝左右叶的连接处，切除尾叶。

左右肝管分离出后，距肿瘤 1.0 cm 以上切断。完成肿瘤切除后，左右肝管的断端成形，可将左侧和右侧相邻的肝胆管开口后壁分别缝合，使之成为较大的开口。左右肝管分别与空肠行 Roux-en-Y 吻合术，必要时放置内支撑管引流。

（5）Ⅲ型胆管癌的切除：Ⅲ型胆管癌如果侵犯左右肝管肝内部分的距离短，不需行半肝切除时，手术方式与Ⅲ型相似。但是大多数的Ⅲ型胆管癌侵犯左右肝管的二级分支，或侵犯肝实质，需要做右半肝（Ⅲa 型）或左半肝（Ⅲb 型）切除，以保证根治的彻底性。

Ⅲa型胆管癌的处理：①同上述Ⅰ、Ⅱ型的方法游离胆总管及肝门部胆管；②距肿瘤1 cm以上处切断左肝管；③保留肝动脉左支，在肝右动脉起始部切断、结扎；④分离肿瘤与门静脉前壁，在门静脉右干的起始处结扎、缝闭并切断，保留门静脉左支；⑤离断右侧肝周围韧带，充分游离右肝，分离肝右静脉，并在其根部结扎；⑥向内侧翻转右肝显露尾状叶至腔静脉间的肝短静脉，并分别结扎、切断；⑦阻断第一肝门，行规则的右三叶切除术。

Ⅲb型胆管癌的处理与Ⅲa型相对应，保留肝动脉和门静脉的右支，在起始部结扎、切断肝左动脉和门静脉左干，在靠近肝左静脉和肝中静脉共干处结扎、切断，游离左半肝，尾叶切除由左侧径路，将肝脏向右侧翻转，结扎、切断肝短静脉各支，然后阻断第一肝门行左半肝切除术。

半肝切除后余下半肝可能尚存左或右肝管，可将其与空肠吻合。有时余下半肝之一级肝管也已切除，肝断面上可能有数个小胆管开口，可以成形后与空肠吻合。无法成形者，可在两个小胆管之间将肝实质刮除一部分，使两管口沟通成为一个凹槽，然后与空肠吻合；如果开口较多，难以沟通，而开口又较小，不能一一吻合时，则可在其四周刮去部分肝组织，成为一个含有多个肝管开口的凹陷区，周边与空肠行肝肠吻合。

（6）Ⅳ型胆管癌的姑息性切除：根据肿瘤切除时切缘有无癌细胞残留可将手术方式分为：R0切除——切缘无癌细胞，R1切除——切缘镜下可见癌细胞，R2切除——切缘肉眼见有癌组织。对恶性肿瘤的手术切除应当追求R0，但是Ⅳ型肝门部胆管癌的广泛浸润使R0切除变得不现实，以往对此类患者常常只用引流手术。目前观点认为，即使不能达到根治性切除，采用姑息性切除的生存率仍然显著高于单纯引流手术。因此，只要有切除的可能，就应该争取姑息性切除肿瘤。如果连胆管引流都不能完成，则不应该再做切除手术。采取姑息性切除时，往往附加肝方叶切除或第Ⅳ肝段切除术，左右肝断面上的胆管能与空肠吻合则行Roux-en-Y吻合。如不能吻合或仅为R2切除，应该在肝内胆管插管进行外引流，或将插管的另一端置入空肠而转为胆管空肠间"搭桥"式内引流，但要特别注意胆管逆行感染的防治问题。

（7）相邻血管受累的处理：肝门部胆管癌有时浸润生长至胆管外，可侵犯其后方的肝动脉和门静脉主干。若肿瘤很大、转移又广，应放弃切除手术；若是病变不属于特别晚期，仅是侵犯部分肝动脉或（和）门静脉，血管暴露又比较容易，可以行包括血管部分切除在内的肿瘤切除。

如胆管癌侵犯肝固有动脉，可以切除一段动脉，将肝总动脉、肝固有动脉充分游离，常能行断端吻合。

如侵犯肝左动脉或肝右动脉，需行肝叶切除时自然要切除病变肝叶的供血动脉；不行肝叶切除时，一般说来，肝左动脉或肝右动脉切断，只要能维持门静脉通畅，不会引起肝的坏死，除非患者有重度黄疸、肝功能失代偿。

如胆管癌侵犯门静脉主干，范围较小时，可先将其无癌侵犯处充分游离，用无损伤血管钳控制与癌肿粘连处的门静脉上下端，将癌肿连同小部分门静脉壁切除，用 5-0 无损伤缝合线修补门静脉。如果门静脉受侵必须切除一段，应尽量采用对端吻合，成功率高；如切除门静脉长度超过 2 cm，应使用去掉静脉瓣的髂外静脉或 Gore Tex 人造血管搭桥吻合，这种方法因为吻合两侧门静脉的压力差较小，闭塞发生率较高，应尽量避免。

（8）肝门部胆管癌的肝移植：肝门部胆管癌的肝移植必须严格选择病例，因为肝移植后癌复发率相对较高，可达 20%～80%。

影响肝移植后胆管癌复发的因素有：①周围淋巴结转移状况：肝周围淋巴结有癌浸润的受体仅生存 7.25 个月，而无浸润者为 35 个月；②肿瘤分期：UICC 分期Ⅲ、Ⅳ期者移植后无 1 例生存达 3 年，而Ⅰ、Ⅱ期患者移植后约半数人生存 5 年以上；③血管侵犯情况：有血管侵犯组和无血管侵犯组肝移植平均生存时间分别为 18 个月和 41 个月。

因此，只有在下列情况下胆管癌才考虑行肝移植治疗：①剖腹探查肯定是 UICC Ⅱ期；②术中由于肿瘤浸润，不能完成 R0 切除只能做 R1 或 R2 切除者；③肝内局灶性复发者。肝移植术后，患者还必须采用放射治疗才能取得一定的疗效。

（9）肝门部胆管癌的内引流手术：对无法切除的胆管癌，内引流手术是首选的方案，可在一定时期内改善患者的全身情况，提高生活质量。适用于肝内胆管扩张明显，无急性感染，而且欲引流的肝叶有功能。根据分型不同手术方式也不同。

左侧肝内胆管空肠吻合术：适用于 Bismuth Ⅲ型和少数Ⅳ型病变。经典的手术是 Longmire 手术，但需要切除肝左外叶，手术创伤大而不适用于肝管分叉部的梗阻。目前常采用的方法是圆韧带径路第Ⅱ段肝管空肠吻合术。此段胆管位于圆韧带和镰状韧带左旁，在门静脉左支的前上方，在肝前缘、脏面切开肝包膜后逐渐分开肝组织应先遇到该段肝管，操作容易。可沿胆管纵轴切开 0.5～1 cm，然后与空肠做 Roux-en-Y 吻合。此方法创伤小、简便、安全，当肝左叶有一定的代偿时引流效果较好，缺点是不能引流整个肝脏。为达到同时引流右肝叶的目的，可加 U 形管引流，用探子从第Ⅲ段肝管切开处置入，通过汇合部狭窄段进入右肝管梗阻近端，然后引入一根硅胶 U 管，右肝管的胆汁通过 U 管侧孔进入左肝管再经吻合口进入肠道。

右侧肝内胆管空肠吻合术：右侧肝内胆管不像左侧的走向部位那样恒定，寻找相对困难。最常用的方法是经胆囊床的肝右前叶胆管下段支的切开，与胆囊－十二指肠吻合，或与空肠行 Roux-en-Y 吻合。根据肝门部的解剖，此段的胆管在胆囊床处只有 1～2 cm 的深度，当肝内胆管扩张时，很容易在此处切开找到，并扩大切口以供吻合。手术时先游离胆囊，注意保存血供，随后胆囊也可作为一间置物，将胆囊与右肝内胆管吻合后，再与十二指肠吻合或与空肠行 Roux-en-Y 吻合，这样使操作变得更容易。

双侧胆管空肠吻合：对Ⅲa 或Ⅲb 型以及Ⅵ型胆管癌，半肝引流是不充分的。理论上引流半肝可维持必要的肝功能，但是实际上半肝引流从缓解黄疸、改善营养和提高生活质量都是不够的。因此，除Ⅰ、Ⅱ型胆管癌外，其他类型的如果可能均应作双侧胆管空肠吻合术，暴露和吻合的方法同上述。

（二）中下段胆管癌的外科治疗

位于中段的胆管癌，如果肿瘤比较局限，可采取肿瘤所在的胆总管部分切除、肝十二指肠韧带淋巴结清扫和肝总管空肠 Roux-en-Y 吻合术；下段胆管癌一般需行胰头十二指肠切除术（Whipple 手术）。影响手术效果的关键是能否使肝十二指肠韧带内达到"骨骼化"清扫。然而，有些学者认为，中段和下段胆管癌的恶性程度较高，发展迅速，容易转移至胰腺后和腹腔动脉周围淋巴结，根治性切除应包括胆囊、胆总管、胰头部和十二指肠的广泛切除，加上肝十二指肠韧带内的彻底清扫。对此问题应该根据"个体化"的原则，针对不同的患者而做出相应的处理，不能一概而论。手术前准备及切口、探查等与肝门部胆管癌相同。

1. 中段胆管癌的切除

对于早期、局限和高分化的肿瘤，特别是向管腔内生长的乳头状腺癌，可以行胆总管切除加肝十二指肠韧带内淋巴、神经等软组织清扫，但上端胆管切除范围至肝总管即可，最好能距肿瘤上缘 2 cm 切除。胆管重建以肝总管空肠 Roux-en-Y 吻合为好，也可采用肝总管 – 间置空肠 – 十二指肠吻合的方式，但后者较为烦琐，疗效也与前者类似，故一般不采用。

2. 下段胆管癌的切除

（1）Whipple 手术及其改良术式：1935 年 Whipple 首先应用胰头十二指肠切除术治疗 Vater 壶腹周围肿瘤，取得了良好效果。对胆管癌患者，此手术要求一般情况好，年龄 < 70 岁，无腹腔内扩散转移或远处转移。标准的 Whipple 手术切除范围对治疗胆总管下段癌、壶腹周围癌是合适及有效的。

胰头十二指肠切除后消化道重建方法主要有：① Whipple 法：顺序为胆肠、胰肠、胃肠吻合，胰肠吻合方法可采取端 – 侧方法，胰管与空肠黏膜吻合，但在胰管不扩张时，难度较大，并容易发生胰瘘。② Child 法：吻合排列顺序是胰肠、胆肠和胃肠吻合。Child 法胰瘘发生率明显低于 Whipple 法，该法一旦发生胰瘘，则仅有胰液流出，只要引流通畅，尚有愈合的机会。Whipple 与 Child 法均将胃肠吻合口放在胰肠、胆肠吻合口下方，胆汁与胰液经过胃肠吻合口酸碱得以中和，有助于减少吻合口溃疡的发生。③ Cattell 法：以胃肠、胰肠和胆肠吻合顺序。

（2）保留幽门的胰头十二指肠切除术（PPPD）：保留全胃、幽门及十二指肠壶腹部，在幽门以远 2 ~ 4 cm 切断十二指肠，断端与空肠起始部吻合，其余范围同 Whipple 术。1978 年 Traverso 和 Longmire 首先倡用，20 世纪 80 年代以来由于对生存质量的重视，应用逐渐增多。该术式的优点在于：简化了手术操作，缩短了手术时间，保留了胃的消化贮存功能，可促进消化、预防倾倒综合征以及有利于改善营养，避免了与胃大部分切除相关的并发症。施行此手术的前提是肿瘤的恶性程度不高，幽门上下组淋巴结无转移。该手术方式治疗胆管下段癌一般不存在是否影响根治性的争论，但是要注意一些并发症的防治，主要是术后胃排空延缓。胃排空延迟是指术后 10 d 仍不能经口进流质饮食者，发生率为27% ~ 30%。其原因可能是切断了胃右动脉影响幽门与十二指肠的血供，迷走神经鸦爪的完整性破坏，切除了十二指肠蠕动起搏点及胃运动起搏点受到抑制。胃排空延迟大多可经胃肠减压与营养代谢支持等非手术疗法获得治愈，但有时长期不愈需要做胃造瘘术。

（3）十二指肠乳头局部切除。①适应证：远端胆管癌局限于 Vater 壶腹部或十二指肠乳头；患者年龄较大或合并全身性疾病，不宜施行胰十二指肠切除术。手术前必须经影像学检查及十二指肠镜检查证明胆管肿瘤局限于末端。②手术方法：应进一步探查证明本术式的可行性，切开十二指肠外侧腹膜，充分游离十二指肠，用左手拇指和示指在肠壁外可触及乳头肿大。在乳头对侧（十二指肠前外侧壁）纵行切开十二指肠壁，可见突入肠腔、肿大的十二指肠乳头。纵行切开胆总管，并通过胆管切口插入胆管探子，尽量将胆管探子从乳头开口处引出，上下结合探查，明确肿瘤的大小和活动度。确定行本手术后，在乳头上方胆管两侧缝 2 针牵引线，沿牵引线上方 0.5 cm 用高频电刀横行切开十二指肠后壁，直至切开扩张的胆管，可见有胆汁流出。轻轻向下牵引乳头，用可吸收线缝合拟留下的十二指肠后壁和远端胆总管；继续绕十二指肠乳头向左侧环行扩大切口，边切边缝合十二指肠与胆管，直至胰管开口处。看清胰管开口后，将其上壁与胆总管缝合成共同开口，前壁与十二指肠壁缝合。相同方法切开乳头下方和右侧的十二指肠后壁，边切边缝合，待肿瘤完整切除，整个十二指肠后内壁与远端胆总管和胰管的吻合也同时完成。用一直径与胰管相适应的硅胶管，插入胰管并缝合固定，硅胶管另一端置于肠腔内，长约 15 cm。胆总管内常规置 T 管引流。

（4）中下段胆管癌胆汁内引流术：相对于肝门部胆管癌较为容易，一般选择梗阻部位以上的胆管与空肠做 Roux-en-Y 吻合。下段胆管梗阻时，行胆囊空肠吻合术更加简单，然而胆囊与肝管汇合部容易受胆管癌侵犯而堵塞，即使不堵塞，临床发现其引流效果也较差，故尽量避免使用。吻合的部位要尽可能选择肝总管高位，并切断胆管，远端结扎，近端与空肠吻合。不宜选择胆管十二指肠吻合，因十二指肠上翻太多可增加吻合口的张力，加上胆管肿瘤的存在，可很快侵及吻合口。中下段胆管癌随着肿瘤的生长，可能造成十二指肠梗阻，根据情况可做胃空肠吻合以旷置有可能被肿瘤梗阻的十二指肠。

（刘东举）

第四篇

胃肠疾病

第十章

胃部疾病

应激性溃疡（SU）又称急性胃黏膜病变（AGML）或急性应激性黏膜病（ASML），是指机体在各类严重创伤或疾病等应激状态下发生的食管、胃或十二指肠等部位黏膜的急性糜烂或溃疡。Curling 最早在 1842 年观察到严重烧伤患者易发急性胃十二指肠溃疡出血，1932 年 Cushing 报告颅脑损伤患者易伴发 SU。现已证实，SU 在重症患者中很常见，75%～100% 的重症患者在进入 ICU 24 小时内发生 SU。约 0.6%～6% 的 SU 并发消化道大出血，而一旦并发大出血，会导致约 50% 患者死亡。SU 病灶通常较浅，很少侵及黏膜肌层以下，穿孔少见。

一、病因

诱发 SU 的病因较多，常见病因包括严重创伤及大手术后、全身严重感染、多脏器功能障碍综合征和（或）多脏器功能衰竭、休克及心肺脑复苏后、心脑血管意外、严重心理应激等。其中由严重烧伤导致者又称 Curling 溃疡，继发于重型颅脑外伤的又称 Cushing 溃疡。

二、病理生理

目前认为 SU 的发生是由于胃运动、分泌、血流、胃肠激素等多种因素的综合作用，使损伤因素增强，胃黏膜防御作用减弱，不足以抵御胃酸和胃蛋白酶的侵袭，最终导致胃黏膜损害和溃疡形成（图 10-1）。

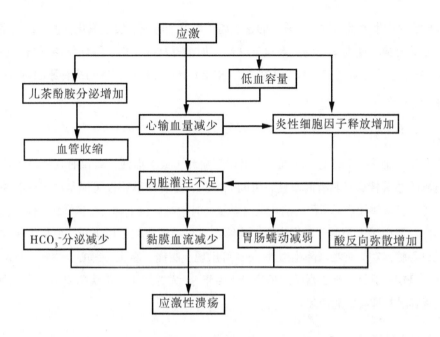

图 10-1　SU 病理生理

正常生理状态下，胃十二指肠黏膜具有一系列防御和修复机制，以抵御各种侵袭因素的损害，维持黏膜的完整性。这些防御因素主要包括上皮前的黏液和碳酸氢盐屏障、上皮细胞及上皮后的微循环。

（1）黏液和碳酸氢盐屏障：胃黏液是由黏膜上皮细胞分泌的一种黏稠、不溶性的冻胶状物，其主要成分为糖蛋白，覆盖在胃黏膜表面形成黏液层，此层将胃腔与黏膜上皮细胞顶面隔开，并与来自血流或细胞内代谢产生的 HCO_3^- 起构成黏液和碳酸氢盐屏障。黏液层是不流动层，H^+ 在其中扩散极慢，其中的 HCO_3^- 可充分与 H^+ 中和，并造成黏液层的胃腔侧与黏膜侧之间存在 pH 梯度，从而减轻胃酸对黏膜上皮细胞的损伤。

（2）胃黏膜屏障：胃黏膜上皮细胞层是保护胃黏膜的重要组成部分，胃腔面的细胞膜由脂蛋白构成，可阻碍胃腔内 H^+ 顺浓度梯度进入细胞内，避免了细胞内 pH 降低。同时上皮细胞能在黏膜受损后进行快速迁移和增生，加快黏膜修复。

（3）黏膜血流：可为黏膜提供氧、营养物质及胃肠肽类激素等以维持其正常功能，还可及时有效清除代谢产物和逆向弥散至黏膜内的 H^+，维持局部微环境稳定。此外，胃黏膜内存在许多具有细胞保护作用的物质，如促胃液素、前列腺素、生长抑素、表皮生长因子等，有保护细胞、抑制胃酸分泌、促进上皮再生的作用。

在创伤、休克等严重应激情况下，黏膜上皮细胞功能障碍，不能产生足够的 HCO_3^- 和黏液，黏液和碳酸氢盐屏障受损；同时交感神经兴奋，使胃的运动功能减弱，幽门功能紊乱，十二指肠内容物返流入胃，加重对胃黏膜屏障的破坏；应激状态下胃黏膜缺血坏死，微循环障碍使黏膜上皮细胞更新减慢；应激时前列腺素（PGs）水平降低，儿茶酚胺大量释放，可激活并产生大量活性氧，其中的超氧离子可使细胞膜脂质过氧化，破坏细胞完整性，并减少核酸合成，使上皮细胞更新速度减慢，加重胃黏膜损伤。活性氧还可与血小板活化因子（PAF）、白三烯（LTC）、血栓素（TXB2）等相互作用，参与多种原因所致的 SU 发病过程。

三、临床表现

消化道出血是 SU 的主要表现，可出现呕血和（或）黑便，或仅有胃液或大便潜血阳性。出血的显著特点是具有间歇性，可间隔多天，这种间歇特性可能是由于原有黏膜病灶愈合同时又有新病灶形成所致。消化道出血量大时常有血压下降、心率增快、体位性晕厥、皮肤湿冷、尿少等末梢循环衰竭表现，连续出血可导致血红蛋白下降，血尿素氮增多，甚至出现重要脏器功能衰竭。除出血外，SU 可出现上腹痛、腹胀、恶心、呕吐、反酸等消化道症状，但较一般胃、十二指肠溃疡病轻。由于 SU 常并发于严重疾病或多个器官损伤，其临床表现容易被原有疾病掩盖。

四、辅助检查

（一）胃镜检查

胃镜检查是目前诊断 SU 的主要方法。病变多见于胃体及胃底部，胃窦部少见，仅在病情发展或恶化时才累及胃窦部。胃镜下可见胃黏膜充血、水肿、点片状糜烂、出血，以及大小不一的多发性溃疡，溃疡边缘整齐，可有新鲜出血或血斑。Curling 溃疡多发生在胃和食管，表现为黏膜局灶性糜烂，糜烂局部可有点片状或条索状出血，或呈现大小不等的瘀点及瘀斑，溃疡常为多发，形态不规则，境界清楚，周围黏膜水肿不明显，直径多在 0.5 ~ 1 cm。Curling 溃疡内镜下表现与其他类型 SU 相似，但病变形态多样，分布较广，病程后期胃黏膜病变处因细菌感染可见脓苔。

（二）介入血管造影

行选择性胃十二指肠动脉造影，当病灶活动性出血量大于 0.5 mL/min 时，可于出血部位见到对比剂外溢、积聚，有助于出血定位。但阴性结果并不能排除 SU。

（三）其他

X 线钡剂造影不适用于危重患者，诊断价值较小，现已很少应用。

五、诊断

SU 的诊断主要靠病史和临床表现。中枢神经系统病变（颅内肿瘤、外伤、颅内大手术等）、严重烧伤、外科大手术、创伤和休克、脓毒血症和尿毒症等患者出现腹上区疼痛或消化道出血时，要考虑到 SU 可能，确诊有赖于胃镜检查。

六、治疗

（一）抑酸治疗

目标是使胃内 pH > 4，并延长 pH > 4 的持续时间，从而降低 SU 的严重程度，治疗和预防 SU 并发的出血。目前常用的抑酸药物主要有 H_2 受体阻滞剂和质子泵抑制剂。H_2 受体阻滞剂可拮抗胃壁细胞膜上的 H_2 受体，抑制基础胃酸分泌，也抑制组胺、胰岛素、促胃液素、咖啡因等引起的胃酸分泌，降低胃酸，保护胃黏膜，并通过干扰组胺作用，间接影响垂体激素的分泌和释放，从而达到控制 SU 出血的作用。常用药物有雷尼替丁（100 mg 静滴，2 ~ 4 次 / 天），法莫替丁（20 mg 静滴，2 次 / 天）。质子泵抑制剂能特异性作用于胃黏膜壁细胞中的 H^+–K^+–ATP 酶，使其不可逆性失活，从而减少基础胃酸分泌和各种刺激引起的胃酸分泌，保护胃黏膜，缓解胃肠血管痉挛状态，增加因应激而减少的胃黏膜血流，显著降低出血率和再次出血的发生率。但质子泵抑制剂减少胃酸同时也降低胃肠道的防御功能，利于革兰阴性杆菌生长，不利于对肺部感染及肠道菌群的控制，长期应用还可引起萎缩性胃炎等，并可能与社区获得性肺炎或医院获得性肺炎相关。常用药物如奥美拉唑和潘妥拉唑，40 mg 静滴，2 次 / 天。

（二）保护胃黏膜

前列腺素 E2 可增加胃十二指肠黏膜的黏液和碳酸氢盐分泌，改善黏膜血流，增强胃黏膜防护作用，同时可抑制胃酸分泌。硫糖铝、氢氧化铝凝胶等可黏附于胃壁起到保护胃黏膜的作用，并可以降低胃内酸度。用法可从胃管反复灌注药物。

（三）其他药物

近年研究认为氧自由基的大量释放是 SU 的重要始动因子之一，别嘌呤醇、维生素 E 及中药复方丹参、小红参等具有拮抗氧自由基的作用，但临床实际效果还需循证医学方法证实。

（四）SU 并发出血的处理

一般先采用非手术疗法，包括输血、留置胃管持续胃肠负压吸引、使用抑酸药物、冰盐水洗胃等。有条件时可行介入治疗，行选择性动脉插管（胃左动脉）后灌注血管升压素。另外，如果患者情况可以耐受，可行内镜下止血，如钛夹止血、套扎止血、局部应用组织黏附剂和药物止血、黏膜内或血管内注射止血剂、高频电和氩离子凝固止血等。若非手术治疗无效，对持续出血或短时间内反复大量出血，范围广泛的严重病变，需及时手术治疗，原则是根据患者全身情况、病变部位、范围大小及并发症等选择最简单有效的术式。病变范围不大或十二指肠出血为主者，多主张行胃大部切除或胃大部切除加选择性迷走神经切断术。若病变范围广泛，弥漫性大量出血，特别是病变波及胃底者，可视情况保留 10% 左右的胃底，或行全胃切除术，但全胃切除创伤大，应谨慎用于 SU 患者。

七、预防

预防 SU 的基本原则是积极治疗原发病，纠正休克和抑制胃酸。具体措施包括：积极治疗原发病和防治并发症；维护心肺等重要器官正常功能；及时纠正休克，维持有效循环容量；控制感染；维持水、电解质及酸碱平衡；预防性应用抑酸药物；避免应用激素及阿司匹林、吲哚美辛等非甾体消炎药；对有腹胀及呕吐者留置胃管减压，以降低胃内张力，减轻胃黏膜缺血和十二指肠反流液对胃黏膜的损害。

（景小松）

第二节　胃癌

胃癌是我国最常见的恶性肿瘤之一，死亡率居恶性肿瘤首位。胃癌多见于男性，男女之比约为 2∶1。平均死亡年龄为 61.6 岁。

一、病因

尚不十分清楚，与以下因素有关。

（一）地域环境

地域环境不同，胃癌的发病率也大不相同，发病率最高的国家和最低的国家之间相差可达数十倍。在世界范围内，日本发病率最高，美国则很低。我国的西北部及东南沿海各省的胃癌发病率远高于南方和西南各省。生活在美国的第二、三代日本移民由于地域环境的改变，发病率逐渐降低。而苏联靠近日本海地区的居民胃癌的发病率则是苏联中、西部的 2 倍之多。

（二）饮食因素

饮食因素是胃癌发生的最主要原因。具体因素如下所述。

1. 含有致癌物

如亚硝胺类化合物、真菌毒素、多环烃类等。

2. 含有致癌物前体

如亚硝酸盐，经体内代谢后可转变成强致癌物亚硝胺。

3. 含有促癌物

如长期高盐饮食破坏了胃黏膜的保护层，使致癌物直接与胃黏膜接触。

（三）化学因素

1. 亚硝胺类化合物

多种亚硝胺类化合物均致胃癌。亚硝胺类化合物在自然界存在的不多，但合成亚硝胺的前体物质亚硝酸盐和二级胺却广泛存在。亚硝酸盐及二级胺在 pH1～3 或细菌的作用下可合成亚硝胺类化合物。

2. 多环芳烃类化合物

最具代表性的致癌物质是 3，4- 苯并芘。污染、烘烤及熏制的食品中 3，4- 苯并芘含量增高。3，4- 苯并芘经过细胞内粗面内质网的功能氧化酶活化成二氢二醇环氧化物，并与细胞的 DNA、RNA 及蛋白质等大分子结合，致基因突变而致癌。

（四）Hp

1994 年 WHO 国际癌症研究机构得出 "Hp 是一种致癌因子，在胃癌的发病中起病因作用" 的结论。Hp 感染率高的国家和地区常有较高的胃癌发病率，且随着 Hp 抗体滴度的升高胃癌的危险性也相应增加。Hp 感染后是否发生胃癌与年龄有关，儿童期感染 Hp 发生胃癌的危险性增加，而成年后感染多不足以发展成胃癌。Hp 致胃癌的机制有如下提法：①促进胃黏膜上皮细胞过度增生。②诱导胃黏膜细胞凋亡。③ Hp 的代谢产物直接转化胃黏膜。④ Hp 的 DNA 转换到胃黏膜细胞中致癌变。⑤ Hp 诱发同种生物毒性炎症反应，这种慢性炎症过程促使细胞增生和增加自由基形成而致癌。

（五）癌前疾病和癌前病变

这是两个不同的概念，胃的癌前疾病指的是一些发生胃癌危险性明显增加的临床情况，如慢性萎缩性胃炎、胃溃疡、胃息肉、胃黏膜巨大皱襞症、残胃等；胃的癌前病变指的是容易发生癌变的胃黏膜病理组织学变化，但其本身尚不具备恶性改变。现阶段得到公认的是不典型增生。不典型增生的病理组织学改变主要是细胞的过度增生和丧失了正常的分化，在结构和功能上部分地丧失了与原组织的相似性。不典型增生分为轻度、中度和重度三级。一般而言，重度不典型增生易发生癌变。不典型增生是癌变过程中必经的一个阶段，这一过程是一个谱带式的连续过程，即正常→增生→不典型增生→原位癌→浸润癌。

此外，遗传因素、免疫监视机制失调、癌基因（如 C–met、K–ras 基因等）的过度表达和抑癌基因（如 p53、APC、MCC 基因等）突变、重排、缺失、甲基化等变化都与胃癌的发生有一定的关系。

二、病理

（一）肿瘤位置

1. 初发胃癌

将胃大弯、胃小弯各等分为 3 份，连接其对应点，可分为上 1/3（U）、中 1/3（M）和下 1/3（L）。每个原发病变都应记录其二维的最大值。如果 1 个以上的分区受累，所有的受累分区都要按受累的程度记录，肿瘤主体所在的部位列在最前如 LM 或 UML 等。如果肿瘤侵犯了食管或十二指肠，分别记为 E 或 D。胃癌一般以 L 区最为多见，约占半数，其次为 U 区，M 区较少，广泛分布者更少。

2. 残胃癌

肿瘤在吻合口处（A）、胃缝合线处（S）、其他位置（O）、整个残胃（T）扩散至食管（E）、十二指肠（D）、空肠（J）。

（二）大体类型

1. 早期胃癌

早期胃癌指病变仅限于黏膜和黏膜下层，而不论病变的范围和有无淋巴结转移。癌灶直径 10 mm 以下称小胃癌，5 mm 以下称微小胃癌。早期胃癌分为三型（图 10-2）：Ⅰ型，隆起型；Ⅱ型，表浅型，包括三个亚型，Ⅱa型，表浅隆起型，Ⅱb型，表浅平坦型，Ⅱc型，表浅凹陷型；Ⅲ型，凹陷型。如果合并两种以上亚型时，面积最大的一种写在最前面，其他依次排在后面。如Ⅱc＋Ⅲ。Ⅰ型和Ⅱa型鉴别如下：Ⅰ型病变厚度超过正常黏膜的 2倍，Ⅱa型的病变厚度不到正常黏膜的 2倍。

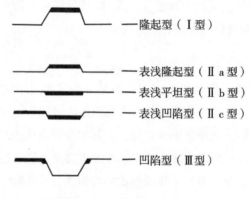

图 10-2　早期胃癌示意图

2. 进展期胃癌

进展期胃癌指病变深度已超过黏膜下层的胃癌。按 Borrmann 分型法分为四型（图 10-3）：Ⅰ型，息肉（肿块）型；Ⅱ型，无浸润溃疡型，癌灶与正常胃界限清楚；Ⅲ型，有浸润溃疡型，癌灶与正常胃界限不清楚；Ⅳ型，弥漫浸润型。

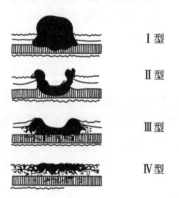

图 10-3　胃癌的 Borrmann 分型

（三）组织类型

（1）WHO（1990年）将胃癌归类为上皮性肿瘤和类癌两种，其中前者又包括：①腺癌（包括乳头状腺癌、管状腺癌、低分化腺癌、黏液腺癌及印戒细胞癌）。②腺鳞癌。③鳞状细胞癌。④未分化癌。⑤不能分类的癌。

（2）日本胃癌研究会（1999年）将胃癌分为以下三型：①普通型：包括乳头状腺癌、管状腺癌（高分化型、中分化型）、低分化性腺癌（实体形癌和非实体形癌）、印戒细胞癌和黏液细胞癌。②特殊型：包括腺鳞癌、鳞状细胞癌、未分化癌和不能分类的癌。③类癌。

（四）转移扩散途径

1. 直接浸润

直接浸润是胃癌的主要扩散方式之一。当胃癌侵犯浆膜层时，可直接浸润腹膜、邻近器官或组织，主要有胰腺、肝脏、横结肠及其系膜等，也可借黏膜下层或浆膜下层向上浸润至食管下端，向下浸润至十二指肠。

2. 淋巴转移

淋巴转移是胃癌的主要转移途径，早期胃癌的淋巴转移率近20%，进展期胃癌的淋巴转移率高达70%左右。一般情况下按淋巴流向转移，少数情况也有跳跃式转移。胃周淋巴结分为以下23组（图10-4），具体如下：除了上述胃周淋巴结外，还有2处淋巴结在临床上很有意义，一是左锁骨上淋巴结，如触及肿大为癌细胞沿胸导管转移所致；二是脐周淋巴结，如肿大为癌细胞通过肝圆韧带淋巴管转移所致。淋巴结的转移率 = 转移淋巴结数目 / 受检淋巴结数目。

3. 血行转移

胃癌晚期癌细胞经门静脉或体循环向身体其他部位播散，常见的有肝、肺、骨、肾、脑等，其中以肝转移最为常见。

4. 种植转移

当胃癌浸透浆膜后，癌细胞可自浆膜脱落并种植于腹膜、大网膜或其他脏器表面，形成转移性结节，黏液腺癌种植转移最为多见。若种植转移至直肠前凹，直肠指诊可能触到肿块。胃癌卵巢转移占全部卵巢转移癌的50%左右，其机制除以上所述外，也可能是经血行转移或淋巴逆流所致。

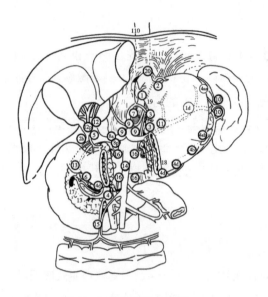

图 10-4　胃周淋巴结分组

1. 贲门右区；2. 贲门左区；3. 沿胃小弯；4sa. 胃短血管旁；4sb. 胃网膜左血管旁；4d. 胃网膜右血管旁；5. 幽门上区；6. 幽门下区；7. 胃左动脉旁；8a. 肝总动脉前；8p. 肝总动脉后；9. 腹腔动脉旁；10. 脾门；11p. 近端脾动脉旁；11d. 远端脾动脉旁；12a. 肝动脉旁；12p. 门静脉后；12b. 胆总管旁；13. 胰头后；14a. 肠系膜上动脉旁；15. 结肠中血管旁；16. 腹主动脉旁（a1，膈肌主动脉裂孔至腹腔干上缘；a2，腹腔干上缘至左肾静脉下缘；b1，左肾静脉下缘至肠系膜下动脉上缘；b2，肠系膜下动脉上缘至腹主动脉分叉处）；17. 胰头前；18. 胰下缘；19. 膈下；20. 食管裂孔；110. 胸下部食管旁；111. 膈上

5. 胃癌微转移

胃癌微转移是近几年提出的新概念，定义为治疗时已经存在但目前常规病理学诊断技术还不能确定的转移

（五）临床病理分期

国际抗癌联盟（UICC）1987 年公布了胃癌的临床病理分期，尔后经多年来的不断修改已日趋合理。

1. 肿瘤浸润深度

用 T 来表示，可以分为以下几种情况：T1，肿瘤侵及黏膜和（或）黏膜肌（M）或黏膜下层（SM），SM 又可分为 SM1 和 SM2，前者是指癌肿越过黏膜肌不足 0.5 mm，而后者则超过了 0.5 mm。T2，肿瘤侵及肌层（MP）或浆膜下（SS）。T3，肿瘤浸透浆膜（SE）。T4，肿瘤侵犯邻近结构或经腔内扩展至食管、十二指肠。

2. 淋巴结转移

无淋巴结转移用 N0 表示，其余根据肿瘤的所在部位，区域淋巴结分为三站，即 N1、N2、N3。超出上述范围的淋巴结归为远隔转移（M1），与此相应的淋巴结清除术分为 D0、D1、D2 和 D3（表 10-1）。

表 10-1 肿瘤部位与淋巴结分站

肿瘤部位	N1	N2	N3
L/LD	3 4d 5 6	1 7 8a 9 11p 12a 14v	4sb 8p 12b/p 13 16a2/b1
LM/M/ML	1 3 4sb 4d 5 6	7 8a 9 11p 12a	2 4sa 8p 10 11d 12b/p 13 14v 16a2/b1
MU/UM	1 2 3 4sa 4sb 4d 5 6	7 8a 9 10 11p 11d 12a	8p 12b/p 14v 16a2/b1 19 20
U	1 2 3 4sa 4sb	4d 7 8a 9 10 11p 11d	5 6 8p 12a 12b/p 16a2/b1 19 20
LMU/MUL/MLU/UML	1 2 3 4sa 4sb 4d 5 6	7 8a 9 10 11p 11d 12a 14v	8p 12b/p 13 16a2/b1 19 20

表 10-1 中未注明的淋巴结均为 M1，如肿瘤位于 L/LD 时 4sa 为 M1。

考虑到淋巴结转移的个数与患者的 5 年生存率关系更为密切，UICC 在新 TNM 分期中（1997 年第 5 版），对淋巴结的分期强调转移的淋巴结数目而不考虑淋巴结所在的解剖位置，规定如下：N0，无淋巴结转移（受检淋巴结个数须 ≥ 15）；N1，转移的淋巴结数为 1 ~ 6 个；N2，转移的淋巴结数为 7 ~ 15 个；N3，转移的淋巴结数在 16 个以上。

3. 远处转移

M0 表示无远处转移；M1 表示有远处转移。

4. 胃癌分期（表 10-2）

表 10-2 胃癌的分期

	N0	N1	N2	N3
T1	ⅠA	ⅠB	Ⅱ	
T2	ⅠB	Ⅱ	ⅢA	
T3	Ⅱ	ⅢA	ⅢB	
T4	ⅢA	ⅢB		
H1P1CY1M1				Ⅳ

表 10-2 中Ⅳ期胃癌包括如下几种情况：N3 淋巴结有转移、肝脏有转移（H1）、腹膜有转移（P1）、腹腔脱落细胞检查阳性（CY1）和其他远隔转移（M1），包括胃周以外的淋巴结、肺脏、胸膜、骨髓、骨、脑、脑脊膜、皮肤等。

三、临床表现

（一）症状

早期患者多无症状，以后逐渐出现上消化道症状，包括腹上区不适、心窝部隐痛、食后饱胀感等。胃窦癌常引起十二指肠功能的改变，可以出现类似十二指肠溃疡的症状。如果上述症状未得到患者或医师的充分注意而按慢性胃炎或十二指肠溃疡病处理，患者可获得暂时性缓解。随着病情的进一步发展，患者可逐渐出现腹上区疼痛加重、食欲减退、消瘦、乏力等；若癌灶浸润胃周血管则引起消化道出血，根据患者出血速度的快慢和出血量的大小，可出现呕血或黑便；若幽门被部分或完全梗阻则可致恶心与呕吐，呕吐物多为隔宿食和胃液；贲门癌和高位小弯癌可有进食哽噎感。此时虽诊断容易但已属于晚期，治疗较为困难且效果不佳。因此，外科医师对有上述临床表现的患者，尤其是中年以上的患者应细加分析，合理检查以避免延误诊断。

（二）体征

早期患者多无明显体征，腹上区深压痛可能是唯一值得注意的体征。晚期患者可能出现腹上区肿块、左锁骨上淋巴结肿大、直肠指诊在直肠前凹触到肿块、腹腔积液等。

四、诊断

胃镜和 X 线钡餐检查仍是目前诊断胃癌的主要方法，胃液脱落细胞学检查现已较少应用。此外，利用连续病理切片、免疫组化、流式细胞分析、RT-PCR 等方法诊断胃癌微转移也取得了一些进展，本节也将做一简单介绍。

（一）纤维胃镜

纤维胃镜优点在于可以直接观察病变部位，且可以对可疑病灶直接钳取小块组织做病理组织学检查。胃镜的观察范围较大，从食管到十二指肠都可以观察及取活检。检查中利用刚果红、亚甲蓝等进行活体染色可提高早期胃癌的检出率。若发现可疑病灶应进行活检，为避免漏诊，应在病灶的四周钳取 4 ~ 6 块组织，不要集中一点取材或取材过少。

（二）X 线钡餐检查

X 线钡餐检查通过对胃的形态、黏膜变化、蠕动情况及排空时间的观察确立诊断，痛苦较小。近年随着数字化胃肠造影技术逐渐应用于临床使影像更加清晰，分辨率大为提高，因此 X 线钡餐检查仍是目前胃癌的主要诊断方法之一。其不足是不能取活检，且不如胃镜直观，对早期胃癌诊断较为困难。进展期胃癌 X 线钡餐检查所见与 Borrmann 分型一致，即表现为肿块（充盈缺损）、溃疡（龛影）或弥漫性浸润（胃壁僵硬、胃腔狭窄等）3 种影像。早期胃癌常需借助于气钡双重对比造影。

（三）影像学检查

影像学检查常用的有腹部超声、超声内镜（EUS）、多层螺旋 CT（MSCT）等。这些影像学检查除了能了解胃腔内和胃壁本身（如超声内镜可将胃壁分为 5 层对浸润深度做出判断）的情况外，主要用于判断胃周淋巴结，胃周器官肝、胰及腹膜等部位有无转移或浸润，是目前胃癌术前 TNM 分期的首选方法。分期的准确性，普通腹部超声为 50%，EUS 与 MSCT 相近，在 76% 左右，但 MSCT 在判断肝转移、腹膜转移和腹膜后淋巴结转移等方面优于 EUS。此外，MSCT 扫描三维立体重建模拟内镜技术近年也开始用于胃癌的诊断与分期，但尚需进一步积累经验。

（四）胃癌微转移的诊断

胃癌微转移的诊断主要采用连续病理切片、免疫组化、反转录聚合酶链反应（RT-PCR）、流式细胞术、细胞遗传学、免疫细胞化学等先进技术，检测淋巴结、骨髓、周围静脉血及腹腔内的微转移灶，阳性率显著高于普通病理检查。胃癌微转移的诊断可为医师判断预后、选择术式、确定淋巴结清扫范围、术后确定分期及建立个体化的化疗方案提供依据。

五、鉴别诊断

大多数胃癌患者经过外科医师初步诊断后，通过 X 线钡餐或胃镜检查都可获得正确诊断。在少数情况下，胃癌需与胃良性溃疡、胃肉瘤、胃良性肿瘤及慢性胃炎相鉴别。

（一）胃良性溃疡

胃良性溃疡与胃癌相比较，胃良性溃疡一般病程较长，曾有典型溃疡疼痛反复发作史，抗酸剂治疗有效，多不伴有食欲减退。除非合并出血、幽门梗阻等严重的并发症，多无明显体征，不会出现近期明显消瘦、贫血、腹部包块甚至左锁骨上窝淋巴结肿大等。更为重要的是，X 线钡餐和胃镜检查，良性溃疡常小于 2.5 cm，圆形或椭圆形龛影，边缘整齐，蠕动波可通过病灶；胃镜下可见黏膜基底平坦，有白色或黄白色苔覆盖，周围黏膜水肿、充血，黏膜皱襞向溃疡集中。而癌性溃疡与此有很大的不同，详细特征参见胃癌诊断部分。

（二）胃良性肿瘤

胃良性肿瘤多无明显临床表现，X 线钡餐为圆形或椭圆形的充盈缺损，而非龛影。胃镜则表现为黏膜下包块。

六、治疗

（一）手术治疗

手术治疗是胃癌最有效的治疗方法。胃癌根治术应遵循以下 3 点要求：①充分切除原发癌灶。②彻底清除胃周淋巴结。③完全消灭腹腔游离癌细胞和微小转移灶。胃癌的根治度分为 3 级，A 级：D > N，即手术切除的淋巴结站别大于已有转移的淋巴结站别；切除胃组织切缘 1 cm 内无癌细胞浸润；B 级：D = N，或切缘 1 cm 内有癌细胞浸润，也属于根治性手术；C 级：仅切除原发灶和部分转移灶，有肿瘤残余，属于非根治性手术。

1. 早期胃癌

20 世纪 50 至 60 年代曾将胃癌标准根治术定为胃大部切除加 DF 淋巴结清除术，小于这一范围的手术不列入根治术。但是多年来经过多个国家的大宗病例的临床和病理反复实践与验证，发现这一原则有所欠缺，并由此提出对某些胃癌可行缩小手术，包括缩小胃的切除范围、缩小淋巴结的清除范围和保留一定的脏器功能。这样使患者既获得了根治又有效地减小了手术的侵袭，提高了手术的安全性和手术后的生存质量。常用的手术方式有：①内镜或腔镜下黏膜切除术：适用于黏膜分化型癌，隆起型 < 20 mm、凹陷型（无溃疡形成）< 10 mm。该术式创伤小但切缘癌残留率较高，达 10%。②其他手术：根据病情可选择各种缩小手术，常用的有腹腔镜下或开腹胃部分切除术、保留幽门的胃切除术、保留迷走神经的胃部分切除术和 D1 手术等，病变范围较大的则应行 D2 手术。早期胃癌经合理治疗后黏膜癌的 5 年生存率为 98.0%、黏膜下癌为 88.7%。

2. 进展期胃癌

根治术后 5 年生存率一般在 40% 左右。对局限性胃癌未侵犯浆膜或浆膜为反应型、胃周淋巴结无明显转移的患者，以 DF 手术为宜。局限型胃癌已侵犯浆膜、浆膜属于突出结节型，应行 DF 手术或 DF 手术。NF 阳性时，在不增加患者并发症的前提下，选择 DF 手术。一些学者认为，扩大胃周淋巴结清除能够提高患者术后 5 年生存率，并且淋巴结的清除及病理学检查对术后的正确分期、正确判断预后、指导术后监测和选择术后治疗方案都有重要的价值。

3. 胃癌根治术

胃癌根治术包括根治性远端或近端胃大部切除术和全胃切除术 3 种。根治性胃大部切除术的胃切断线依胃癌类型而定，Borrmann Ⅰ型和 Borrmann Ⅱ型可少一些，Borrmann Ⅲ型则应多一些，一般应距癌外缘 4 ~ 6 cm 并切除胃的 3/4 ~ 4/5；根治性近端胃大部切除术和全胃切除术应在贲门上 3 ~ 4 cm 切断食管，根治性远端胃大部切除术和全胃切除术应在幽门下 3 ~ 4 cm 切断十二指肠。以 L 区胃癌，D2 根治术为例说明远端胃癌根治术的切除范围：切除大网膜、小网膜、横结肠系膜前叶和胰腺被膜；清除 N1 淋巴结 3、4 d、5、6 组；N2 淋巴结 1、7、8a、9、11p、12a、14v 组；幽门下 3 ~ 4 cm 处切断十二指肠；距癌边缘 4 ~ 6 cm 切断胃。根治性远端胃大部切除术后消化道重建与胃大部切除术后相同。根治性近端胃大部切除术后将残胃与食管直接吻合，要注意的是其远侧胃必须保留全胃的 1/3 以上，否则残胃将无功能。根治性全胃切除术后消化道重建的方法较多，常用的有（图 10-5）：①食管空肠 Roux-en-Y 法：应用较广泛并在此基础上演变出多种变法。②食管空肠袢式吻合法：常用 Schlatter 法，也有多种演变方法。全胃切除术后的主要并发症有食管空肠吻合口瘘、食管空肠吻合口狭窄、反流性食管炎、排空障碍、营养性并发症等。

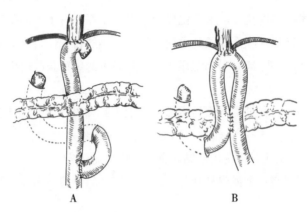

图 10-5　全胃切除术后消化道重建的常用方法

A. Roux-en-Y 法；B. Schlatter 法

4. 扩大胃癌根治术与联合脏器切除术

扩大胃癌根治术是指包括胰体、胰尾及脾在内的根治性胃大部切除术或全胃切除术，联合脏器切除术是指联合肝或横结肠等脏器的切除术。联合脏器切除术损伤大、生理干扰重，故不应作为姑息性治疗的手段，也不宜用于年老体弱，心、肺、肝、肾功能不全或营养、免疫状态差的患者。

5. 姑息手术

其目的有二：一是减轻患者的癌负荷；二是解除患者的症状，如幽门梗阻、消化道出血、疼痛或营养不良等。术式主要有以下几种：①姑息性切除，即切除主要癌灶的胃切除术。②旁路手术，如胃空肠吻合术。③营养造口，如空肠营养造口术。

6. 腹腔游离癌细胞和微小转移灶的处理

术后腹膜转移是术后复发的主要形式之一。已浸出浆膜的进展期胃癌随着受侵面积的增大，癌细胞脱落的可能性也增加，为消灭脱落到腹腔的游离癌细胞，可采取如下措施。

（1）腹腔内化疗：可在门静脉内、肝脏内和腹腔内获得较高的药物浓度，而外周血中的药物浓度则较低，这样药物的不良反应就随之减少。腹腔内化疗的方法主要有两种：①经皮腹腔内置管。②术中皮下放置植入式腹腔泵或 Tenckhoff 导管。

（2）腹腔内高温灌洗：在完成根治术后应用封闭的循环系统，以 42 ~ 45℃ 的蒸馏水恒温下行腹腔内高温灌洗，蒸馏水内可添加各种抗癌药物，如 ADM、DDP、MMC、醋酸氯己定等。一般用 4000 mL 左右的液体，灌洗 3 ~ 10 min。早期胃癌无须灌洗。T2 期胃癌虽未穿透浆膜，但考虑到胃周淋巴结转移在 40% 以上，转移癌可透过淋巴结被膜形成癌细胞的二次脱落、术中医源性脱落以及 T2 期胃癌患者死于腹膜转移的达 1.2% ~ 1.8%，所以也主张行腹腔内高温灌洗。至于 T3 期与 T4 期胃癌，腹腔内高温灌洗则能提高患者的生存期。

（二）化学治疗

胃癌对化疗药物有低度至中度的敏感性。胃癌的化疗可于术前、术中和术后进行，本节主要介绍常用的术后辅助化疗。术后化疗的意义在于在外科手术的基础上杀灭亚临床癌灶或脱落的癌细胞，以达到降低或避免术后复发、转移的目的。目前对胃癌术后化疗的疗效仍存在较大的争议，一些 Meta 分析显示术后化疗患者的生存获益较小。

1. 适应证

（1）根治术后患者：早期胃癌根治术后原则上不必辅以化疗，但具有下列一项以上者应辅助化疗：癌灶面积 > 5 cm^2、病理组织分化差、淋巴结有转移、多发癌灶或年龄 < 40 岁。进展期胃癌根治术后无论有无淋巴结转移，术后均需化疗。

（2）非根治术后患者：如姑息性切除术后、旁路术后、造瘘术后、开腹探查未切除以及有癌残留的患者。

（3）不能手术或再发的患者：要求患者全身状态较好，无重要脏器功能不全。4 周内进行过大手术、急性感染期、严重营养不良、胃肠道梗阻、重要脏器功能严重受损、血白细胞低于 3.5×10^9/L、血小板低于 80×10^9/L 等不宜化疗。化疗过程中如出现上述情况也应终止化疗。

2. 常用化疗方案

已证实胃癌化疗联合用药优于单一用药。临床上常用的化疗方案及疗效如下。

（1）FAM 方案：由 5-FU（氟尿嘧啶）、ADM（多柔比星）和 MMC（丝裂霉素）三药组成，用法：5-FU（600 mg/m^2），静脉滴注，第 1、8、29、36 日；ADM 30 mg/m^2，静脉注射，第 1、29 日；MMC 10 mg/m^2，静脉注射，第 1 日。每 2 个月重复一次。有效率为 21% ~ 42%。

（2）UFTM 方案：由 UFT（替加氟/尿嘧啶）和 MMC 组成，用法：UFT 600 mg/d，口服；MMC 6 ~ 8 mg，静脉注射，1 次/周。以上两药连用 8 周，有效率为 9% ~ 67%。

（3）替吉奥（S-1）方案：由替加氟（FT）、吉莫斯特（CDHP）和奥替拉西钾三药按一定比例组成，前者为 5-FU 前体药物，后两者为生物调节剂。用法为：40 mg/m^2，2 次/天，口服；6 周为 1 个疗程，其中用药 4 周，停药 2 周。有效率为 44.6%。

近年胃癌化疗新药如紫杉醇类（多西他赛，docetaxel）、拓扑异构酶 I 抑制药（伊立替康，irinotecan）、口服氟化嘧啶类（卡培他滨，capecitabine）、第三代铂类（奥沙利铂，oxaliplatin）等备受关注，含新药的化疗方案呈逐年增高趋势，这些新药单药有效率 > 20%，联合用药疗效更好，可达 50% 以上。此外，分子靶向药物联合化疗也在应用和总结经验中。

（三）放射治疗

胃癌对放射线敏感性较低，因此多数学者不主张术前放疗。因胃癌复发多在癌床和邻近部位，故术中放疗有助于防止胃癌的复发。术中放疗的优点为：①术中单次大剂量（20 ~ 30 Gy）放射治疗的生物学效应明显高于手术前、后相同剂量的分次照射。②能更准确地照射到癌复发危险较大的部位，即肿瘤床。③术中可以对周围的正常组织加以保护，减少放射线的不良反应。术后放疗仅用于缓解由狭窄、癌浸润等所引起的疼痛以及对残癌处（非黏液细胞癌）银夹标志后的局部治疗。

（四）免疫治疗

生物治疗在胃癌综合治疗中的地位越来越受到重视。主要包括：①非特异性免疫增强剂，临床上应用较为广泛的主要有卡介苗、短小棒状杆菌、香菇多糖等。②过继性免疫制剂，属于此类的有淋巴因子激活的杀伤细胞（LAK）、细胞毒性 T 细胞（CTL）等以及一些细胞因子，如白细胞介素 –2（IL–2）、肿瘤坏死因子（TNF）、干扰素（IFN）等。

（五）中药

中药治疗是通过"扶正"和"驱邪"来实现的，如人参、黄芪、六味地黄丸等具有促进骨髓有核细胞及造血干细胞的增生、激活非特异性吞噬细胞和自然杀伤细胞、加速 T 淋巴细胞的分裂、诱导产生干扰素等"扶正"功能，再如健脾益肾冲剂具有清除氧自由基的"祛邪"功能。此外，一些中药可用于预防和治疗胃癌化疗中的不良反应，如恶心、呕吐、腹胀、食欲减退，白细胞、血小板减少和贫血等。

（六）基因治疗

基因治疗主要有抑癌基因治疗、自杀基因治疗、反义基因治疗、核酶基因转染治疗和基因免疫治疗等。虽然这些治疗方法目前多数还仅限于动物实验，但正逐步走向成熟，有望将来成为胃癌治疗的新方法。

（景小松）

第三节　胃肠道异物

胃肠道异物主要见于误食，进食不当或经肛门塞入。美国消化内镜学会 2011 年《消化道异物和食物嵌塞处理指南》指出，异物摄入和食物团嵌塞在临床上并非少见，80％以上的异物可以自行排出，无须治疗。但故意摄入的异物 63％～76％需要行内镜治疗，12％～16％需要外科手术取出。经肛途径异物常见于借助器具的经肛门性行为，医源性（纱布、体温计等）遗留，外伤或遭恶意攻击塞入，绝大多数可通过手法取出，少数需外科手术治疗。下文按两种途径分别阐述。

一、经口吞入异物

（一）病因

1. 发病对象

多数异物误食发生在儿童，好发年龄段在 6 个月至 6 岁之间；成年人误食异物多发生于精神障碍、发育延迟、乙醇中毒以及在押人员等，可一次吞入多种异物，也可有多次吞入异物病史；牙齿阙如的老年人易吞入没有咀嚼大块食物或义齿。

2. 异物种类

报道种类相当多，多为动物骨刺、牙签、果核、别针、鱼钩、食品药品包装、义齿、硬币、纽扣电池等，也有磁铁、刀片、缝针、毒品袋及各种易于拆卸吞食的物品，笔者曾手术取出订书机、门扣、钢笔等。在押人员吞食的尖锐物品较多，常用纸片、塑料等包裹后再吞下，但仍存在风险。

（二）诊断

1. 临床表现

多数病例并无明显症状。完全清醒、有沟通能力的儿童和成人，一般都能确定吞食的异物，指出不适部位。一些患者并不知道他们吞食了异物，而在数小时、数天甚至数年后出现并发症。幼儿及精神病患者可能对病史陈述不清，如果突然出现呛咳、拒绝进食、呕吐、流涎、哮鸣、血性唾液或呼吸困难等症状时，应考虑到吞食异物的可能。颈部出现肿胀、红斑、触痛或捻发音提示口咽部损伤或上段食管穿孔，腹痛、腹胀、肛门停止排气应考虑肠梗阻，发热、剧烈腹痛，腹膜炎体征提示消化道穿孔可能。在极少数情况下可出现脸色苍白、四肢湿冷，心悸、口渴，焦虑不安或淡漠以至昏迷，可能为异物刺破血管，造成失血性休克。

2. 体格检查

对于消化道异物病例，病史、辅助检查远较体格检查重要。多数患者无明显体征。当出现穿孔、梗阻及出血时，相应出现腹膜炎、腹胀或休克等体征。

3. 辅助检查

（1）胸腹正侧位 X 线片：可诊断大多数消化道异物及位置，了解有无纵隔和腹腔游离气体，然而鱼刺、木块、塑料、大多数玻璃和细金属不容易被发现。不推荐常规钡餐检查，因有误吸危险，且对比剂裹覆异物和食管黏膜，可能会给内镜检查造成困难。

（2）CT：可提高异物检出的阳性率，且更好地显示异物位置与周围脏器的关系，但是对能透过 X 线的异物为阴性。

（3）手持式金属探测仪：可检测多数吞咽的金属异物，对儿童可能是非常有用的筛查工具。

（4）内镜检查：结肠镜和胃镜是消化道异物诊疗的最常用方法，且可以直接取出部分小异物。

需特别指出的是，一些在押人员为逃避关押，常用乳胶避孕套或透明薄膜包裹尖锐金属异物后吞食，或将金属异物贴于后背造成 X 线片假象，应当予以鉴别。

（三）治疗

首先了解通气情况，保持呼吸道通畅。

1. 非手术治疗

包括等待或促进异物自行排出和内镜治疗。

（1）处理原则：消化道异物一旦确诊，必须决定是否需要治疗、紧急程度和治疗方法。影响处理方法的因素包括患者年龄，临床状况，异物大小、形状和种类，存留部位，内镜医师技术水平等。内镜介入的时机，取决于发生误吸或穿孔的可能性。锋利物体或纽扣电池停留在食管内，需紧急进行内镜治疗。异物梗阻食管，为防止误吸，也需紧急内镜处理。圆滑无害的小型异物则很少需要紧急处理，大多可经消化道自发排出。任何情况下异物或食团在食管内的停留时间都不能超过 24 小时。儿童患者异物存留于食管的时间可能难以确定，因此可发生透壁性糜烂、瘘管形成等并发症。喉咽部和环咽肌水平的尖锐异物，可用直接喉镜取出。而环咽肌水平以下的异物，则应用纤维胃镜。胃镜诊治可以在患者清醒状态下或是在静脉基础麻醉下进行，取决于患者年龄、配合能力、异物类型和数量。

（2）器械：取异物必须准备的器械包括鼠齿钳、鳄嘴钳、息肉圈套器、息肉抓持器、Dormier 篮、取物网、异物保护帽等。有时可先用类似异物在体外进行模拟操作，以设计适当的方案。在取异物时使用外套管可以保护气道，防止异物掉入，取多个异物或食物嵌塞时允许内镜反复通过，取尖锐异物时可保护食管黏膜免受损伤。对于儿童外套管则并不常用。异物保护帽用于取锋利的或尖锐的物体。为确保气道通畅，气管插管是一备选方法。

（3）钝性异物的处理：使用异物钳、鳄嘴钳、圈套器或者取物网，可较容易地取出硬币。光滑的球形物体最好用取物网或取物篮。在食管内不易抓取的物体，可以推入胃中以更易于抓取。有报道在透视引导下使用 Foley 导管取出不透 X 线的钝性物体的方法，但取出异物时 Foley 导管不能控制异物，不能保护气道，亦不能评估食管损伤状况，故价值有限。如果异物进入胃中，大多在 4 ~ 6 天内排出，有些异物可能需要长达 4 周。在等待异物自行排出的过程中，要指导患者日常饮食，可以增服一些富有纤维素的食物（如韭菜），以利异物排出，并注意观察粪便以发现排出的异物。小的钝性异物，如果未自行排出，但无症状，可每周进行一次 X 线检查，以跟踪其进程。在成人，直径 > 2.5 cm 的圆形异物不易通过幽门，如果 3 周后异物仍在胃内，就应进行内镜处理。异物一旦通过胃，停留在某一部位超过 1 周，也应考虑手术治疗。发热、呕吐、腹痛是紧急手术探查的指征（图 10-6）。

（4）长形异物的处理：长度超过 6 ~ 10 cm 的异物，诸如牙刷、汤勺，很难通过十二指肠。可用长型外套管（> 45 cm）通过贲门，用圈套器或取物篮抓住异物拉入外套管中，再将整个装置（包括异物、外套管和内镜）一起拉出（图 10-7）。

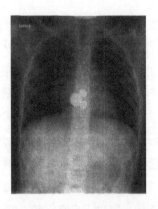

图 10-6 X 线检查见钝性异物

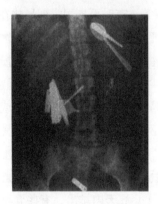

图 10-7 X 线见长形异物

（5）尖锐异物的处理：因为许多尖锐和尖细异物在 X 线下不易显示，所以，X 线检查阴性的患者必须行内镜检查。停留在食管内的尖锐异物应急诊治疗。环咽肌水平或以上的异物也可用直接喉镜取出。尖锐异物虽然大多数能够顺利通过胃肠道而不发生意外，但其并发症率仍高达 35%。故尖锐异物如果已抵达胃或近端十二指肠，应尽量用内镜取出，否则应每天行 X 线检查确定其位置，并告诉患者在出现腹痛、呕吐、持续体温升高、呕血、黑便时立即就诊。对于连续 3 天不前行的尖锐异物，应考虑手术治疗。使用内镜取出尖锐异物时，为防黏膜损伤，可使用外套管或在内镜端部装上保护兜。

（6）纽扣电池的处理：对吞入纽扣电池的患者要特别关注，因纽扣电池可能在被消化液破坏外壳后有碱性物质外泄，直接腐蚀消化道黏膜，很快发生坏死和穿孔，导致致命性并发症（图 10-8），故应急诊处理。通常用内镜取石篮或取物网都能成功。另一种方法是使用气囊，空气囊可通过内镜工作通道，到达异物远端，将气囊充气后向外拉，固定住电池一起取出。操作过程中应使用外套管或气管插管保护气道。如果电池不能从食管中直接取出，可推入胃用取物篮取出。若电池在食管以下，除非有胃肠道受损的症状和体征，或反复 X 线检查显示较大的电池（直径 > 20 mm）停留在胃中超过 48 小时，否则没有必要取出。电池一旦通过十二指肠，85%会在72小时内排出。这种情况下每3～4天进行一次X线检查是适当的。使用催吐药处理吞入的纽扣电池并无益处，还会使胃中的电池退入食管。胃肠道灌洗可能会加快电池排出，泻药和抑酸剂并未证明对吞入的电池有任何作用。

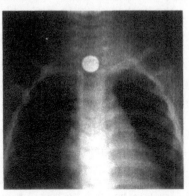

图10-8　食管内纽扣电池的X线表现

（7）毒品袋的处理："人体藏毒"是现代毒品犯罪的常见运送方法，运送人常将毒品包裹在塑料中或乳胶避孕套中吞入。这种毒品包装小袋在X线下通常可以看到，CT检查也可帮助发现。毒品袋破损会致命，用内镜取出时有破裂危险，所以禁用内镜处理。毒品袋在体内若不能向前运动，出现肠梗阻症状，或怀疑毒品袋有破损可能时，应行外科手术取出。

（8）磁铁的处理：吞入磁铁可引起严重的胃肠道损伤和坏死。磁铁之间或与金属物体之间的引力，会压迫肠壁，导致坏死、穿孔、肠梗阻或肠扭转，因此应及时去除所有吞入的磁铁。

（9）硬币的处理：最常见于幼儿吞食。如果硬币进入食管内，可观察12～24 h，复查X线检查，通常可自行排出且无明显症状。若出现流涎、胸痛、喘鸣等症状，应积极处理取出硬币。若吞入大量硬币，还需警惕并发锌中毒。

（10）误食所致直肠肛管异物的处理：多因小骨片、鱼刺、小竹签等混在食物中，随进食时大口吞咽而进入消化道，随粪便进入直肠，到达狭窄的肛管上口时，因位置未与直肠肛管纵轴平行而嵌顿，可刺伤或压迫肠壁过久，导致直肠肛管损伤。小骨片等直肠异物经肛门钳夹取出一般不难，但有时异物大部分刺入肠壁，肛窥直视下不易寻找，需用手指仔细触摸确定部位，取出异物后还需仔细检查防止遗漏。

2. 手术治疗

（1）处理原则。需手术治疗的情况包括：①尖锐异物停留在食管内，或已抵达胃或近端十二指肠，内镜无法安全取出者，或已通过近端十二指肠，每天行X线检查连续3天不前行。②钝性异物停留胃内3周以上，内镜无法取出，或已通过胃，但停留在某一部位超过1周。③长形异物很难通过十二指肠，内镜也无法取出。④出现梗阻、穿孔、出血等症状及腹膜炎体征。

（2）手术方式。进入消化道的异物可停留在食管、幽门、回盲瓣等生理性狭窄处，需根据不同部位采取不同手术方式。①开胸异物取出术：尖锐物体停留在食管内，内镜无法取出，或已造成胸段食管穿孔，甚至气管割伤，形成气管－食管瘘，继发纵隔气肿、脓肿，肺脓肿等，均应行开胸探查术，酌情可采用食管镜下取出异物加一期食管修补术、食管壁切开取出异物或加空肠造瘘术。②胃前壁切开异物取出术：适用于胃内尖锐异物，或钝性异物停留胃内3周以上，内镜无法取出者，术中全层切开胃体前壁，取出异物后再间断全层缝合胃壁切口，并作浆肌层缝合加固。③幽门切开异物取出术：适用于近端十二指肠内尖锐异物，或钝性异物停留近端十二指肠1周以上，或长形异物无法通过十二指肠，内镜无法取出者。沿胃纵轴全层切开幽门，使用卵圆钳探及近端十二指肠内的异物并钳夹取出，过程中注意避免损伤肠壁，不可强行拉出，取出异物后沿垂直胃纵轴方向横行全层缝合幽门切口，并作浆肌层缝合加固，行幽门成形术。④小肠切开异物取出术：适用于尖锐异物位于小肠内，连续3天不前行，或钝性异物停留小肠内1周以上时。术中于异物所在部位沿小肠纵轴全层切开小肠壁，取出异物后，垂直小肠纵轴全层缝合切口，并作浆肌层缝合加固。⑤结肠异物取出术：适用于尖锐异物位于结肠内连续3天不前行，或钝性异物停留结肠内1周以上，肠镜无法取出者。绝大多数结肠钝性异物可推动，对于降结肠、乙状结肠的钝性异物多可开腹后顺肠管由肛门推出，对于升结肠、横结肠的钝性异物可挤压回小肠，再行小肠切开异物取出术。对于结肠内尖锐异物，可在其所处部位切开肠壁取出，根据肠道准备情况决定是否一期缝合，也可将缝合处外置，若未愈合则打开成为结肠造瘘，留待以后行还瘘手术，若顺利愈合则可避免结肠造瘘，3个月后再将外置肠管还纳腹腔。⑥特殊情况：对于梗阻、穿孔、出血等并发症，如梗阻严重术中可行肠减压术、肠造瘘术等；穿孔至腹腔者，需行肠修补术（小肠）或肠造瘘术（结肠），并彻底清洗腹腔，放置引流；肠坏死较多者需切除坏死肠段，酌情一期吻合（小肠）或肠造瘘（结肠）；尖锐异物刺破血管者予相应止血处理。

二、经肛门置入异物

（一）病因

1. 发病对象

多由非正常性行为引起，患者多见为30～50岁之间男性。偶有外伤造成异物插入，体内藏毒，或因排便困难用条状物抠挖过深难以取出等，极少数为医疗操作遗留。

2. 异物种类

多为条状物和瓶状物，种类繁多，曾见于临床的有按摩棒、假阳具、黄瓜、衣架、茄子、苹果、雪茄、灯泡、圣诞饰品、啤酒瓶、扫帚、钢笔、木条等，也有因外伤插入的钢条，极少数情况为医源性纱布、体温计等（图10-9）。

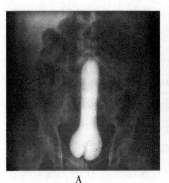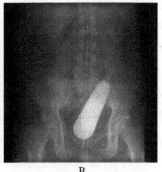

A B

图 10-9 经肛塞入直肠的异物（X 线腹平片）

（二）诊断

1. 临床表现

异物部分或全部进入直肠，造成肛门疼痛，腹胀，直肠黏膜和肛门括约肌损伤者有疼痛及出血，若导致穿孔可出现剧烈腹痛、会阴坠胀、发热等症状，合并膀胱损伤者有血尿、腹痛、排尿困难等症状。一部分自行取出异物的患者，仍有可能出现出血和穿孔，此类患者往往羞于讲述病因，可能为医师诊断带来困难。较轻的异物性肛管直肠损伤，由于就诊时间晚，多数发生局部感染症状。

2. 体格检查

由于患者多羞于就医，就医前多自行反复试图取出异物，就医后也可能隐瞒部分病史，因此体格检查尤为重要。腹部体检有腹膜炎体征者，应怀疑穿孔和腹腔脏器损伤，肛门指诊为必需项目，可触及异物，探知直肠和括约肌损伤情况。

3. 辅助检查

体格检查怀疑穿孔可能时，血常规检查白细胞计数和中性粒细胞比值升高有助于帮助判断。放射学检查尤为重要，腹部立卧位 X 线片可显示异物形状、位置，CT 有助于判断是否穿孔及发现其他脏器损伤。

（三）治疗

1. 处理原则

（1）对直肠异物病例首先需明确是否发生直肠穿孔，向腹腔穿孔将造成急性腹膜炎，腹膜返折以下穿孔将引起直肠周围间隙严重感染。X 线腹平片可显示异物位置和游离气体，可帮助诊断穿孔。若患者出现低血压，心动过速，严重腹痛或会阴部红肿疼痛，发热，体查发现腹膜炎体征，X 线腹平片存在游离气体，可诊断为直肠穿孔。应立即抗休克和抗生素治疗，尽快完善术前准备，放置尿管，急诊手术。若病情稳定，生命体征正常，但不能排除穿孔，可行 CT 检查以协助诊断。此类穿孔通常发生于腹膜返折以下，CT 可发现直肠系膜含气、积液，周围脂肪模糊。当异物被取出或进入乙状结肠，行肛门镜或肠镜检查可明确乙状结肠直肠损伤或异物位置。

（2）对于没有穿孔和腹膜炎，生命体征稳定的患者，大多数异物可在急诊室或手术室内取出。近肛门处异物可直接或在骶麻下取出。对远离肛门进入直肠上段或乙状结肠的异物不可使用泻剂和灌肠，这可能造成直肠损伤，甚至可能将异物推至更近端的结肠，可尝试在肛门镜或肠镜下取出，否则只能手术取出异物。

（3）取出异物后，应再次检查直肠，以排除缺血坏死或肠壁穿孔。

（4）应当指出的是，直肠异物患者中同性恋者较多，为 HIV 感染高危人群，在处理直肠异物尤其是尖锐异物时，医务人员应注意自身防护。

2. 经肛异物取出

多采用截石位，有利于暴露肛门，而且便于下压腹部，以助取出异物。

使直肠和肛门括约肌放松是经肛异物取出的关键，可以用腰麻、骶麻或静脉麻醉，配合充分扩肛，以利于暴露和观察。如果异物容易被手指触到，可在扩肛后使用 Kocher 钳或卵环钳夹持住异物，将其拉至肛缘取出。之后需用乙状结肠镜或肠镜检查远端结肠和直肠有无损伤。直肠异物种类很多，需根据具体情况设计不同方式取出。

（1）钝器：如前所述，在患者充分镇静、扩肛、异物靠近肛管的情况下，使用器械钳夹或手指可较为容易地取出异物。在操作过程中可要求患者协助作用力排便动作，使异物下降靠近肛管，以便取出（图 10-10）。

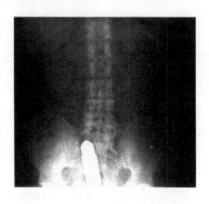

图 10-10　直肠内钝器的 X 线表现

（2）光滑物体：光滑物体如酒瓶、水果等不易抓取，水果等破碎后无伤害的物体可以破碎后取出，但酒瓶、灯泡等破裂后可造成损伤的物体应小心避免其破碎。光滑异物与直肠黏膜紧密贴合，将异物向下拉扯时可形成真空吸力妨碍取出，此时可尝试在异物与直肠壁之间放置 Foley 尿管，扩张尿管球囊，使空气进入，去除真空状态，取出异物（图 10-11）。

（3）尖锐物体：尖锐物体的取出比较困难，而且存在黏膜撕裂、出血、穿孔等风险，需要外科医师在直视或内镜下仔细、耐心操作。异物取出后应再次检查直肠以排除损伤（图10-12）。

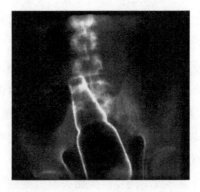

图 10-11　直肠内光滑物体 X 线表现

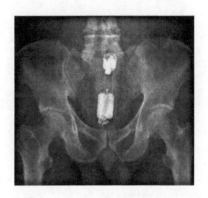

图 10-12　直肠内尖锐物体 X 线表现

3. 肠镜下异物取出

适用于上段直肠或中下段乙状结肠，肠镜可提供清晰的画面，可观察到细小的直肠黏膜损伤。有报道使用肠镜可顺利取出 45％的乙状结肠异物和 76％的直肠异物，从而避免了外科手术。常用方法是用息肉圈套套住异物取出。使用肠镜还可起到去除真空状态的作用，适用于光滑异物的取出。成功取出异物后应在肠镜下再次评估结直肠损伤情况。

4. 手术治疗

经肛门或内镜多次努力仍无法取出异物时需手术取出。有穿孔、腹膜炎等情况也是明确的手术适应证。在开腹或腹腔镜手术中，可尝试将异物向远端推动，以尝试经肛门取出。不能成功则须开腹切开结肠取出异物，之后可根据结肠清洁程度一期缝合，或将缝合处外置。若异物已导致结直肠穿孔，则按结直肠损伤处理。还应注意勿遗漏多个异物，或已破碎断裂的异物部分。

（四）并发症及术后处理

直肠异物最危险的并发症是直肠或乙状结肠穿孔，接诊医师应作三方面的判断：①患者全身情况。②是否存在穿孔，穿孔部位位于腹腔还是腹膜返折以下。③腹腔穿刺是否存在粪样液体。治疗原则是：粪便转流，清创，冲洗远端和引流。

若发现直肠黏膜撕裂，最重要的是确认有否肠壁全层裂伤，若排除后，较小的撕裂出血一般为自限性，无须特殊处理；而撕裂较大时需在麻醉下缝合止血，或用肾上腺素生理盐水纱布填塞。术后 3 天内应调整饮食或经肠外营养支持，尽量减少大便。

开腹取异物术后易发切口感染，对切口的处理可采用甲硝唑冲洗、切口内引流，或采用全层减张缝合关腹，并预防性使用抗生素。

若因肛门括约肌损伤或断裂导致不同程度大便失禁，需进行结肠造瘘术、括约肌修补或成形术和造瘘还纳术的多阶段治疗。

（景小松）

▌胃癌

一、基本信息

姓名：×× 　性别：男 　　年龄：68 岁

过敏史：无。

主诉：进食后腹胀、嗳气 20 余天。

现病史：20 余天前进食后出现上腹部饱胀、嗳气，无恶心、反酸、呕吐、腹痛、腹泻等症状，间断口服药物（具体药物不详）对症治疗，效果欠佳，为进一步明确诊断，2021-08-06 至某医院行胃镜所见：食管黏膜欠光滑。贲门内距门齿约 43 cm 前壁可见直径约 1.5 cm 不规则凹陷溃疡，上覆黄白苔，周围黏膜糜烂，质脆，触之易出血，取三块标本送病理，镜下给予冰盐水止血处理。底体腔黏膜充血，整腔可见散在点片状糜烂。胃角规则，窦腔黏膜可见散在点片状糜烂，幽门口圆形，收缩尚可。病理结果：（贲门部）癌，考虑腺癌，建议免疫组化检查排除神经内分泌癌的可能性。为求进一步诊疗，今至我院急诊，门诊以"贲门腺癌"收住急诊内科。

既往史：发现慢性胃溃疡病史 3 年余，平素无规律服药。否认高血压、糖尿病、冠心病、慢性肾病等内科疾病，否认肝炎、结核等传染病史。否认手术、重大外伤及输血史。

二、查体

体格检查：T 36.5℃，P 68 次 / 分，R 21 次 / 分，BP 128/80 mmHg。

神志清楚，精神可，发育正常，自动体位，查体合作。营养良好。全身皮肤、黏膜无黄染及出血点，浅表淋巴结均未触及肿大。头颅、五官无畸形，头颈部未闻及血管杂音。

结膜无充血，巩膜无黄染。口唇无发绀，口腔黏膜无溃疡，咽部无充血。耳郭无畸形，外耳道及鼻腔内均未见脓性分泌物。甲状腺不大，气管居中。胸廓对称无畸形，胸廓挤压痛（-），双肺呼吸音稍粗，未闻及干湿性啰音。心前区无隆起，叩诊心浊音界无扩大，听诊68次/分，律齐，各瓣膜听诊区均未闻及杂音。腹部情况详见专科检查。脊柱及四肢无畸形及压痛，肌力及肌张力正常，双下肢无水肿，关节无红肿，活动正常。神经系统检查：生理反射正常存在，病理征未引出。

专科检查：腹平软，未见胃肠形及蠕动波；腹肌软，全腹无压痛及反跳痛，墨菲氏征（-），肝脾肋缘下未触及，双肾区无叩击痛，叩诊移动性浊音（-），肠鸣音5次/分；双侧腹股沟区无包块。

辅助检查：2021-08-06外院行胃镜活检病理诊断所见：食管黏膜欠光滑。贲门内距门齿约43 cm前壁可见直径约1.5 cm不规则凹陷溃疡，上覆黄白苔，周围黏膜糜烂，质脆，触之易出血，取三块标本送病理，镜下给予冰盐水止血处理。底体腔黏膜充血，整腔可见散在点片状糜烂。胃角规则，窦腔黏膜可见散在点片状糜烂，幽门口圆形，收缩尚可。（图10-13）病理结果：（贲门部）癌，考虑腺癌，建议免疫组化检查排除神经内分泌癌的可能性。

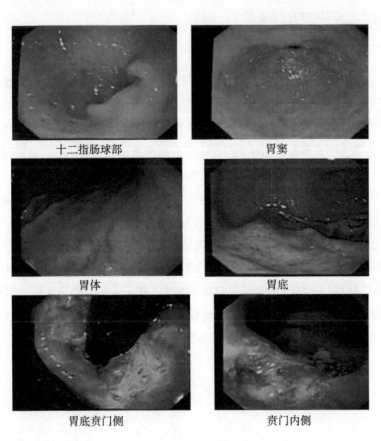

十二指肠球部　　　　　　　胃窦

胃体　　　　　　　　　　　胃底

胃底贲门侧　　　　　　　　贲门内侧

图 10-13　胃镜

三、诊断

初步诊断：贲门腺癌可能。

鉴别诊断：

1. 功能性消化不良

饭后上腹饱满、嗳气、反酸、恶心、食欲不振，症状为主症，借助上消化道造影、纤维胃镜等检查可以明确诊断。

2. 胃溃疡

有腹胀腹痛，但其疼痛有规律，进食时可能缓解；胃镜下表现为圆形或椭圆形，形状规则，边缘光滑，底平滑有苔，周围黏膜皱襞柔软，向溃疡集中；使用抗酸药或抗溃疡治疗效果较好。

3. 胃平滑肌瘤及肉瘤

胃平滑肌瘤多发于中年以上病人，临床无特征性症状，常见上腹饱胀隐痛等；约有 2% 可恶变成平滑肌肉瘤。胃镜检查可区别上述两种病变与胃癌。

最终诊断：贲门低分化癌（部分呈低分化腺癌改变，部分呈基底细胞鳞癌样改变，并见黏液腺癌分化，pT2N0M0，Ⅱa 期）。

四、诊疗经过

入院后完善相关检查。全胸平扫 + 全腹部增强 CT：胸廓两侧对称，气管居中，纵隔无移位。右肺下见结节样高密度影，径约 3 mm。两侧胸膜增厚，两侧胸腔未见明显积液，纵隔未见明显肿大淋巴结。心影增大。胃充盈良好，增强扫描未见明显异常强化影。（图10-14）肝脏形态无明显异常，边缘光整，未见肝裂增宽，注入对比剂前后肝脏实质内未见明显异常密度影。胆囊形态无异常，壁未见明显增厚，腔内未见阳性结石影。胰腺大小、形态和密度无明显异常。脾脏大小、形态和密度无明显异常。双肾未见明显异常。后腹膜未见明显肿大淋巴结影，腹腔内未见明显积液。膀胱充盈可，未见充盈缺损。前列腺及双侧精囊腺未见明显异常。直肠轮廓光整，腔内见气体影。盆腔内未见肿大淋巴结及积液影。排除手术禁忌证后，于 2021-08-10 在气管插管全麻下行"腹腔镜下全胃切除（食管空肠吻合）+ 胃周淋巴结清扫（D2）+ 空肠 – 空肠吻合术（Roux–en–Y 吻合）"，术中见：未见腹水；肝胆脾胰、小肠、结肠、子宫及双附件均未见异常；肿瘤位于胃小弯近贲门处，范围约 2.0 cm × 2.0 cm，未侵犯浆膜层；胃周淋巴结未见肿大。

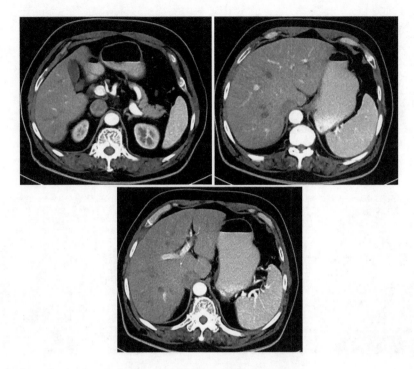

图 10-14　腹部 CT

　　术后病理：（全胃）贲门低分化癌（部分呈低分化腺癌改变，部分呈基底细胞鳞癌样改变，并见黏液腺癌分化）浸及胃壁固有肌层，未见明显脉管癌栓及神经侵犯，溃疡型肿物约 2.5 cm×1.5 cm。双切环，大弯侧网膜，小弯侧网膜未见癌。第 1 组淋巴结未见癌 0/3 枚。第 2 组淋巴结未见癌为脂肪组织。第 3 组淋巴结未见癌 0/3 枚。第 4 组淋巴结未见癌 0/2 枚。第 5 组淋巴结未见癌 0/2 枚。第 6 组淋巴结未见癌 0/3 枚。第 7 组淋巴结未见癌 0/1 枚。第 8 组淋巴结未见癌 0/1 枚。第 9 组淋巴结未见癌 0/1 枚。第 10 组淋巴结未见癌 0/1 枚。第 11 组淋巴结未见癌 0/1 枚。第 12 组淋巴结未见癌 0/1 枚。相关图片见图 10-15 ~ 图 10-17。术后常规予补液营养支持、抗感染等对症处理。

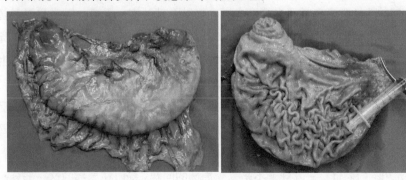

图 10-15　胃切除

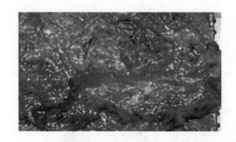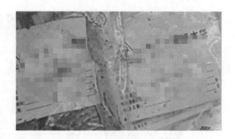

图 10-16　胃大体所见（见彩插 8）

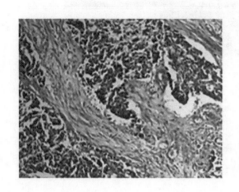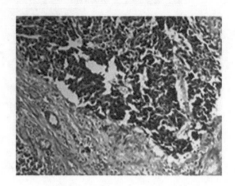

图 10-17　病理所见（见彩插 9）

五、出院情况

患者恢复顺利，精神可，饮食无异常，大小便正常，无腹胀腹痛。查体：腹平软，切愈合良好，全腹腹肌软，全腹无压痛、反跳痛，未触及异常肿物，肠鸣音约 4 次 / 分。术后 21 天后返院行奥沙利铂 130 mg/m^2，ivgtt，d1 + 替吉奥胶囊 60 mg/ 次，bid，po，d1~14；每 3 周重复 1 次，至今（2022 年 4 月）已完成 7 疗程，复查 CT、胃镜未见复发、转移。

六、讨论

上消化道的恶性肿瘤包括了食管癌、胃食管结合部肿瘤、胃癌。胃癌和胃食管结合部肿瘤的发生率较高。据回顾性分析，我们发现腺癌和肥胖的关系非常密切，BMI 指数高的病人有更多发展为腺癌的概率。另外，长期的胃食管反流和 Barret 食管是腺癌发生的高危因素。早期胃癌常没有特异性的临床表现，患者可仅感到上腹饱胀、嗳气、反酸，饭后出现隐痛等。当胃癌进展到晚期，才会出现一些典型的临床表现，如消瘦、乏力、呕血、黑便、上腹压痛、上腹部肿块，锁骨上淋巴结肿大、腹水等。事实上，绝大多数的胃食管结合部肿瘤的病人，在发现的时候已经处于较晚期。在美国和西欧国家，因为这个病的发生率相对较低，50% 的病例在一发现就不是一个局部的问题。局限在局部的这一部分病人中，又只有不到 60% 的病人可以有根治性手术治疗的机会，在切除的手术标本中，70% ～ 80% 的病人是存在淋巴结转移的。因此早期的胃镜筛查非常重要，尤其在东亚国家，目前，胃癌的诊断仍主要依赖于内镜检查及病理活检；尤其是染色技术、超声内镜、荧光内镜等先进技术的发展，更是实现了胃癌的早期诊断和内镜下治疗。单独检测某个标志物常不足以用来确定胃癌的诊断，联合检测较单独检测的意义更大；目前临床上多以 CEA、CA19-9、CA724 测定为基础，配以 CA125、CA242 等指标检测，主要用于判断预后和胃癌治疗后的随访。CT 在评价胃癌病变范围、局部淋巴结转移和远处转移状况等方面具有重要价值，是目前胃癌术前分期的首选检查手段。

进展期或局部晚期胃癌的治疗仍主要以外科手术为主，辅以化疗、靶向治疗、支持治疗的综合治疗。其中，手术又可分为根治性手术和姑息性手术两类。根治性手术目的是彻底切除胃癌原发灶，按临床分期标准清除胃周围的淋巴结，重建消化道，包括全胃切除、胃远端切除以及淋巴结清扫。而姑息性手术是指肿瘤范围较广，原发灶无法切除，已有转移而不能作根治性手术的晚期患者，为减轻痛苦、维持营养和延长生命，对胃癌导致的梗阻、穿孔、出血等并发症进行手术，如胃切除术、胃空肠吻合术、空肠造口、穿孔修补术等。腹腔镜下胃癌根治术在逐步发展，疗效上与开腹手术无明显统计学差异，在临床上广泛开展。目前标准的胃癌 D2 根治术仍是我国胃癌手术的"金标准"，胃癌 D2 根治术不仅将病灶充分切除，同时彻底廓清胃周第 1、2 站淋巴结，并将大小网膜、胃等行网膜囊外切除，整个过程按照肿瘤切除原则进行，淋巴结清扫和胃肿瘤切除同时完成；且要求淋巴结检出数 ≥ 15 个，以助于准确的术后病理分期和预后评估。化疗是胃癌综合治疗中的重要一环。按照不同的目的，化疗可分为以下几种：①术前化疗：又称新辅助化疗；②术后化疗：又称辅助化疗；③姑息性化疗：晚期胃癌患者常不能用手术切除，此时应用姑息性化疗可使肿瘤缩小，减少肿瘤负荷，缓解患者症状，提高患者的生活质量，延长生存时间。

（景小松）

代谢综合征

一、基本信息

姓名：×××　　性别：女　　年龄：23 岁

过敏史：未发现。

主诉：体重进行性增加伴血糖增高 1 年。

现病史：患者于 1 年前无明显诱因出现体重快速增加，由 55 kg 升至 83 kg，伴体检发现"血糖增高"及"脂肪肝"，尤其近半年来体重增加明显。曾尝试饮食控制、运动等多种减重方式，效果不佳，且活动时常伴有胸闷、气短等不适。平素食纳好，饮食规律。现患者为求进一步诊治至我院门诊，门诊以"代谢综合征"收住我科。自发病以来精神状态一般，食欲一般，睡眠良好，大便正常，小便正常，体力情况如常。

二、查体

专科检查：腹型肥胖，体重 83 kg，身高 160 cm，BMI 指数 32.4 kg/m^2，腹围 111 cm，腹膨隆，未见胃肠型及蠕动波，无腹壁静脉曲张，腹肌软，全腹未触及包块，全腹无压痛、反跳痛，移动性浊音阴性，肠鸣音正常。

辅助检查：血常规（2022-03-10 本院）：白细胞计数 7.17×10^9/L，中性粒细胞百分比 57.20 %，红细胞计数 5.07×10^{12}/L，血红蛋白 142 g/L，血小板计数 404×10^9/L；生化（2022-03-10 本院）：总胆红素 11.4 μmol/L，直接胆红素 1.6 μmol/L，总蛋白 83.4 g/L，白蛋白 45.2 g/L，丙氨酸氨基转移酶 27.9 U/L，天门冬氨酸氨基转移酶 14.9 U/L，γ-谷氨酰基转移酶 93.4 U/L ↑，尿素 6.9 mmol/L，肌酐 33 μmol/L ↓，尿酸 296 μmol/L，总胆固醇 5.67 mmol/L，三酰甘油 2.82 mmol/L ↑，低密度脂蛋白胆固醇 3.90 mmol/L，血糖 14.55 mmol/L ↑，钾 4.01 mmol/L，钠 135.8 mmol/L ↓，糖化血红蛋白 9.5% ↑，空腹胰岛素 167.90 pmol/L，空腹 C 肽 1.10 nmol/L；免疫（2022-03-10 本院）：人绒毛膜促性腺激素 < 0.1 IU/L，游离三碘甲状腺原氨酸 8.12 pmol/L ↑，游离甲状腺素 19.37 pmol/L，三碘甲状腺原氨酸 2.80 nmol/L，甲状腺素 124.80 nmol/L，促甲状腺激素 2.370 mIU/L，皮质醇 459.40 nmol/L，睾酮 1.69 nmol/L ↑，泌乳素 334.4 mIU/L；凝血（2022-03-10 本院）：凝血酶原时间 10.5 秒，部分凝血活酶时间 26.20 秒，纤维蛋白原 2.53 g/L。超声（2022-03-10 本院）：子宫双附件区未见明显异常。心脏超声（2022-03-10 本院）：左房稍大，轻度三尖瓣反流，EF 60%。胸腹部 CT（2022-03-10 本院）：左肺微小结节，随诊复查。肝右叶点状钙化灶。右侧髂窝低密度影，考虑附件囊肿？建议结合超声。心电图（2022-03-10 本院）：窦性心律，正常心电图。

三、诊断

初步诊断：代谢综合征；2 型糖尿病；脂肪肝。

鉴别诊断：

1. Cushing 综合征

临床上最常见的导致病理性肥胖的病因。特点：向心性肥胖，皮肤紫纹、很薄，多血质，发际低，出现痤疮、胡子，月经紊乱或闭经，高血压、骨质疏松等。皮质醇 +ACTH 节律、24 小时游离皮质醇、地塞米松抑制试验、脑垂体 MR 平扫 + 增强及肾上腺 CT 平扫 + 增强可进一步确诊。

2. 良性对称性脂肪增多症

多数见于长期嗜好烟酒的男性。

3. 甲减

实际上并不是肥胖，而是引起全身浮肿。特点：皮肤蜡黄，眼睑、下肢浮肿（非凹陷性），全身乏力、怕冷、反应迟钝等。甲功可以鉴别。

4. 下丘脑性肥胖

一般为均匀性肥胖，而且有下丘脑其他功能紊乱：睡眠进食障碍、体温调节障碍、尿崩症、月经紊乱或闭经、男性性功能减退。

5. 药物引起的肥胖

如胰岛素，或由于精神病，长期使用精神类药物。

最终诊断：代谢综合征；肥胖症；2 型糖尿病；脂肪肝。

四、诊疗经过

入院后完善相关检查及围术期准备。排除手术禁忌后于 2022-03-11 在全麻下行"腹腔镜袖状胃切除术"，术中循环稳定，出血量不多，术后安返病房。术后予以抗感染，维持水、电解质平衡等治疗。术后第 3 日，患者无明显腹痛、呕吐、发热等不适，饮水量超过 1000 mL，具备出院指征，2022-03-15 予以办理出院。术后病理提示：（部分胃）送检，部分胃大小 20.0 cm×10.0 cm×2.0 cm，镜下示慢性浅表性胃炎，轻度，固有层淋巴组织增生，可见淋巴滤泡形成，其余未见著变。

五、出院情况

患者出院时一般情况好，进食水后无不适，有排气、排便，无腹痛、腹胀、发热等不适，查体：生命体征平稳，腹型肥胖，腹部切口无红肿、渗出，切口周围轻微压痛，无反跳痛，肠鸣音正常。

六、讨论

代谢综合征（metabolic syndrome，MS）是以肥胖、高血压、高血脂以及糖代谢异常等多种危险因素在个体聚集为特征的一组临床症候群。2007 年修订的 CDS 标准：①中心性肥胖：腰围，男性 > 90 cm 或女性 > 85 cm；②高血糖：空腹血糖（FPG）≥ 6.1 mmol /L 和 / 或餐后 2 小时血糖（2 hPG）≥ 7.8 mmol/L，和 / 或已确诊为糖尿病并治疗者；③高血压：血压≥ 130/85 mmHg 和 / 或已确诊为高血压并治疗者；④血脂紊乱：空腹血浆三酰甘油（TG）≥ 1.70 mmol/L，和 / 或空腹高密度脂蛋白胆固醇（HDL – C）< 1.04 mmol/L。具备以上 4 项组分中的 3 项或全部者诊断为 MS。MS 合并症包括糖代谢异常及胰岛素抵抗、阻塞性睡眠呼吸暂停低通气综合征（OSAHS）、非酒精性脂肪性肝炎（NASH）、内分泌功能异常、高尿酸血症、男性性功能异常、多囊卵巢综合征、变形性关节炎、肾功能异常等，尤其是具有心血管风险因素或 2 型糖尿病（T2DM）等慢性并发症。

肥胖和胰岛素抵抗是 MS 发病的核心因素，主要在遗传易患基础上加上不良的生活方式和环境因素影响而发病。防治的策略是早筛查、早发现、早干预，以阻止其众多危险组分出现。中国医师协会外科医师分会肥胖和糖尿病外科医师委员会（Chinese Society for Metabolic & Bariatric Surgery，CSMBS）于 2014 年组织国内减重代谢外科及内分泌科专家共同制定了我国首个减重代谢外科指南——《中国肥胖和 2 型糖尿病外科治疗指南（2014）》，并于 2019 年对 2014 版指南进行了修订和更新，在减重代谢手术适应证和禁忌证、手术方式的合理选择、术前评估与准备、术后并发症以及围手术期管理等方面进行了详细的阐述说明。

对于单纯性肥胖的患者，手术适应证如下：① BMI ≥ 37.5，建议积极手术；32.5 ≤ BMI < 37.5，推荐手术；27.5 ≤ BMI < 32.5，经改变生活方式和内科治疗难以控制，且至少符合 2 项代谢综合征组分，或存在合并症，综合评估后可考虑手术。②男性腰围 ≥ 90 cm、女性腰围 ≥ 85 cm，参考影像学检查提示中心型肥胖，经多学科综合治疗协作组（MDT）广泛征询意见后可酌情提高手术推荐等级。③建议手术年龄为 16 ~ 65 岁。2 型糖尿病（T2DM）患者手术适应证：① T2DM 患者仍存有一定的胰岛素分泌功能。② BMI ≥ 32.5，建议积极手术；27.5 ≤ BMI < 32.5，推荐手术；25 ≤ BMI < 27.5，经改变生活方式和药物治疗难以控制血糖，且至少符合 2 项代谢综合征组分，或存在合并症，慎重开展手术。③对于 25 ≤ BMI < 27.5 的患者，男性腰围 ≥ 90 cm、女性腰围 ≥ 85 cm 及参考影像学检查提示中心型肥胖，经 MDT 广泛征询意见后可酌情提高手术推荐等级。④建议手术年龄为 16 ~ 65 岁。对于年龄 < 16 岁的患者，须经营养科及发育儿科等 MDT 讨论，综合评估可行性及风险，充分告知及知情同意后谨慎开展，不建议广泛推广；对于年龄 >65 岁患者应积极考虑其健康状况、合并疾病及治疗情况，行 MDT 讨论，充分评估心肺功能及手术耐受能力，知情同意后谨慎实施手术。

减重代谢手术的禁忌证如下：①明确诊断为非肥胖型 1 型糖尿病。②以治疗 T2DM 为目的的患者胰岛 B 细胞功能已基本丧失。③对于 BMI < 25.0 的患者，目前不推荐手术。④妊娠糖尿病及某些特殊类型糖尿病患者。⑤滥用药物或酒精成瘾或患有难以控制的精神疾病。⑥智力障碍或智力不成熟，行为不能自控者。⑦对手术预期不符合实际者。⑧不愿承担手术潜在并发症风险者。⑨不能配合术后饮食及生活习惯的改变，依从性差者。⑩全身状况差，难以耐受全身麻醉或手术者[2]。

MS 患者的术前检查的主要包括：①对肥胖进行鉴别诊断，排除病理性肥胖，评估患者代谢合并症严重程度。主要包括糖耐量试验（OGTT）、糖尿病胰岛自身抗体、糖化血红蛋白（HBA1c）、肾上腺素相关激素测定、甲状腺素测定等。针对女性患者术前应完善性激素全套、血 HCG 及妇科彩超检查。②评估心肺功能对麻醉的耐受性。针对 BMI ≥ 50 的超级肥胖患者或出现下肢水肿患者，常规行二维超声心动图检查，合并心衰者常规行 B 型利钠肽（BNP）、双下肢深静脉血栓彩超检查，心脏射血分数（EF 值）显著降低且合并糖尿病或严重高血压患者，术前完善冠状动脉双源 CT 检查，对于有心律失常者加做动态心电图。对 BMI ≥ 40 的重度肥胖患者或既往有严重睡眠呼吸暂停（OSA）症状的患者入院后行动脉血气分析检查，判断患者 CO_2 潴留及低氧的严重程度。③手术及麻醉风险筛选。包括血尿粪常规、生化全套、凝血功能、输血相关检查心电图及胸片等。④评估患者的心理状态，必要时寻求心理科协助。⑤胃镜、肝胆胰彩超等。

中国医师协会外科医师分会肥胖和糖尿病外科医师委员会积极推荐腹腔镜袖状胃切除术（laparoscopic sleeve gastrectomy，LSG）、腹腔镜 Roux-en-Y 胃旁路术（laparoscopic Roux-en-Y gastric bypass，LRYGB）作为常规术式。经验丰富的减重中心经充分论证、医学伦理委员会审核通过及多学科团队（multidisciplinary team，MDT）讨论后可慎重开展腹腔镜单吻合口胃旁路/迷你胃旁路术（laparoscopicone-anastomosis gastric bypass/mini gastric，MGB/OAGB）、腹腔镜胆胰分流并十二指肠转位术（biliopancreatic diversion with duodenal switch，BPD-DS）、腹腔镜单吻合口十二指肠转位手术（single anastomosis duodenoilcal bypass with sleeve gastrectomy，SADI-S）、腹腔镜袖状胃切除术+十二指肠空肠旁路术（laparoscopic sleeve gastrectomy-duodenal-jejunal bypass，LSG-DJB）、胃内球囊术（gastric balloon）。不推荐可调节胃束带术、大胃囊胃旁路术、空回肠旁路术、垂直捆扎胃间隔术、开腹肥胖代谢外科手术。此外，不推荐缺乏相关手术所需专用设备和团队、手术经验尚浅的医院开展 LSG 及 LRYGB 以外的肥胖代谢外科手术。选择减重代谢手术方案时，需要综合考虑减重降糖效果、手术后可能发生的短期及长期并发症、患者自身的需求及承受力等等，尽量做到患者利益最大化。

将加速康复外科（ERAS）理念应用于减重及代谢外科，通过对减重及代谢手术围手术期各项干预措施及临床路径的优化，可以有效地实现大幅度缩短患者住院时间，促进患者康复，进而提高患者满意度的目的。ERAS 的实施贯穿于减重手术的全部过程，其核心是通过采用各种手段改进现有减重手术的围手术期干预措施，以达到提高医护质量、促进患者快速康复的目的。患者的依从性是减重及代谢外科开展 ERAS 成功的保证，遵从 ERAS 的项目越多，临床效果越好。控制阿片类药物的使用、预防 PONV、避免留置引流管、降低液体负荷、早期进食与 ERAS 效果密切相关。美国一项关于 ERAS 核心项目依从性的研究表明，ERABS 实施中采用较多的措施包括预防性止吐剂（93%）、术中不放置引流及补液量 < 2500 mL（92%）、不放置胃管（87%）、术后 8 小时内下床活动（84%）、术中腹横肌平面阻滞（TAP）镇痛（82%）、术前 8 小时内开始流质饮食（81%）、术后选用乙酰氨基酚 + 塞来昔布或对乙酰氨基酚 + 酮咯酸作为止痛药（79%）。在患者一般状况良好、疼痛可控、无明显恶心呕吐、24 小时清流 ≥ 500 mL、自主活动、正常排尿、体温 < 37.5℃、心率 < 100 次/min、血氧饱和度 >95%、术后血红蛋白下降幅度 < 32.2 g/L、白细胞计数 < 14×10^9/L、C 反应蛋白（CRP）< 100 mg/L，并对出院有信心条件下，可考虑患者出院。

七、参考文献

［1］马中书，冯晓路，朱萍. 代谢综合征与相关疾病的临床研究进展［J］. 中国全科医学，2015（17）：1991-1994，1995.

［2］中华医学会外科学分会甲状腺及代谢外科学组，中国医师协会外科医师分会肥胖和糖尿病外科医师委员会. 中国肥胖及 2 型糖尿病外科治疗指南（2019 版）［J］. 中国实用外科杂志，2019，39（4）：301-306.

［3］杨华，张鹏，董志勇，等. 中国肥胖代谢外科手术方式推荐立场声明［J］. 中华肥胖与代谢病电子杂志，2021，7（01）：8-12.

［4］梁辉，林士波，管蔚. 减重代谢外科手术方式的选择［J］. 中华胃肠外科杂志，2017，20（4）：388-392.

［5］顾岩，杨建军，宋志成，等. 加速康复理念在减重及代谢外科的应用和规范化开展［J］. 中国实用外科杂志，2020，40（4）：389-392.

（刘国栋）

第十一章 小肠疾病

一、克罗恩病

克罗恩病又称 Crohn 病、局限性肠炎，是一种原因未明的、以回肠末段为主要病变的肉芽肿性炎症病变，但也可侵犯胃肠道的任何部分，包括口腔到肛门，合并纤维化与溃疡。转移的病变可侵及肠道以外，特别是皮肤。多见于青年人。临床表现决定于病变的部位和病变的范围。全身并发症可有发热、营养不良、贫血、关节炎、虹膜炎及肝病等。

（一）病因

确切的病因至今仍不清楚，可能与病毒感染、免疫异常和遗传有关。

（二）病理

1. 病变部位

Crohn 病可累及胃肠道从口腔到肛门的任何部位，以末端回肠及右半结肠最常见。

2. 肉眼所见

①典型改变是病肠较正常增厚 2～3 倍并呈皮革样。②病变肠系膜淋巴结肿大，直径可达 3～4 cm。③病肠可与其他肠曲或器官粘连，甚至粘连成团。可因内瘘互相沟通，或构成脓肿的壁。④病变可单发或多发，跳跃式分布。⑤急性 Crohn 病肠壁病理改变稍轻，主要改变为肠壁明显充血、水肿、增厚，浆膜面色暗红且呈颗粒状，黏膜呈鹅卵石状。

3. 镜检

病变见于肠黏膜层、黏膜下层和浆膜层。有淋巴细胞聚集，可见生发中心，还可见到浆细胞、多核细胞和嗜酸性粒细胞。

（三）临床表现

克罗恩病起病隐袭，早期常无症状，或症状轻微，易被忽略。从有症状到确诊一般平均 1～3 年，有些患者发展到症状明显时才就医。

1. 全身表现

体重下降，日渐消瘦为常见症状。约1/3患者有低热或中等度发热，不伴发冷，此时常为活动性病变。

2. 腹痛

腹痛约占95%，常位于右下腹或脐周围，多为痉挛性痛，可因饮食诱发，排便后能缓解。

3. 腹泻

腹泻是主要症状。约占92%，多为间歇性发作，大便次数与病变范围有关。可有脓血便。

4. 便血

便血约占15%，结肠病变的患者可达40%。

5. 腹部包块

腹部包块约占20%，常在右下腹触到，有压痛。

6. 肛门和直肠周围病变

肛门和直肠周围病变以慢性、易复发的肛裂、溃疡、复杂肛瘘、直肠周围脓肿为特征。

7. 腹腔脓肿、腹壁外瘘

极个别并发肠道穿孔。

8. 营养缺乏

肠道的广泛病变，吸收面积减少，菌群失调，以致发生腹泻。畏食、食物摄入减少，因而出现不同程度的营养不良。

9. 急性发作

远端回肠的急性病变导致急性阑尾炎样表现。

（四）并发症

分肠道和肠外两类。

1. 肠道并发症

①肠梗阻。②瘘管。③肛裂。④肠出血。⑤肠穿孔。⑥癌变。

2. 肠外并发症

发生率为5%~10%，有结节性红斑、虹膜炎、口腔和生殖器浅小溃疡、多发性关节炎、脊椎炎等。30%广泛回肠病变患者可发生胆结石。还有尿石症、蛋白尿等。

（五）辅助检查

1. 实验室检查

70%的患者有不同程度的贫血。活动性病变时末梢白细胞可以增高，约半数患者血沉增快，大便潜血阳性，血清免疫球蛋白增多。

2. X线检查

钡剂胃肠造影是诊断的重要依据，肠系造影显示小肠末端最有价值，结肠病变则行钡灌肠。造影片中可见肠壁增厚、狭窄（线样征），15％的患者呈跳跃式多发病变，病变处还可见到纵行溃疡及裂隙，鹅卵石征。

3. 内镜检查

纤维结肠镜检显示，50％以下慢性患者直肠无异常。末端回肠及结肠可以见到斑片状分布的口疮样小溃疡，黏膜深溃疡，纵裂鹅卵石征等特征性表现。

（六）诊断和鉴别诊断

对有上述病史和典型X线征象者，一般可明确诊断。但须注意与急性阑尾炎、溃疡性结肠炎、肠结核、结肠肿瘤、小肠淋巴瘤、肠阿米巴、放线菌病等鉴别。

（七）治疗

本病无根治疗法，且于术后复发率高，所以除非发生严重并发症，一般宜行内科非手术治疗。对不能除外阑尾炎而剖腹探查的患者，一旦发现为本病，应禁止行阑尾切除术。

1. 非手术疗法

（1）支持疗法：①卧床休息，消除紧张情绪。②饮食少渣，无刺激性，富于营养的食物，酒、茶、咖啡、冷食或调味剂不宜食用。③适当补充维生素，纠正水电解质紊乱。④低蛋白血症或贫血明显者适量输血。

（2）药物治疗：主要是对症治疗。

①解痉剂：腹泻、腹痛时，除注意食用少纤维素的食物外，可适当给以抗胆碱能药物，如在饭前给以阿托品或颠茄等；也可给以复方苯乙哌啶片（地芬诺酯2.5 mg、阿托品0.025 mg）1～2片，3次/天，对止泻效果较好。

②抑制炎症及免疫反应药：柳氮磺吡啶（水杨酸偶氮磺胺吡啶，SASP）一般维持量0.5 g，4次/天，必要时可增加到4 g/d，分次服用。应注意白细胞减少等副作用。甲硝唑0.4 g，2次/天。ACTH和肾上腺皮质激素，可有暂时效果，使食欲增加，体温下降，精神改善，但可引起副作用，加重肠出血、肠穿孔、肠坏死以及精神反应等，应慎重使用。免疫抑制药物如硫嘌呤，亦可应用环孢素（环孢霉素A），但价格昂贵，不宜普遍应用。

2. 手术治疗

患者大多为慢性，病程长，易反复发作，70％～75％的患者因其并发症而最终需要外科手术治疗。

（1）手术适应证：①肠梗阻。②肠瘘（包括内瘘）。③游离穿孔。④腹腔脓肿。⑤慢性反复出血和肛门病变等（内科治疗无效时）。⑥癌变。⑦严重的全身并发症（如关节炎、肝脏损害、脓皮病、虹膜睫状体炎）内科治疗无效者。

（2）手术方法：有3种方式，即短路手术、短路加旷置术和病变肠管切除端-端吻合术。术式的采用根据病情而定。

①短路手术：将不能切除的肠段近远段肠管进行吻合。此种术式仅用于十二指肠克罗恩病引起梗阻者。

②短路加旷置术：在病变近侧肠管横断，远侧断端内翻缝合近侧肠管与远侧肠管行端－侧吻合术，此种手术适用于患者情况差，粘连广泛，或腹腔内感染不宜行肠切除者。但复发率高，易引起盲袢综合征，还有癌变的可能。可作为临时性措施，待情况好转后，再行二期病变肠管切除术。

③病变肠管切除端－端吻合术：最常用的一种术式。切除边缘应距离病变肠管5～10 cm，不宜过近或过远。过近易致肠瘘，切除过多并不能降低复发率。

术后要坚持长时间内科治疗，尤其是血沉快、体温高、有慢性出血等存在活动性病变的患者，更要重视。因本病具有一定的癌变发生率，故应尽可能切除病灶。

二、急性出血性肠炎

急性出血性肠炎是一种病因不明的肠管急性炎性病变，好发于小肠，以局限性病变较为多见，偶见全小肠受累甚至波及胃或结肠；起病急、进展快是本病的特点之一。

（一）病因

急性出血性肠炎的病因至今不明确，目前认为感染和过敏发挥作用的可能性较大。急性出血性肠炎发病的地域性和季节性倾向、部分患者发病前存在肠道或呼吸道感染史、患者粪便中细菌培养阳性结果（大肠埃希菌或产气荚膜杆菌等）以及发病时出现发热和白细胞计数增高等一系列特点均提示感染可能是重要的发病因素。但多数急性出血性肠炎病例无法分离出单一致病菌，并且病理检查可以发现病变肠壁内大量嗜酸性粒细胞浸润和小动脉纤维蛋白性坏死，提示本病有可能是变态反应的结果。

（二）临床表现

急性出血性肠炎缺乏特异性症状，主要临床表现包括腹痛、腹泻、发热等。根据患者的临床特点和病程演进不同，可归纳为血便型、中毒型、腹膜炎型和肠梗阻型等四种临床类型。

急性出血性肠炎起病急骤，脐周或上中腹出现急性腹痛，疼痛多呈阵发性绞痛或持续性疼痛阵发加剧，严重者蔓延至全腹，常伴有恶心、呕吐；随之出现腹泻症状，由稀薄水样便发展至血水样或果酱样便，偶有紫黑色血便或脓血便，部分病例以血便为主要症状。多数病例体温中等程度升高，至38～39℃，可伴有寒战；重症患者、部分儿童和青少年患者体温可超过40℃，并出现中毒症状，甚至发生中毒性休克。

腹部查体有不同程度的腹胀、腹部压痛、腹肌紧张。肠鸣音通常减弱或消失，部分病例可以触及炎性包块；肠管坏死穿孔时，可有明显的腹膜刺激征。行腹腔穿刺可抽到混浊或血性液体。

（三）诊断和鉴别诊断

1. 诊断

在多发地区和高发季节，结合年龄、病史和腹痛、腹泻、血便、发热等症状，应考虑急性出血性肠炎的诊断。腹腔穿刺检查获得血性穿刺液者提示肠坏死的可能。实验室检查常有血白细胞计数升高，大便隐血试验阳性。粪便普通培养可有大肠埃希菌、副大肠埃希菌或铜绿假单胞菌生长，厌氧菌培养可有产气荚膜杆菌生长。腹部 X 线片具有一定的诊断价值，早期病例可见到小肠积气扩张、肠间隙增宽和气液平面存在，病程进展后可见到肠壁内气体，X 线片出现不规则的致密阴影团提示发生肠段坏死，出现膈下游离气体时则表明并发肠穿孔。

2. 鉴别诊断

急性出血性肠炎应与细菌性痢疾、肠套叠、急性阑尾炎、急性肠梗阻、克罗恩病、中毒性菌痢等相鉴别。

（四）治疗

急性出血性肠炎的治疗以内科治疗为主，50% ~ 70%的病例经非手术治疗后可以治愈。内科治疗的主要措施包括：加强全身支持，纠正水、电解质与酸碱平衡紊乱；积极预防休克的发生，对已经出现中毒性休克的患者积极行抗休克治疗；禁食并放置胃肠减压；抗感染治疗，应用广谱抗生素和甲硝唑等以抑制肠道细菌特别是厌氧菌的生长；如便血量较大导致血容量不足，在静脉补液的基础上可以采取输血治疗；应用肠外营养支持治疗等。

急性出血性肠炎由于病情严重、发展迅速、内科治疗无效而持续加重或出现严重并发症时需考虑实施手术治疗，其指征为：①经腹腔穿刺检查发现脓性或血性液，考虑发生肠坏死或肠穿孔。②怀疑发生肠穿孔或肠坏死，导致明显腹膜炎。③经非手术治疗无法控制的消化道大出血。④经非手术治疗肠梗阻不能缓解，逐渐严重。⑤腹部局部体征逐渐加重。⑥全身中毒症状经内科治疗仍继续恶化，出现休克倾向者。⑦诊断不明确，无法排除需手术处理的其他急腹症。

剖腹探查明确为急性出血性肠炎的病例，应根据病变的范围和程度选择不同的手术方式。对于病变肠段尚未发生坏死、穿孔或大量出血的病例，可应用普鲁卡因做肠系膜根部封闭以改善肠段血液供应，不做其他外科处理，术后继续内科治疗。对于已经发生坏死、穿孔或大量出血的病例，则应切除病变肠段；如病变较局限，可行肠管的切除吻合手术；病变广泛者可行肠管切除，近侧和远侧肠管外置造口，以后再行二期吻合。由于急性出血性肠炎的黏膜病变通常超过浆膜病变范围，手术切除的范围应达出现正常肠黏膜的部位才可行一期吻合。

三、肠结核

结核杆菌在肠道所引起的慢性特异性感染称肠结核。多见于青壮年，女性患病略多于男性。肠结核所致的肠管狭窄、炎性肿块以及肠穿孔需外科治疗。肠结核多继发于肺结核，不少病例与腹腔结核、肠系膜淋巴结结核并存。肠结核好发部位为回肠末段和回盲部。肠结核在病理学上可分为溃疡型、增生型和溃疡增生型。

（一）诊断依据

1. 临床表现

（1）合并有活动性肺结核时，多有食欲缺乏、体弱、消瘦、午后低热、乏力、盗汗等全身症状。增生型者全身症状较轻。

（2）腹痛为隐痛或阵发性绞痛，以右下腹和脐周为著，常于进食后加重而排便后减轻。

（3）排便习惯改变，排便以腹泻多见，为水样便，很少有血便，典型的腹泻与便秘交替出现已少见。

（4）病变侵及结肠后大便含黏液及脓血。

（5）发展至肠梗阻时，阵发性绞痛较前剧烈；肠穿孔时有相应的急性腹膜炎症状。

（6）右下腹轻度压痛，肠鸣音活跃，增生型者多可在右下腹扪及固定的有轻度压痛的包块；合并肠梗阻时，右下腹可有肠型、肠鸣音高亢等体征。如形成肠瘘，可在前腹壁或侧腹壁出现瘘口。

2. 辅助检查

（1）血常规示贫血，红细胞沉降率增大，痰及便的结核杆菌检查多呈阳性。

（2）胸部 X 线片有否肺结核。

（3）钡剂小肠造影及钡灌肠造影见相应肠腔狭窄变形、黏膜紊乱、充盈缺损等征象。小肠运动过快，回盲部有激惹现象，晚期可看到扩张的肠管并可看到"线样征"。

（4）结肠镜检查可明确回盲部或结肠结核的诊断。

（5）OT 试验阳性。

（二）治疗方法

1. 内科抗结核治疗

常用药物有异烟肼，日剂量 0.3 ～ 0.4 g；利福平，日剂量 0.45 ～ 0.6 g；乙胺丁醇，日剂量 0.75 ～ 1.0 g；对氨水杨酸，日剂量 8 ～ 12 g；链霉素，日剂量 0.75 ～ 1.0 g。采用二联或三联用药，除 PAS 宜分次口服外，其余口服药均可 1 次顿服。疗程 6 个月至 1 年。同时注意支持疗法及护肝治疗。

2. 外科治疗

（1）适应证：①回盲部增生型结核包块。②瘢痕形成引起肠梗阻。③发生溃疡急性穿孔合并急性腹膜炎。④非手术治疗无效的大出血。⑤形成局限性脓肿或肠外瘘。

（2）术前准备：对有活动性肺结核或其他肠外结核者应进行一定疗程的抗结核治疗；加强支持治疗，改善全身情况。

（3）手术原则：原则上应彻底切除病变并行肠吻合术。术中视病变部位及局部病理学改变做相应的肠段切除、右半结肠切除或引流术等。术后继续抗结核治疗。

四、肠伤寒穿孔

肠穿孔是伤寒病的严重并发症，发生率为2%～3%，病死率较高。伤寒病是由伤寒杆菌引起的，肠伤寒病变最著部位为末段回肠。肠壁的淋巴集结发生坏死，黏膜脱落形成与肠纵轴相平行的溃疡。穿孔与溃疡形成的期间一致，多在伤寒病程的2～3周。80%的穿孔发生在距回盲瓣50 cm以内；多为单发，多发穿孔占10%～20%。

（一）诊断依据

1. 临床表现

（1）伤寒病的临床表现：①持续性高热。②表情淡漠。③相对缓脉。④脾大。⑤皮肤玫瑰疹。

（2）急腹症表现：①突然发生的下腹痛。②恶心、呕吐。③腹肌紧张。④腹部压痛、反跳痛；肠鸣音减弱或消失。⑤严重患者可有中毒性休克。

2. 辅助检查

（1）实验室检查：WBC计数迅速升高；血清肥达反应阳性；大便培养阳性；伤寒杆菌培养。

（2）X线检查：腹部平片或透视约2/3病例可发现气腹。

（3）腹腔诊断性穿刺。

（二）治疗方法

伤寒肠穿孔确诊后应及时开腹手术。手术原则为穿孔修补缝合术，并应对术中发现的其他肠壁接近穿孔病变的其他肠壁处——做浆肌层缝合，以防术后新的穿孔。对病变严重或多发穿孔，可考虑缝合穿孔后加做病变近侧回肠插管造口术。肠切除应严格限制于穿孔过多、并发肠道大出血、患者全身情况允许等少数病例，术后均应放置引流，术后继续伤寒病的治疗。

（韦之见）

第二节　肠梗阻

一、概述

肠梗阻是一种常见的外科急腹症，凡肠内容物不能正常运行或通过发生障碍时称为肠梗阻，一旦肠管发生梗阻，不但可以引起肠管本身解剖和功能上的改变，而且可导致全身性生理紊乱。在临床上以腹痛、呕吐、腹胀及便秘为主要表现。肠梗阻具有病因复杂、病情多变、发展迅速等特点，若处理不当，后果严重。

按病因分为机械性肠梗阻、动力性肠梗阻、血动性肠梗阻，按梗阻有无血运障碍分为单纯性肠梗阻、绞窄性肠梗阻，根据梗阻的部位可分为高位和低位肠梗阻两种，根据梗阻的程度可分为完全性和不完全性肠梗阻，按发展过程快慢可分为急性和慢性肠梗阻。若一段肠管两端均受压且不通畅者称闭襻性肠梗阻，闭襻肠管中的气体和液体无法减压，易发生血运障碍。

（一）诊断

1. 症状

（1）腹痛：询问腹痛初起的准确时间、腹痛性质、间隔期和持续时间的长短、变化程度与进食和排便的关系、缓解因素、伴发症状等，从中找到确定病因的证据。

（2）腹胀：询问腹胀程度、感觉、位置及变化等。

（3）呕吐：询问呕吐出现的时间、次数、频度，内容物的量和性质，以及呕吐时与吐后的感觉。

（4）排便、排气情况：询问肛门是否停止排便排气，最后一次排便排气的时间及肛门是否有血性或其他色泽粪便排出。

2. 体征

早期单纯性肠梗阻一般无明显全身症状，随病情进展可出现口唇干燥、皮肤无弹性、眼窝凹陷、少尿或无尿等脱水表现。发生绞窄时可表现为烦躁不安、发热、脉率快、血压下降、休克等。腹部检查时要显露充分，上自乳头水平，下至股部均应仔细检查。①腹部视诊：可见到腹胀及肠蠕动波。②触诊：单纯性肠梗阻可有轻度压痛，绞窄性肠梗阻可有固定压痛和腹膜刺激征。③叩诊：绞窄性肠梗阻时可出现移动性浊音。④听诊：肠鸣音亢进，可闻及气过水声或金属音，麻痹性肠梗阻时肠鸣音减弱或消失。应常规进行直肠指检。直肠指检若触及肿块，则可能为直肠肿瘤或低位肠腔外肿瘤甚至为肠套叠，若指套染血，应考虑结肠套叠、肠肿瘤、肠绞窄或肠系膜血管栓塞的可能。

3. 检查

直肠指诊应作为常规检查不能忽略。如触及肿块，可能为直肠肿瘤所引起的结肠梗阻、极度发展的肠套叠的套头或低位肠腔外肿瘤。

实验室检查中，血红蛋白及血细胞比容可因脱水、血液浓缩而升高，白细胞计数和中性粒细胞明显增加，多见于绞窄性肠梗阻。全血二氧化碳结合力和血清 Na^+、K^+、Cl^- 的变化，可反映酸碱失衡和电解质紊乱的状况。呕吐物和粪便检查有大量红细胞或隐血阳性，应考虑肠管有血运障碍。

X 线检查：一般在肠梗阻发生 4～6 h 后，即显示出肠腔内气体；立位或侧卧位透视或拍片，可见多数液平面及气胀肠袢。但无上述征象，也不能完全排除肠梗阻的可能。由于肠梗阻的部位不同，X 线表现也各有其特点。如在高位小肠梗阻时，空肠黏膜环状皱襞可显示出"鱼肋骨刺状"，回肠黏膜则无此表现；结肠胀气位于腹部周边，显示结肠袋形。当怀疑肠套叠、乙状结肠扭转或结肠肿瘤时，可行钡剂灌肠以助诊断。在小肠梗阻时，忌用胃肠造影的方法，以免加重病情。病情严重、低血压、休克患者，有时立位平面相可造成直立性虚脱，值得临床医师注意。

4. 诊断要点

（1）腹痛、呕吐、腹胀、肛门排气和排便停止几大症状和腹部可见肠型或蠕动波，肠鸣音亢进，压痛和腹肌紧张。

（2）机械性肠梗阻具有上述典型临床表现，早期腹胀可不显著。麻痹性肠梗阻无阵发性绞痛等肠蠕动亢进的表现，相反肠蠕动减弱或消失，腹胀显著，而且多继发于腹腔内严重感染、腹膜后出血、腹部大手术后等。

（3）有下列表现者，应考虑绞窄性肠梗阻的可能。

①发病急，开始即为持续性剧烈腹痛，或在阵发性加重之间仍有持续性疼痛。有时出现腰背部痛，呕吐出现早、剧烈而频繁。

②病情发展迅速，早期出现休克，抗休克治疗症状改善不显著。

③明显腹膜刺激征，体温上升，脉率快，白细胞计数增高。

④腹胀不对称，腹部有局部隆起或触及有压痛的肿块。

⑤呕吐物、胃肠减压抽出液、肛门排出物为血性，或腹腔穿刺抽出血性液体。

⑥经积极非手术治疗而症状体征无明显改善。

⑦腹部 X 线检查见孤立、突出胀大的肠袢，不因时间而改变位置，或有假肿瘤状阴影；若肠间隙增宽，提示有腹腔积液。

（4）高位小肠梗阻的特点是呕吐发生早且频繁，腹胀不明显。低位小肠梗阻的特点是腹胀明显，呕吐出现晚而次数少，可吐粪便样内容物。

（5）完全性梗阻呕吐频繁，如为低位梗阻腹胀明显，完全停止排气、排便。

5. 鉴别诊断

鉴别诊断主要在于区分肠梗阻的部位、性质与是否存在绞窄病因。疼痛的性质为阵发性伴肠鸣音亢进多提示为机械性梗阻；腹胀明显且肠鸣音减弱提示为麻痹性梗阻；呕吐频繁为高位肠梗阻的表现；病情发展迅速、出现腹膜刺激症状、血流动力学不稳等说明肠绞窄的可能性较大，应引起重视。

（二）治疗

肠梗阻的治疗在于缓解症状，恢复肠道的通畅，包括非手术治疗与手术治疗。值得注意的是，对患者生命的威胁主要在于肠梗阻带来的全身病理生理变化。因此不论是否采取手术治疗，首先应给予非手术治疗以纠正肠梗阻带来的全身性病理生理紊乱，为手术治疗创造条件。

1. 非手术治疗

主要包括以下措施。

（1）胃肠减压：肠梗阻诊断明确后，应立刻进行胃肠减压，以减轻腹胀。胃管保留在胃内，可吸出由肠管逆流到胃内的液体与气体，更主要是可将吞咽带进的气体抽出，减轻肠管膨胀的程度。腹胀减轻后还有利于改善呼吸和循环功能。应用胃肠减压后 12 h，重复进行 X 线检查，若小肠内充气减少，结肠充气时，证明肠梗阻有所缓解。

（2）纠正水和电解质平衡：根据肠梗阻的部位、梗阻时间的长短及实验室检查的结果来补充水和电解质。由于呕吐与胃肠减压所丢失的液体与细胞外液相似，需补充的液体以等渗液为主。绞窄性肠梗阻或晚期的单纯性肠梗阻患者，常有大量血浆和血液的丢失，还需补充血浆和全血。

（3）抗生素：单纯性肠梗阻一般不需使用抗生素。绞窄性肠梗阻时则需使用，可减少细菌繁殖，预防切口及肺部感染。

（4）对症治疗：单纯性肠梗阻患者可经胃管注入液状石蜡、花生油或通便泻下的中药，疼痛剧烈患者可应用解痉剂。

2. 手术疗法

绞窄性肠梗阻、肿瘤及先天性肠道畸形引起的肠梗阻，以及非手术治疗无效患者均应手术治疗。手术的原则和目的是：在最短的时间内，以最简单的方法解除梗阻或恢复肠腔的通畅。手术方式的选择应根据病因、病理变化、梗阻部位、梗阻程度和患者全身情况而定。手术可归纳为如下 4 种。

（1）解除引起梗阻的原因：如粘连松解术、肠套叠整复或肠扭转复位术等。

（2）肠切除吻合术：如肠管因肿瘤、炎症性狭窄等，或局部肠袢坏死，应行肠切除吻合术。梗阻原因解除后，判断肠管有无生机至关重要。如果肠壁已呈暗红色，失去光泽和弹性，无蠕动能力，对刺激无收缩反应，肠系膜终末动脉无搏动，则表示已发生肠坏死，应行肠切除。如有可疑，可用 0.5 % 普鲁卡因或 0.5 % 利多卡因肠系膜根部封闭，温盐水纱布热湿敷，将其放入腹腔 20 ～ 30 min，若见肠壁颜色和光泽好转，肠系膜终末动脉搏动出现，则说明肠管仍有生机。否则，即表明肠管已坏死。

（3）短路手术：当引起梗阻的原因既不能简单解除，又不能切除时，可行梗阻近端与远端肠袢的短路手术。

（4）肠造口或肠外置术：如患者病情危重，不能耐受复杂手术，可用此类术式解除梗阻。该手术主要适用于低位肠梗阻，如急性结肠梗阻，一般采用梗阻近侧肠造口，以解除梗阻；也适用于麻痹性或痉挛性肠梗阻，蛔虫或粪块堵塞引起的肠梗阻，炎症引起的不完全性肠梗阻，肠套叠早期等。在治疗过程中，应严密观察，如症状、体征不见好转或反而加重，应改为手术治疗。除前述基础疗法外，还包括中药治疗、口服或胃肠道灌注植物油、针刺疗法，以及根据不同病因采用低压空气或钡灌肠、经乙状结肠镜插管、颠簸疗法等各种方法。

二、粘连性肠梗阻

粘连性肠梗阻比较常见，占全部肠梗阻病例的 40% ~ 50%。其中先天性腹腔内粘连（如美克耳憩室的系带、胎粪性腹膜炎）所致者极少，而以后天性腹腔内粘连为最多，好发于腹腔内手术、感染、肿瘤、腹部损伤，腹内出血或异物残留最多见。

（一）临床表现

粘连性肠梗阻大多有腹部手术史，发生时间可以在术后几周到数年之久，有的甚至数十年。可有多次反复发作。大部分粘连性肠梗阻发生在回肠且为单纯性，临床表现同一般小肠梗阻。

（二）诊断要点

①多有腹腔手术、创伤或感染病史。②以往有慢性肠梗阻症状和多次急性发作史。③突发性典型的机械性肠梗阻表现。

值得注意的是，手术后早期（5 ~ 7 d）即可出现粘连性肠梗阻，应与术后肠麻痹恢复期的肠蠕动功能失调相鉴别。其鉴别要点：①术后肠麻痹是术后的持续表现，多在术后3 ~ 4 d 内恢复，当自肛门排气排便后，症状便自行消失。而粘连性肠梗阻则常常先有肛门排便排气后又停止，并伴有绞痛和肠鸣音亢进。②腹部 X 线，肠麻痹时全部肠道均有积气，而粘连性梗阻积气积液仅限于梗阻以上的肠管。

（三）治疗

粘连性肠梗阻应尽量避免反复手术治疗。若是单纯性梗阻，应首先选择基础治疗，如基础治疗无效或怀疑有绞窄时，宜及时做手术探查。

①全面探查，不满足于一处或几处梗阻的发现。②以钝性分离为主，减少损伤。③对于粘连广泛，分离后有较多粗糙面者，可行部分或全部小肠排列术。

手术方式可根据病变情况采用粘连松解或束带切断术，有肠坏死者，应行肠切除吻合术。

（四）注意事项

1. 粘连性肠梗阻

多数为单纯性肠梗阻，一般采用禁食、胃肠减压、输液、防治感染等非手术方法，尽可能避免手术治疗，以减少手术后再粘连。

2. 腹腔内粘连

腹腔内粘连是浆膜对损伤和炎症正常生理反应，故在腹腔手术中采用一些方法尽可能减少损伤和炎症，以减少粘连性肠梗阻的发生。手术中仔细止血，不做大块结扎，防止浆膜面暴露干燥和异物残留等。

3. 使用抗粘连药物或材料

如胰蛋白酶、右旋糖酐、透明质酸酶等。

4. 加强术后处理，促使肠功能恢复

如早期下床活动，使用促进肠蠕动药物。

三、肠扭转

肠扭转是一段肠袢沿其系膜长轴旋转而造成的闭襻型肠梗阻。由于肠系膜血管受压，因而也属于绞窄性肠梗阻。常常是因为肠袢及其系膜过长，系膜根部附着处过窄或粘连收缩，并因肠内容重量骤增，肠管动力异常，以及突然改变体位等诱发因素而引起。扭转程度轻者在 360° 以下，严重的可达 2 ~ 3 转。常见的扭转部位有部分小肠，全部小肠和乙状结肠。

（一）临床表现

肠扭转表现为急性机械性肠梗阻，但部位不同，临床特点各异。

1. 小肠扭转

小肠扭转多见于青壮年，常有饱食后剧烈活动等诱因。发生于儿童者多与先天性肠旋转不良等有关。表现为突然发生的剧烈腹部绞痛，阵发性加重，常牵涉腰背部，患者喜蜷曲卧位，不敢仰卧；呕吐频繁，腹胀不显著或某一部位特别明显。腹部有时可扪及扩张肠袢，病情发展迅速，易发生休克。腹部平片可见到闭襻的肠管，空肠、回肠换位或排列成多种形态的小跨度蜷曲肠袢等特有征象。

2. 乙状结肠扭转

乙状结肠扭转多见于男性老年人，常有便秘习惯或以往有多次腹痛发作经排便、排气后缓解的病史。临床表现为腹痛、腹胀，呕吐一般不明显。低压灌肠时进入液体量往往不足 500 mL。钡剂灌肠造影可明确诊断，在扭转部位钡剂受阻，钡影尖端呈"鸟嘴"状改变。

（二）治疗

肠扭转可在短期内致肠绞窄、坏死，病死率为 15% ~ 40%，应及时手术治疗。

1. 扭转复位术

将扭转的肠管复位，并解决引起扭转的解剖学异常。

2. 肠切除术

适宜肠坏死的病例。

（三）注意事项

（1）肠扭转早期除一般治疗外，可行手术复位。

（2）肠扭转是一种闭襻性肠梗阻，易引起绞窄，造成肠坏死、肠穿孔，宜早期手术较为安全。

（3）早期乙状结肠扭转可行肛管复位，在乙状结肠镜下插入细肛管，排出扩张肠曲内气体，并保留3～4 d，以利于肠功能恢复。

四、肠套叠

一段肠管套入邻近的肠腔内称为肠套叠，多为近侧端套入远侧端。根据套入部位可分为小肠－小肠型、回肠－结肠型和结肠－结肠型。

临床上将肠套叠分为儿童型和成人型两大类。儿童型肠套叠占儿童肠梗阻的首位，多发生于2岁以内的肥胖婴儿，男孩多于女孩，与肠功能失调、蠕动异常有关。成人型肠套叠多为继发性，可继发于肠息肉、肠肿瘤等，两类肠套叠在临床表现及治疗上均有显著不同。

（一）临床表现

儿童型肠套叠，是小儿肠梗阻的常见病因，80%发生于2岁以下儿童。最多见的为回肠末端套入结肠。

1. 腹痛

患儿常突然发作剧烈的阵发性腹痛，阵发性哭闹，反复发作后出现精神萎靡、嗜睡。如不及时治疗可进一步出现休克。

2. 呕吐

早期为胃内容物，继之有胆汁或肠内容物。

3. 血便

呈果酱样。

4. 腹部肿块

大多数患儿可在腹部扪及腊肠样肿块，表面光滑，稍可活动，稍有压痛，位于脐右上方。

成人型肠套叠多表现为慢性反复发作，其发生原因常与肠息肉、肿瘤等病变有关。主要症状是阵发性腹痛，在腹痛发作时约60%的患者可扪及腹部肿块，并有不完全性肠梗阻表现，但往往可自行缓解。

（二）诊断要点

1. 儿童型肠套叠

根据三大典型症状，腹痛、血便和腹部肿块等表现，一般可明确诊断，如有怀疑可做诊断性空气灌肠或钡剂灌肠造影。X线下可见到套叠的肠管钡影呈"杯口"状，甚至呈"弹簧状"阴影。

2. 成人型肠套叠

成人中发现质硬、光滑、稍能推动的腹部肿块，伴有不完全性肠梗阻表现要考虑本病。应做钡灌肠造影或钡剂上消化道造影检查，可明确诊断并了解所发生的原因。

（三）治疗

1. 儿童型肠套叠，以非手术疗法为主

（1）空气灌肠：适用于病程在 48 h 以内，腹不胀、腹肌不紧张的回肠 – 结肠型套叠。应用此法有近 90% 的患儿可获得复位。方法是将气囊导尿管插入肛门，让气囊充气堵住肛门，然后向肠腔内充气，压力为 8 ~ 13 kPa，在 X 线透视下，可见到套叠的肠管逐步消失，有空气进入回肠。

（2）手术治疗：适用于空气灌肠复位失败、并发肠穿孔腹膜炎或病程超过 48 h 者。术时注意将套入的肠管轻轻挤出，避免直接牵拉。如肠管已有坏死或手法不能复位宜做肠切除吻合。

2. 成人型肠套叠

由于成人肠套叠多属继发，原则上应手术治疗，根据病变情况做相应的手术处理。

（四）注意事项

（1）儿童型肠套叠早期可采用非手术疗法，如禁食、输液、控制感染。

（2）行空气灌肠疗法时，应在 X 线透视下严密观察肠套叠复位全过程。术者可用手轻轻按摩套叠部位以利复位。复位后，腹部变软无压痛，肿块消失，小儿常安静入睡；继而可排气排便，便色渐变成正常。

（3）行空气灌肠疗法前，需皮下或肌内注射阿托品 0.3 ~ 0.5 mg，以解除痉挛镇痛；个别异常躁动患儿，可用基础麻醉。

（韦之见）

第三节　短肠综合征

短肠综合征是指小肠广泛切除后的严重吸收不良（腹泻、脂肪泻、体重减轻、营养不良等）综合征。一般认为小肠切除 70% 以上，或切除小肠 50% 且同时切除回盲瓣，或成人保留小肠不足 120 cm 谓之小肠广泛切除。小肠大量切除常见的病因有急性肠扭转、坏死性肠炎、绞窄性疝、肠系膜上动脉栓塞、肠系膜上静脉血栓形成、肿瘤、Crohn 病、外伤等。

一、病因

1. 成人

主要是由于肠系膜血管栓塞或血栓形成及急性肠扭转导致大范围小肠切除。导致肠系膜血管栓塞或血栓形成的因素有心衰、心脏瓣膜病变、动脉粥样硬化、长期服用利尿剂及避孕药、空回肠短路手术、腹部损伤、肠道肿瘤、医源因素等。

2. 儿童

出生前主要原因为小肠闭锁、中肠旋转不良导致的小肠异位固定或异常扭转，新生儿期坏死性小肠炎。出生后较少见的因素有先天性巨结肠病。

二、临床表现

短肠综合征患者的临床表现和严重程度随残留肠管的部位、长度及有无回盲瓣的存留而异，主要有以下几方面表现。

（1）严重的腹泻和脂肪泻。

（2）水、电解质平衡失调，酸中毒，多种维生素缺乏。

（3）严重营养不良、疲乏无力、体重下降、手足搐搦、骨痛、骨软化、紫癜及周围神经病变，乃至精神症状。

（4）免疫功能低下。

（5）胃酸分泌亢进表现，胃部烧灼感、恶心、呕吐。

（6）短肠综合征患者后期可出现泌尿系结石、胆系结石等。

三、辅助检查

1. 血液检查

可有贫血和血清 K^+、Na^+、钙离子、镁离子、清蛋白、胆固醇等浓度降低，以及凝血酶原时间延长。

2. 小肠功能检查

粪脂定量测定、血清胡萝卜素测定、维生素 B_{12} 吸收试验、D- 木糖吸收试验等。

3. 小肠液细菌培养

一般超过 $1 \times 10^8/L$，为细菌生长过度。

4. 胆盐浓度测定

血中结合胆盐浓度下降甚至缺乏。

5. X 线小肠钡剂造影

可估计和观察剩余小肠的长度及代偿功能。

四、治疗方法

（一）非手术治疗

1. 第 1 期治疗

（1）禁食、全肠外营养治疗，纠治水、电解质和酸碱平衡失调。补充必需的营养物质，使肠道得到充分的休息。

（2）抑制高胃酸分泌：可静脉滴注法莫替丁、奥美拉唑等。用碳酸钙中和胃酸和游离脂肪酸。

（3）抑制肠蠕动，减轻腹泻：可酌情选用洛哌丁胺、思密达、考来烯胺每次 4 ~ 5 g，每日 3 次。

（4）消胆胺：结合胆盐，消除胆盐对结肠的刺激。

2. 第 2 期治疗

为防止肠黏膜萎缩，宜早期开始肠内营养治疗。应给予糖类、高蛋白、低脂肪及含有充分的微量元素和维生素的要素饮食；同时根据口服营养的情况，继续给予静脉营养支持补充。暂禁用乳糖制品。有高草酸尿患者，可限制水果、蔬菜入量。如残肠内有过多细菌生长者，可用氨苄西林、甲硝唑等抗生素治疗。

3. 第 3 期治疗

经口摄入的食物以患者可以耐受的程度进行调整，既要保证热量和营养充分，而又不引起腹泻为原则。饮食以高糖、高蛋白、低脂半流或软食为主，避免高渗饮料，补充矿物质和维生素。患者终身需小心调节饮食并置于医师的监护之下。

（二）手术治疗

术后持续吸收不良而严格非手术治疗效果不佳时，可考虑手术。应当指出，不应在广泛小肠切除的同时做短肠的补救性手术，因对残存小肠的代偿功能难以足够估计，且在肠切除时做这类手术将会抑制小肠的适应性改变。一般宜在前次手术 6 ~ 12 个月以后再考虑。手术方式分延缓小肠排空、增加吸收面积及小肠移植 3 类。小肠延长术、肠黏膜替补术等增加吸收面积的术式尚处于研究阶段，小肠移植也远非确切的治疗手段。目前临床多用且有效的为多种延缓小肠排空手术。

1. 逆蠕动小肠段间置术

取带蒂残肠末段 10 cm，反转后吻合。

2. 小肠人工瓣膜成形术

利用肠管自身套叠或制作残端乳头形成一抵挡肠内容通过的瓣膜样结构。建立再循环肠襻。

3. 顺蠕动结肠段间置术

切取带蒂结肠段 15 ~ 20 cm，按顺蠕动方向间置于小肠中。

（韦之见）

第四节 十二指肠良性肿瘤

十二指肠良性肿瘤少见，良、恶性比例为 1：2.6～1：6.8。据国内 1747 例与国外 2469 例十二指肠良恶性肿瘤综合统计，十二指肠良性肿瘤分别占 21％ 与 33％。十二指肠良性肿瘤本身虽属良性，但部分肿瘤有较高的恶变倾向，有的本身就介于良、恶性之间，甚至在镜下均难于鉴别。尤其肿瘤生长的位置常与胆、胰引流系统有密切关系，位置固定，十二指肠的肠腔又相对较窄，因此常常引起各种症状，甚至发生严重并发症而危及生命。由于十二指肠位置特殊，在这些肿瘤的手术处理上十分棘手。

一、十二指肠腺瘤

十二指肠腺瘤是常见的十二指肠良性肿瘤，约占小肠良性肿瘤的 25％。从其发源可分为 Brunner 腺瘤和息肉样腺瘤两种。

（一）Brunner 腺瘤

Brunner 腺瘤为十二指肠黏液腺（Brunner 腺）腺体增生所致，故有人认为它并非真正的肿瘤。该腺体位于十二指肠黏膜下层，可延伸至黏膜固有层，其导管通过 Lieberkuhn 腺陷窝开口于十二指肠腔，分泌含粘蛋白的黏液和碳酸氢盐。此腺体绝大多数位于十二指肠壶腹部，降部和水平部依次减少。

Brunner 腺瘤有三种类型：①腺瘤样增生最多见，为单个瘤样物突出肠腔内，有蒂或无蒂，质较硬，呈分叶状。国外报道其直径多不超过 1 cm，国内报道肿瘤均较大，最大达 8 cm。②局限性增生，表面呈结节状，多位于十二指肠乳头上部。③弥漫性结节增生：呈不规则的多发性小结节，分布于十二指肠的大部分。

Brunner 腺瘤显微镜下所见无明显包膜，由纤维组织、平滑肌分隔成大小不等的小叶结构，可见腺泡、腺管和潘氏细胞，故认为属错构瘤，极少恶变。

1. 临床表现

十二指肠 Brunner 腺瘤常无明显临床症状，当肿瘤生长到一定程度可出现腹上区不适、饱胀、疼痛或梗阻，约 45％ 病例有上消化道出血，以黑便为主，伴贫血，少有呕血。

2. 诊断

十二指肠 Brunner 腺瘤常由上消化道辅助检查发现十二指肠黏膜下隆起性病变，而获得临床诊断，最后确诊常依赖病理组织检查。

常用辅助检查手段为钡餐或气钡双重造影和十二指肠镜。前者见球后有圆形充盈缺损或呈光滑的"空泡征"，若为弥漫性结节样增生，则呈多个小充盈缺损，如鹅卵石样改变。十二指肠镜则可见肿瘤位于黏膜下，向肠腔内突出，质较硬，黏膜表面有炎症、糜烂，偶见溃疡，行活体组织病理检查时必须取材较深方能诊断。

3. 治疗

理论上 Brunner 腺瘤属错构瘤性质，很少恶变，加之有学者认为 Brunner 腺瘤系胃酸分泌过多的反应，因而认为可经药物治疗消退，或长期追踪。但因于术前很难对 Brunner 腺病定性，而且腺瘤发展到一定大小常致出血、贫血等，因此绝大多数学者认为仍应手术治疗，特别是对单个或乳头旁局限性增生的腺瘤应予切除。处理方法如下。

（1）肿瘤小且蒂细长者可经内镜切除。

（2）肿瘤较大，基底较宽应经十二指肠切除。

（3）球部肿瘤直径 > 3 cm，基底宽，切除后十二指肠壁难以修复者，可行胃大部切除。

（4）肿瘤位于乳头周围，引起胆、胰管梗阻或疑有恶变经快速病理检查证实者，应做胰头十二指肠切除。

（二）十二指肠腺瘤性息肉

十二指肠腺瘤多属此类。源于十二指肠黏膜腺上皮，有别于 Brunner 腺瘤。由于腺瘤的结构形态不同，表现各异，预后亦有较大的差异。目前按腺瘤不同结构和形态将其分为 3 类。①绒毛状腺瘤：腺瘤内有大量上皮从管腔黏膜表面突起，呈绒毛状或乳头状，表面如菜花样，基底部、质软、易出血，恶变率高达 63%，临床较少见。②管状腺瘤：较多见，肿瘤多数较小、有蒂、质较硬，肿瘤内以管腔为主，少见绒毛状上皮，恶变率较低，约 14%。③管状绒毛状腺瘤：其形状结构和恶变率居前两者之间。

1. 临床表现

早期多无症状，肿瘤发展到一定大小则可有腹上区不适、隐痛等胃十二指肠炎表现。较长病史者可出现贫血，大便隐血阳性，其中尤以绒毛状腺瘤表现突出。位于乳头部腺瘤可因阻塞胆总管而致黄疸，或诱发胰腺炎。较大的肿瘤可致十二指肠梗阻，但较罕见。

2. 诊断

同其他十二指肠肿瘤诊断方法一样，依赖于十二指肠低张造影和十二指肠镜检查，前者表现为充盈缺损，后者则可见向肠腔突起的肿块、呈息肉样或乳头状，病理学检查常可明确诊断。

B 超及 CT 等检查对诊断较大的腺瘤也有一定参考价值。

值得注意的是，十二指肠腺瘤可伴发于家族性息肉、Gardner 综合征等，因而对十二指肠腺瘤做出诊断的同时，应了解结肠等其他消化道有无腺瘤存在。

3. 治疗

十二指肠腺瘤被认为是十二指肠腺癌的癌前期病变，恶变率高。因此，一旦诊断确定应争取手术治疗。具体方法如下。

（1）经内镜切除：适用于单发、较小、蒂细长、无恶变可能的腺瘤，蒂较宽、肿瘤较大则不宜采用。应注意电灼或圈套切除易发生出血和穿孔。切除后复发率为 28% ~ 43%，故应每隔半年行内镜复查，1～2年后每年复查1次。

（2）经十二指肠切除：适用于基底较宽、肿瘤较大经内镜切除困难者，乳头附近的肿瘤亦可采用此法。切除后同样有较高的复发率，要求术后内镜定期随访。

手术方法是切开十二指肠侧腹膜（kocher切口），游离十二指肠，用双合诊方法判断肿瘤部位和大小，选定十二指肠切开的部位，纵形切开相应部位侧壁至少4 cm，显露肿瘤并切取部分肿瘤行术中快速病理切片检查。如肿瘤位于乳头附近，则经乳头逆行插管以判断肿瘤与乳头和胆管的关系，如有黄疸则应切开胆总管，经胆管内置管以显露十二指肠乳头。注意切除肿瘤时距瘤体外周0.3～0.5 cm切开黏膜，于肌层表面游离肿瘤。乳头附近肿瘤常要求连同瘤和乳头一并切除，因而应同时重做胆胰管开口。其方法是：在胆管开口前壁切断Oddi括约肌，用两把蚊式钳夹住胆管和胰管开口相邻处，在两钳之间切开约0.5 cm，分别结扎缝合，使胆、胰管出口形成一共同通道，细丝线间断缝合十二指肠黏膜缘与胆、胰管共同开口处的管壁，分别于胆管和胰管内插入相应大小的导管，以保证胆汁、胰液引流通畅，亦可切开胆总管，内置T管，下壁穿过胆管十二指肠吻合口达十二指肠，胰管内置管，经T形管引出体外，缝合十二指肠切口，肝下置引流，将胃肠减压管前端置入十二指肠。本法虽然术后胆胰管开口狭窄、术后胰腺炎、十二指肠瘘等并发症较少，但切除范围有限。

（3）胃大部切除：适用于球部腺瘤，蒂较宽，周围有炎症，局部切除后肠壁难以修复者。

（4）胰头十二指肠切除：适用于十二指肠乳头周围单个或多发腺瘤，或疑有恶变者。十二指肠良性肿瘤是否应行胰头十二指肠切除术尚有争议。

二、其他十二指肠良性肿瘤

十二指肠良性肿瘤有的前面已经提到（如平滑肌瘤、脂肪瘤等），有的十分罕见（如神经源性肿瘤、错构瘤、纤维瘤、内分泌肿瘤等），以及一些组织的异位等在本节中不再阐述。

（一）十二指肠血管瘤（肉瘤）

血管瘤90%以上见于空肠与回肠，十二指肠少见，通常来自黏膜下血管丛。多数为很小的息肉状肿瘤，呈红色或紫血色，向肠腔内突出，可单发，也可多发，可呈局限性生长，也可弥漫性分布。可分为三型：①毛细血管瘤。无包膜，呈浸润性生长，在肠黏膜内呈蕈状突起的鲜红色或仅呈暗红色或紫红色斑。②海绵状血管瘤。由扩张的血窦构成，肿瘤切面呈海绵状。③混合型血管瘤。常并发出血，在诊断与治疗上均感棘手。极少数血管瘤可恶变为血管肉瘤。

血管肉瘤亦来自十二指肠的血管组织，除了能转移外，临床表现与血管瘤相似，但血管肉瘤的血管丰富，易向黏膜生长而形成溃疡与出血。

（二）十二指肠纤维瘤（肉瘤）

纤维瘤好发于回肠黏膜，十二指肠纤维瘤很少见，常为单发，也可多发。由肠黏膜纤维组织发生的良性肿瘤，也可发生在黏膜下、肌层、浆膜下。外观呈结节状，有包膜、界限清楚的肿瘤，切面呈灰白色，可见编织状的条纹，质地韧。镜下由胶原纤维和纤维细胞构成，其间是血管和其周围少量疏松的结缔组织。瘤组织内纤维排列成索状，纤维间含有血管的细胞，一般不见核分裂象。纤维肉瘤镜下瘤细胞大小不一，呈梭形或圆形，分化程度差异很大，瘤细胞核大深染，核分裂象多见，生长快，预后不佳。术后易复发。

临床表现：主要症状为腹痛、恶心、呕吐、食欲缺乏、消瘦等，偶可发生梗阻与出血。

十二指肠肿瘤可引起严重并发症，少数可发生恶变，故一旦确诊，应以手术治疗为主。切除率一般可达98%以上，切除方案应根据病灶所在十二指肠的部位、大小、形态、肿瘤的类型而定，一般肿瘤较小，且距十二指肠乳头有一定的距离时，可行局部肠壁楔形切除，或局部摘除，有学者主张经十二指肠将肿瘤做黏膜下切除；肿瘤较大或多发性者，可行部分肠段切除术；肿瘤累及壶腹部或有恶变倾向时，应行部分十二指肠切除术。术中一定要注意将切除的肿瘤标本送冰冻切片检查，才能根据病理结果确定切除的范围。对十二指肠小的、单发的、带蒂的良性肿瘤可在内镜下用圈套器切除，或用微波、激光凝固摘除。

（景小松）

第五节　十二指肠恶性肿瘤

本节主要讨论的十二指肠恶性肿瘤指原发于十二指肠组织结构的恶性肿瘤，即原发性十二指肠恶性肿瘤，较少见，国外报道尸检发现率为0.02%～0.05%，约占胃肠道恶性肿瘤的0.35%，但小肠肿瘤以十二指肠发生率最高，约占全部小肠肿瘤的41%。其中恶性肿瘤多于良性肿瘤，前后两者比例约为6.8：1。

一、十二指肠腺癌

十二指肠腺癌是指起源于十二指肠黏膜的腺癌。其发病率国外文献报道占十二指肠恶性肿瘤的80%，占全消化道恶性肿瘤的1%偏低。国内报道占十二指肠恶性肿瘤的65%左右，占全消化道肿瘤的0.3%，占小肠恶性肿瘤的25%～45%。好发于50～70岁，男性稍多于女性。中南大学湘雅二医院病历资料中，近10年来仅发现十二指肠腺癌18例，占同期内十二指肠恶性肿瘤的70%左右。

（一）病因病理

目前对十二指肠腺癌的病因不甚清楚。胆汁和胰腺中分泌出来的可能是致癌原的一些物质，如石胆酸等二级胆酸对肿瘤的形成起促进作用。十二指肠腺癌与下列疾病有关：家族性息肉病、Gardner 和 Turcot 综合征、von Reeklinghausen 综合征、Lynch 综合征、良性上皮肿瘤如绒毛状腺瘤等。另有报道与溃疡或憩室的恶变以及遗传等因素也有一定关系。

根据癌瘤发生的部位，可将十二指肠腺癌分为壶腹上段、壶腹段（不包括发生于胰头、壶腹本身及胆总管下段的癌）及壶腹下段。以发生于壶腹周围者最多，约占 50%。其次为壶腹下段，壶腹上段最少。

十二指肠癌大体形态分为息肉型、溃疡型、环状溃疡型和弥漫浸润型，以息肉型多见，约占 60%，溃疡型次之。镜下所见多属乳头状腺癌或管状腺癌，位于十二指肠乳头附近以息肉型乳头状腺癌居多，其他部位多为管状腺癌，呈溃疡型或环状溃疡型，溃疡病灶横向扩展可致十二指肠环形狭窄。

（二）分期

国内对十二指肠腺癌尚未进行详细分期，其分期方法多沿引美国癌症联合会制订的分期法。

临床分期为第 I 期，肿瘤局限于十二指肠壁；第 II 期，肿瘤已穿透十二指肠壁；第 III 期，肿瘤有区域淋巴结转移；第 IV 期，肿瘤有远处转移。

TNM 分期为：

T：原发肿瘤。

T0：没有原发肿瘤证据。

Ta：原位癌。

T1：肿瘤侵犯固有层或黏膜下层。

T2：肿瘤侵犯肌层。

T3：肿瘤穿破肌层浸润浆膜或穿过无腹膜覆盖的肌层处（如系膜或后腹膜处）并向外浸润 ≤ 2 cm。

T4：肿瘤侵犯毗邻器官和结构，包括胰腺。

N：局部淋巴结。

N0：无局部淋巴结转移。

N1：局部淋巴结有转移。

M：远处转移。

M0：无远处转移。

M1：有远处转移。

（三）临床表现

早期症状一般不明显，或仅有上腹不适、疼痛、无力、贫血等。其症状、体征与病程的早晚及肿瘤部位有关。根据文献统计现将常见症状、体征分别如下。

1. 疼痛

多类似溃疡病，表现为上腹不适或钝痛，进食后疼痛并不缓解，有时疼痛可向背部放射。

2. 畏食、恶心、呕吐

此类消化道非特异性症状在十二指肠腺癌的发生率为30%~40%，如呕吐频繁，呕吐内容物多，大多是由于肿瘤逐渐增大堵塞肠腔，引起十二指肠部分或完全梗阻所致。呕吐内容物是否含有胆汁可判别梗阻部位。

3. 贫血、出血

贫血、出血为最常见症状，其出血主要表现为慢性失血，如大便隐血、黑便；大量失血则可呕血。

4. 黄疸

黄疸系肿瘤阻塞壶腹所致，此种肿瘤引起黄疸常因肿瘤的坏死、脱落而使黄疸波动，常见于大便隐血阳性后黄疸也随之减轻；另外黄疸常伴有腹痛。以上两点有别于胰头癌常见的进行性加重的无痛性黄疸。

5. 体重减轻

此种症状亦较常见，但进行性体重下降常预示治疗效果不佳。

6. 腹部包块

肿瘤增长较大或侵犯周围组织时，部分病例可扪及右上腹包块。

（四）诊断、鉴别诊断

由于本病早期无特殊症状、体征，故诊断主要依赖于临床辅助检查，其中以十二指肠低张造影和纤维十二指肠镜是术前确诊十二指肠肿瘤的主要手段。

十二指肠低张造影是首选的检查方法，如行气钡双重造影可提高诊断率。因癌肿形态不同，其X线影像有不同特征，一般可见部分黏膜粗、紊乱或皱襞消失，肠壁僵硬。亦可见息肉样充盈缺损、龛影、十二指肠腔狭窄。壶腹部腺癌与溃疡引起的壶腹部变形相似，易误诊。十二指肠纤维内镜检查因难窥视第3、4段，故可能遗漏诊断。临床可采用超长内镜或钡餐弥补其不足。镜下见病变部位黏膜破溃，表面附有坏死组织。如见腺瘤顶部黏膜粗糙、糜烂，应考虑癌变，对可疑部位需取多块组织行病理检查，以免漏诊。

B超、超声内镜和CT检查可见局部肠壁增厚，并可了解肿瘤浸润范围、深度、周围区域淋巴结有无转移，以及肝脏等腹内脏器情况。

对上述检查仍未能确诊者，行选择性腹腔动脉和肠系膜上动脉造影，有助于诊断。

由于发生在壶腹部癌可原发于十二指肠壁黏膜、胰管或胆管，而来源部位不同其预后可能不同，因此，Dauson和Connolly对肿瘤产生的黏蛋白进行分析来提示肿瘤组织来源，唾液黏蛋白来自真正的壶腹的肿瘤是胆管上皮和十二指肠黏膜的特征，中性黏蛋白是Bruner腺特征性分泌蛋白，硫酸黏蛋白则主要由胰管产生。

需与十二指肠腺癌相鉴别的疾病繁多，但根据主要临床征象不同，考虑不同疾病的鉴别：①表现为梗阻性黄疸者，需与其鉴别的常见疾病有胰头癌、胆管癌、胆管结石、十二指肠降部憩室等。②表现为呕吐或梗阻者，则需与十二指肠结核、溃疡病幽门梗阻、环状胰腺、肠系膜上动脉综合征相鉴别。③消化道出血者，需与胃、肝胆系、结肠、胰腺、右肾和腹膜后等肿瘤相鉴别。④上腹隐痛者，需与溃疡病、胆石症等相鉴别。

(五) 治疗

十二指肠腺癌原则上应行根治切除术，其术式可根据癌肿的部位和病期选用十二指肠节段切除或胰头十二指肠切除等术式。对于不能切除的肿瘤，可采用姑息性胆肠引流或胃肠引流等术式。据文献报道，20 世纪 90 年代以后，十二指肠腺癌而行胰头十二指肠切除率上升至 62% ~ 90%，使术后 5 年生存率达到 25% ~ 60%。由于胰头十二指肠切除符合肿瘤手术治疗、整块切除和达到淋巴清除的原则，同时有良好的治疗效果，目前已基本被公认为治疗十二指肠癌的标准术式。现对几种常用术式及注意事项介绍如下。

1. 胰头十二指肠切除术

十二指肠腺癌手术时，淋巴结转移率为 50% ~ 65%，尽管很多医者认为淋巴结阳性并不影响术后生存率，但胰头十二指肠切除因其能广泛清除区域淋巴结而倍受推崇。随着手术技巧的提高和围术期管理的加强，胰头十二指肠切除术后死亡率降至 10% 以下。胰头十二指肠切除术包括保留幽门和不保留幽门两种基本术式，应根据肿瘤所在部位和生长情况加以选择。但应注意的是：十二指肠腺癌行胰头十二指肠切除术后较之胰腺或胆管病变行胰头十二指肠切除有更高的并发症发生率，如胰瘘等，其机制可能与软胰结构（soft texture）即胰腺质地正常、胰管通畅有关。一般认为，原发十二指肠癌行胰头十二指肠切除术应注意下列各点：①采用套入式（Child）法的胰空肠端－端吻合为好，特别是胰管不扩张者更为适宜。②十二指肠肿瘤侵及胰腺钩突部机会较少。因此，处理钩突部时在不影响根治的原则下，可残留薄片胰腺组织贴附于门静脉，较有利于手术操作；另外，分离其与门静脉和肠系膜上静脉间细小血管支时，不可过度牵拉，避免撕破血管或将肠系膜上动脉拉入术野将其损伤。门静脉保留侧的血管支需结扎牢固，采用缝合结扎更加妥善。③不伴梗阻性黄疸者，胆胰管常不扩张。因此，经胆管放置细 T 形管引流，其横臂一端可经胆肠吻合口放入旷置的空肠袢内，另一端放在近侧胆管，有助于减少胆肠、胰肠吻合口瘘的发生。④伴有营养不良、贫血、低蛋白血症者，除考虑短期 TPN 治疗外，术中宜于空肠内放置饲食管（经鼻或行空肠造瘘置管）备术后行肠内营养，灌注营养液或（和）回收的消化液如胆、胰液等，颇有助于术后患者的恢复。⑤对高龄或伴呼吸系统疾病者，应行胃造瘘术。⑥术后应加强防治呼吸系统并发症，尤其是肺炎、肺不张等，采用有效的抗生素，鼓励咳嗽和床上活动等措施。

2. 节段性十二指肠管切除术

本术式选择适当，能达到根治性切除的目的，其 5 年生存率不低于胰头十二指肠切除术的效果，且创面小，并发症少，手术死亡率低。此术式主要适用于水平部、升部早期癌，术前及术中仔细探查，必须确定肠壁浆膜无浸润，未累及胰腺，区域淋巴结无转移。充分游离十二指肠外侧缘，切断十二指肠悬韧带，游离十二指肠水平部和升部，切除包括肿瘤在内的十二指肠段及淋巴引流区域组织，在肠系膜上血管后方将空肠远侧端拉至右侧，与十二指肠降部行端–端吻合。若切除较广泛，不可能将十二指肠行端–端吻合时，也可行Roux-en-Y，即空肠、十二指肠和空肠、空肠吻合术。

3. 乳头部肿瘤局部切除术

对肿瘤位于乳头部的高龄患者或全身情况欠佳不宜行胰头十二指肠切除术者，可行乳头部肿瘤局部切除术。手术要点为：①纵行切开胆总管下段，探查并明确乳头及肿瘤的部位。通过胆总管切口送入乳头部的探条顶向十二指肠前壁做标志，在其上方 1 cm 处切开做一长 5 cm 的纵行切口，也可做横行切口，在肠腔内进一步辨认乳头和肿瘤的关系。②在十二指肠后壁乳头肿瘤上方，可见到胆总管的位置，在牵引线支持下，距肿瘤约 1 cm 处切开十二指肠后壁和胆总管前壁，并用细纯丝线将两者的近侧切端缝合，其远侧切端亦予以缝合作牵引乳头部肿瘤。用相同的方法，距肿瘤 1 cm 的周边行边切开边缝合十二指肠后壁和胆总管，直至将肿瘤完整切除。大约在 12 点至 3 点方向可见胰管开口，分别将其与胆总管和十二指肠后壁缝合，在切除肿瘤的过程中，小出血点可缝扎或用电凝止血。切除肿瘤后，创面需彻底止血。③经胰管十二指肠吻合口置一口径适宜、4 ~ 5 cm 长的细硅胶管，纳入胰管内支撑吻合口，并用可吸收缝线将其与胰管缝合一针固定。经胆总管切口置 T 管，其横壁一端置入近侧肝管，另一端伸向并通过胆总管十二指肠吻合口，入十二指肠腔内，起支撑作用。横行缝合十二指肠前壁切口和胆总管切口，T 管从后者引出。④切除胆囊，放置腹腔引流管关腹。⑤乳头部肿瘤局部切除，不仅要求完整切除肿瘤，而且边缘不残留肿瘤组织，应行冰冻切片检查协助诊断。⑥在完成胆总管、胰管与十二指肠后壁吻合之后，如果已放置 T 管，可不必再行胆总管十二指肠侧–侧吻合术。但应保留 T 形管 3 ~ 6 个月以上。⑦术后应加强预防胰瘘、胆瘘、胰腺炎和出血等并发症，使用生长抑素、H_2 受体阻滞药等。编者曾有一例十二指肠乳头部腺癌经局部切除后 3 年复发，再次手术局部切除后共生存近 5 年。

4. 胃大部分切除术

对十二指肠壶腹部的早期癌，病灶靠近幽门可采用本式式。注意切缘必须距肿瘤 2 cm以上，不要误伤周围重要结构。

放疗、化疗对十二指肠腺癌无显著疗效，个别报道化疗能延长存活时间，可在术中或术后配合使用。

（六）预后

十二指肠腺癌总的预后较胰头癌与胆总管下段癌等好。其手术切除率 70% 以上，根治性切除后 5 年生存率为 25% ~ 60%。但不能切除的十二指肠癌预后差，生存时间一般为4 ~ 6 个月，几乎无长期生存病例。而十二指肠癌根据发生的部位不同其预后亦有差异，一般认为发生于十二指肠第 3、4 段的腺癌预后比发生于第 1、2 段者预后好，其原因认为有如下三点：①生物学特征不同，第 3、4 段肿瘤生物学特征表现为中肠特性而第 1、2 段表现为前肠特性。②第 3、4 段肿瘤临床发现常相对较早，即使肿瘤虽已突破固有肌层，但常不侵犯周围器官而仅侵及周围脂肪组织。③第 3、4 段腺癌由于可行肠段切除而手术死亡率低。有很多资料显示，十二指肠腺癌预后与淋巴结阳性与否、肿瘤浸润的深度、组织学分化程度及性别等无关。但有胰腺等侵犯，被认为是导致局部复发和致死的原因。

二、十二指肠类癌

类癌是消化道低发性肿瘤，仅占消化道肿瘤的 0.4% ~ 1.8%，而十二指肠类癌发病率更低，仅占全胃肠类癌的 1.3%，占小肠类癌的 5%。十二指肠第二段多见，第一段次之。

(一)病理

十二指肠类癌是起源于肠道 Kultschitzsky 细胞（肠嗜铬细胞），能产生多种胺类激素肽，是胺前体摄取和脱羧肿瘤（APUD 肿瘤），属神经内分泌肿瘤范畴。肿瘤一般较小，单发或多发。随肿瘤增长可出现恶性肿瘤浸润生长的特征，诸如浸润和破坏黏膜、肌层，继而侵及浆膜和周围脂肪结缔组织、淋巴管和血管。十二指肠类癌一般属于低度恶性肿瘤，生长缓慢。转移较少，最常见的转移部位是肝脏，其次是肺。判断类癌的良、恶性不全取决于细胞形态，主要取决于有无转移。一般认为肿瘤的转移与其大小有关，肿瘤小于 1 cm 者转移率为 2%，1 ~ 2 cm 者转移率为 50%，超过 2 cm 者则 80% ~ 90% 有转移。

十二指肠类癌多发生于降部黏膜下，质硬、表面平滑，易发生黏膜浅表溃疡。肿瘤切面呈灰白色，置于甲醛溶液固定后转为鲜黄色。如肿瘤呈环形浸润可引起十二指肠肠腔狭窄，位于十二指肠乳头附近者可压迫胆管出现黄疸；若向浆膜外生长，则可浸润周围脏器。

(二)临床表现

十二指肠类癌一方面有十二指肠肿瘤的共同表现，如黑便、贫血、消瘦、黄疸或十二指肠梗阻症状；另一方面，由于类癌细胞分泌多种具有生物活性的物质，如 5-HT、血管舒张素、组胺、前列腺素、生长抑素、胰高糖素、促胃液素等，当这些生物活性物质进入血循环时，尤其是类癌肝转移时这些生物活性物质直接进入体循环，可出现类癌综合征，表现为发作性面、颈、上肢和躯干上部皮肤潮红和腹泻等。腹泻严重时有脱水、营养不良、哮喘，甚至出现水肿、右心衰竭等。

但应注意的是：个别绒毛管状腺瘤患者也可分泌 5- 羟色胺（serotonin），使 5-HIAA（5-Hyaroxyindo-leaceticacid、5- 羟基吲哚乙酸）升高，从而产生中肠（midgut）型类癌症。

(三)诊断

胃肠钡剂造影和纤维十二指肠镜检查有助于诊断，但 X 线和镜检所见有时难以与腺癌鉴别，需行活体组织病理检查。

测定 24 h 尿 5-HIAA 排出量是目前诊断类癌和判定术后复发的重要依据之一。类癌患者排出量超过正常 1 ~ 2 倍，类癌综合征患者排出量更高。

B 型超声和 CT 检查主要用于诊断有无肝脏或腹腔淋巴转移灶。

（四）治疗

以手术治疗为主。局部切除适用于 < 1 cm、远离十二指肠乳头的肿瘤，如肿瘤较大呈浸润性发生，或位于十二指肠乳头周围，应行胰头十二指肠切除术。

对类癌肝转移，可在切除原发灶同时切除转移灶。肝内广泛转移者可行肝动脉结扎或栓塞治疗。

类癌综合征病例可用二甲麦角新碱和磷酸可待因控制症状，前者易引起腹膜后纤维化。腹泻难以控制可用对氯苯丙氨酸，每日 4.0 g，但可能引起肌肉痛和情绪低落。

广泛转移病例可用阿霉素、5-FU、长碱、氨甲蝶呤、环磷酰胺等，可有一定疗效。最近研究表面链佐星疗效最好，单独用赛庚啶亦有疗效。放疗可缓解骨转移所引起的疼痛，但不能使肿瘤消退。

三、十二指肠恶性淋巴瘤

原发性十二指肠恶性淋巴瘤，是指原发于十二指肠肠壁淋巴组织的恶性肿瘤，这有别于全身恶性淋巴瘤侵及肠道的继发性病变。Dawson 提出原发性小肠恶性淋巴瘤的 5 项诊断标准：①未发现体表淋巴结肿大。②白细胞计数及分类正常。③ X 线胸片无纵隔淋巴结肿大。④手术时未发现受累小肠及肠系膜区域淋巴结以外的病灶。⑤肝、脾无侵犯。

原发性小肠恶性淋巴瘤发病率的地区差异很大，中东国家的发生率甚高，但美国仅占小肠恶性肿瘤的 1%，而我国的小肠恶性淋巴瘤大约占小肠恶性肿瘤的 20% ~ 30%。据国内 1389 例小肠恶性淋巴瘤统计，发生于十二指肠者有 218 例，占 15.7%，国外 908 例中有 102 例，占 11.2%。虽然恶性淋巴瘤占全部小肠恶性肿瘤的一半以上，但其主要发生于回肠，约占 47%，其次为空肠，十二指肠少见。

（一）病理

原发性十二指肠恶性淋巴瘤起源于十二指肠黏膜下淋巴组织，可向黏膜层和肌层侵犯，表现为息肉状或为黏膜下肿块或小肠管纵轴在黏膜下弥漫性浸润，常伴有溃疡。肿瘤常为单发，少有多发。按组织学形态可分为淋巴细胞型、淋巴母细胞型、网织细胞型、巨滤泡型以及 Hodgkin 病。按大体病理形态可分为肿块型或息肉型、溃疡型、浸润型和结节型。按组织学类型可分为霍奇金病与非霍奇金淋巴瘤两大类，以后者最多见。转移途径可经淋巴道、血运以及直接蔓延，淋巴结转移较腺癌为早。

（二）临床表现

原发性十二指肠恶性淋巴瘤好发于 40 岁左右，比其他恶性肿瘤发病年龄较轻，男女发病率比例为 1 ~ 3 : 1。该病在临床上表现无特异性，可因肿瘤的类型和部位而异。Noqvi（1969）提出临床病理分期标准：Ⅰ期，病灶局限，未侵犯淋巴结；Ⅱ期，病灶局限，已侵犯淋巴结；Ⅲ期，邻近器官组织受累；Ⅳ期，有远处转移。

1. 腹痛

腹痛大多由于肠梗阻，肿瘤的膨胀、牵拉，肠管蠕动失调，肿瘤本身的坏死而继发感染、溃疡、穿孔等因素所致。腹痛为该病的最常见症状，据国内资料统计，发生率约为65%以上。出现较早，轻重不一，隐匿无规律，呈慢性过程。初起为隐痛或钝痛，随病情的发展逐渐加重，转为阵发性挛性绞痛，晚期疼痛呈持续性，药物不能缓解。腹痛多数位于脐区、脐周及耻区，有时可出现在左上腹或剑突下。一旦肿瘤穿孔而引起急性腹膜炎时，可出现全腹剧痛。

2. 肠梗阻

肿瘤阻塞肠腔或肠壁浸润狭窄均可引起肠梗阻。临床常见的症状，出现较早。多为慢性、部分性梗阻，反复发作的恶心、呕吐，进餐后加重。乳头部以上梗阻者，呕吐物中不含胆汁；乳头部以下梗阻者，呕吐物中含大量胆汁。腹胀不明显。

3. 腹部肿块

因有 60% ~ 70% 的肿瘤直径超过 5 cm，大者有 10 cm 以上，故临床上据国内资料统计约 25.5% 的患者可扪及腹部包块，有的以该病为主诉。

4. 黄疸

因恶性肿瘤侵犯或阻塞胆总管开口部或因转移淋巴结压迫胆总管而引起梗阻性黄疸。黄疸发生率远远低于腺癌，大约为 2%。

5. 肠穿孔与腹膜炎

因肿瘤侵犯肠壁发生溃疡，坏死、感染而致穿孔，急性穿孔引起弥漫性腹膜炎，慢性穿孔可以引起炎性包块、脓肿、肠瘘。在十二指肠恶性淋巴瘤中的发生率为 15% ~ 20%，北京协和医院统计发生率为 19.4%，比其他恶性肿瘤发生率高。

6. 其他

十二指肠恶性淋巴瘤尚可出现上消化道出血、消瘦、贫血、腹泻、乏力、食欲下降、发热等一些非特异性临床表现。

（三）诊断和鉴别诊断

该病的早期诊断十分困难，往往被误诊为胃十二指肠炎、消化性溃疡、慢性胰腺炎、胆管疾病等。经常延误诊断超过数月之久，误诊率可高达 70% ~ 90%。具体原因分析：①缺乏特异性临床表现。②医师对该病的认识不足，甚至缺乏这方面的知识，故警惕性不高。③该病往往以急症就诊，常被急腹症的临床表现所掩盖。④该病的诊断方法，尤其在基层医院常常没有有效的诊断手段。出现未能查明原因的发热、恶心、呕吐、食欲下降、消瘦、贫血、肠道出血、腹上区疼痛、慢性肠梗阻等临床表现时，应警惕有该病的可能性。而进行各项检查。

1. 实验室检查

缺乏特异性，可能出现红细胞数与血红蛋白量下降，呕吐物与大便隐血试验阳性。

2. X线检查

X线平片可能显示十二指肠梗阻的X线表现，或软组织块影。胃肠道钡餐双重对比造影对十二指肠肿瘤的诊断准确率达42%～75%，主要表现为十二指肠黏膜皱襞变形、破坏、消失、肠壁僵硬，充盈缺损、龛影或环状狭窄。十二指肠恶性淋巴瘤X线表现更具有一定特征。因该病破坏肌层中肠肌神经丛，故肠管可能出现局限性囊样扩张，呈动脉瘤样改变，肠壁增厚，肠管变小，呈多发性结节状狭窄。十二指肠低张造影，更有利于观察黏膜皱襞的细微改变，使其诊断准确率提高到93%左右。

3. 内腔镜检查

十二指肠镜对该病可以直接进行观察病灶的大小、部位、范围、形态等，同时可进行摄像、照相、刷检脱落细胞和活检以获病理确诊。

4. 其他

B型超声、CT和DSA等对该病的诊断有一定作用，但价值不大。

(四)治疗

该病应以手术治疗为主，手术有诊断与治疗的双重作用。国内报告原发性十二指肠恶性肿瘤的手术率约为60%。手术方案根据该肿瘤所在部位、病变的范围而决定。可以考虑局部切除，但应行胰十二指肠根治性切除为妥。

该病对化疗和化疗有不同程度的敏感性，故术前和术后可以配合进行，疗效优于单纯手术治疗。一般放疗的剂量为40 Gy（4000 rad）左右为宜。化疗一般采用CTX、VCR、ADM、MTX、PCB及泼尼松等药组成的各种联合化疗方案。

四、十二指肠平滑肌肉瘤

十二指肠平滑肌肉瘤是起源于十二指肠黏膜肌层或固有肌层或肠壁血管壁的肌层肿瘤，根据其组织学特征，分为平滑肌瘤、平滑肌肉瘤和上皮样平滑肌瘤（或称平滑肌母细胞肌瘤），后者罕见。平滑肌瘤和平滑肌肉瘤分别居十二指肠良、恶性肿瘤发病率的第二位，但也有统计认为淋巴瘤发生率稍高于平滑肌肉瘤者。由于临床上平滑肌瘤和平滑肌肉瘤表现无明显差异，大体观难以区别其性质，因而列入一并讨论。

(一)病理

十二指肠平滑肌肉瘤根据其生长方式可分为腔外型、腔内型、腔内外型和壁间型等四型。平滑肌肉瘤主要见于腔外型、腔内外型。平滑肌肉瘤的特点是肿瘤较大，瘤内易发生出血、坏死、囊变，形成多个内含黄色液体的囊腔，若囊内继发感染，破溃后与肠腔相通形成假性憩室，若向腹腔破溃、穿孔则形成局限性脓肿。区分良、恶性肿瘤缺乏统一标准。

一般认为肿瘤直径大于 10 cm 或已有转移者，可诊断为肉瘤；直径大于 8 cm、质脆、血供丰富者，肉瘤可能性大。

术中快速切片病理检查有时难以正确判定其良、恶性，应以石蜡切片观察核分裂象的数目作为诊断的主要依据，判定标准有如下几种：①每个高倍镜视野下核分裂象多于 2 个则为恶性。②每 10 个高倍镜视野下核分裂象超过 5 个为肉瘤。③每 25 个高倍镜视野下核分裂象为 1 ~ 5 个为低度恶性，多于 5 个为肉瘤。④镜下有不典型核分裂象，核的多形性和染色深是肉瘤的基本特征。⑤每 25 个高倍镜视野下核分裂象数 ≥ 4 个，圆形核超过 20% 为肉瘤。平滑肌瘤能否恶变尚不清楚。上皮样平滑肌瘤的大多数瘤细胞呈圆形或多边形，胞质内有空泡或核周有透明区，以此可与平滑肌瘤和平滑肌肉瘤鉴别。以往认为上皮样平滑肌瘤属良性肿瘤，有恶性趋向，现认为此型肿瘤存在良性和恶性两种，恶性较少，后者多向肝转移或腹膜种植。平滑肌肉瘤多向肝转移或腹腔瘤床种植，少有淋巴转移。

（二）临床表现

十二指肠平滑肌肿瘤所产生的症状、体征与其他十二指肠良、恶性肿瘤相似，但以出血、腹部肿块较为突出。有统计肉瘤的出血发生率约为 80%，肌瘤约为 50%，可为少量、持续或间歇大出血，出血与否和出血程度与肿瘤大小无直接关系。肿块多在右上腹，表面较光滑，硬或囊性感，活动度差，个别肿块可在右下腹触及。

（三）诊断

十二指肠平滑肌肿瘤首选的检查方法：①胃肠道钡剂造影，其 X 线特征视肿瘤生长方式和大小而异。腔内型肿瘤可表现为表面光滑、边界清楚的充盈缺损，如形成溃疡则于充盈缺损部有龛影；腔外型肿瘤见十二指肠受压，黏膜皱襞紊乱；如肿瘤破溃与肠腔相通时，有巨大憩室征。②十二指肠内镜检查可见肠壁外压性改变或黏膜下隆起病变，黏膜糜烂。十二指肠降部以下病变易被漏诊，活检亦因取材受限难，以明确诊断。③ CT 检查在十二指肠部位有边界限清楚的实质性肿块影，若肿瘤内有对比对比剂和气体，更有助于诊断。增强扫描为中等血供或血供较丰富的肿瘤，应与胰头部肿瘤鉴别。

（四）治疗

该病一旦确诊，即使肿瘤局部复发，或转移病灶，均应积极手术探查，不应轻易放弃手术机会。力争根治性切除，对于晚期的或复发的病例，只要全身情况和局部解剖条件许可即积极做姑息性切除或其他手术，这样可以延长生存期，有时甚至可以达到意想不到的效果。其手术方案应根据肿瘤大小、生长部位和生长方式决定。局部切除仅适用于十二指肠外侧壁腔外型肌瘤。由于肉瘤术后复发主要是瘤床和腹腔内肿瘤种植，因此，术中避免瘤体包膜破裂是预防复发的关键之一。术毕于瘤床部位可用蒸馏水浸泡和冲洗。胰头十二指肠切除术适用于较大或位于十二指肠乳头周围的肿瘤。

平滑肌肉瘤肝转移病灶的边界较清楚可沿肿块边缘切除。若有多个转移灶局限于一叶，宜于肝叶切除。对不能切除的肝转移灶，可行肝动脉插管和门静脉插管化疗。笔者遇到 1 例 46 岁的男性患者，因十二指肠平滑肌肉瘤（约 4 cm 直径）同时右肝后叶有一直径 5 cm 的转移灶，而行肉瘤所在十二指肠段的切除以及不规则的右肝后叶切除，术后 3 年因肿瘤复发，再次行肝肿瘤切除，痊愈出院。

五、十二指肠脂肪瘤（肉瘤）

临床上十二指肠脂肪瘤与脂肪肉瘤表现无明显差异，大体观乃至镜下均难以区别其性质，因而列入一并讨论。脂肪肉瘤（瘤）来自原始间叶组织，多发生于腹膜后。小肠脂肪瘤占整过消化道脂肪瘤的 50% 以上，占小肠良性肿瘤的 20%，发病率次于平滑肌瘤，60% 发生于回肠，十二指肠与空肠各占 20% 左右，多见于老年人，男性略多于女性。

脂肪瘤外观呈黄色，质软，有一层极薄的外膜，有油脂样光泽，瘤组织分叶规则，并有纤维组织间隔存在。其镜下结构与正常脂肪组织基本一样，有包膜。脂肪肉瘤极少数由脂肪瘤恶变而来，而且一开始即具有恶性特征。肉眼观大体标本差异较大，有的似一般脂肪瘤，有的呈鱼肉样外观或黏液样外观。镜下组织学分类有分化良好型、黏液样型、圆形细胞型及多形性脂肪瘤等四型。

十二指肠脂肪肉瘤（瘤）早期无特异性临床表现，根据肿瘤的大小、部位、范围而异，有肠梗阻、腹痛、黄疸、呕吐、食欲下降，乏力、消瘦等不同表现，少有肠套叠与出血的发生。绝大多数患者是通过消化道钡餐检查或十二指肠镜发现肿瘤的。有学者曾遇到 1 例十二指肠脂肪瘤曾在当地施行局部切除，8 个月后又因肿瘤复发而致十二指肠梗阻并出现黄疸，故行胰十二指肠切除，病理诊断为十二指肠脂肪肉瘤。术后恢复良好，现已生存 4 年多，尚未见复发与转移。

（景小松）

第六节　肠系膜血管缺血性疾病

肠系膜血管缺血性疾病通常可以分为四种情况：①急性肠系膜上动脉闭塞；②非闭塞性急性肠缺血；③肠系膜上静脉血栓形成；④慢性肠系膜血管闭塞缺血。

一、急性肠系膜上动脉闭塞

急性肠系膜上动脉闭塞是肠缺血最常见的原因，可以由于栓子的栓塞或动脉有血栓形成引起。两者的发生率相近，分别为 55% 与 45%。肠系膜动脉发生急性完全性闭塞而导致肠管急性缺血坏死，多发生于老年人。

（一）病因与病理

多数栓子来源于心脏，来自风湿性心脏病与慢性心房纤颤的左心房，急性心肌梗死后的左心室，或以往心肌梗死后形成的壁栓、心内膜炎、瓣膜疾病或瓣膜置换术后等，也可来自自行脱落的，或是经心血管导管手术操作引起的脱落，偶有原因不明者。肠系膜上动脉从腹主动脉呈锐角分出，本身几乎与主动脉平行，与血流的主流方向一致，因而栓子易进入形成栓塞。急性肠系膜上动脉血栓形成几乎都发生在其开口原有动脉硬化狭窄处，在某些诱因如充血性心力衰竭、心肌梗死、失水、心排血量突然减少，或大手术后引起血容量减少等影响下产生，偶也可由夹层主动脉瘤、口服避孕药、医源性损伤而引起。

栓子通常堵塞在肠系膜上动脉自然狭窄部，如在空肠第1支的远端结肠中动脉分支处，或是更远的部分，而血栓形成都发生在肠系膜上动脉开始有动脉粥样硬化部分。不论是栓子或血栓形成，动脉被堵塞后，远端分支即发生痉挛。受累肠管呈苍白色，处于收缩状态。肠黏膜不耐受缺血，急性肠系膜动脉闭塞10分钟后，肠黏膜的超微结构即有明显改变，缺血1小时后，组织学上的改变即很清楚。黏膜下水肿，黏膜坏死脱落。急性缺血的初期，肠平滑肌收缩，其后因缺血而松弛，血管痉挛消失，肠壁血液淤滞，出现发绀、水肿，大量富含蛋白质的液体渗至肠腔。缺血后短时间内虽然病理生理改变已很明显，如动脉血流恢复，小肠仍可具有活力，但将有明显的再灌注损伤。缺血继续长时间后，肌肉与浆膜将坏死，并出现腹膜炎，肠管呈发绀或暗黑色，浆膜呈潮湿样，易破有异味，肠腔内细菌繁殖，毒性产物被吸收，很快因中毒与大量液体丢失而出现休克，与代谢性酸中毒。血管闭塞在肠系膜上动脉出口处，可引起Treitz韧带以下全部小肠及右半结肠的缺血坏死。较常见的部位是在结肠中动脉出口以下，也可引起Treitz韧带和回盲瓣之间的大部分小肠坏死。闭塞愈靠近主干远端，受累小肠范围愈小。

当轻度缺血得到纠正后，肠黏膜将再生，新生的绒毛形状不正常，有萎缩，并有暂时性的吸收不良，其后渐恢复，部分坏死的肠组织瘢痕愈合以后出现小肠节段性狭窄。

（二）临床表现

肠系膜上动脉栓塞或血栓形成都造成缺血，故两者的大多数临床表现相同。患者以往有冠心病史或有心房纤颤，多数有动脉硬化表现。在栓塞患者，有1/3曾有肢体或脑栓塞史，由于血栓形成的症状不似栓塞急骤，仅1/3患者在发病后24小时内入院，而栓塞患者90%在一天以内就医。

剧烈的腹部绞痛是最开始的症状，难以用一般药物所缓解，可以是全腹性也可是脐旁、上腹、右下腹或耻骨上区，初由于肠痉挛所致，其后有肠坏死，疼痛转为持续，多数患者伴有频繁呕吐，呕吐物为血水样。近1/4患者有腹泻，并排出暗红色血液，患者的早期症状明显、严重，然腹部体征与其不相称，是急性肠缺血的一特征。开始时腹软不胀，轻压痛，肠鸣音存在，其后腹部逐渐膨胀，压痛明显，肠鸣音消失，出现腹膜刺激的征象，说明已有肠坏死发生，患者很快出现休克现象。

化验室检查可见白细胞计数在 $20.00 \times 10^9/L$ 以上，并有血液浓缩和代谢性酸中毒表现。腹部X线平片难以明确有肠缺血的现象，在早期仅显示大、小肠有中等或轻度胀气，当有肠坏死时，腹腔内有大量积液，平片显示密度普遍增高。超声多普勒检查在发病早期，腹部尚无胀气时，可提示肠系膜上动脉搏动消失，但当肠襻胀气时，其检查的效果则有限。腹部选择性动脉造影对本病有较高的诊断价值，它不但能帮助诊断，还可鉴别是动脉栓塞、血栓形成或血管痉挛。动脉栓塞多在结肠中动脉开口处，对比剂在肠系膜上动脉开口以下 3 ~ 8 cm 处突然中断，血栓形成则往往在肠系膜上动脉开口处距主动脉 3 cm 以内，出现血管影中断。小栓子则表现在肠系膜动脉的分支有闭塞现象，有时还可发现肾动脉或其他内脏动脉有阻塞。血管痉挛显示为血管影有缩窄但无中断。血管造影明确病变的性质与部位后，动脉导管可保持在原位上给予血管扩张剂如罂粟碱、苄胺唑啉（regitine）等以解除栓塞后引起的血管痉挛，并维持至手术后，药物结合取栓术或栓塞病变治疗后，可有利于提高缺血肠的成活率，术后还可利用这一导管再次造影以了解肠系膜血管循环的状况。

（三）治疗

急性肠系膜缺血患者的早期诊断较为困难，当明确诊断时，缺血时间已长，肠已有坏死，同时患者多有较严重的心脏病，给治疗带来更多的风险。虽然，当代多主张采用积极的放射介入或手术治疗，但总的效果仍不佳。

在对患者一般情况及心脏情况予以诊断及处理后，即进行选择性动脉造影，如发现有栓塞及血管痉挛时，可经动脉导管灌注罂粟碱，也可灌注溶栓剂如尿激酶、链激酶以溶解栓子。有的报告应用经皮血管腔内气囊成形术或放置内支撑者，但效果都不肯定，仅有少数早期患者经治疗后可获得疗效，这些治疗方法虽有发展的前景，但当前仍是以手术治疗为主，特别是患者已出现腹膜刺激症状时则更不宜等待。剖腹探查发现栓塞位于一个分支或主干的远端，肠管缺血的范围不大，并已出现坏死现象时，则可进行部分肠切除吻合术。

如动脉主干已栓塞，累及全部小肠及右半结肠，肠管虽有充血但未肯定已坏死时，应立即将主干游离切开取栓并清除远端血凝块。如为血栓形成则需要作血管内膜切除术，清除血栓直至上下段均有血液通畅地流出，动脉切开部以自体静脉作片状移植修补。如栓塞段甚长，取栓后仍无血液流出或不畅，则可应用自体大隐静脉作腹主动脉或髂动脉，与栓塞以下通畅的肠系膜血管之间进行搭桥手术。在进行血管手术前，应从静脉给予肝素以防闭塞部远端血管有血栓形成，同时在手术时，可在肠系膜上动脉主干周围直接在闭塞部下方的动脉内直接注入血管扩张剂，以解除已存在的血管痉挛。

经探查后，肠系膜上动脉主干阻塞，且累及的肠管已坏死，范围虽大也只能将坏死肠切除，吻合剩余肠恢复胃肠道的通畅，切除缘必须保证血运良好，以免术后发生瘘。术后按短肠综合征给予积极治疗。

为了解血液恢复后肠襻的活力，除观察肠管颜色、蠕动及肠系膜缘动脉搏动外，还可用荧光法探测局部有无血液循环。从周围静脉内注射 1 g 荧光素钠后，于暗室中通过紫外线光观察肠管，局部如发黄色荧光则有血循环存在，肠管有活力。应用多普勒（Doppler）超声测定肠系膜血管也是一种常用的方法，其他尚有肠肌的肌电测定、^{99m}Tc 标记清蛋白检测、肠管表面氧检测以及红外线体积描记图等，但均需有特殊设备与时间。当不能完全肯定肠是否仍有活力，可将肠管纳入腹腔关闭，术后供氧，纠正血浆容量，应用强心剂提高心排血量，从选择性肠系膜上动脉导管灌注血管活性药物，以扩张血管增加血流量，并在术后24~36小时再次剖腹观察肠管情况，当可确定肠管是否存活。再次剖腹应决定于第一次手术结束时而不是在术后再作考虑，术后疼痛、压痛与肠麻痹将掩盖肠坏死的表现。因此，当再次剖腹一经决定必须按时实行，以确保及时处理已坏死的肠管，增加患者的安全性。

急性肠血管栓塞患者术后的监测、治疗甚为重要，尿量、中心静脉压、肺动脉楔压、动脉血气分析，水、电解质等的测定如有异常均需及时加以纠正，预防心力衰竭的发生。手术前后需应用适合的抗生素防治感染。如原已置有动脉导管者，可经导管继续给予抗凝药与血管扩张剂，并在24小时后造影观察血管是否通畅。未放置导管者，术后宜立即给予肝素，以防再发生栓子与肠系膜血管术后栓塞；也有作者不赞成用肝素以防肠管出血，而应用低分子右旋糖酐。这类患者术后宜较长时间应用华法林，以减少再次发生栓子。

急性肠系膜上动脉闭塞的预后较差，死亡率在85%左右，栓塞患者为75%~80%，而血栓形成患者为96%~100%。积极的放射介入与外科治疗可改善预后，再次剖腹观察对减少这类患者的术后死亡率与并发症发生率有着积极意义。短肠综合征、再栓塞、肠外瘘、胃肠道出血、局限性肠纤维化狭窄等是术后可发生的并发症。

二、非闭塞性急性肠缺血

在急性肠缺血患者中，有20%~30%的动脉或静脉主干上未发现有明显的阻塞，也有的报告比例数可达50%。

（一）病因与病理

产生非闭塞性急性肠缺血的病因是一些间接引起广泛血管收缩的因素，心肌梗死、充血性心力衰竭、心律不齐、主动脉瓣闭锁不全，肝、肾疾病，休克，利尿引起的血液浓缩等都是潜在的诱因，可导致心排血量下降、低血容量、低血压，使肠管处于一种低灌压及低灌流状态。洋地黄是常用以治疗心脏疾患的药物，它可直接对肠系膜上动脉的平滑肌产生作用引起血管收缩，虽然内脏血管收缩通常是一种重要的生理代偿机制，但过度代偿将导致持久地血管收缩，甚至原有的刺激因素已经消除，血管收缩仍然存在。当血管内流体静力压小于血管壁的张力时，血管即塌陷，黏膜下层形成短路，绒毛顶部出现缺氧、坏死，继而累及黏膜及肠壁的深层。当前认为肾素－血管紧张素轴与血管升压素以及再灌注损伤是非闭塞性急性肠缺血的重要病理生理改变。

非闭塞性肠缺血的肉眼与显微镜所见与急性肠系膜动脉阻塞相似，但它的病变更为广泛，可累及整个结肠与小肠，然而有时缺血可呈片状或节段样。肠黏膜有广泛出血性坏死伴溃疡形成，黏膜下层血管内有大量红细胞沉积。

（二）临床表现

非闭塞性肠缺血的患者几乎全都发生在前已叙述的导致低血流、低灌注的疾病如充血性心力衰竭、心肌梗死等的一种情况。临床表现与急性上肠系膜动脉闭塞相似，唯过程较缓慢，这类患者出现严重腹部不适、乏力，早期腹部检查结果与患者主诉的严重度不相符。当肠坏死发生后，腹膜刺激症状甚为明显，伴有呕吐、休克，常有腹泻及血便，75％的患者有白细胞计数增加，常有血液浓缩。

当这类存在着潜在诱因患者出现剧烈腹痛，腹部体征又不相符时，应考虑到有这一可能性。腹部 X 线平片仅能显示有肠麻痹。选择性动脉造影是主要的诊断措施，肠系膜上动脉主干没有闭塞，而在中小分支中可能有散在的节段性狭窄，只表现有动脉硬化存在，在除外急性肠系膜动脉闭塞后可诊断本病。

（三）治疗

治疗非闭塞性肠缺血的同时应找出诱因，对引起肠血管收缩的原因如充血性心力衰竭、心律不齐等加以处理，使血管收缩的因素去除，改变循环功能。选择肠系膜上动脉造影甚为重要，不但可明确诊断，也是药物治疗的一个重要途径。在动脉主干未闭塞的情况下可以灌注罂粟碱、妥拉唑啉、胰高血糖素、前列腺素 I2 等血管扩张剂，是否需用抗凝剂尚无定论。Boley 提出一次注射妥拉唑啉 25 mg 后，接着用罂粟碱 30 ～ 60 mg/h，能有较好的效果。经过非手术治疗后症状有好转时，可再次造影观察肠循环的情况，如循环有改变可继续进行药物治疗。在应用血管扩张药的同时，有作者建议加用持续硬脊膜外阻滞麻醉，以改善肠系膜血循环。还应重视对再灌注损伤的治疗，胃肠减压、输氧与抗生素也都是重要的辅助治疗措施。但由于治疗较晚，诊断也不易确定，多数情况下，非手术治疗后腹部体征未能消失，仍须进行手术探查。手术探查的重点是坏死的肠管，肠系膜动脉搏动是否可触及，小肠、结肠以至胃部都可能有片状的坏死区，切除往往无法进行，局限在一段肠管的坏死可行切除吻合，术后继续用肠系膜上动脉插管输注血管扩张药物，并重复造影以了解肠循环的情况，术时对切除端的活力有怀疑者，应考虑 24 ～ 36 小时后再次剖腹探查。

由于本病是在严重的原发病基础上发生的，发生后治疗又难以及时，并发症多，死亡率可高达 80％ ～ 90％，积极重视低血流状态的发生与处理是预防本病的基础。

三、肠系膜上静脉血栓形成

肠系膜上静脉血栓形成于 1935 年为 Warren 等首先描述，其后逐渐被认识，大都为急性血栓形成，约占急性肠缺血的 3％ ～ 7％。

（一）病因与病理

急性肠系膜上静脉血栓形成有些是原因不明，但多数是继发于其他一些疾病，最常见的是血液凝血病如真性红细胞增多症、抗凝血酶Ⅲ缺乏、C 蛋白缺乏、镰形细胞病等，这类患者也常有其他部位静脉血栓形成。腹腔内感染、门静脉高压、钝性创伤或手术创伤、肾移植、脾切除等也都是其诱因，口服避孕药而引起静脉血栓形成的可能性也应引起重视。

静脉血栓通常是累及肠系膜静脉的分支与造成节段性肠缺血，但有可能血栓逐渐蔓延至肠系膜上静脉导致广泛系膜缺血。静脉血栓形成早期的病理改变为肠壁明显水肿、充血与黏膜下出血，肠腔内有血性液体，肠系膜也有充血水肿，腹腔内脏有血性渗出液，肠坏死的发展速度较急性动脉栓塞为缓慢。静脉血栓形成后，静脉反流滞留，可引起动脉痉挛与血栓形成，难以确定血栓形成原发在静脉还是动脉。

（二）临床表现

静脉血栓形成的症状为逐渐加重的腹部不适，腹胀、食欲缺乏与大便习惯改变，这些症状可持续 1～2 周，然后突发剧烈腹痛、呕吐，约 1/5 的患者可有腹泻与血便，血便较动脉闭塞为多见。腹部检查可见腹胀，有压痛及肌紧张，也可有腹腔积液。早期有肠鸣音活跃，以后肠鸣音减弱或消失。白细胞计数增高并有血浓缩的现象。X 线腹部平片可见肠胀气，肠壁增厚及腹腔内积液的征象。腹腔穿刺可抽得血性液体。腹部超声波检查、CT 扫描、选择性肠系膜上动脉造影、核素扫描等虽可从各方面提供一些诊断依据，但最终还待手术探查确定。

（三）治疗

结合病史及其他表现提示为本病后，即应积极进行准备及早手术，静脉血栓形成往往累及分支，因此坏死可能仅及一段肠管，但血栓有蔓延的可能，术后发生瘘的机会亦多，因此实施静脉切开取栓术的可能性极小。静脉切除的范围应广一些，包括含有静脉血栓的全部系膜。

术后易再有血栓形成，应进行抗凝治疗 3 个月。肠系膜静脉血栓形成经手术及抗凝治疗后，预后较动脉栓塞为好，死亡率在 20% 左右。

四、慢性肠系膜血管闭塞缺血

动脉粥样硬化，管腔逐渐狭窄以致闭塞是慢性肠系膜血管闭塞的主要病因，有作者称之为肠绞痛或腹绞痛。虽然肠系膜动脉硬化在老年患者较常见，但发生慢性肠系膜血管闭塞症状者却不多，更不致发生肠坏死，主要是由于腹腔内脏有 3 条供应动脉，即腹腔、肠系膜上及肠系膜下动脉，互相之间有侧支循环形成。但如动脉硬化累及的范围较广，2～3支均有病变时，将有血供应量不足，影响了胃肠道的消化功能而出现症状。内脏动脉有纤维肌层增生，腹部创伤或腹主动脉瘤累及腹腔、肠系膜动脉也可产生慢性"肠绞痛"，但甚为罕见。

（一）临床表现

本病多发生在中、老年人，并常伴有冠状动脉硬化、脑血管硬化、周围动脉闭塞疾病、主动脉瘤等。进食后出现弥漫性腹部绞痛，是肠绞痛的主要症状，餐后 15 ~ 30 分钟出现，2 ~ 3 小时后达到高峰，后逐渐消退，可向背部放射。腹痛的严重程度和持续的时间长短与进食的量有关系。有时仅有饱胀或钝痛，有时则为剧烈绞痛伴恶心呕吐，症状呈进行性加重，发作日益频繁，患者因此而改变食物的种类，减少进食量，甚至出现恐食症不敢进食，尚可有肠胀气、便秘或腹泻，粪便量多呈泡沫状，含有大量气与脂肪。患者体重有明显下降，平均在 10 kg，常被疑有恶性肿瘤。症状持续数月或数年后患者可能发生急性肠系膜血栓形成和肠梗死，有作者认为 1/4 的急性肠梗死发生在慢性肠动脉闭塞的基础上，但慢性肠血管闭塞的患者有多少发生闭塞则无法统计。

除营养不良外，体检和化验检查并无特殊点，虽在 60% ~ 90% 的患者腹上区可听到收缩期杂音，但无特异性，有时在正常人也可听到。腹部 X 线平片和钡餐造影、内镜检查、腹部超声检查与 CT 检查等对本病有特殊的诊断意义，但亦应与溃疡病、胆囊炎、胰腺炎、癌及腹膜后肿瘤相鉴别。动脉造影是诊断本病的一项重要的检查，先进行腹主动脉造影，并应强调照侧位像以便观察位置向前的腹腔和肠系膜上动脉的出口处，后再分别进行腹腔动脉、肠系膜上动脉与肠系膜下动脉选择性动脉造影，以观察腹内 3 根主要动脉的硬化与侧支循环的情况，一般有两支动脉受累而侧支循环建立不多则将产生症状。但应注意的是，动脉造影有诱发急性闭塞的可能，造影前后应加以预防，纠正血浓缩，给予血管扩张剂及 1 ~ 2 次常用剂量的抗凝剂等。

（二）治疗

症状轻的患者可以试用非手术治疗，给予血管扩张药物，静脉滴注低分子右旋糖酐，防止血浓缩，采取少量多次进餐，从静脉补充部分营养等。但如发现腹腔动脉或肠系膜动脉出口处有明显狭窄变化，患者一般情况较好时，应积极考虑手术治疗，因为手术不仅能解除肠绞痛，而且还可避免以后发生急性肠梗塞。虽然现在尚不了解慢性肠血管闭塞患者发生急性肠梗死的比例，但多数学者仍赞成先进行血管重建术，因急性肠梗死的治疗效果不佳。

血管重建手术可分为三类：①血管内膜剥脱术；②将肠系膜血管狭窄段切除，然后将该动脉植入腹主动脉；③应用自体静脉或人造血管跨越狭窄段行搭桥手术。三类手术中以第三类应用较多，手术操作较方便，效果亦较好，如肠系膜上动脉出口处有狭窄，可在肠系膜上动脉与腹主动脉间搭桥；为解决腹腔动脉开口处狭窄，可在脾动脉或肝总动脉与腹主动脉间搭桥，或者将脾动脉游离后与腹主动脉壁作端 – 侧吻合术。

文献中 9 组患者 335 例在血管重建术后，平均 93% 的患者效果良好，肠绞痛消失，体重增加，手术死亡率为 8%。

（刘国栋）

肠系膜上动脉栓塞

一、基本信息

姓名：×××　　性别：男　年龄：77 岁

过敏史：未发现

主诉：右下腹疼痛不适 1 天。

现病史：患者于 2020-01-05 下午无明显诱因下开始出现右下腹疼痛不适，呈胀痛，不伴恶心、呕吐，伴发热，体温最高 38.5℃。患者至当地医院就诊行血常规检查提示：白细胞计数 19.00×10^9/L↑，中性粒细胞百分比 80.40%↑。行腹部彩超提示"肝胆胰脾、双肾未见异常"，心电图提示"房颤"。当地医院予以抗感染、对症等治疗（具体药物不详）。患者腹痛症状无缓解，遂于 2020-01-06 下午至我院急诊科就诊，于 2020-01-06 19：22 以"腹痛待查"收入本科。患者自本次发病以来，精神尚可，食纳一般，睡眠尚可，大便如常，小便如常，体重未见明显下降。

既往史：有"高血压病"史 40 年，口服"硝苯地平缓释片"控制血压。"糖尿病"史 15 年余，平时使用"胰岛素、格列美脲、二甲双胍缓释片"控制血糖。既往有"房颤"病史。

二、查体

专科检查：T 38.5℃，P 110 次 / 分，R 20 次 / 分，BP 198/110 mmHg。

腹部平坦，无胃肠型及蠕动波，无腹壁静脉曲张，腹壁稍紧，右下腹及脐周压痛，伴反跳痛，无腹部包块，肝脾肋下未触及，肝肾区无叩击痛，胃振水音阴性，无移动性浊音，肠鸣音偏弱，肠鸣音次数 2 次 / 分，未闻及气过水声。

辅助检查：血常规（2020-01-06 本院）：白细胞计数 25.26×10^9/L↑，中性粒细胞百分比 90.50%↑，红细胞计数 5.33×10^{12}/L，血红蛋白 147 g/L，血小板计数 322×10^9/L，超敏 CRP > 5.00 mg/L↑，C 反应蛋白 49.80 mg/L↑；生化（2020-01-06 本院）：B 型钠尿肽前体（PRO-BNP）3040.0 pg/mL↑，肌钙蛋白 I 0.031 ng/mL，总胆红素 13.2 μmol/L，直接胆红素 1.2 μmol/l，总蛋白 81.6 g/L，白蛋白 41.6 g/L，丙氨酸氨基转移酶 13 U/L↓，天门冬氨酸氨基转移酶 20 U/L，γ - 谷氨酰基转移酶 30 U/L，尿素 9.1 mmol/L↑，肌酐 91 μmol/L，尿酸 365 μmol/L，血糖 22.6 mmol/L↑，钾 4.96 mmol/L，钠 131.2 mmol/L↓；尿淀粉酶（干化学）（2020-01-06 本院）：110 U/L；凝血（2020-01-06 本院）：凝血酶原时间 12.6 秒，部分凝血活酶时间 26.00 秒，纤维蛋白原 5.8 g/L↑。胸腹部 CT（2020-01-06 本院）：慢支肺气肿。心影稍大。胆囊小结石。两侧肾上腺钙化灶。请结合临床。心电图（2020-01-06 本院）：心房颤动。

三、诊断

初步诊断：腹痛待查；2型糖尿病；高血压病；冠状动脉粥样硬化性心脏病；心房颤动；心功能不全；电解质代谢紊乱。

鉴别诊断：

1. 急性阑尾炎

急性阑尾炎是外科常见病，居各种急腹症的首位。转移性右下腹痛及阑尾点压痛、反跳痛为其常见临床表现，但是急性阑尾炎的病情变化多端。多数病人白细胞和嗜中性粒细胞计数增高。右下腹阑尾区（麦氏点）压痛，则是该病的重要体征。本病例虽有右下腹痛，但白细胞计数高达 25.26×10^9/L，而腹部 CT 并未提示阑尾肿胀，因此需注意与其他急腹症鉴别。

2. 急性胰腺炎

比较常见的一种急腹症，临床上表现为腹痛、恶心呕吐，吐后腹痛不缓解，发热，腹痛可表现为持续剧烈上腹痛，多向肩背部放散；查体左上腹压痛，重症患者可有反跳痛及肌紧张，肠鸣音减弱；辅助检查常伴有血、尿淀粉酶明显升高。该患者腹痛性质与胰腺炎引起腹痛不符，且尿淀粉酶正常，应注意除外其他急腹症。

3. 夹层动脉瘤

由各种原因造成的主动脉壁内膜破裂，血流进入主动脉壁内，导致血管壁分层，剥离的内膜片分隔形成"双腔主动脉"。临床上可表现为：突发剧烈疼痛，性质呈搏动样、撕裂样、刀割样，常伴有血管迷走神经兴奋表现，如大汗淋漓、恶心呕吐和晕厥等；患者因剧痛而有休克外貌，焦虑不安、大汗淋漓、面色苍白、心率加速，但血压常不低或反而升高，不少原有高血压者起病后疼痛使血压更高；由于夹层血肿压迫周围软组织，波及主动脉大分支，或破入邻近器官引起相应器官系统损害，出现多系统受损的临床表现。该疾病较少见，多数患者存在高血压病基础，腹痛常剧烈难以忍受，部分患者以急腹症为主要表现，需进一步完善腹部 CTA 以鉴别。

4. 缺血性肠病

缺血性肠病是由于肠壁血流灌注不良所致相应肠道发生急性或慢性缺血性损害，可累及整个消化道，分为急性肠系膜缺血、慢性肠系膜缺血和缺血性结肠炎。中老年女性是本病的主要高危人群。心血管疾病、糖尿病是该病发生的重要因素。腹痛为本病最突出表现，由于缺血后肠功能紊乱，可出现恶心、呕吐、腹胀、腹泻等胃肠道症状，其临床表现常因病变部位、程度及侧支循环状况而异，如受累肠段较长，可出现血便。便血形式多种多样，以鲜血便为主，其次为暗红色血便、血水便和脓血便，未见黑便。本病误诊率高。该病例存在房颤及糖尿病病史，应注意该类疾病发生可能性。

5. 急性肠梗阻

临床上患者可表现为腹痛、腹胀、恶心呕吐及排气排便停止，典型病例以"痛吐胀闭"为主要临床表现。本病例虽出现肠鸣音减弱，但有排气，无恶心、呕吐，因此不考虑机械性肠梗阻，但需与血运障碍性肠梗阻相鉴别。

最终诊断：肠系膜上动脉栓塞；急性缺血性肠坏死；腹腔感染；肠粘连；2 型糖尿病；高血压病；冠状动脉粥样硬化性心脏病；心房颤动；心功能不全；电解质代谢紊乱；下肢动脉粥样硬化；胆囊结石；慢性闭塞性阑尾炎。

四、诊疗经过

患者入院后拟诊"①急性腹膜炎（急性阑尾炎？）；②2 型糖尿病；③高血压病；④冠状动脉粥样硬化性心脏病；⑤心房颤动；⑥电解质代谢紊乱"，于 2020-01-06 行急诊手术，腹腔镜探查腹腔见肝、胆、脾未见明显异常，结肠未发现明显占位，阑尾无明显异常，腹腔少量积液，左中腹局部可见脓苔；取中腹部小切口，长约 5 cm，逐层进腹，将空回肠顺序探查，距回盲部约 50 ~ 180 cm 处回肠组织水肿、缺血、色泽暗淡，未发现明显穿孔，肠管局部可见少量脓苔，余小肠未发现明显异常，遂行"部分小肠切除吻合术、阑尾切除术"，术后诊断：①急性缺血性肠坏死；②腹腔感染；③肠粘连；④2 型糖尿病；⑤高血压病；⑥冠状动脉粥样硬化性心脏病；⑦心房颤动；⑧心功能不全；⑨电解质代谢紊乱。

术后因患者基础疾病较多，感染较重，于 2020-01-07 转入重症医学科。予以密切监测患者各项生命体征变化，以呼吸机辅助通气，加强气道管理；以舒普深抗感染治疗，辅以奥美拉唑抑酸护胃，并予以营养支持，稳定内环境等治疗。2020-01-08 转回普通病房。转回病房后治疗上继续予以抗凝、抗感染、营养支持、祛痰、控制血压、增强免疫力等治疗。术后患者感染控制良好，热退，白细胞逐渐下降，于 2020-01-09 复查肠系膜及下肢 CTA 提示"肠系膜上动脉远段异常，考虑栓塞。腹腔干、主动脉、双侧髂总动脉及髂内外动脉粥样硬化。右腹部肠管术后改变。两肺散在少许炎症，双侧胸腔少许积液。胆囊结石"。请血管外科会诊，建议行肠系膜上动脉取栓术，患者家属拒绝行取栓术，要求行保守治疗，遂继续积极抗凝、抗感染、营养支持、补液、对症等治疗。术后 5 天患者恢复通便，腹痛症状好转。2020-01-15 恢复流质饮食后无腹痛等不适发生，患者于 2020-01-20 痊愈出院。出院嘱患者继续口服利伐沙班片（拜瑞妥）抗凝、硝苯地平缓释片控制血压，并予以胰岛素、格列美脲、二甲双胍缓释片控制血糖，注意监测血糖，普外科门诊及内分泌科门诊随诊。

2020-01-07 术后常规病理检查报告：（部分小肠）小肠浆膜面大片坏死伴大量中性粒细胞浸润，部分区域见肉芽组织形成；黏膜下血管扩张充血，伴红细胞渗出及水肿形成；手术远近切缘未见明显异常。（阑尾）符合慢性闭塞性阑尾炎。

五、出院情况

患者神志清、精神可，流食，大小便通畅。无咳嗽、咳痰，无腹痛、恶心、呕吐，无发热、头痛、头晕等不适。查体：双肺听诊呼吸音清，未闻及明显干湿性啰音。心率97次/分。双肺呼吸音清，未闻及明显干湿啰音，心律不齐，第一心音强弱不等。腹软，腹部切口敷料在位，腹部切口愈合好。听肠鸣音4~5次/分。

六、讨论

肠系膜上动脉栓塞是指他处脱落的各种栓子经血液循环至肠系膜上动脉并滞留其末端，导致该动脉供血障碍，供血肠管发生急性缺血性坏死。肠系膜上动脉栓塞是一种少见的急腹症，起病隐匿，病情发展迅速，症状与体征常不相符，临床医生对其缺乏足够的认识，因此容易误诊、漏诊，病死率高。栓子可自发或继发，以继发常见，可继发于风心病、冠心病、感染性心内膜炎及近期心梗患者心脏的附壁血栓。

肠系膜上动脉栓塞男性较女性多见，年龄在40~60岁之间，起病急骤。临床表现因栓塞的部位、程度和侧支循环情况而异，主要是肠道急性缺血性痉挛，腹痛、腹泻、便血。腹痛性质剧烈，绞痛样，位于上腹部或脐周，疼痛持续伴阵发性加重，止痛药无效。初期时腹痛症状与体征不相符，腹痛剧烈而腹部体征甚轻微。早期临床表现即Bergan三联征：剧烈的腹痛与体征不符、器质性心脏病（心房颤动、心肌梗死等）、剧烈的胃肠排空症状（恶心、呕吐、腹泻等）。6~12小时后，当出现缺血性肠坏死时，患者呕血水样物或排暗红色血便；进而继发不可逆性麻痹性肠梗阻，可有腹胀和病变处压痛，肠鸣音低钝或消失。12小时即出现腹膜炎，查体见腹膜刺激征，随病情进展可出现发热、菌血症、败血症、休克甚至多器官功能衰竭症状。值得提出的是，肠系膜上动脉栓塞最常见的是心脏来源，故查体可发现相应体征如第一心音强弱不等、心脏杂音等。

肠系膜上动脉栓塞具备发病急骤、进展迅速、病情凶险的临床特点，早期诊断困难，易被误诊为急性肠梗阻、急性胰腺炎、急性阑尾炎、消化道穿孔、急性胃肠炎等，有报道误诊率达85.1%，病死率（60%~93%）较高。腹部剧痛并且持续，有心梗、房颤病史是重要的提示。急性肠系膜上动脉栓塞的实验室检测指标缺乏特异性和敏感性，但可以协助排除其他疾病和评估病情严重程度。包括大便潜血阳性，血常规示白细胞增高（一般 $> 15 \times 10^9/L$ ）和核左移，因为有血液浓缩而血细胞比容升高。血气分析提示pH下降、SB下降、BE呈负值，二氧化碳结合力代偿性下降等，提示有代谢性酸中毒发生。心电图对肠系膜上动脉栓塞诊断有特殊价值，80%患者心电图异常，59%患者有房颤。腹部CT血管重建对于急性肠系膜上动脉栓塞的诊断可靠、无创，腹部增强CT示血管内低密度充盈缺损，并可发现肠壁强化减弱、增厚，肠系膜水肿等现象，腹部CTA可清楚显示出肠系膜上动脉内充盈缺损，结合相应技术可见血管截断，远端血管不显影，部分患者可见薄壁纸样肠壁改变、腹腔内游离液体、肠腔淤积扩张等间接征象。肠系膜上动脉栓塞的增强CT如图11-1所示。选择性血管造影是诊断的金标准，相关文献报道其诊断的灵敏度达90%~100%，特异度可达100%，不仅可见到栓子的部位、栓塞程度范围及侧支循环的情况，也可同时进行介入治疗和血管内药物灌注治疗，常可见肠系膜上动脉起始段远侧或其分支内圆形或类圆形充盈缺损，栓塞近侧血管内有造影剂充盈，远端血管不显影。早期剖腹探查既是可靠的诊断方法，又是治疗手段。

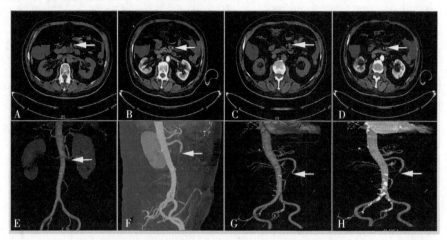

图 11-1　肠系膜上动脉栓塞（如箭头处所示）

A ~ D. 腹部 CT 平扫与增强对比；E ~ H. 腹部 CTA 及动脉三维重建

确诊的迟早与本病的预后有密切关系，应迅速去除血管内的栓子，恢复肠系膜上动脉的血液灌注。治疗方法包括：①溶栓和抗凝治疗：溶栓剂主要为尿激酶和链激酶，可以在动脉造影时经导管注入栓塞部位，使纤维蛋白快速溶解；抗凝治疗可选用肝素、低分子量肝素、低分子右旋糖酐、阿司匹林等药物。注意监测凝血酶原时间、出凝血时间和血小板计数，以防继发出血。②介入治疗：目前经动脉造影导管血管腔内取栓溶栓治疗急性肠系膜缺血性疾病的方法已广泛用于临床，它既可作为一种单独的治疗方法治疗早期肠缺血疾病，也可作为手术前的辅助治疗，以减少肠切除的长度。③手术治疗：无论何种原因造成的急性肠系膜上动脉栓塞，大部分患者均需要急诊手术剖腹探查，有文献报道外科手术可使死亡率降低 16%。腹膜刺激征是剖腹探查的绝对适应证。术前也应局部灌注罂粟碱扩血管。根据肠道缺血程度、范围、患者基础情况等选择术式，主要包括肠系膜上动脉取栓术、坏死肠襻切除术、肠外置术、腹主动脉或髂动脉与肠系膜上动脉搭桥吻合术（分流术）等，术中需注意判断肠活力，坏死肠管必须切除以减少毒素的吸收，同时尽量保留多的肠管以免影响吸收功能。急诊手术时对于未坏死而生机有疑问的肠管不应切除，必要时行二次探查；亦可将可疑肠管及吻合口外置，二期吻合还纳，可部分避免二次探查打击，是一种减小创伤的有效方法。术后注意观察，并予以肝素等抗凝治疗，继续使用罂粟碱 12 ~ 24 小时；之后可改为长期口服新型的抗凝药物利伐沙班（拜瑞妥）治疗，对于防止其再次栓塞具有重要的作用。④对症支持治疗：维持水、电解质平衡；纠正酸中毒；全胃肠外营养；抗炎；预防和治疗 DIC 及多器官功能衰竭。

总之，临床医师应该对本病保持高度警惕，对可疑患者选用特异性检查手段，早期诊断，及时剖腹探查，是治愈本病的成功关键。

（刘国栋）

第五篇

肛肠疾病

第十二章 大肠疾病

缺血性结肠炎是供应结肠的血管发生闭塞性病变，伴低血流状态所引起的一种炎性病变。

一、病因

引起结肠缺血有很多原因，大体可分为两大类，一类为血管阻塞型，另一类为非血管阻塞型。

1. 血管阻塞型结肠缺血

在血管阻塞型结肠缺血中，比较常见的原因有肠系膜动脉的创伤、肠系膜血管血栓形成或栓塞，以及腹主动脉重建手术或结肠手术时结扎肠系膜下动脉。

2. 非血管阻塞型结肠缺血

大多为自发性，通常不伴有明显的血管阻塞，临床上难以找到明确的引发结肠缺血的原因。其中大部分患者为老年人，在发生结肠缺血性改变后，肠系膜血管造影显示的血管异常可与临床症状不相符。有多种原因可以诱发自发性结肠缺血，其中各种原因引起的低血压最为常见，如感染性休克、心源性休克、过敏性休克、神经性休克等，同时伴有心脏病、高血压、糖尿病以及同时服用可影响内脏血流的药物（如升压药等），可以明显增加结肠缺血的发生机会。肠系膜血供减少，引起结肠缺血；而大范围急性肠系膜血供障碍又可引起明显的不可逆性心排血量减少，因而导致肠系膜缺血的恶性循环。

二、临床表现

缺血性结肠炎在病理生理上可分为三期，因而其临床表现不尽相同。

（一）暂时性缺血期

这一期是可逆的，病变局限在黏膜和黏膜下层。①左下腹疼痛；②血性腹泻；③发热和腹胀。

（二）缺血性狭窄期

黏膜和部分肌层受损增厚，引起纤维化和狭窄。此期主要表现为左下腹痛、腹胀、便秘，严重时可有慢性部分性不完全性梗阻表现。

（三）坏死期

肠壁全层坏死和梗死、穿孔、腹膜炎、脓毒症，不迅速处理可致死亡，故患者表现为休克、中毒、腹膜炎三大征象。

三、辅助检查

1. 血常规

白细胞和中性粒细胞的计数升高。

2. 组织病理学检查

肉眼见结肠黏膜浅表性坏死和溃疡形成，或黏膜全层坏死。镜检可见黏膜下增生的毛细血管、成纤维细胞和巨噬细胞；黏膜下动脉中可有炎症改变和纤维蛋白栓子；黏膜固有层可呈透明样变性；肉芽组织周围可有嗜酸性粒细胞和含血红蛋白铁的组织细胞浸润。慢性期表现为病变部位与正常黏膜组织相间的黏膜腺体损伤和腺体再生。

3. 直肠指诊

常可见指套上有血迹。

4. X线平片

腹部平片可见结肠和小肠扩张，结肠袋紊乱，部分患者可有肠管的痉挛和狭窄。坏疽型缺血性结肠炎有时可见结肠穿孔引起的腹腔内游离气体，以及由于肠壁进行性缺血、肠壁通透性升高引起的肠壁内气体和门静脉内气体。

5. 钡灌肠造影

该检查可以对病变的程度，尤其病变的范围有比较全面的了解，但有引起结肠穿孔的危险，因此对病情严重，伴有大量便血以及怀疑有肠坏死的患者应慎用。

6. 纤维结肠镜检查

纤维结肠镜检查是诊断缺血性结肠炎最有效的检查方式。当患者被怀疑有缺血性结肠炎，但不伴有腹膜炎体征，腹部 X 线平片没有明显结肠梗阻和结肠穿孔的影像表现时，应考虑行内镜检查。

7. 肠系膜动脉造影

由于大部分缺血性结肠炎患者的动脉阻塞部位在小动脉，肠系膜动脉造影检查难以发现动脉阻塞的征象。另外，由于对比剂有可能引起进一步的血栓形成，应谨慎使用。

8. CT 扫描

部分患者可见到肠腔扩张，肠壁水肿引起的肠壁变厚等非特异性变化。

四、诊断

（1）纤维结肠镜检可直接看到病变并咬取活组织证实，但在坏死期则属禁忌。

（2）钡剂灌肠摄影在暂时性缺血期 X 线中可看到具有特征性的指压影，这是由于黏膜下出血或水肿所致，在狭窄期则可见肠腔变细的狭窄段。此项检查在坏死期亦属禁忌。

五、治疗方案及原则

（一）非手术治疗

主要适用于暂时性缺血期。

①禁食；②补液，注意水、电解质和酸碱平衡；③广谱抗生素包括甲硝唑和头孢类；④不用抗凝剂；⑤密切观察病情变化。

（二）手术治疗

1. 狭窄期

可进行择期手术，行狭窄病变的肠段切除。

2. 坏死期

宜行急症手术，在积极抗休克的同时行坏死肠段切除，并视病员情况先期行结肠造口，二期恢复肠道连续。对个别全身情况和局部条件均较好的病例，可以选做一期吻合术。

（景小松）

第二节　溃疡性结肠炎

一、病理

溃疡性结肠炎是一种局限于结肠黏膜及黏膜下层的炎症过程。病变多位于乙状结肠和直肠，也可延伸到降结肠，甚至整个结肠。炎症常累及黏膜上皮细胞包括隐窝细胞。急性期和早期浸润的炎细胞主要是中性和酸性白细胞，慢性期和极期，则浆细胞、淋巴细胞充斥于黏膜固有层。炎细胞侵入形成隐窝脓肿，许多细小脓肿融合、扩大，就形成溃疡。这些溃疡可延结肠纵轴发展，逐渐融合成大片溃疡。由于病变很少深达肌层，所以合并结肠穿孔、瘘管形成或结肠周围脓肿者少见。少数重型或暴发型患者病变侵及肌层并伴发血管炎和肠壁神经丛损害，使肠生变薄、肠腔扩张、肠运动失调而形成中毒性巨结肠。炎症反复发作可使大量新生肉芽组织增生，形成炎性息肉；也可使肌层挛缩、变厚，造成结肠变形、缩短、结肠袋消失及肠腔狭窄，少数病例可有结肠癌变。

二、临床表现

溃疡性结肠炎的好发年龄为 20 ～ 40 岁，临床症状差异很大，轻者仅有少量出血、重者可有显著的全身和消化道症状甚至危及生命。常见症状有腹痛、腹泻、便血等，严重病例可有发热及体重减轻。出血原因可以是溃疡、增生和血管充血所致的炎症以及黏膜假息肉。腹泻多继发于黏膜损害，常伴有水、电解质吸收障碍，血清蛋白渗出。直肠炎时可使直肠的激惹性增加。腹痛常为腹泻的先兆。偶可有肠外表现，甚至掩盖了肠道本身的症状。约 10% 患者可有坏疽性脓皮病、结节性红斑、虹膜炎、口腔阿弗它性溃疡和多关节炎。

三、实验室检查

患者并无特异性检查的异常。贫血较常见，且为失血量的一种反映，但慢性患者的贫血可由慢性疾病所致。急性期、活动期或重症病例可有白细胞增多。和低钾血症、低蛋白血症一样，血沉亦为疾病严重程度的一种反映。首发病例须做寄生虫学检查及粪便培养，以除外特殊原因所致的腹泻，如阿米巴病、志贺氏菌痢疾和螺旋菌感染。

四、内镜检查

溃疡性结肠炎直肠 – 乙状结肠镜检查适用于病变局限在直肠与乙状结肠下段者，病变向上扩展时做纤维结肠镜检查有重要价值，可赖以确定病变范围。镜检可见黏膜弥漫性充血、水肿，正常所见的黏膜下树枝状血管变成模糊不清或消失，黏膜表面呈颗粒状，脆性增加，轻触易出血。常有糜烂或浅小溃疡，附着黏液或脓性分泌物；重型患者溃疡较大，呈多发性散在分布，可大片融合，边缘不规则。后期可见炎性息肉，黏膜较苍白，有萎缩斑片，肠壁僵直而缺乏膨胀性，亦可见癌瘤。

五、X 线检查

溃疡性结肠炎应用气钡双重对比灌肠检查，有利于观察黏膜形态。本病急性期因黏膜水肿而皱襞粗大紊乱；有溃疡及分泌物覆盖时，肠壁边缘可呈毛刺状或锯齿状。后期纤维组织增生，结肠袋形消失，肠壁变硬、肠管缩短、肠腔变窄，可呈铅管状。有炎性息肉时，可见圆或卵圆形充盈缺损。重型或暴发型患者一般不宜做钡灌肠检查，以免加重病情或诱发中毒性巨结肠。钡餐检查有利于了解整个胃肠道的情况，特别是小肠有无受累。

六、诊断和鉴别诊断

溃疡性结肠炎的主要诊断依据包括慢性腹泻、脓血或黏液便、腹痛、不同程度的全身症状、反复发作趋势而无病原菌发现。内镜或 X 线检查有炎症病变存在，且有溃疡形成等。因本病缺乏特征性病理改变，故需排除有关疾病（包括慢性痢疾、克隆恩病、结肠癌、血吸虫病、肠激惹综合征、肠结核、缺血性肠炎、放射性肠炎、结肠息肉病、结肠憩室炎等）方能确诊。

七、治疗原则

溃疡性结肠炎的内科治疗目标是终止急性发作、预防复发和纠正营养及水电失衡。在着手治疗前必须考虑四种因素。

（一）病变的部位

除了偶然的例外，溃疡性结肠炎只累及结肠。在结肠范围内，病变可累及局部或全部结肠（全结肠炎）。病变的范围与预后相关，并是决定疗效的一个重要因素。

（二）疾病的活动性

急、慢性溃疡性结肠炎有着不同的临床表现，其治疗效果也各有不同。治疗方案也必须与病情严重程度相适应。

（三）病程的长短

病程长短也是影响疗效的一项重要因素。

（四）全身状况

患者一般状况较差时，其疗效亦稍逊。某些病例常有心理因素存在，可能成为疾病慢性化的因素之一。

此外，在策划治疗方案时还有一些其他因素应当考虑，如起病年龄超过 50 岁时，多呈轻型经过并可伴发另外系统的疾病。患者既往发作的严重性也与患者可能出现的治疗反应有关。

如果已经确诊，医师须进一步确定治疗目标及与之相关的生命质量。由于存在着少数患者不能彻底治愈的可能性，医师与患者还应就"治疗失败"问题达成共识。不切实际的奢望可构成制约疗效的重要因素，并可损害医患之间的友善关系，妨碍治疗计划的实施。

八、治疗方式

（一）营养

患者的营养状况与疗效息息相关，良好的营养状况可以增进疗效。但实际上许多患者的体重低于正常标准 10%～20%，还有不少患者呈现出特殊性营养缺乏的症状。过去对避免粗糙食物代之以易消化、高蛋白饮食强调颇多，目前至少仍适用于急性期患者。对已发展成慢性营养不良者（低于标准体重 20% 以上），更应采取营养治疗。

（二）对症治疗

对症治疗既可改善患者的一般状况和营养，又可减轻症状。临床上常可遇到这样的情况，患者为减轻症状而过度或过久地用药，一旦药物成瘾又对健康构成新的危害。再者麻醉药品可影响肠道运动甚至诱发中毒性巨结肠。非麻醉性镇痛药可酌情使用，但也应随时警惕毒副反应，少数溃疡性结肠炎患者服用阿司匹林后促发了消化性溃疡。

抗胆碱能药物也有促发中毒性巨结肠之虞，而且对缓解腹部痉挛不一定有效。一般来讲，对溃疡性结肠炎患者最好不用这些药物，除非对非活动期或轻、中型患者做短时间的应用。

对症治疗的关键是抗腹泻制剂，尤其是苯乙哌啶和氯苯哌酰胺。虽然两者均属"局限药品"，且后者很少毒副反应，但抗腹泻制剂的成瘾性仍不容忽视。有些患者为急于控制腹泻常自行超量服药。从某种程度上讲，这类药物的效力要基于不间断地服用。因此，对于控制腹泻所需的剂量及用药指征都应有一个严格的标准，以保无虞。

在支持治疗中多种维生素和铁剂常被应用，患者亦常诉服用上述药品后症状有所改善，但是维生素、矿物盐和其他补品（除已出现缺乏症外）仍属经验用药，几乎没有证据支持"大剂量维生素"疗法。

急性期或危重患者可能需要输液、输血或静脉滴注抗生素。但对溃疡性结肠炎患者来讲，抗生素并不常用，而且也无证据表明溃疡性结肠炎患者须长期使用抗生素。抗生素应用的主要指征是：存在或疑有腹腔内感染或腹膜炎，后者可见于中毒性巨结肠病例。当有败血症和营养不良存在时，由中毒性巨结肠而致死的病例增加。在这种情况下，适当地使用抗生素可能会挽救生命。McHenry 指出：大多数腹腔内感染是由需氧和厌氧菌混合性败血症所致，因此所选用的抗生素应能兼顾这两类细菌。一般公认氨基糖武类抗生素对需氧的革兰阴性杆菌有效，而氯霉素、林可霉素、头孢噻吩、甲硝唑或羧苄西林等则可针对厌氧菌群。业经证实庆大霉素与林可霉素联用对腹腔内感染的有效率为 68% ~ 93%，可谓安全有效，庆大霉素与甲硝唑联用或托布霉素与甲硝唑联用也有良好的效果。Harding 等通过前瞻随机对照性研究发现，林可霉素、氯霉素分别与庆大霉素联用治疗腹腔内感染同样有效。

静脉高营养或全胃肠道外营养（TPN）在以下情况时十分有价值：①严重营养不良者或需切除结肠者的一种术前辅助治疗。②已做过结肠切除术者的术后治疗。一般来讲，TPN 应连续进行 2 ~ 3 周，长期应用的价值不大。目前认为，TPN 作为一种主要治疗手段时很少有效，而作为一种辅助治疗则具有一定价值。

（三）功能锻炼

溃疡性结肠炎患者，每天坚持一定的体力或脑力活动十分重要。因为慢性疲劳、不适、抑郁、忧虑等症状可能都很突出，而坚持机体的功能活动则可减轻这些症状。值得指出的是，当患者一般状况欠佳时，医师和患者家属均有鼓励患者休息的倾向，但实际上那些坚持功能锻炼的患者却更常获得症状改善，甚至治疗效果会更好。

（四）住院治疗

下列原因适于住院治疗。

（1）轻型病例经 1 个月治疗未见显著改善者。住院可实现两个目标：摆脱加重病情的环境，给医师提供进行更有效的强化治疗的条件。

（2）伴畏食、恶心、呕吐、发热和腹泻难控制的严重病例（急性暴发型）。这类患者立即住院不仅可及时提供必要的治疗措施，还可预防并及时识别并发症（如中毒性巨结肠）。

（3）发生了全身或局部并发症：如严重出血及贫血、严重的低清蛋白血症或疑有癌变等。外科治疗的指征不仅针对结肠的并发症（中毒性巨结肠、行将发生的穿孔），也包括多种内科治疗无效的顽固性病例，这些病例均须住院治疗。

（4）为了排除来自家庭或工作环境中的心理负担。

（五）心理治疗

保持医患之间长期友谊十分重要，但偶尔也需要心理科或精神科医师的会诊。安定药或抗抑郁药的应用只限于那些有显著忧虑或抑郁症的患者，它能帮助年轻患者克服他们自己过于简单的想法，并使其病情好转。

（六）局部治疗

对远端溃疡性结肠炎，尤其是直肠炎和直肠－乙状结肠炎，氢化可的松灌肠（100 mg 氢化可的松加于 60 mL 生理盐水之中）已证实无论对缓解症状或减轻炎症反应均十分有效。每天用药连续三周之内不致引起肾上腺的抑制。虽然尚无一项有关甾体局部治疗与安慰剂或口服甾体治疗的对照性研究，但在临床上常用氢化可的松灌肠以治疗溃疡性直肠炎或直肠－乙状结肠炎，取得一定疗效。氢化可的松灌肠还可对全结肠炎型溃疡性结肠炎伴显著里急后重和直肠出血的患者有一定的辅助治疗价值。

柳磺吡啶及其各种衍生物局部灌肠已引起医家注目。经证实，5-氨基水杨酸（5-ASA）灌肠或制成栓剂可有效地治疗远端结肠炎或直肠炎，与皮质激素不同，这一疗法虽长期应用亦不会发生肾上腺抑制。

某些患者对 5-ASA 的反应迅速，症状可于 1 ~ 2 d 内消失。大多数患者病情在 1 ~ 3 周内逐渐改善，也有经 1 ~ 3 个月治疗后好转者，足见敏感性和有效率在人群中有很大差异。一般来说，取得乙状结肠镜下的改善常需较长时间，而取得组织学的改善则需更长时间。

用 5-ASA 灌肠所达到的缓解大部分在停药几个月之内复发，尽管柳磺吡啶（SASP）还在维持用药。Allen 认为这种高复发率应归结为接受治疗者多是顽固病例或经安慰剂对照实验证实为耐药的病例，因为在许多使用 5-ASA 局部灌肠治疗的研究中，大多数患者都有对各种疗法失效的历史。

由于 5-ASA 局部灌肠治疗的费用昂贵，"疗程以多长为宜？是否须坚持到组织学上的炎症消失？"成了人们关注的问题。许多经验表明：如只达到临床症状缓解就停止灌肠，短期内即可复发；如能达到乙状结肠镜下或组织学上的缓解，则疗效较为持久。

停用灌肠后有些病例又有急性发作，此时可再行灌肠治疗。Biddle 等用 1 mg 5-ASA 维持保留灌肠，使得 12 例患者中 9 例 1 年没有复发，而 13 例随机对照病例中有 11 例在平均 16 周内复发。隔日或每 3 ~ 4 晚维持灌肠一次的疗法正在评估之中，虽也有成功的报道，但最理想的维持疗法尚未确立。

虽然持续维持治疗或隔日灌肠治疗已显著降低了恶化的可能性，但这一结论并非完全正确。有时某些未知因素可以破坏已取得的成果。据 Allen 的经验：病变范围超过 45 ~ 55 cm，尤其是在同一时期病变范围 > 60 cm 的病例，即使在灌肠治疗中也有病情恶化的可能。如果肠壁的全层已受累及，伴有肥厚、狭窄或瘘管存在时，仅作用于黏膜层的局部疗法难以奏效。

（七）难治性直肠 - 乙状结肠炎的处理

约 15% 的远端溃疡性结肠炎患者有复发倾向且对多种疗法不起反应。患者可有直肠出血，却常无腹泻或其他症状。难治的焦点有二：①频发性直肠出血和里急后重；②持续性直肠出血。这些症状如已持续多年，其扩散的危险性很低；据 Richard 报道，多数患者的病情扩散发生在起病的两年之内。

对难治性病例，澄清下列情况特别重要。①确认无其他感染（如螺旋菌、难辨性梭状芽孢杆菌）的存在；②如有可能，通过结肠镜检查确定肠管内炎症损害的范围及其上界。

几乎所有的难治性病例均已接受过某种形式的治疗，但仍可重新使用这些药物，尤其是联合用药。因此，定期氢化可的松灌肠 3 周、甾体栓剂局部治疗与 SASP 口服治疗就构成了针对这种情况的最常应用的方法。此外，有的患者夸大病情，此时应鼓励他恢复信心。

九、特异性药物治疗

（一）柳磺吡啶（SASP）

SASP 是治疗溃疡性结肠炎时最常使用的药物。许多临床实验已证实了它的应用价值，但其确切的作用机制还不十分清楚。

1. 体内过程

SASP 是 5-ASA 和磺胺吡啶（SP）以偶氮键相互结合的产物。摄入量大部分自小肠吸收，约 10% 经肾脏排泄，其余部分经胆汁无变化地返回肠道。在靠近结肠部位，SASP 被细菌分解为 5-ASA 和磺胺吡啶，以原型存留于粪便中者极少。偶氮键可在结肠菌丛的作用下分离，释放出的磺胺吡啶大部分被吸收并由尿中排泄，而约占半数的 5-ASA 滞留于结肠并经粪便排泄。若将抗生素与 SASP 同服，就会因结肠菌丛的变化而影响到菌丛对 SASP 的分解。IBD 的腹泻加速了肠道排空过程也会影响到对细菌 SASP 的分解。

2. 作用机制

多年来有关 SASP 作用机制的研究颇多，仁智各见，尚无一个系统完整的理论。据已发表的资料，SASP 的作用机制可归纳为以下几方面：① SASP 可做为其活性代谢产物

5-ASA 的运输工具，使后者以口服难于达到的浓度运抵结肠，从而在结肠局部发挥抗感染作用。②SASP 及其代谢产物的局部和全身免疫作用。体外实验证实 SASP 和 SP 均可抑制有丝分裂所致的淋巴细胞毒；溃疡性结肠炎患者服用 SASP 后，可使异常的免疫功能恢复正常，这一免疫学变化并与临床症状的改善相符；进一步研究证实：SASP 和 SP 可抑制自然性 T 细胞介导细胞毒，而 5-ASA 则可抑制免疫球蛋白的分泌。③SASP 及 5-ASA 对 IBD 的治疗作用主要是它影响了花生四烯酸代谢和一个或几个环节。研究表明：有两种花生四烯酸的代谢产物可能是肠道炎症的重要调节者，这两种代谢产物是环氧化酶产物（主体是前列腺素）和脂氧化酶产物（主体是白细胞三烯）。在活动性溃疡性结肠炎患者的直肠黏膜、门脉血和粪便中前列腺素含量的增加已得到证实。体外实验也证实了 SASP 与 5-ASA 能抑制前列腺素的合成与释放，并抑制前列腺素合成酶的活性。④有些学者注意到一些非甾体抗感染药如吲哚美辛、氟吡咯酚均比 SASP 和 5-ASA 有更强的前列腺素合成抑制作用，服用此类药物后虽血清和直肠黏膜中前列腺素水平下降，但临床情况并未随之改善。这表明前列腺素并非肠道炎症的主要调节者，也表明 SASP 和 5-ASA 的治疗作用并非源于前列腺素含量的下降。进一步研究发现：5-ASA 的确可促进前列环素的合成，SASP 也的确可抑制前列腺素 F2 的破坏，于是又有人提出一种对立的理论：前列腺素对结肠黏膜行使着一种细胞保护作用。⑤新近的几项研究又指出了 SASP 和 5-ASA 的另一作用：反应性氧气清除剂作用可对 IBD 的疗效有重要的影响。

3. 临床应用

（1）初始治疗：轻症病例第一周内 SASP 按 4 g / 日的剂量服用，第二、第三周按 2 g / 日剂量服用，三周后 80% 患者症状改善，25% 患者完全缓解（依临床和乙状结肠镜的标准）。重症病例多联用其他药物，原则上并不单用 SASP 治疗。

（2）维持治疗：1965 年 Misiewicc 等对 34 例溃疡性结肠炎患者进行了前瞻、随机、对照性观察，追踪 12 个月后发现：每天服 SASP 2 g 维持治疗者的复发率是 28%，而对照组复发率竟达 72%。其他几项研究表明：约 86% 处于临床静止期患者每天服用 2 g SASP 后仍然没有症状，而不足 20% 的对照组患者则复发。这些研究充分证明了维持治疗的必要性。在一项 172 例的随机试验中，复发率与维持量的大小有关，每天服 1、2、4 g SASP 患者的复发率分别是 33%、14% 和 9%（随诊时间 12 个月）。无论在初始治疗或维持治疗阶段，剂量越大疗效越高，但不良反应也越多。权衡起来，2 g / 日 SASP 当属耐受性最佳的维持剂量，也是复发率较低的维持剂量。如遇严重复发，此剂量可酌增至 3 ~ 4 g / 日。

维持治疗所需的时间还存有争议。多数学者认为：在主要症状缓解后，持续至少一年的维持治疗是适宜的。

（3）药物间的相互作用：因为 SASP 的代谢取决于正常肠道菌群，如同时服用抗生素就会延缓此药的代谢。对人类的观察表明：由壅塞症、盲袢综合征或憩室病所致的菌群失衡可导致药物更快的代谢和吸收。

如将硫酸亚铁与 SASP 同时服用可导致血中 SASP 含量的下降。这是由于 SASP 与铁离子螯合，从而干扰了铁的吸收。

此外，SASP 还可加强抗凝剂、口服降糖药和保太松类的作用。SASP 而非 SP 或 5-ASA 还可竞争性地抑制叶酸轭合酶来抑制叶酸的吸收。考来烯胺与 SASP 联用会妨碍后者在肠道的吸收。同时服用 SASP 及地高辛，可使后者的生物利用度减少 25%。

（4）SASP 的主要不良反应：文献报道在治疗 IBD 过程中，SASP 不良反应的发生率为 20% ~ 45%。

（二）肾上腺皮质激素

肾上腺皮质激素（简称激素）是治疗急性期、重型或暴发型溃疡性结肠炎的首选药物，而泼尼松则是最常应用的激素类型。其作用机制是激素有助于控制炎症，抑制自身免疫过程，减轻中毒症状。具体剂量、用药途径和疗程依病变部位、范围及严重程度而定。

1. 直肠炎

如炎症只局限于直肠且硬式乙状结肠镜可以界定其上限时，可局部应用激素治疗，亦常与口服 SASP 联用。栓剂或泡腾剂最为理想。但有的病例无效，其中有些严重病例须静脉点滴激素或做外科手术。

2. 轻型发作

轻型发作是指每天腹泻少于四次，伴有或不伴有血便，无全身症状而炎症范围超出直肠以外的病例。此类患者同时口服激素及激素保留灌肠。疗程至少需 3 ~ 4 周，如病情缓解，再用 3 ~ 4 周后可将泼尼松减量。如在疗程中或减量期中病情恶化，应按中度发作处理甚至住院静脉输液治疗。

3. 中型发作

中型发作的表现介于轻、重型发作之间。每天腹泻超过四次，但一般状况好，无全身症状。这类患者也需在口服泼尼松龙（40 mg/d）的同时给予激素灌肠治疗。第二周口服激素剂量减至 30 mg/d，第三周减至 20 mg/d 维持 1 个月。此疗法可令大多数患者达到缓解，口服激素剂量可以减少到 0。如患者未获缓解，则应住院，按重型发作治疗。

4. 重型发作

此型发作的表现为伴有全身症状的严重发作（伴发热、心动过速、贫血、低蛋白血症或血沉增快等）。重型患者均须住院治疗，可予输液的同时加用激素（氢化可的松 400 mg 或泼尼松龙 64 mg/d），并加用局部灌肠治疗（氢化可的松 100 mg 加于 100 mL 生理盐水中保留灌肠，1 日 2 次）。静脉输液期间除饮水外，禁用其他食物，但营养不良者需给静脉高营养。

尽管静脉滴注氢化可的松对严重发作是有效的，但仍有四分之一患者需做紧急结肠切除术。

与安慰剂相比，无论可的松（50 mg/d × 一年）或泼尼松龙（15 mg/d × 6 个月）均未显示其维持缓解的作用，因此，肾上腺皮质激素无须用作维持治疗。

（三）免疫抑制药

由于多数溃疡性结肠炎病例可用 SASP 和（或）肾上腺皮质激素治愈，外科手术对溃疡性结肠炎的疗效也很好，所以临床医师并不经常使用免疫抑制药来治疗溃疡性结肠炎。但若遇到下列情况则可考虑使用免疫抑制药：①疾病转为慢性且经激素和 SASP 治疗无效者；②出现激素的不良反应如高血压、骨质疏松、糖尿病和精神病时；③激素剂量 > 15 mg/d，用药超过 6 个月而仍未获缓解者；④直肠 - 乙状结肠炎患者对常规口服和局部治疗（SASP、5-ASA 和 / 或激素）无效者。

免疫抑制药如 6-MP、硫唑嘌呤、氨甲蝶呤可使 70% 的溃疡性结肠炎获得缓解，一旦达到缓解，这类药物须维持治疗 2 ~ 3 年。

（四）其他药物

鉴于复发性溃疡性结肠炎患者常有主细胞数量的增加，有人提出主细胞稳定剂 - 色甘酸二钠可有治疗作用，但还未被公认。

十、外科治疗

切除病变的结肠或直肠可治愈大多数的溃疡性结肠炎，为此患者须经受一定的手术风险。十余年前几乎没有术式选择的余地，多主张行"短路"手术，认为这种手术操作简单，对患者打击小，效果同样可靠。但经长期随诊观察发现这类"短路"手术不仅会引起"盲袢综合征"，而且多数在术后复发。今天，已有多种术式开展成功，临床上可根据病变性质、范围、病情及患者全身情况加以选择。

（一）手术指征

肠穿孔或濒临穿孔；大量或反复严重出血；肠狭窄并发肠梗阻；癌变或多发性息肉；急性结肠扩张内科治疗 3 ~ 5 d 无效；结肠周围脓肿或瘘管形成；活检显示有增生不良；长期内科治疗无效，影响儿童发育。

（二）术前准备

全面的斟酌在过去的数十年中，外科治疗溃疡性结肠炎的方式比较恒定，患者多需接受并非情愿的回肠造口术。至今，直肠结肠切除术与末端回肠造口术仍是溃疡性结肠炎外科治疗中最常应用的方法。

医师在与患者谈论手术问题时，首先要取得患者的信任。向患者详细介绍回肠造口术的相关资料，以求最大限度地增强患者对这一造口术的心理承受能力。一般来讲，术前病情越紧急、病体越虚弱者，其心理承受力越强。如有可能，向患者提供图解资料并安排患者与性别相同、年龄相近、康复较好的回肠造口病友会面。

尽管做了这些努力，仍有些患者不愿或拒绝外科手术。此时有两种选择：①节制性回肠造口术；②盆腔内贮藏的回肠 - 肛门吻合术。明智的做法是在外科会诊前将这两种选择余地告知患者。患者可能对手术提些问题以及可能出现哪些并发症等。医师所做的答复可能因人而异，Victo 的意见是应当告诉患者，术后伤口愈合不良、阳痿及某些回肠造口术的并发症可能出现。

全身的准备有贫血时可输全血或红细胞来纠正，电解质紊乱也需纠正。结肠炎急性发作时可发生严重的低钾血症。低清蛋白血症则反映了慢性营养不良状态或继发于急性暴发型结肠炎所致的大量蛋白的渗出。术前输注清蛋白可恢复正常水平，也可考虑给予全胃肠道外高营养（TPN）。TPN 适用于严重营养不良有可能帮助患者渡过急性发作的险关并于术前改善患者的一般情况，凝血障碍可用维生素 K 纠正。

如果患者已用皮质甾体半年以上，术前或术后仍需使用。

抗生素可注射和口服同时应用。术前日，于下午 1 点、2 点和晚上 10 点钟各服红霉素及新霉素 1 g。对需氧或厌氧的革兰阴性杆菌敏感的抗生素，应于术前即刻静脉滴注并维持到 24 h 之后，如发生手术污染，抗生素应延长到 5 d 以上。实践证实，联用妥布霉素与克林霉素或甲硝唑特别有效。

判断结肠炎的活动性可用导泻法。在某些病例中，小剂量（100 mL）枸橼酸镁或 10% 甘露醇常能较好耐受。

术前安排 2 ~ 3 d 的要素或半要素饮食也有一定的价值。

造口处的标记对将做回肠造口术者应于术前做好腹壁造口处的标志。定位是否得当关系到患者能否长期恢复工作，因此可视为决定手术是否成功的关键。Frank 主张切口位置选定于左正中线旁为宜，此切口便于放置结肠造口袋。如切口过低或太靠外侧，会给回肠造口的照顾和功能带来严重问题。造口处应位于腹部脂肪皱襞的顶峰，并避开瘢痕和皮肤的皱折。

（三）手术方法

如果选择应根据患者年龄、病程、病变范围及患者意愿予以综合考虑。具体可供选择的术式有以下几种。

1. 回肠造口术

不做结肠切除或结肠 – 直肠切除术的单纯回肠造口术目前已很少施行，因病变结肠仍在，大出血、穿孔、癌变和内瘘等并发症仍可发生。但在下列特殊情况下仍可采用：①患者营养不良而不可能实施全身或胃肠道高营养者，通过单纯回肠造口术可使结肠得到休整，为二期手术做准备；②作为中毒性巨结肠治疗程序中的一个步骤；③结肠炎性质未定，有逆转可能性者。但所有这些理由都存在争议。

2. 全直肠 – 结肠切除术及回肠造口术

这是目前治疗溃疡性结肠炎患者的标准术式之一。术后可消除所有的结肠症状、复发的威胁和癌变的危险并恢复健康，手术可选择最佳时机进行。紧急手术却有较高的死亡率，尤其是在那些极少见过这种严重病例的医院，死亡率达 7% ~ 15%。当患者情况允许时，可先行一期手术。对急腹症患者、极度虚弱患者或已做了次全结肠切除及回肠造口术的患者，可于数月后再做二期的直肠切除术。某些有经验的外科医师认为，即使在急症情况下，也能安全完成全直肠 – 结肠切除术；保留直肠所招致的不良影响更甚于疾病自身（存在着癌变的危险）。

虽尚无外科手术方法能有效地逆转肝胆或脊柱关节的并发症，但大多数病例，经直肠 – 结肠切除术后溃疡性结肠炎的肠外表现可以缓解。

全结肠切除术后回肠造口术的要点是切除病变肠管，远端闭合，取回肠末端于腹壁造瘘，形成永久性人工肛门。造口肠段的长度也很关键，应拉出皮肤表面 13.2 cm 长，这样当肠段顶端本身反折时，在皮肤表面还留有 6.6 cm。这样反折可防止浆膜发炎，并保证回肠"乳头"有较多的组织突出腹壁，从而使回肠内容物排入回肠造口袋时不致污染皮肤。回肠造口袋用来收集肠内容物。

此简易装置不仅可防止术后皮肤发炎，还便于患者适应新的生活。

3. Kock 氏内囊袋手术

切除病变结肠，游离出一段带系膜的末端回肠，长约 45 cm，将近侧 30 cm 长肠管折叠，并在系膜对侧行浆肌层侧 – 侧缝合。距缝合线 0.5 cm 纵行切开肠壁，然后行全层缝合，使成一单腔肠袋，再将远端 15 cm 长肠管向近端套叠，成一人工活瓣，使长约 5 cm，于其周围缝合固定瓣口，将内囊袋固定于壁腹膜上，其末端行腹壁造瘘。

这种术式的并发症主要与活瓣的机械结构有关。套叠而成的活瓣沿着肠系膜方向有滑动或脱出的倾向，由此可造成插管困难、失禁和梗阻。

并非所有内科治疗无效的溃疡性结肠炎均可接受这一手术，凡有精神病倾向者均不宜行此手术。次全结肠切除术伴回 – 肛肠内囊袋吻合术者也不宜做此手术，因为内囊袋周围的粘连会给继后的直肠切除术造成很大的困难。

4. 直肠黏膜剥脱、回 – 肛肠吻合术

切除全部结肠及上三分之二直肠，保留 5 ~ 8 cm 一段直肠。在直肠黏膜与肌层之间，从上向下或自齿线向上将黏膜剥去，留下肌性管道，将游离的回肠（注意保留良好血运）在没有张力的情况下自扩张的肛门拉出，与直肠肛管交界处的直肠黏膜残缘进行吻合。吻合旁放置引流管自会阴部戳创引出，然后进行腹壁回肠造瘘。术后 2 ~ 4 d 拔去会阴部引流，术后 10 d 行肛门扩张，并开始做肛门括约肌练习，每周一次，3 ~ 6 个月后，回 – 肛肠吻合完全愈合，再关闭腹壁回肠造瘘口。

之所以将直肠黏膜剥脱，意在消除暴发型炎症和癌变的危险，这两种情况均可发生于回 – 肛肠吻合术后。而且，与保存肛管手术相比较，此术式可相应减轻某些持续存在的未完全消除的肠外表现。

此种术式的并发症有盆腔脓肿、出血、瘘管及括约肌障碍。

5. 直肠黏膜剥脱、回 – 肛肠内囊袋式吻合术

Parks 等认为如将回肠、直肠缝合成内囊袋形，会有比回 – 结肠切除兼回 – 肛吻合术

更理想的功能改善。具体方法是：全结肠切除，直肠黏膜剥脱后，游离回肠，将其末端折叠成 S 型，再将系膜对侧的三排折叠肠祥剪开，行侧 – 侧吻合，形成 S 形内囊袋，长约 6 cm，容量大约 100 mL，游离端与肛管吻合。术后 4 ~ 6 周内囊袋扩张，平均容量约 245 mL。

十一、预后

溃疡性结肠炎的长期预后取决于下列四种因素。

（一）病变部位

病灶较局限者预后较病灶广泛者为好。

（二）疾病活动性

本病活动程度各有不同（急性、重型、暴发型、慢性复发型、慢性持续型等），预后各异。即使非活动期，其潜在的癌变危险亦不容忽视。

（三）病程

罹病时间长短除与临床类型有关外，还与患者的营养状况、疗效、不良反应有关。此外病程长短也是决定应否手术的重要参考因素。

（四）疾病对患者的总体影响

这些影响包括患者参与社会、经济活动的能力，心理状态，家族史，患者对溃疡性结肠炎的适应能力以及生命质量等。

直肠炎或直肠 – 乙状结肠炎患者中 90% 以上的预后良好。这些患者病情稳定，很少或全无症状，无须连续治疗。另外的 10% 病例炎症扩散、波及全部结肠，其预后与全结肠型患者相似。

如将直肠炎与直肠 – 乙状结肠炎两组病例的预后相比较，就会发现前者的预后较后者略好。追踪观察还表明，即使大多数患者的预后良好，确定其中个例的预后仍有困难。

（景小松）

第三节　结肠癌

结肠癌是胃肠道常见的恶性肿瘤。近年来，我国的结肠癌发病率呈明显上升且有多于直肠癌的趋势，以 51 ~ 60 岁居多。好发部位依次是乙状结肠、回盲部、升结肠、降结肠、横结肠。

一、病因

结肠癌的发病原因可能是多方面的。近年来认为，结肠癌的发生与发展是经过黏膜增生、腺瘤及癌变的多步骤多基因起作用的遗传性疾病。

1. 癌前疾病

（1）腺瘤，目前国内外研究已取得共识，认为结肠癌约半数来自腺瘤的癌变。

（2）溃疡性结肠炎，特别是长期慢性溃疡性结肠炎，由于肠黏膜反复破坏和修复，因而癌变率随病史的延长而增高，其病变程度及范围也与癌变相关。

2. 膳食和运动

食物中过多的动物脂肪及动物蛋白的摄入，缺少新鲜菜果及纤维素食品，缺乏适度的体力活动，使肠的蠕动功能下降，肠道菌群发生变化，肠道中胆酸和胆盐含量增多等，其结果都会引起或加重肠黏膜损害。

3. 环境因素

下列因素也与结肠癌的发病有关：①精神因素。②钼的缺乏。③阳光与维生素 D 的缺乏。

二、病理与分期

绝大多数结肠癌为腺癌。

1. 根据肿瘤的大体形态可分为以下几种。

（1）肿块型，肿瘤向肠腔内生长，好发于右侧结肠，特别是盲肠。

（2）浸润型，肿瘤沿肠壁浸润，易引起肠腔狭窄和肠梗阻。多发生于左侧结肠，特别是乙状结肠。

（3）溃疡型，肿瘤向肠壁深层生长并向周围浸润，是结肠癌的最常见类型。

2. 结肠癌的分期普遍采用 Dukes 分期法

A 期，癌仅局限于肠壁内。又分为三个亚期，即 A0 期，癌局限于黏膜内；A1 期，癌穿透黏膜达黏膜下层；A2 期，癌累及黏膜肌层但未穿透浆膜。

B 期，癌穿透肠壁但尚无淋巴结转移。

C 期，癌穿透肠壁且有淋巴结转移。又分为两个亚期，即 C1 期，淋巴结转移限于结肠壁和结肠旁淋巴结；C2 期，肠系膜淋巴结，包括系膜根部淋巴结转移。

D 期，远处淋巴结转移或腹腔转移，或广泛侵及邻近脏器而无法切除。

结肠癌的转移方式主要为淋巴转移，首先转移到结肠壁和结肠旁淋巴结，再到肠系膜血管周围和肠系膜根部淋巴结。血行转移多见于肝，其次是肺、胃等，也可直接浸润邻近器官和腹腔种植。

三、临床表现

结肠癌早期症状不明显，发展后可出现以下症状。

1. 排便习惯和粪便性状的改变

常为最早出现的症状。多为排便次数增多，粪便不成形或稀便，粪便带血、脓或黏液，亦可发生便秘。

2. 腹部不适

腹部不适也是早期症状之一。常为定位不确切的持续性隐痛、不适或腹胀感，初为间歇性，后转为持续，发生肠梗阻则腹痛加重。

3. 腹部肿块

在结肠部位出现呈结节状质硬肿块，横结肠和乙状结肠部位肿块可有一定活动度。如肿块肠外浸润或并发感染，则肿块固定且有明显压痛。

4. 肠梗阻症状

肠梗阻症状是结肠癌的后期症状，多呈慢性低位不完全肠梗阻。一旦发生完全肠梗阻则症状加重。

5. 全身症状

患者可出现贫血、消瘦、乏力、低热等。晚期还可出现肝大、黄疸、浮肿、腹腔积液、锁骨上淋巴结肿大及恶病质等。

由于右侧结肠和左侧结肠癌病理类型不同，临床表现也有区别。一般右侧结肠癌的临床表现以全身症状、贫血和腹部肿块为主，而左侧结肠癌则以肠梗阻、便秘、腹泻、便血等症状为主。

四、诊断

1. 早期症状

结肠癌的早期症状多较轻或不明显，易被忽视。应重视对高危人群和怀疑为结肠癌患者的监测。凡40岁以上有以下任何一种表现者应视为高危人群。

（1）直系亲属中有结直肠癌患者。

（2）有癌症史或有肠道癌前病变。

（3）大便隐血试验持续阳性。

（4）具有以下5项中的两项以上者：慢性腹泻、慢性便秘、黏液血便、慢性阑尾炎史及精神创伤史。

2. 辅助检查

下列辅助检查方法可供选择。

（1）X线钡剂灌肠或气钡双重造影及乙状结肠镜或纤维结肠镜检查，有助于明确诊断。

（2）B型超声和CT、MRI对了解腹内肿块和肿大淋巴结、肝内转移灶及肠外浸润等均有帮助。

（3）血清癌胚抗原（CEA）约60％患者高于正常，虽特异性差，但对判断复发和预后有帮助。

（4）直肠黏液T-抗原试验或大便隐血试验可作为对高危人群的筛查。

五、治疗

原则上应采用以手术为主的综合治疗。

（一）手术治疗

1. 术前准备

结肠癌术前肠道准备十分重要，主要方法是：术前 3 d 进流质饮食，并发肠梗阻时应禁饮食、补液、胃肠减压；口服肠道抗生素（如新霉素、甲硝唑等）和缓泻剂（如蓖麻油或硫酸镁）；术前晚及术日晨作清洁灌肠。

2. 结肠癌根治性手术

切除范围包括肿瘤所在肠袢及其系膜和区域淋巴结。适用于 Dukes A、B、C 期患者。

（1）右半结肠切除术：适用于盲肠、升结肠、结肠肝曲的癌肿。切除范围包括右半横结肠、升结肠、盲肠和末端回肠 15 ～ 20 cm。对结肠肝曲的癌肿应加切整个横结肠和胃网膜右动脉组淋巴结。

（2）横结肠切除术：适用于横结肠癌，切除范围包括结肠肝曲和脾曲的全部横结肠及胃结肠韧带的淋巴结组。

（3）左半结肠切除术：适用于结肠脾曲、降结肠癌，切除范围包括横结肠左半、降结肠及部分或全部乙状结肠。

（4）乙状结肠癌根治术：切除范围包括全部乙状结肠和全部降结肠或部分降结肠及部分直肠。

3. 其他术式

姑息性切除术、结肠造口术、单纯肠吻合旁路术，适用于 Dukes D 期和不能根治的 Dukes C 期患者。

（二）化学药物治疗

辅助化疗用于根治术后，Dukes B、C 期结肠癌的综合治疗。化学治疗配合根治性手术，可提高 5 年生存率。目前常用的化疗方案均以氟尿嘧啶为基础用药。最常用静脉化疗，也可经肛门用氟尿嘧啶栓剂或乳剂用药的方法，以减轻化疗的全身毒性；还有经口服、动脉局部灌注及腔内给药等方法。常用的化疗药物有氟尿嘧啶、铂类、表阿霉素、羟基喜树碱等。

（景小松）

第四节　直肠癌

直肠癌是乙状结肠直肠交界处至齿状线之间的癌，是消化道常见的恶性肿瘤，占消化道癌的第 2 位。直肠癌的发病原因尚不清楚，可能与饮食及致癌物质、直肠慢性炎症、遗

普外科诊疗精要与病例解析

传易感性，以及癌前期疾病如家族性肠息肉病、直肠腺瘤，尤其是绒毛状腺瘤有关。

一、病理分型

1. 溃疡型

多见，占50%以上。形状为圆形或卵圆形，中心凹陷，边缘凸起，向肠壁深层生长并向周围浸润。早期可有溃疡，易出血。此型分化程度较低，转移较早。

2. 肿块型

肿块型亦称髓样癌、菜花型癌。向肠腔内突出，肿块增大时表面可产生溃疡，向周围浸润少。预后较好。

3. 浸润型

浸润型亦称硬癌或狭窄型癌。癌肿沿肠壁浸润，使肠腔狭窄。分化程度低，转移早而预后差。

二、组织学分类

1. 腺癌

结、直肠腺癌细胞主要是柱状细胞、黏液分泌细胞和未分化细胞，进一步分类主要为管状腺癌和乳头状腺癌，占75%～85%，其次为黏液腺癌，占10%～20%。

（1）管状腺癌：癌细胞呈腺管或腺泡状排列。根据其分化程度可分为高分化腺癌、中分化腺癌和低分化腺癌。

（2）乳头状腺癌：癌细胞排列组成粗细不等的乳头状结构，乳头中心索为少量血管间质。

（3）黏液腺癌：由分泌黏液的癌细胞构成，癌组织内有大量黏液为其特征，恶性度较高。

（4）印戒细胞癌：肿瘤由弥漫成片的印戒细胞构成，胞核深染，偏于胞质一侧，似戒指样，恶性程度高，预后差。

（5）未分化癌：癌细胞弥漫呈片或呈团状，不形成腺管状结构，细胞排列无规律，癌细胞较小，形态较一致，预后差。

2. 腺鳞癌

亦称腺棘细胞癌，肿瘤由腺癌细胞和鳞癌细胞构成。其分化多为中度至低度。腺鳞癌和鳞癌主要见于直肠下段和肛管，较少见。结、直肠癌可以在一个肿瘤中出现两种或两种以上的组织类型，且分化程度并非完全一致，这是结、直肠癌的组织学特征。

3. 扩散与转移

（1）直接浸润：癌肿常常先向肠管周围及向肠壁深层浸润性生长，较晚向肠壁纵轴发生浸润。估计癌肿浸润肠壁一圈需1～2年。直接浸润可穿透浆膜层侵入邻近脏器如子宫、膀胱等，下段直肠癌易向四周浸润，侵入附近脏器如前列腺、精囊、阴道、输尿管等。

（2）淋巴转移：主要的转移途径。上段直肠癌向上沿直肠上动脉、肠系膜下动脉及腹主动脉周围淋巴结转移。齿状线周围的癌肿可向上、侧、下方转移，向下方转移可表现为腹股沟淋巴结肿大。淋巴转移途径是决定直肠癌手术方式的依据。

（3）血行转移：癌肿侵入静脉后沿门静脉转移至肝，也可由髂静脉转移至肺、骨和脑等。直肠癌手术时有10%～15%的病例已发生肝转移。直肠癌致肠梗阻和手术时挤压，易造成血行转移。

（4）种植转移：直肠癌种植转移的机会较少，上段直肠癌偶有种植转移发生。

三、临床表现

直肠癌早期无明显症状，只有癌肿破溃形成溃疡或感染时才出现症状。

1. 直肠刺激症状

便意频繁，排便习惯改变；便前肛门有下坠、里急后重、排便不尽感，晚期有下腹痛。

2. 肠腔狭窄症状

癌肿侵犯致肠管狭窄，初时大便变形、变细，当造成肠管部分梗阻后，有腹痛、腹胀、肠鸣音亢进等不全性肠梗阻表现。

3. 癌肿破溃感染症状

大便表面带血及黏液，甚至脓血便。

癌肿侵犯前列腺、膀胱，可出现尿频、尿痛、血尿症状。侵犯骶前神经，可出现骶尾部剧烈持续疼痛。晚期出现肝转移时，可有腹腔积液、肝大、黄疸、贫血、消瘦、水肿、恶病质等表现。

四、诊断

直肠癌的诊断根据病史、临床表现、影像学和内镜检查不难作出临床诊断。

（一）大便隐血检查

大规模普查时或对一定年龄组高危人群作为结、直肠癌的初筛手段，阳性者再做进一步检查。无症状阳性者的癌肿发现率在1%以上。

（二）直肠指检

直肠指检是诊断中、下段直肠癌最重要的方法。凡遇患者有便血、大便习惯改变、大便变形等症状，均应行直肠指检。指检可触及突出、表面高低不平、质地硬的肿块，指套带血或黏液。

（三）内镜检查

包括直肠镜、乙状结肠镜和纤维结肠镜检查。门诊常规检查时可用直肠镜或乙状结肠镜检查，操作方便，不需肠道准备，但在明确直肠癌诊断需手术治疗时应行纤维结肠镜，

普外科诊疗精要与病例解析

查，因为结、直肠癌有 5%～10% 为多发癌。内镜检查不仅可在直视下肉眼作出诊断，而且可取活组织进行病理检查。

（四）影像学检查

1. 钡剂灌肠检查

钡剂灌肠检查是结肠癌的重要检查方法，但对直肠癌的诊断意义不大，主要用以排除结、直肠多发癌和息肉病。

2. 腔内 B 超检查

用腔内探头可检测癌肿浸润肠壁的深度及有无侵犯邻近脏器。内镜超声也逐步在临床开展应用，可在术前对直肠癌的局部浸润程度进行评估。

3. CT 检查

可以了解直肠癌盆腔内扩散情况，有无侵犯膀胱、子宫及盆壁，是术前常用的检查方法。腹部 CT 可扫描有无肝转移癌。

4. 腹部 B 超检查

由于结、直肠癌手术时有 10%～15% 同时存在肝转移，所以腹部 B 超或 CT 检查应列为常规。

（五）肿瘤标志物

目前临床上公认的在大肠癌诊断和术后监测有意义的肿瘤标志物是癌胚抗原（CEA），但认为 CEA 作为早期结、直肠癌的诊断尚缺乏价值。CEA 主要用于预测直肠癌的预后和监测复发。

（六）其他检查

低位直肠癌伴有腹股沟淋巴结肿大时，应行淋巴结活检。癌肿位于直肠前壁的女性患者应做阴道检查及双合诊检查。男性患者有泌尿系症状时应行膀胱镜检查。

五、治疗

手术切除仍然是直肠癌的主要治疗方法。术前的放疗和化疗可一定程度地提高手术疗效。从外科治疗的角度，临床上将距齿状线 5 cm 以内直肠癌分为低位直肠癌，距齿状线 5～10 cm 的称中位直肠癌，距齿状线 10 cm 以上的称高位直肠癌。这种分类对直肠癌根治手术方式的选择有重要的参考价值。

（一）手术治疗

凡能切除的直肠癌如无手术禁忌证，都应尽早施行直肠癌根治术。切除的范围包括癌肿、足够的两端肠段、已侵犯的邻近器官的全部或部分、四周可能被浸润的组织及全直肠系膜和淋巴结。如不能进行根治性切除时，亦应进行姑息性切除，使症状得到缓解。手术方式的选择根据癌肿所在部位、大小、活动度、细胞分化程度以及术前的排便控制能力等因素综合判断。

1. 局部切除术

适用于早期瘤体小、局限于黏膜或黏膜下层、分化程度高的直肠癌。手术方式主要有：①经肛局部切除术。②骶后径路局部切除术。

2. 腹会阴联合直肠癌根治术（Miles 手术）

适用于腹膜返折以下的直肠癌。切除范围包括乙状结肠远端、全部直肠、肠系膜下动脉及其区域淋巴结、全直肠系膜、肛提肌、坐骨直肠窝内脂肪、肛管，以及肛门周围 3 ~ 5 cm 的皮肤、皮下组织和全部肛门括约肌，于左下腹行永久性乙状结肠单腔造口。肛管癌多为鳞癌，是 Miles 手术的绝对适应证。施行根治术时，若腹股沟淋巴结已证实有转移，须同时清扫已转移的两侧腹股沟淋巴结。如无转移，术后亦应在双侧腹股沟区施行预防性放疗。

3. 经腹直肠癌切除术（Dixon 手术）

Dixon 手术是目前临床上最常用直肠癌根治术，适用于距齿状线 5 cm 以上的直肠癌。但原则上是以根治性切除为前提，要求远端切缘距癌肿下缘 3 cm 以上。由于吻合口位于齿状线附近，在术后的一段时期内患者会出现便次增多，排便控制功能较差。近年来有人采用 J 形结肠袋与直肠下段或肛门吻合，近期内可以改善控便功能，减少排便次数。

4. 经腹直肠癌切除、近端造口、远端封闭手术

适用于因全身一般情况很差，不能耐受 Miles 手术或急性梗阻不宜行 Dixon 手术的直肠癌患者。

直肠癌根治术有多种手术方式，但经典的术式仍然是 Miles 手术和 Dixon 手术。腹腔镜下施行 Miles 和 Dixon 手术具有创伤小、恢复快的优点，但对淋巴结清扫、周围被侵犯脏器的处理尚有争议。直肠癌侵犯子宫时，可一并切除子宫，称之为后盆腔脏器清扫；直肠癌侵犯膀胱，行直肠和膀胱（男性）或直肠、子宫和膀胱切除时，称之为全盆腔清扫。

施行直肠癌根治术的同时，要充分考虑患者的生活质量，术中尽量避免损伤排尿功能和性功能。两者有时需权衡利弊，选择手术方式。晚期直肠癌，当患者发生排便困难或肠梗阻时，可行乙状结肠双腔造口。

（二）放疗

放疗作为手术切除的辅助疗法有提高疗效的作用。术前的放疗可以提高手术切除率，降低患者的术后复发率；术后放疗仅适用于晚期患者、手术未达到根治或术后局部复发的患者。

（三）化疗

化疗亦是作为根治性手术的辅助治疗，可提高 5 年生存率。给药途径有动脉灌注、门静脉给药、静脉给药、术后腹腔置管灌注给药及温热灌注化疗等。化疗时机、如何联合用药和剂量等依患者的情况、医师的治疗经验有所不同。目前最常用的化疗方案是氟尿嘧啶

+ 左旋咪唑或亚叶酸钙，或再联合应用铂剂。Dukes A 期行根治性切除术后可不追加化疗。

（四）其他治疗

目前对直肠癌的治疗正进行着非常广泛的研究，如基因治疗、导向治疗、免疫治疗等，但尚处在摸索阶段，疗效尚待评价。低位直肠癌形成肠腔狭窄且不能手术者，可用电灼、液氮冷冻和激光凝固、烧灼等局部治疗或放置金属支架，以改善症状。

（王华胜）

结肠癌合并肝转移

一、基本信息

姓名：×× 性别：男 年龄：75 岁

过敏史：自诉 20 年前使用磺胺类药物过敏，全身皮疹。

主诉：大便习惯改变伴便血 2 月余。

现病史：2 月余前无明显诱因出现大便次数增多，约 5 ~ 7 次 / 天，不成形，伴少量鲜血便，鲜血与大便混合，伴肛门坠胀感、腹痛、腹胀、黑便；不伴恶心、呕吐、寒战、发热、呕血、里急后重等伴随症状，未在意未予治疗，就诊于人民医院，行肠镜所见：乙状结肠进镜 35 cm 可见一增生物，表面溃烂，取 3 块活检。病理提示：（距离肛缘 25 cm 肿物）高级别上皮内瘤变，局部符合癌变。现为求进一步诊治来我院，门诊以"乙状结肠癌"为诊断收入我科。发病来，神志清，精神可，饮食可，睡眠可，大便如上述，小便正常，体力、体重无明显变化。

既往史：既往体质一般；否认患"高血压、冠心病、糖尿病、肾病"等慢性疾病史，否认患"肝炎、结核"等传染病史及密切接触史，预防接种随当地计划进行，否认手术外伤史，否认输血及献血史。

二、查体

体格检查：T 36.7℃，P 70 次 / 分，R 20 次 / 分，BP 149/73 mmHg。

精神一般，发育正常，自动体位，体型适中。全身皮肤黏膜未见黄染、皮疹、出血点、瘀斑、蜘蛛痣，全身浅表淋巴结均未触及肿大。头颅无畸形。双眼睑无水肿，双眼球无突出、震颤，无眼球活动受限，双结膜无充血、苍白、水肿，双巩膜无黄染，双侧瞳孔等大等圆，直径 3 mm，对光反射灵敏。颈部对称，颈软无抵抗，气管居中，双侧甲状腺未触及肿大，质软，无压痛，未触及震颤，未闻及血管杂音；双侧颈动脉搏动正常，双侧颈静脉无怒张，双侧颈部动脉未闻及血管杂音。胸廓对称无畸形，肋间隙无增宽变窄，胸骨无压痛。双肺呼吸运动对称、规整，双肺语颤正常，无胸膜摩擦感，双肺叩诊呈清音，双肺呼吸音清，未闻及干湿性啰音及哮鸣音，语音传导正常。心前区无隆起，心尖搏动位于左侧锁骨中线第五肋间内 0.5 cm，未见异常搏动，心前区未触及震颤，未触及心包摩擦感，心界无扩大，心率 70 次 / 分，律齐，心音正常，各瓣膜听诊区未闻及病理性杂音，无心包摩擦音，无枪击音及水冲脉。脊柱生理弯曲存在，四肢及关节无畸形，活动自如，双下肢无水肿，无静脉曲张、无杵状指（趾），四肢肌力、肌张力未见异常，腹壁反射、肱二头肌腱反射、肱三头肌腱反射、膝腱反射、跟腱反射等生理反射存在，Babinski 征、Hoffmann 征等病理征未引出。

专科检查：腹部平坦，腹式呼吸正常，未见胃肠型及胃肠蠕动波，未见腹壁静脉曲张，腹部柔软，无压痛、反跳痛及肌紧张，腹部无包块，肝肋下未触及，墨菲氏征阴性，肝颈静脉回流征阴性，肝浊音界存在，肝上界位于右锁骨中线第 V 肋间，脾肋下未触及，双肾未及，双季肋点无压痛，上输尿管点无压痛，中输尿管点无压痛，肋脊点无压痛，肋腰点无压痛，肝区无叩击痛，脾区无叩痛，双肾区无叩痛，腹部移动性浊音阴性，肠鸣音弱，平均 3 ~ 5 次 / 分，未闻及血管杂音及高调气过水声。直肠指检：无异常。

辅助检查：2021 年 2 月 23 日在当地医院行电子结肠镜检查提示：进镜 25 cm 可见一增生物，表面溃烂，质脆，触之易出血，取 3 块活检。病理结果提示：高级别上皮内瘤变，局部符合癌变。

胸腹部 CT（本院 2021-03-08）：右肺炎症。心影增大。肝脏形态不规则。肝脏小囊肿。肝右后叶占位，不除外转移可能。前列腺增大。盆腔部分肠壁增厚，考虑占位可能。请进一步检查明确病变性质并除外隐匿性病变可能（图 12-1）。

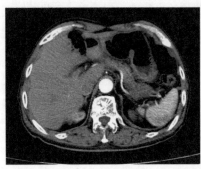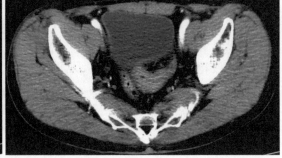

图 12-1　腹部 CT

肠镜检查所见：横结肠：插镜至横结肠中段；降结肠：黏膜光滑，血管纹理清晰，未见溃疡及赘生物；乙状结肠：进镜 25 cm 见一增生物，表面糜烂，取 3 块，质脆，触之易出血；直肠：黏膜充血、水肿，血管纹理不清晰，未见溃疡及赘生物。诊断：结肠癌（图 12-2）。

普外科诊疗精要与病例解析

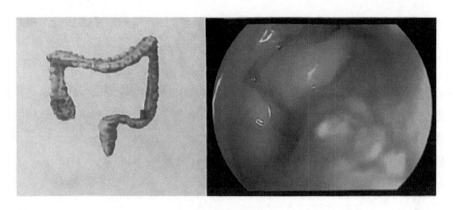

图 12-2　肠镜

病理肉眼所见：距肛缘 25 厘米肿物：灰白色组织一堆，大小 0.3 cm×0.2 cm×0.1 cm，全取（图 12-3）。

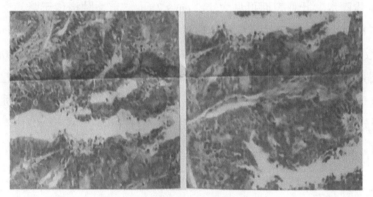

图 12-3　病理检查 1（见彩插 10）

三、诊断

初步诊断：乙状结肠癌伴肝转移 cT4aNxM1a Ⅳ a 期。

鉴别诊断：

1. 溃疡性结肠炎

多发于年轻人，好发于直肠和乙状结肠。血性腹泻是最常见的早期症状，也有其他症状如腹痛、便血、体重减轻、里急后重、呕吐等，迁延日久可出现消瘦、贫血、营养障碍、衰弱等，部分患者有肠道外表现，如结节性红斑、虹膜炎等。结肠镜检查及活检是有效的鉴别方法。

2. 淋巴瘤

发病年龄以儿童和青壮年最为多见，好发于回肠末端和盲肠及升结肠，也可发生于降结肠及直肠。常见的临床表现为慢性进行性无痛性淋巴结肿大，或伴有发热、瘙痒、盗汗及消瘦等全身症状。鉴别诊断主要依靠血常规、骨髓涂片和结肠镜下的活组织检查以明确诊断。

3. 结肠腺瘤

本病发病率随着年龄的增大而增高，主要症状可以是间断性便血或大便表面带血，多为鲜红色，致大出血者不少见；少数患者可有腹部闷胀不适、隐痛症状。行结肠镜检查并取活组织送病理检查是有效的鉴别方法。

最终诊断：乙状结肠腺癌伴肝转移 pT4aN0M1 ⅣB 期。

四、诊疗经过

患者入院后即予营养支持，肠道准备，并完善术前检查。胸部及肺部 CT 提示：右肺炎症。心影增大。肝脏形态不规则。肝脏小囊肿。肝右后叶占位，不除外转移可能。于 2021 年 3 月 17 日行乙状结肠癌切除手术 + 部分肝切除术，术中见网膜及部分小肠粘连腹盆腔，腹腔少量腹水，肝脏表面可见大小 2 cm×2 cm 结节，肿瘤位于降乙交界，降结肠肿物大小约 5 cm×4 cm，突破浆膜层，肠系膜根部、腹膜后可见多发肿大淋巴结。术后石蜡病理：（乙状结肠）中分化腺癌，溃疡型肿物，大小约 4.0 cm×3.0 cm×0.5 cm；浸润浆膜层，未见明显脉管癌栓及神经侵犯，肠周脂肪组织、双切端未见癌，送检肠周淋巴结未见癌转移（0/7）；（送检"肝部分组织"）见转移性癌结节 2 枚，直径分别为 1.7 cm、1.0 cm；病理分期： pT$_4$N0M1b。经治疗后患者恢复良好并出院，并于 2021 年 4 月 20 日开始行规范化疗，CapeOX 方案：奥沙利铂 150 mg qd ivd d1+ 卡培他滨 1.5 g po bid d1 ～ 14，定期随诊治疗。

术后标本见图 12-4。

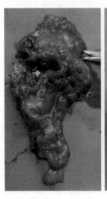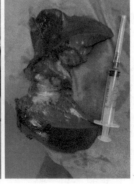

图 12-4　术后标本

术后病理诊断：（乙状结肠）中分化腺癌，溃疡型肿物，大小约 4.0 cm×3.0 cm×0.5 cm；浸润浆膜层，未见明显脉管癌栓及神经侵犯；肠周脂肪组织、双切端未见癌；送检肠周淋巴结未见癌转移（0/7）；（送检"肝部分组织"）见转移性癌结节 2 枚，直径分别为

1.7 cm、1.0 cm（图12-5、图12-6）。

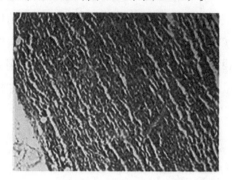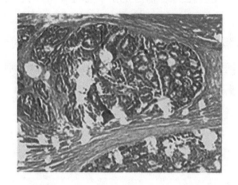

图12-5　病理检查2（见彩插11）

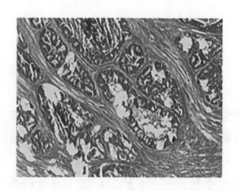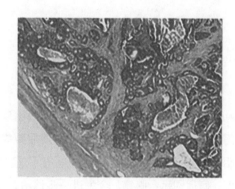

图12-6　病理检查3（见彩插12）

五、出院情况

患者神清，精神可，半流饮食，切口愈合好，腹部无压痛、反跳痛，大小便正常。

六、讨论

乙状结肠癌（sigmoid colon cancer）属于结肠癌，是一种恶性度较高的肿瘤。以60～70岁年龄组发病率最高，男女之比为2～3：1。早期不易发现，多数患者就诊时往往已是中晚期。治疗以手术切除为主，乙状结肠癌根治术主要用于控制肿瘤发展恶化。根治术后病人的总5年生存率约50%。肿瘤限于黏膜（Dukes A期），5年生存率为80%～90%。肿瘤突破肠壁无淋巴转移、无远处转移，5年生存率为60%～70%。局部淋巴结有转移，5年生存率为30%。有远处转移，5年生存率<5%。为提高切除率，降低复发率，延长患者生存期，还需要辅以化疗、免疫治疗以及其他支持治疗的综合方案

乙状结肠癌的肝转移在临床上非常常见，肝转移的主要治疗方法是手术，尤其是单发和孤立性肝转移。肝转移瘤切除后，乙状结肠癌患者也能达到长期生存的目的。如果是多发性肝转移，需要根据情况进行转化治疗。它是指通过化疗和靶向治疗，将不能切除的肝

转移瘤转化为可切除的肝转移瘤，然后切除肝转移瘤，以达到长期生存的目的。技术上来说，手术肝脏转移灶的绝对禁忌：①残余功能肝体积不足 30%；②临近或侵犯重要的结构和器官；③有不可切除的肝外病变。相对禁忌为 R1 切除。肿瘤学 / 生物学行为来说，肝脏转移灶切除禁忌：①有不可切除的肝外病变；②转移灶数量 >5；③肿瘤进展。本病例患者肝右叶转移，1 ~ 2 枚同一肝段；大小 < 2 cm，CRS 评分 =2 分，符合一期切除肝脏转移灶。

（景小松）

乙状结肠癌

一、基本信息

姓名：×××　　　性别：男　　　年龄：62 岁

过敏史：无。

主诉：大便带黏液及血 6 月余。

现病史：患者诉 6 月前无明显诱因出现大便带黏液及血，血色暗红，血与大便相混，肛门下坠不适，间断腹痛不适，排便后腹痛稍缓解，大便日行 1 ~ 2 次，质软排出不畅，无明显腹胀，无发热、恶心、呕吐等不适。2020-04-02 在外院行电子结肠镜检查回示：结肠癌；病理回示：腺癌。今为进一步诊治，遂来我院急诊，急诊检查后以"结肠恶性肿瘤"为诊断收治入院。患者本次发病以来，患者神志清，精神可，饮食睡眠可，大便如上述，小便正常，无发热，无头晕、乏力不适，近来体重无明显变化。

既往史：既往体质健康，无高血压病史，无糖尿病病史，否认肾脏病史，无冠心病史，无脑血管意外疾病史。无手术史；无外伤史；否认输血史，否认肝炎史，否认结核病史，无传染病接触史，预防接种史不详，无输血史。

二、查体

体格检查：T 36.6℃，P 55 次 / 分，R 16 次 / 分，BP 138/84 mmHg。

发育正常，营养中等，自主体位，正常步态，神志清楚，精神可，步入病房，查体合作。全身皮肤未见皮疹、瘀点等，全身浅表淋巴结未见肿大。头颅大小正常，无畸形。双侧巩膜无黄染，双瞳孔等大等圆，直径 3 mm，对光反射灵敏。双耳外观未见异常，乳突无压痛，外耳道未见分泌物。鼻翼无煽动，副鼻窦无压痛，鼻腔无异常分泌物。唇红，无发绀，无张口呼吸。咽无充血，双侧扁桃体未见肿大。鼻唇沟双侧对称，伸舌居中。颈部对称，颈软，无抵抗。气管居中，甲状腺无肿大，未闻及血管杂音。胸廓对称，无畸形、压痛。双侧乳房对称、无硬结。视诊双侧呼吸运动对称，肋间隙正常。触诊两侧语音震颤对称，无胸膜摩擦感及皮下捻发感。心肺听诊无异常。腹部检查无异常。外生殖器无畸形，肛门部见专科检查。脊柱、四肢无畸形，活动度正常，脊柱无压痛、叩击痛，各关节未见红肿、压痛，活动无受限。双下肢无凹陷性水肿。四肢肌力、肌张力正常。双膝腱反射正常，双侧巴氏征阴性。

专科检查：（截石位）肛门视诊：肛缘未见明显异常；肛门指诊：直肠内未触及占位性病变，退指后指套染血，血色暗红；肛门镜检：直肠内可见陈旧性血迹。

辅助检查：2020-04-02 在外院行电子结肠镜检查回示：结肠癌；病理回示：腺癌。

三、诊断

初步诊断：结肠癌。

鉴别诊断：

1. 痔或肛裂

男性多见，可有肛门异物、疼痛感，出血与排便有关，排便时喷射状出血或便后滴血。

2. 炎症性肠病

溃结较克罗恩病便血多见，常伴有腹泻、腹痛、里急后重，结肠镜检查有典型炎症改变。

3. 肠道血管病变

血管瘤、血管炎、缺血性肠病等均可引起出血，近年发现老年人便血，血管发育不良居多，为血管退行性改变，性状随病变部位及程度而不同，结肠镜检查有可能发现病灶。

4. 小肠肿瘤

虽然少见，但引起便血者不少，一般以平滑肌瘤、肉瘤或淋巴瘤为多，便血同时多有腹痛、腹块。需行胶囊内镜确诊。

最终诊断：乙状结肠癌。

四、诊疗经过

入院后积极完善相关检验检查，院粪便常规回示：隐血试验阳性 ++；肝功能、血脂六项、肾功能、血凝四项、电解质、术前八项、肿瘤标记物等未见明显异常。心电图回示：①窦性心动过缓（心率：57 次 / 分，参考值：60 ～ 100 次 / 分）；②不完全性右束支阻滞。上腹部及泌尿系彩超回示：肝囊肿胆囊壁水肿；前列腺体积增大，回声欠均匀。肠镜回示：距肛门约 20 cm 可见肿物生长，肠腔狭窄，肠镜无法通过。病理结果回示：腺癌。胸部、上腹部、下腹部 CT 回示：①右肺上叶后段实性粟粒结节，建议年度随诊复查。②双肺散在慢性炎性、机化性改变。③冠脉钙化斑，必要时结合 CTA 检查协诊。④肝内散在低密度灶，囊肿？建议结合超声或增强 CT 检查。⑤所示结肠多量内容物，部分肠壁显示欠清，升结肠局部管壁可疑增厚（不排除粪便干扰所致），建议结合临床及镜检，必要时清肠后行全腹增强扫描协诊。⑥副脾。上腹部彩超回示：肝囊肿，胆囊壁水肿。泌尿系统彩超回示：前列腺体积增大，回声欠均匀。盆腔 MRI 回示：①乙状结肠局部管壁增厚伴信号异常，考虑肿瘤性病变可能，请结合临床，建议结合增强检查。②考虑：前列腺小囊肿。③右侧腹股沟淋巴结增大。肺功能检查回示：肺通气功能正常。心脏彩超回示：三尖瓣少量返流，左室舒张功能减退。术前各项检查回示无明显手术禁忌证。

手术记录：麻醉生效后，取截石位，常规消毒手术野皮肤，铺无菌巾，行腹正中切口，上至脐上 4 cm，下至耻骨联合，逐层进腹腔。探查肝脏未见转移病灶，肿瘤位于直肠乙状结肠交界上方，下极位于腹膜返折以上约 6 cm，侵至浆膜层，肠管僵硬。应用电刀右侧入路由骶骨岬位置打开右侧直肠系膜根部浆膜层，沿 Toltd's 间隙分离，显露肠系膜下动脉根部，分离并用 7 号丝线结扎肠系膜下动脉根部，继续沿骶骨甲显露并锐性分离骶前间隙，至腹膜反折水平，左侧游离至同一水平。于肿瘤近端约 14 cm 处裸化乙状结肠，近端结肠置入 29 号吻合器底钉座后暂包裹搁置，打开直肠上方腹膜返折，游离至肿瘤远端 6 cm 处，于肿瘤下方约 5 cm 处国产弧形切割闭合器切断直肠，以国产 29 mm 圆形吻合器经肛门行直肠乙状结肠端端吻合，吻合环完整，吻合口无张力，充气试验未见漏气，43 ℃蒸馏水冲洗腹腔。经右下腹放置橡胶引流管，查无明显渗血，间断缝合关闭盆底腹膜，逐层关腹，冲洗腹壁切口，术毕。肿瘤约 6 cm×5 cm 大小，侵犯浆膜层，未见溃破出血，质硬，剖开后肿瘤呈缩窄型生长，肠腔狭窄，标本送家属看过后送病理。术中出血约 100 mL，术中输入晶体液 1000 mL、胶体液 1000 mL。术中麻醉满意，术后病人顺利苏醒，安返病房观察。

病理回示：（乙状结肠癌根治标本）中分化腺癌，浸透深肌层，未突破浆膜层；自检上、下切缘，另送（上、下切缘）及肠系膜切缘均未见癌；肠旁淋巴结未见癌转移（0/18）。免疫组化结果显示：MLH1（+），MSH6（+），PMS2（+），MSH2（+），P53（－），CD34（血管＋），Ki67（index 约 90%）。

五、出院情况

现患者生命体征平稳，神志清，精神可，大便日行 2～3 次，质软量少排出顺利，无明显大便带血，腹部切口愈合良好，无切口液化、切口疝等现象，经请示上级医师同意后准予出院。

六、讨论

1. 结肠癌根治性手术

为了减少及防止肿瘤复发，应将原发性病灶与所属引流区淋巴结作整块切除。

（1）手术切缘应保证足够的无肿瘤侵犯安全范围，切除肿瘤两侧包括足够的正常肠段。如果肿瘤侵犯周围组织或器官，需要一并切除，还要保证切缘足够而且同时清除所属区域淋巴结。切除肿瘤两侧 5～10 cm 正常肠管已足够，然而为了清除可能转移的区域肠壁上、结肠旁淋巴结，以及清除系膜根部引流区域淋巴结需结扎主干血管，切除肠段范围亦根据结扎血管后的血流而定。

（2）完全清除引流区域淋巴结。

（3）避免挤压肿瘤。

（4）防止肠腔内播散。

2. 梗阻性结肠癌的手术处理原则

（1）右侧结肠癌并发急性梗阻时应尽量争取作右半结肠一期吻合术。

（2）对右侧结肠癌局部确已无法切除时，可选作末端回肠与横结肠侧侧吻合术（内转流术）。

（3）左侧结肠癌引起的急性梗阻在条件许可时应尽量一期切除。

（4）对肿瘤无法切除的左侧结肠癌可选作内转流术或横结肠造口术。直肠癌的治疗原则：手术切除是直肠癌的主要治疗方法，术前同步放化疗可降低肿瘤分期，在一定程度上降低局部复发率和提高保肛率。

（王华胜）

结直肠多发腺瘤合并癌变

一、基本信息

姓名：×××　　性别：男　　年龄：57 岁

过敏史：否认既往药物、食物及接触物过敏史。

主诉：大便次数增多 1 年，发现结直肠腺瘤 1 周。

现病史：1 年前无明显诱因出现大便次数增多，伴大便带血，无发热、恶心、呕吐、腹胀等伴随症状，未做特殊处理。口服药物治疗效果欠佳，现为求进一步治疗来我院，1 周前门诊行肠镜检查示"结直肠多发肿瘤"，门诊以"结直肠多发腺瘤"为诊断收入我科。发病以来，神志清楚，精神尚好，饮食、睡眠、小便正常，体重无明显变化。

入院症见：患者神清，精神稍疲倦，胃脘部胀满不适，进食后加重，伴嗳气反酸，无恶心欲吐，偶有头晕头痛，无发热恶寒，无胸闷心悸，无腹痛腹泻，胃纳差，夜眠尚可，二便调，无黑便及黏液血便。

既往史：既往高血压病史 3 年，未予以正规治疗，否认"糖尿病""冠心病"等慢性疾病史，否认患"肝炎、结核"等传染病史及密切接触史，预防接种随当地计划进行，否认手术外伤史。

二、查体

体格检查：T 36.2℃，P 65 次 / 分，R 21 次 / 分，BP 120/75 mmHg。

神志清楚，精神稍疲倦，发育正常，自动体位，查体合作，对答切题。体型正常，营养尚可。全身皮肤、黏膜无黄染及出血点，浅表淋巴结均未及肿大。头颅、五官无畸形，头颈部未闻及血管杂音。结膜无充血，巩膜无黄染。口唇无发绀，口腔黏膜无溃疡，咽部无充血。耳郭无畸形，外耳道及鼻腔内均未见脓性分泌物。甲状腺不大，气管居中。胸廓对称无畸形，胸廓挤压痛（−），双肺呼吸音稍粗，未闻及干湿性啰音。心前区无隆起，叩诊心浊音界无扩大，听诊 70 次/分，律齐，各瓣膜听诊区均未闻及杂音。腹部情况详见专科检查。脊柱及四肢无畸形及压痛，肌力及肌张力正常，双下肢无水肿，关节无红肿，活动正常。神经系统检查：生理反射正常存在，病理征未引出。

专科检查：腹部平坦，未见胃肠型及胃肠蠕动波，未见腹壁静脉曲张，腹软，无腹肌紧张，腹部无压痛、反跳痛，腹部未触及包块，肝脾肋缘下未触及，墨菲氏征阴性，双肾未触及，腹部叩诊呈鼓音，肝浊音界存在，肝上界位于右锁骨中线第 V 肋间，肝区及双肾区无叩痛，移动性浊音阴性，肠鸣音正常，平均 4 次/分。

辅助检查：电子结肠镜及病理外院：距离肛缘 65 cm 可见溃疡型肿物，肠腔狭窄，取活检 6 块。距离肛缘 10～55 cm 可见多发宽基腺瘤。病理提示：距离肛缘 10 cm 高级别腺瘤，距离肛缘 65 cm 腺癌（图 12-7）。

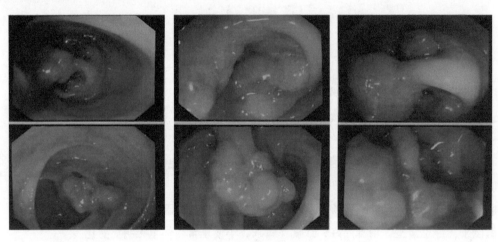

图 12-7　电子结肠镜

三、诊断

初步诊断：结肠腺癌；结直肠多发腺瘤；高血压病。

鉴别诊断：病理诊断明确，无须鉴别。

最终诊断：横结肠中分化腺癌，局灶呈黏液腺癌（pT4N0M0，Ⅲb 期）；结直肠多发腺瘤（低级别、高级别腺瘤）；高血压病。

四、诊疗经过

入院后进一步完善各项检查。全胸＋全腹部 CT 增强（图 12-8）：右上肺可见浅淡结节影，边缘模糊，双下肺可见条带状高密度影；纵隔内未见增大淋巴结；双侧胸膜光滑；

肝实质内可见无强化灶，胆囊未见异常表现；脾脏、胰腺及左肾未见异常表现，右肾可见无强化灶；腹腔肠管未见扩张及纠集；直肠管壁局部厚，轻度强化；膀胱略充盈；前列腺不大。腹膜后淋巴结增多，横径均小于 1.0 cm。盆腔积液。钡灌肠结果提示：经肛门常规插管顺利，注入稀释碘海醇溶液；造影剂依次逆行充盈直肠、乙状结肠、降结肠，于降结肠近端逆行受阻，造影剂呈线状通过，该处可见向心狭窄段，狭窄段长约 6 cm；造影剂缓慢逆行进入横结肠、升结肠、盲肠，回盲瓣开放，少量造影剂进入回肠内；直肠近端及乙状结肠内可见多发大小不一类圆形充缺影，位置固定；排泄后复查：降结肠狭窄段处黏膜中断、破坏；乙状结肠及直肠近端黏膜紊乱。排除手术禁忌证后，于 2022 年 4 月 15 日在气管内插管全麻下行"经腹腔镜全结肠 + 上段直肠切除术 + 腹腔淋巴结清扫术"，术中见：腹盆腔及系膜、肝胆未见转移灶，横结肠近脾区肿物，约 5.0 cm × 4.0 cm，浸出浆膜层，未侵临近脏器，其他脏器未见异常。术后恢复良好，术后病理示：（全结肠）中分化腺癌，局灶呈黏液腺癌，肿物大小约 5 cm × 3.5 cm × 3 cm，浸润肠壁全层达周围脂肪组织，癌周纤维增生，炎细胞浸润，未见明确神经侵犯及脉管癌栓；并可见多发低级别、高级别腺瘤，数十枚，最大一个大小约 2 cm × 1 cm × 0.8 cm；慢性阑尾炎，未见癌；回肠切端、结肠断端及环周切缘未见癌；回盲瓣未见癌；（肠周淋巴结）未见癌（0/23）（图 12-9）。术后常规予补液营养支持、抗感染等对症处理，术后第 2 天开始，连续 3 天予行 3 疗程腹腔热灌注化疗（方案为 5-FU、奥沙利铂、5-FU 交替）。

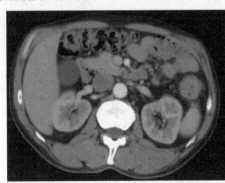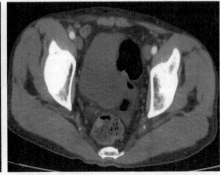

图 12-8　腹部 CT

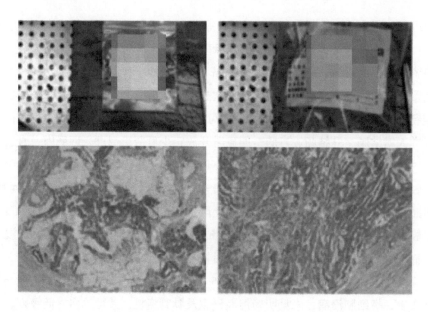

图 12-9　术后病理（见彩插 13）

五、出院情况

患者一般情况良好，无腹胀腹痛，精神、食欲良好，二便正常。查体：腹平软，术口愈合良好，全腹无压痛反跳痛，未触及异常肿物，肠鸣音约 4 次／分。术后 1 个月后开始返我院行 CapeOX（XELOX）方案化疗：奥沙利铂 130 mg/m²，ivgtt，d1 + 卡培他滨（希罗达）1000 mg/m²，bid，po，d1~14；每 3 周重复 1 次。至今（2022 年 6 月）已完成 3 疗程，复查 CT、肠镜未见复发、转移。

六、讨论

目前为止，结肠息肉的病因不清，其发生与许多因素有关，如长期腹泻、长期便秘、遗传、年龄、炎症性疾病等。结肠多发性腺瘤型息肉和直肠隆起性病变的总称，是根据触诊、结肠镜观察或 X 线钡餐灌肠检查而作出的临床诊断。结肠息肉临床表现不一，早期可无任何症状，一般临床表现可有腹痛、腹泻、便血，大便中可含有黏液，或伴有里急后重感。息肉大小不等，可以为带蒂的，也可以为广基的；可以分布于结肠、直肠的某一段，也可以累及全结肠和直肠；可以为单个或分散分布，也可为很多息肉聚集在一起。结肠多发性腺瘤在临床上一般属于良性疾病中比较严重的疾病。结肠多发性腺瘤从病理学角度属于良性疾病，也就是属于良性肿瘤。结肠癌是最常见的消化道恶性肿瘤之一，临床上，左半结肠癌的发病率高于右半结肠癌，且多以男性病人为主。左半结肠癌的临床症状主要表现为腹痛、排便习惯改变及肠梗阻等，而贫血与慢性消耗性症状较为少见。结肠癌合并肠梗阻是结直肠外科常见的棘手问题之一，5% ~ 29% 的结直肠癌合并急性肠梗阻，其中约

70% 发生在左半结肠。由于肠道有害菌易产生大量肠毒素，肠黏膜将其吸收入血后可导致致命的感染中毒性休克，因此需要急诊手术治疗。本例患者就诊时已合并有不完全性肠梗阻症状，考虑其全身状态尚可，无明显腹膜炎体征，遂于完善肠镜、心脏彩超等围手术期相关检查后再行手术治疗，尽可能降低手术风险，保证医疗安全。结肠腺瘤是良性肿瘤，而结肠癌是直肠的恶性肿瘤，两者是完全不同的疾病，区别在于：①生长速度不同，结肠腺瘤生长比较缓慢，而结肠癌生长较迅速。②边界不同，结肠腺瘤边界比较清楚，不易出现粘连，而结肠癌边界不清楚，容易与周围组织发生粘连，引起疼痛的临床表现。③治疗方法不同，结肠腺瘤单纯手术切除能达到很好的治疗效果，而结肠癌除手术治疗外，还需要给予化疗及放疗。④有无转移，结肠腺瘤不会发生转移，而结肠癌容易发生转移。⑤危害不同，结肠腺瘤对人体的影响较小，而结肠癌严重危害人体的健康，影响生活质量。但是从结肠癌也就是结肠恶性肿瘤的高危因素上，结肠腺瘤有可能长期刺激演变成结肠癌。在临床上对于结肠多发性腺瘤，目前处理是对于直径较大比如直径超过 1 cm，或者宽基底型的腺瘤通常主张行局部肠管切除。可以采用腹腔镜下肠管切除。

（景小松）

腹膜后巨大脂肪肉瘤

一、基本信息

姓名：×× 　 性别：男 　 年龄：63 岁

过敏史：无。

主诉：腹痛腹胀 1 月余。

现病史：1 月前无明显诱因出现上腹疼痛不适，时轻时重，偶有恶心呕吐等消化道伴随症状，无反酸、烧心、吞咽困难，无寒战、呕血便血、黄疸等，就诊于当地医院，行腹部彩超检查结果提示腹腔占位，具体治疗不详，效果欠佳，遂来我院，门诊以"腹腔占位、腹膜后巨大肿块"为主诉入我科，患者发病以来神志清，精神一般，食欲及睡眠差，二便正常，体重及肌力无明显变化。

既往史：4 年前年因左侧腹股沟疝于当地医院行手术治疗；3 年前左侧阴囊出现肿物，逐渐增大；3 个月前因肺结核病，行抗结核治疗两个半月；否认患"高血压""糖尿病""冠心病"等慢性疾病史，否认患"肝炎、梅毒"等传染病史及密切接触史，预防接种随当地计划进行，否认其他手术外伤史，否认输血及献血史。

二、查体

体格检查：T 36.6℃，P 70 次 / 分，R 22 次 / 分，BP 118/82 mmHg。

神志清楚，精神可，发育正常，自动体位，查体合作。营养良好。全身皮肤、黏膜无黄染及出血点，浅表淋巴结均未触及肿大。头颅、五官无畸形，头颈部未闻及血管杂音。结膜无充血，巩膜无黄染。口唇无发绀，口腔黏膜无溃疡，咽部无充血。耳郭无畸形，外耳道及鼻腔内均未见脓性分泌物。甲状腺不大，气管居中。胸廓对称无畸形，胸廓挤压痛（-），双肺呼吸音稍粗，未闻及干湿性啰音。心前区无隆起，叩诊心浊音界无扩大，听诊68次/分，律齐，各瓣膜听诊区均未闻及杂音。腹部情况详见专科检查。脊柱及四肢无畸形及压痛，肌力及肌张力正常，双下肢无水肿，关节无红肿，活动正常。神经系统检查：生理反射正常存在，病理征未引出。

专科检查：腹部稍膨隆，未见胃肠型及胃肠蠕动波，未见腹壁静脉曲张，腹部左侧可触及一巨大质韧肿块，活动度差，局部无红肿疼痛及波动感，无压痛、反跳痛，肝脾肋下未触及，肝区无叩击痛，双肾区无叩击痛，腹部叩诊呈鼓音，移动性浊音阴性，肠鸣音正常，平均3～5次/分。左侧阴囊可触及质韧肿物，压痛不明显。

辅助检查：腹部彩超（当地医院）：腹部可见软组织肿物。

三、诊断

初步诊断：腹腔肿瘤性质待定；左侧阴囊肿瘤性质待定；肺结核。

鉴别诊断：

1. 小肠间质瘤

肿瘤增大时候会出现上腹疼痛不适，偶有恶心呕吐等消化道受压伴随症状，借助增强CT、磁共振检查鉴别，必要时手术可以明确诊断。

2. 胃平滑肌瘤及肉瘤

胃平滑肌瘤多发于中年以上病人，临床无特征性症状，常见上腹饱胀隐痛等；约有2%可恶变成平滑肌肉瘤。胃镜检查可区别上述病变。

最终诊断：腹膜后高分化脂肪肉瘤；左侧阴囊高分化脂肪肉瘤；肺结核；肠粘连。

四、诊疗经过

入院后完善相关检查。全胸平扫+全腹部增强CT（图12-10）：胸廓两侧对称，气管居中，纵隔无移位。右肺上叶后段可见高密度结节影及条索样影，其内可见点状钙化，局部胸膜增厚，两肺可见淡薄斑片影，边缘模糊。两肺门影未见明显增大，两侧胸腔未见明显积液，纵隔内未见明显肿大淋巴结，心影未见明显增大。肝脏实质内可见多发类圆形低密度影，增强后无强化。胆囊无异常。胰腺大小、形态和密度无明显异常。脾脏大小、形态和密度无明显异常。双侧肾盂轻度扩张。左侧腹盆腔内可见巨大混杂低密度影，范围约20 cm×12 cm，其内密度不均，可见点状钙化，增强后强化不明显，并向左侧腹股沟区疝出，腹腔肠管受压右移。膀胱充盈可，膀胱壁厚薄不均伴局部囊袋样突起。前列腺增大，见点状钙化。腹盆腔内未见积液。排除手术禁忌证后，于2022-06-01在气管插管全麻下行"腹膜后肿瘤切除术+腹股沟区肿物切除术+阴囊肿物切除术+肠切除吻合术"，术中见：大网膜及部分小肠粘连于腹壁，腹腔内少量淡黄色腹水，肝脏大小、颜色正常，质软。脾脏大小形态正常。打开左侧结肠旁沟，于降结肠及其系膜后方见巨大实性肿瘤约 40 cm×35 cm×25 cm 大小，质硬如石头样，肿瘤有完整包膜，占据整个左上中腹膜后间隙；肿瘤侵犯左侧肾周脂肪囊，与左侧输尿管、降结肠关系密切；肿瘤经左侧内环口向下生长进入左侧阴囊，术后标本见图 12-11。余腹腔未见明显异常。术后病理回示：（阴囊肿物）镜下形态符合高分化脂肪肉瘤，建议基因检测进一步明确；（腹膜后肿物）镜下形态符合高分化脂肪肉瘤，建议基因检测进一步明确（图 12-12）。

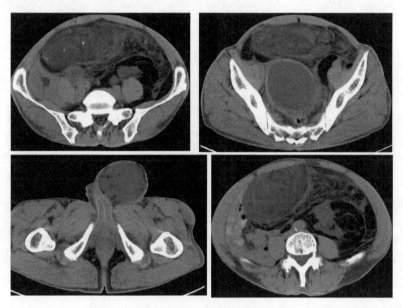

图 12-10　腹部 CT

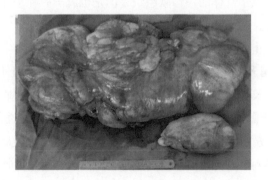

图 12-11　术后标本

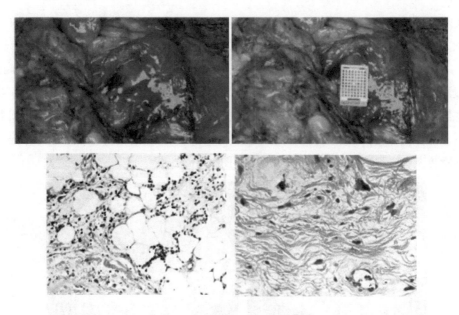

图 12-12　术后病理（见彩插 14）

五、出院情况

患者恢复顺利，精神可，饮食无异常，大小便正常，无腹胀腹痛。查体：腹平软，切愈合良好，全腹腹肌软，全腹无压痛、反跳痛，未触及异常肿物，肠鸣音约 4 次/分。术后 30 天后返院复查 CT 未见复发。

六、讨论

高分化脂肪肉瘤是属于身体的一种软组织，但是也属于一种恶性的肉瘤组织，常常会给机体带来许多的痛苦，有时候还有出现刺痛，按压出现严重的疼痛感等情况，一定要尽快进行一定的治疗，防止出现再度的恶化，以及转移的情况。可发生于任何年龄，但大多数在 40 岁以上，男性稍多于女性。此病除发生于腹腔及大腿软组织外，很少发生于他处，但也有报告发生于躯干及四肢者，极少数病例是发生于原有的脂肪瘤基础上。通常发生于深部肌肉间软组织，表现为一大肿块，边缘不清。脂肪肉瘤可生长很大，硬固。除非晚期患者，一般皮肤很少受累。组织学上分化不好者有 30%～40% 发生转移，而分化好的则较少转移。虽然也可转移到肝、骨髓、中枢神经系统，但以肺为常见转移部位。手术治疗是脂肪肉瘤治疗中的第一选择。局部的广泛切除，是减少复发、转移的有效措施。因为脂肪肉瘤淋巴结转移罕见，引流区淋巴结清扫多无必要。对于恶性度较高的类型为术后防止转移，可以行化疗。由于现在尚无对脂肪肉瘤特效的化疗药物，我们多采用联合化疗，常用的药物有阿霉素（ADM）、顺铂（DDP）、环磷酰胺（CTX）、长春新碱（VCR），对于发现临床转移以前的微小转移灶有治疗意义。由于脂肪肉瘤的组织学型多，根据文献报道及我们自己的经验，高分化型及黏液型脂肪肉瘤预后较好，5 年生存率可达 80% 左右，多形型、圆细胞型、去分化型脂肪肉瘤预后差，5 年生存率 20% ~ 50%。转移以血行转移为主，多转移到肺。

（景小松）

直肠脱垂

一、基本信息

姓名：×××　　性别：男　　年龄：42 岁

过敏史：无。

主诉：肛门肿物反复脱出 30 年余，加重 4 小时。

现病史：诉 30 年前无明显诱因出现大便时肛门肿物脱出，便后不能自行还纳，需用手托回，走路、咳嗽、劳动时均不脱出，偶有便后手纸带鲜血，肛门潮湿等不适，平时大便每天 3 至 5 次，质软成形，排便时间较长，便后不净感明显，无疼痛，无里急后重，无黏液脓血便，无腹痛，无腹胀，无发热，无恶心，无呕吐，无乏力，无头晕等不适，未用药治疗。10 年前因肿物脱出后不能还纳肛内，急来我住院手术，行"肿物复位及肛门环缩术"，术后一月再次出现肿物反复脱出症状，6 年前在我科行"吻合器痔上黏膜环切术 + 直肠黏膜柱状结扎术 + 直肠周围间隙注射术 + 肛门环缩术"，1 年后再次发作，未予治疗，4 小时前肛门肿物再次脱出，不能还纳肛内。为进一步诊治，今来我院就诊，急诊检查后以"直肠脱垂"为诊断收住入院。患者本次发病以来，患者神志清，精神可，饮食、睡眠可，大便如上述，小便正常等，体重无明显减轻。

既往史：既往体健，否认高血压史，否认糖尿病病史；无肾脏病史，无冠心病史，无脑血管意外疾病史。否认手术史，否认外伤史，否认输血史，否认献血史，否认肝炎史，否认结核史，否认传染病病史，预防接种史不详。

二、查体

体格检查：T 36.6℃，P 88 次 / 分，R 20 次 / 分，BP 115/90 mmHg。

疼痛 0 分，神志清晰，神志清晰，双肺叩诊呈清音，双肺呼吸音清，未闻及干湿性啰音，无胸膜摩擦音。叩诊心脏相对浊音界正常，心率 88 次 / 分，律齐，各瓣膜听诊区未闻及病理性杂音。病理反射未引出。腹部平坦，无腹壁静脉曲张，未见手术疤，未见胃肠型及蠕动波。腹软，全腹无压痛、反跳痛及肌紧张，肝脾肋下未触及包块，墨菲氏征阴性。无移动性浊音，肝肾区无叩击痛。肠鸣音正常，3 次 / 分，双下肢无水肿。

专科检查：肛门呈松弛状，肛门指诊肛门括约肌功能差，裹指感明显，未触及占位性病变，指套无染血。患者蹲位用力排便时肿物脱出约 15 cm，呈圆柱状，表面轻度糜烂，不能自行还纳，用手可还纳肛内。

辅助检查：暂无。

三、诊断

初步诊断：直肠脱垂。

鉴别诊断：

1. 直肠息肉

痔与本病的共同点是肿物脱出及便血；但本病多见于儿童，脱出物为肉红色，一般为单个，有长蒂，头圆，表面光滑，质地较痔核硬，可活动，容易出血，以便血、滴血为主，多无射血现象。

2. 肛乳头肥大

痔与本病的共同点是肿物脱出；但本病脱出物呈锥形或鼓槌状，灰白色，表面为上皮，质地较硬，一般无便血，常有疼痛或肛门坠胀，过度肥大者便后可脱出肛门外。

3. 肛裂

痔与本病的共同点是便血。但本病是排便时肛门疼痛伴出血，且疼痛呈周期性，便秘时尤甚；局部检查可见肛管部位有明显裂口，多在 6 或 12 点处。

4. 直肠癌

痔与本病的共同点是便血。但本病是粪便中混有脓血，多为暗红或暗紫色，常伴有黏液或腐臭的分泌物，大便变扁或变细，便次增多，里急后重；指检可触及菜花状肿块，或凹凸不平的溃疡，易出血，质地坚硬，不能推动。细胞学检查或病理切片可以确诊。

最终诊断：直肠脱垂。

四、诊疗经过

入院后积极完善术前检查，心电图：①窦性心律；②正常范围心电图。血常规、术前八项、血凝四项：未见明显异常。排除手术禁忌证，在腰硬联合麻醉下行"直肠乙状结肠脱垂切除术 + 盆底腹膜重建术 + 肛门括约肌成形术"，术后给予抗感染、止血等药物应用，术后创面换药、微波理疗等对症治疗。

手术经过：椎管内麻醉生效后患者取俯卧位，常规术区消毒。术中见直肠脱垂 18 cm，嵌顿，不能还纳肛门，肿物充血水肿明显，表面局部糜烂溃疡，卵圆钳牵拉处脱垂直肠至直肠全层完全脱出肛门，长度约 15 cm，消毒脱出物，于齿线上方 2 cm 处切开直肠黏膜，保留肛门括约肌，逐层切开全层肠壁，游离保留腹膜返折直肠系膜组织，显露脱垂的乙状结肠及其系膜，分离切除部分乙状结肠系膜，保留边缘血管弓，超声刀全层切除脱出直肠乙状结肠，长约 20 cm，系膜结扎止血，3-0 可吸收线间断缝合肛提肌 2 针重建肛提肌，同法重建肛门括约肌，4 号丝线间断缝合固定腹膜返折及乙状结肠前壁，行盆底抬高术，因手术时间较长，术中将腰麻改为全身麻醉，2-0、3-0 可吸收线间断全层缝合乙状结肠肠管断端及齿线上方保留的直肠黏膜。盆底腹膜及直肠系膜周围有少量渗血，给予可吸收性止血敷料4块压迫止血，检查无出血及狭窄。直肠内放置肛管引流管。术毕，切除标本与家属看过后送病理。病理回示：（直肠＋乙状结肠标本）肠壁组织，肠壁全层血管增生、扩张、充血及出血，可见血栓形成，两断端肠壁血管扩张、充血及出血，请结合临床。

五、出院情况

（1）出院时 般情况：生命体征平稳， 般情况可，小便正常，大便已排，质软成形，饮食睡眠正常。

（2）主要症状情况：大便质软，每日1～2次，排出顺利，便时肛门轻微疼痛不适，可以忍受，无便血。

（3）主要体征情况：腹部查体未见明显异常，肛周视诊未见明显异常。

（王华胜）

第十三章 阑尾疾病

慢性阑尾炎大多为急性阑尾炎经非手术治愈的病例或有反复发作史，但有部分患者可无急性发作过程，而一开始就是慢性过程。

一、分类

临床上将慢性阑尾炎大致分为两种类型。

（一）原发性慢性阑尾炎

其特点为起病隐匿，症状发展缓慢，病程持续较长，几个月到几年。病初无急性发作史，病程中也无反复急性发作的现象。

（二）继发性慢性阑尾炎

特点是首次急性阑尾炎发病后，经非手术治疗而愈或自行缓解，其后遗留有临床症状，久治不愈，病程中可再次或多次急性发作。

二、病理

慢性阑尾炎肉眼观察可有各种表现，镜下可见阑尾各层有淋巴细胞浸润。

（1）阑尾细长呈卷曲、折叠及纠搭状，使阑尾的排空受阻。阑尾及其系膜与周围组织和器官有不同程度之粘连。

（2）阑尾壁增厚，管径粗细不均匀，部分管腔呈狭窄状，有时相当一段远端管腔完全闭塞而呈条索状。

（3）阑尾腔内有肠石、异物阻塞，阑尾浆膜血管明显增多而清晰。

三、诊断

（一）临床表现

1. 腹部疼痛

主要位于右髂区，其特点是间断性隐痛或胀痛，时重时轻，部位比较固定。多数患者在饱餐、运动和长时间站立后，诱发腹痛发生。病程中可能有急性阑尾炎的发作。

2. 胃肠道反应

患者常觉轻重不等的消化不良、食欲不佳。病程较长者可出现消瘦、体重下降。一般无恶心和呕吐，也无腹胀，但老年患者可伴有便秘。

3. 腹部压痛

压痛是唯一的体征，主要位于右耻区，一般范围较小，位置恒定，重压时才能出现。无肌紧张和反跳痛，一般无腹部包块，但有时可触到胀气的盲肠。

4. 间接体征

各种特定的压痛点如马氏点、兰氏点及腰大肌征、罗氏征，在慢性阑尾炎的诊断中无意义。

（二）辅助检查

胃肠钡剂造影和纤维结肠镜检查有一定帮助。回盲部钡剂造影如出现显示的阑尾有压痛、阑尾呈分节状、阑尾腔内的钡剂排空时间延长及阑尾未显影等，均为慢性阑尾炎的特征。纤维结肠镜可直接观察阑尾的开口及其周围的黏膜的变化和活检，尚可对阑尾腔进行造影，对鉴别诊断有一定意义。

X 线钡剂造影检查有如下特征。

（1）阑尾充盈后有明显压痛，当移动阑尾时，压痛点也随之有相应的移位。

（2）阑尾虽未见充盈，但多次检查盲肠内侧有局限性压痛。

（3）阑尾充盈不规则。

（4）阑尾充盈后，隔 48 h 以上仍未见钡剂排空，有的排空延迟到 2 ~ 3 周。

（5）阑尾本身有固定或纠结的现象或盲肠和末端回肠有变形的表现，提示阑尾周围有粘连。

（三）诊断

慢性阑尾炎的确诊有时相当困难，国内统计慢性阑尾炎手术后症状未见减轻者高达35%，其主要原因是诊断上的错误。应该对每一个慢性阑尾炎的诊断高度认真，用排除法来逐个排除容易与它相混淆的有关疾病，主要有回盲部结核、慢性结肠炎、慢性附件炎、胃肠神经官能症及结肠恶性肿瘤等。

总之，慢性阑尾炎的诊断相当困难，最后确诊慢性阑尾炎的标准如下：除曾有典型的急性发作史，右下腹有经常存在和位置固定的压痛点，有 X 线钡剂造影的佐证外，阑尾切除后临床症状应消失。

四、治疗方法

手术治疗是唯一有效的方法，但在决定行阑尾切除术时应特别慎重。

（1）慢性阑尾炎确诊后，原则上应手术治疗，切除病变阑尾，特别是有急性发作史的患者，更应及时手术。对诊断可疑的患者或有严重并存病的高龄患者，应暂行非手术治疗，在门诊追踪观察。

（2）手术中如发现阑尾外观基本正常，不能轻易只切除阑尾后即刻关腹，应仔细检查阑尾附近的组织和器官如回盲部、回肠末段 100 cm、小肠系膜及其淋巴结。女性患者还应仔细探查盆腔及附件，以防误诊和漏诊。

（3）手术后应对每一个患者进行一段时间的随访，以了解切除阑尾后的实际效果。慢性阑尾炎的最后诊断不是病理学诊断，而是手术后症状的完全解除。术后仍有症状的患者，应做全面的检查，找出真正的病因，不能轻易地按术后肠粘连治疗。

五、治愈标准

治愈：手术切除阑尾后，症状及体征消失，切口愈合佳，无并发症。

（景小松）

第二节　急性阑尾炎

急性阑尾炎是腹部外科中最为常见的疾病之一，大多数患者能及时就医，获得良好的治疗效果。但是，有时诊断相当困难，处理不当时可发生一些严重的并发症。到目前为止，急性阑尾炎仍有 0.1% ~ 0.5% 的病死率，因此如何提高疗效，减少误诊，仍然值得重视。

一、病因

1. 梗阻

阑尾为一细长的管道，仅一端与盲肠相通，一旦梗阻可使管腔内分泌物积存、内压增高，压迫阑尾壁阻碍远侧血运。在此基础上管腔内细菌侵入受损黏膜，易致感染。梗阻为急性阑尾炎发病常见的基本因素。

2. 感染

其主要因素为阑尾腔内细菌所致的直接感染。阑尾腔因与盲肠相通，因此具有与盲肠腔内相同的以大肠埃希菌和厌氧菌为主的菌种和数量。若阑尾黏膜稍有损伤，细菌侵入管壁，引起不同程度的感染。

3. 其他

被认为与发病有关的其他因素中有因腹泻、便秘等胃肠道功能障碍引起内脏神经反射，导致阑尾肌肉和血管痉挛，一旦超过正常强度，可以产生阑尾管腔狭窄、血供障碍、黏膜受损，细菌入侵而致急性炎症。此外，急性阑尾炎发病与饮食习惯、便秘和遗传等因素有关。

二、分类

1. 急性单纯性阑尾炎

急性单纯性阑尾炎为早期的阑尾炎，病变以阑尾黏膜或黏膜下层较重。阑尾轻度肿胀，浆膜面充血，失去正常光泽。黏膜上皮可见一个或多个缺损，并有嗜中性粒细胞浸润和纤维素渗出。黏膜下各层有炎性水肿。

2. 急性蜂窝织炎性阑尾炎

急性蜂窝织炎性阑尾炎又称急性化脓性阑尾炎，常由单纯性阑尾炎发展而来。阑尾显著肿胀，浆膜高度充血，表面覆以纤维素性渗出物。镜下可见炎性病变呈扇面形由表浅层向深层扩延，直达肌层及浆膜层。阑尾壁各层皆为大量嗜中性粒细胞弥漫浸润，并有炎性水肿及纤维素渗出。阑尾浆膜面为渗出的纤维素和嗜中性粒细胞组成的薄膜所覆盖，即有阑尾周围炎及局限性腹膜炎表现。

3. 急性坏疽性阑尾炎

急性坏疽性阑尾炎是一种重型的阑尾炎。阑尾因内腔阻塞、积脓、腔内压力增高及阑尾系膜静脉受炎症波及而发生血栓性静脉炎等，均可引起阑尾壁血液循环障碍，以致阑尾壁发生坏死。此时，阑尾呈暗红色或黑色，常导致穿孔，引起弥漫性腹膜炎或阑尾周围脓肿。

三、诊断

（一）临床表现

大多数急性阑尾炎患者不论病理学类型如何，早期的临床症状都很相似，诊断并无困难，大都能得到及时和正确的处理。

1. 症状

主要表现为腹部疼痛，胃肠道反应和全身反应。

（1）腹痛：迫使急性阑尾炎患者及早就医的主要原因就是腹痛，除极少数合并有横贯性脊髓炎的患者外，都有腹痛存在。

（2）胃肠道的反应：恶心、呕吐最为常见，早期的呕吐多为反射性，常发生在腹痛的高峰期，呕吐物为食物残渣和胃液，晚期的呕吐则与腹膜炎有关。约 1/3 的患者有便秘或腹泻的症状，腹痛早期的大便次数增多，可能是肠蠕动增强的结果。盆位阑尾炎时，阑尾的尖端直接刺激直肠壁也可伴便次增多，而阑尾穿孔后的盆腔脓肿，不仅便次多，甚至会出现里急后重。

（3）全身反应：急性阑尾炎初期，部分患者自觉全身疲乏，四肢无力，或头痛、头晕。病程中觉发热，单纯性阑尾炎的体温多在 37.5 ~ 38℃，化脓性和穿孔性阑尾炎时，体温较高，可达 39℃左右，极少数患者出现寒战高热，体温可升到 40℃以上。

2. 体征

急性阑尾炎腹部检查时，常出现的体征有腹部压痛，腹肌紧张和反跳痛等，这些直接的炎症的体征是诊断阑尾炎的主要依据。另外一部分患者还会出现一些间接的体征如腰大肌征等，对判断发炎阑尾的部位有一定的帮助。

（1）步态与姿势：患者喜采取上身前弯且稍向患侧倾斜的姿势，或以右手轻扶右耻区，减轻腹肌的动度来减轻腹痛，而且走路时步态也缓慢。这些特点，在患者就诊时即可发现。

（2）腹部体征：有时需连续观察，多次比较才能做出较准确的判断。

①腹部外形与动度：急性阑尾炎发病数小时后，查体时就能发现耻区呼吸运动稍受限，穿孔后伴弥漫性腹膜炎时，全腹部动度可完全消失，并逐渐出现腹部膨胀。

②腹膜刺激征：包括腹部压痛，肌紧张和反跳痛。尽管各患者之间腹膜刺激征在程度上有差异，但几乎所有的患者均有腹部压痛。

右下腹压痛：压痛是最常见和最重要的体征，当感染还局限于阑尾腔以内，患者尚觉腹上区或脐周疼痛时，右下腹就有压痛存在。感染波及阑尾周围组织时，右下腹压痛的范围也随之扩大，压痛的程度也加重。穿孔性阑尾炎合并弥漫性腹膜炎时，虽然全腹都有压痛，但仍以感染最重的右下腹最为明显。盲肠后或腹膜后的阑尾炎，前腹壁的压痛可能较轻。

腹肌紧张：约有70%的患者右下腹有肌紧张存在。一般认为腹肌紧张是由于感染扩散到阑尾壁以外，局部的壁腹膜受到炎症刺激的结果，多见于化脓性和穿孔性阑尾炎，是机体的一种不受意识支配的防御性反应。腹肌紧张常和腹部压痛同时存在，范围和程度上两者也大体一致。肥胖者、多产妇和年老体弱的患者，因腹肌软弱，肌紧张常不明显。

反跳痛：急性阑尾炎的患者可出现反跳痛，以右下腹较常见，如取得患者的合作，右下腹反跳痛阳性，表示腹膜炎肯定存在。当阑尾的位置在腹腔的深处，压痛和肌紧张都较轻时，而反跳痛却明显者，也表示腹腔深部有感染存在。

③右下腹压痛点：传统的教材上，对急性阑尾炎的局部压痛点的具体位置都进行了介绍，并把局部压痛点阳性列为阑尾炎的体征之一。虽然各位学者提出的阑尾炎压痛点都是以阑尾根部在体表的投影为基础，由于总结的资料不尽相同，所推荐的局部压痛点的位置也不完全一致。临床实践证实，各压痛点的阳性率差异很大，因此仅靠某一压痛点的有无来确诊急性阑尾炎是不切实际的。更多的医师相信，右耻区固定压痛区的存在，要比压痛点的阳性更有诊断价值。现介绍常见的压痛点如下（图13-1）。

A. 马氏点（Mc Burney's point）：在脐与右侧髂前上棘连线的中外1/3交界处。

B. 兰氏点（Lanz's point）：在两侧髂前上棘连线的中、右1/3交界处。

C. 苏氏点（Sonmeberg's point）：在脐和右髂前上棘连线与右侧腹直肌外缘相交处。

D. 中立点：在马氏点和兰氏点之间的区域内，距右髂前上棘约7 cm的腹直肌外侧缘处。

E. 腹部包块：化脓性阑尾炎合并阑尾周围组织及肠管的炎症时，大网膜、小肠及其系膜与阑尾可相互粘连形成团块；阑尾穿孔后所形成的局限性脓肿，均可在右下腹触到包块。炎性包块的特点是境界不太清楚，不能活动，伴有压痛和反跳痛。深部的炎性包块，在患者充分配合下，仔细触摸才能发现。包块的出现表示感染已趋于局限化，发炎的阑尾已被大网膜等组织紧密的包绕，此时不宜于急诊手术。

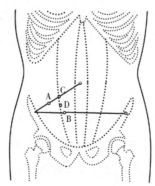

图 13-1　阑尾根部体表投影点

A. 马氏点；B. 兰氏点；C. 苏氏点；D. 中立点

3. 间接体征

临床上还可以检查其他一些体征如罗氏征等，只要手法正确并获得阳性结果，对阑尾炎的诊断有一定参考价值。

（1）罗氏征（又称间接压痛）：患者仰卧位，检查者用手掌按压左耻区，或沿降结肠向上腹用力推挤，如右下腹疼痛加重即为阳性；或用力的方向是朝右耻区，出现同样结果时也为阳性，迅速松去按压力量的同时疼痛反而加重，更能说明右下腹有炎症存在。关于阳性结果的机制，目前的解释是：前者是因压力将左结肠内的气体向右结肠传导，最后冲击到盲肠，并进入发炎的阑尾腔，引起疼痛加重；后者是借助于耻区的小肠祥将压力传导到右下腹，使发炎的阑尾受到挤压。关于罗氏征的临床意义，阳性结果只能说明右耻区有感染存在，不能判断阑尾炎的病理学类型和程度。当右下腹疼痛需要与右侧输尿管结石等疾病鉴别时，罗氏征的检查可能有一定的帮助。

（2）腰大肌征：让患者左侧卧位，检查者帮助患者将右下肢用力后伸，如右下腹疼痛加重即为阳性。腰大肌征阳性，提示阑尾可能位于盲肠后或腹膜后，当下肢过伸时，可使腰大肌挤压到发炎的阑尾。

（3）闭孔肌征：患者仰卧后，当右侧髋关节屈曲时被动内旋，右下腹疼痛加重即为阳性，表示阑尾位置较低，炎症波及闭孔内肌的结果。

（4）皮肤感觉过敏区：少数患者在急性阑尾炎的早期，尤其是阑尾腔内有梗阻时，右下腹壁皮肤可出现敏感性增高现象，表现为咳嗽、轻叩腹壁均可引起疼痛，甚至轻轻触摸右下腹皮肤，也会感到疼痛，当阑尾穿孔后，过敏现象也随之消失。过敏区皮肤的范围是三角形分布，其边界由右侧髂嵴最高点、耻骨嵴及脐三点依次连接而构成。皮肤感觉过敏区不因阑尾位置而改变，故对不典型患者的早期诊断可能有帮助。

4. 肛门指诊检查

非特殊情况，肛门指诊检查应列为常规，正确的肛门指诊有时可直接提供阑尾炎的诊断依据。盆位急性阑尾炎，直肠右侧壁有明显触痛，甚至可触到炎性包块。阑尾穿孔伴盆腔脓肿时，直肠内温度较高，直肠前壁可膨隆并有触痛，部分患者伴有肛门括约肌松弛现象。未婚女性患者，肛门指诊检查还能除外子宫和附件的急性病变。

（二）辅助检查

1. 血、尿、便常规化验

急性阑尾炎病的白细胞总数和中性粒细胞有不同程度的升高，总数大多在1万～2万，中性为80%～85%。老年患者因反应能力差，白细胞总数增高可不显著，但仍有中性粒细胞核左移现象。尿常规多数患者正常，但当发炎的阑尾直接刺激到输尿管和膀胱时，尿中可出现少量红细胞和白细胞。

如尿中有大量异常成分，应进一步检查，以排除泌尿系疾病的存在。盆位阑尾炎和穿孔性阑尾炎合并盆腔脓肿时，大便中也可发现血细胞。

2. X线检查

胸腹透视列为常规，合并弥漫性腹膜炎时，为除外溃疡穿孔、急性绞窄性肠梗阻，立位腹部平片是必要的，如出现膈下游离气体，阑尾炎基本上可以排除。急性阑尾炎在腹部平片上有时也可出现阳性结果：5%～6%的患者右下腹阑尾部位可见一块或数块结石阴影，1.4%患者阑尾腔内有积气。

3. 腹部B超检查

病程较长者应行右下腹B超检查，了解是否有炎性包块存在。在决定对阑尾脓肿切开引流时，B超可提供脓肿的具体部位、深度及大小，便于选择切口。

（三）病理学类型

急性阑尾炎在病理学上大致可分为三种类型，代表着炎症发展的不同阶段。

1. 急性单纯性阑尾炎

阑尾轻度肿胀，浆膜充血，附有少量纤维蛋白性渗出。阑尾黏膜可能有小溃疡和出血点，腹腔内少量炎性渗出。阑尾壁各层均有水肿和中性粒细胞浸润，以黏膜和黏膜下层最显著。阑尾周围脏器和组织炎症尚不明显。

2. 急性蜂窝织炎性阑尾炎

急性蜂窝织炎性阑尾炎或称急性化脓性阑尾炎，阑尾显著肿胀、增粗，浆膜高度充血，表面覆盖有脓性渗出。阑尾黏膜面溃疡增大，腔内积脓，壁内也有小脓肿形成。腹腔内有脓性渗出物，发炎的阑尾被大网膜和邻近的肠管包裹，限制了炎症的发展。

3. 急性坏疽性阑尾炎

阑尾壁的全部或一部分全层坏死，浆膜呈暗红色或黑紫色，局部可能已穿孔。穿孔的部位大多在血运较差的远端部分，也可在肠石直接压迫的局部，穿孔后或形成阑尾周围脓肿，或并发弥漫性腹膜炎。

（四）鉴别诊断

急性阑尾炎临床误诊率仍然相当高，国内统计为 4% ~ 5%，国外报道高达 30%。需要与阑尾炎鉴别的疾病很多，其中最主要的有下列十几种疾病。

1. 需要与外科急腹症鉴别的疾病

（1）急性胆囊炎、胆石症：急性胆囊炎有时需和高位阑尾炎鉴别，前者常有胆绞痛发作史，伴右肩和背部放射痛；而后者为转移性腹痛的特点。检查时急性胆囊炎可出现莫菲征阳性，甚至可触到肿大的胆囊，急诊腹部 B 超检查可显示胆囊肿大和结石声影。

（2）溃疡病急性穿孔：溃疡病发生穿孔后，部分胃内容物沿右结肠旁沟流入右髂窝，引起右下腹急性炎症，可误为急性阑尾炎。但本病多有慢性溃疡病史，发病前多有暴饮暴食的诱因，发病突然且腹痛剧烈。查体时见腹壁呈木板状，腹膜刺激征以剑突下最明显。腹部透视膈下可见游离气体，诊断性腹腔穿刺可抽出上消化道液体。

（3）右侧输尿管结石：输尿管结石向下移动时可引起右耻区痛，有时可与阑尾炎混淆。但输尿管结石发作时呈剧烈的绞痛，难以忍受，疼痛沿输尿管向外阴部、大腿内侧放射。腹部检查，右下腹压痛和肌紧张均匀不太明显，腹部平片有时可发现泌尿系有阳性结石，而尿常规有大量红细胞。

（4）急性梅克尔憩室炎：梅克尔憩室为先天性畸形，主要位于回肠的末端，其部位与阑尾很接近。憩室发生急性炎症时，临床症状极似急性阑尾炎，术前很难鉴别。因此，当临床诊断阑尾炎而手术中的阑尾外观基本正常时，应仔细检查距回盲部 100 cm 远的回肠肠管，以免遗漏发炎的憩室。

2. 需要与内科急腹症鉴别的疾病

（1）急性肠系膜淋巴结炎：多见于儿童，常继于上呼吸道感染之后。由于小肠系膜淋巴结广泛肿大，回肠末端尤为明显，临床上可表现为右下腹痛及压痛，类似急性阑尾炎。但本病伴有高热、腹痛和腹部压痛较为广泛，有时尚可触到肿大的淋巴结。

（2）右下肺炎和胸膜炎：右下肺和胸腔的炎性病变，可反射性引起右下腹痛，有时可误诊为急性阑尾炎。但肺炎及胸膜炎常常有咳嗽、咳痰及胸痛等明显的呼吸道症状，而且胸部体征如呼吸音改变及湿啰音等也常存在。腹部体征不明显，右下腹压痛多不存在。胸部 X 线检查，可明确诊断。

（3）局限性回肠炎：病变主要发生在回肠末端，为一种非特异性炎症，20 ~ 30 岁的青年人较多见。本病急性期时，病变处的肠管充血、水肿并有渗出，刺激右下腹壁腹膜，出现腹痛及压痛，类似急性阑尾炎。位置局限于回肠，无转移性腹痛的特点，腹部体征也较广泛，有时可触到肿大之肠管。另外，患者可伴有腹泻，大便检查有明显的异常成分。

3. 需要与妇产科急腹症鉴别的疾病

（1）右侧输卵管妊娠：右侧宫外孕破裂后，腹腔内出血刺激右下腹壁腹膜，可出现急性阑尾炎的临床特点。但宫外孕常有停经及早孕史，而且发病前可有阴道出血。患者继腹痛后有会阴和肛门部肿胀感，同时有内出血及出血性休克现象。妇科检查可见阴道内有血液，子宫稍大伴触痛，右侧附件肿大和后穹隆穿刺有血等阳性体征。

（2）急性附件炎：右侧输卵管急性炎症可引起与急性阑尾炎相似的症状和体征。但输卵管炎多发生于已婚妇女，有白带过多史，发病多在月经来潮之前。虽有右下腹痛，但无典型的转移性，而且腹部压痛部位较低，几乎靠近耻骨处。妇科检查可见阴道有脓性分泌物，子宫两侧触痛明显，右侧附件有触痛性肿物。

（3）卵巢滤泡破裂：多发生于未婚女青年，常在行经后2周发病，因腹腔内出血，引起右下腹痛。本病右下腹局部体征较轻，诊断性腹腔穿刺可抽出血性渗出液。

（4）卵巢囊肿扭转：右侧卵巢囊肿蒂扭转后，囊肿循环障碍、坏死、血性渗出，引起右腹部的炎症，与阑尾炎临床相似。但本病常有盆腔包块史，且发病突然，为阵发性绞痛，可伴轻度休克症状。妇科检查时能触到囊性包块，并有触痛，腹部B超证实右下腹有囊性包块存在。

四、治疗方法

（一）治疗原则

1. 急性单纯性阑尾炎

条件允许时可先行中西医相结合的非手术治疗，但必须仔细观察，如病情有发展应及时中转手术。经非手术治疗后，可能遗留有阑尾腔的狭窄，且再次急性发作的机会很大。

2. 化脓性、穿孔性阑尾炎

原则上应立即实施急诊手术，切除病理性阑尾，术后应积极抗感染，预防并发症。

3. 发病已数日且合并炎性包块的阑尾炎

暂行非手术治疗，促进炎症的尽快吸收，待3～6个月后如仍有症状者，再考虑切除阑尾。保守期间如脓肿有扩大并可能破溃时，应急诊引流。

4. 高龄患者，小儿及妊娠期急性阑尾炎

原则上应和成年人阑尾炎一样，急诊手术。

（二）非手术治疗

主要适应于急性单纯性阑尾炎，阑尾脓肿，妊娠早期和后期急性阑尾炎，高龄合并有主要脏器病变的阑尾炎。

1. 基础治疗

包括卧床休息，控制饮食，适当补液和对症处理等。

2. 抗菌治疗

选用广谱抗生素和抗厌氧菌的药物。

（三）手术治疗

1. 手术指征

（1）脉搏加快，体温升高，白细胞计数较前增高。

（2）腹痛加剧，压痛、反跳痛及腹肌紧张范围扩大及程度加重。

（3）反复呕吐不止。

（4）已经较为局限的肿块，在治疗过程中又逐渐增大。

（5）有连续多次腹泻，粪便内含有大量黏液，表示已有盆腔脓肿形成，应予引流。

2. 术前准备

术前4～6h应禁饮食，确定手术时间后可给予适量的镇痛药，已化脓和穿孔者应给予广谱抗生素。有弥漫性腹膜炎者，需行胃肠减压，静脉输液，注意纠正水和电解质紊乱。心和肺等主要脏器功能障碍者，应与有关科室协同进行适当处理。

3. 手术方法

以局部麻醉下经右下腹斜切口完成手术最为适宜，少数患者也可选择硬脊膜外麻醉和全身麻醉经右下腹探查切口完成。主要方式为阑尾切除术（有常规法和逆行法）。粘连严重者也可行浆膜下切除阑尾。少数阑尾脓肿保守无效时可行切开引流，腹腔渗出多时，放置引流物。

4. 术中注意事项

（1）采用右下腹斜切口（麦氏切口），视腹壁厚薄和病变情况决定切口长短。若诊断不太肯定时，取右下腹直肌旁切口为宜。

（2）寻找阑尾，沿盲肠前壁上结肠带追溯寻找。

（3）阑尾系膜处理，提起阑尾尖端，逐步贯穿缝合结扎切断系膜。遇有动脉出血时，应吸除积血，看清出血点后重新钳夹，必要时扩大切口。切忌用血管钳盲目钳夹，以免损伤肠壁。

（4）阑尾坏死或已穿孔，有较多脓性渗出液，在相应部位应放置烟卷引流条，必要时可放置双套管负压引流管，在切口外另戳口引流。

5. 术后处理

继续支持治疗，包括静脉输液、止痛镇静及抗感染等。引流物要及时拔除，切口按时拆线，注意防治各种并发症。

6. 术后并发症的防治

术后并发症与阑尾的病理学类型和手术时间的迟早有密切关系，阑尾炎阑尾未穿孔的阑尾切除术，并发症发生率仅5%，而阑尾穿孔后的阑尾切除术的术后并发症则增加到30%以上，发病后24 h和48 h以后的手术者，阑尾穿孔率分别为20%和70%，所以发病24 h内，应及时切除阑尾，以降低并发症的发生率。

（1）内出血：术后24 h的出血为原发性出血，多因阑尾系膜止血不完善或血管结扎线松脱所致。主要表现为腹腔内出血的症状如腹痛、腹胀、休克和贫血等，应立即输血并再次手术止血。有时出血可能自行停止，但又继发感染形成脓肿，也需手术引流。

（2）盆腔脓肿：穿孔性阑尾炎术后，腹腔脓汁吸收不完全，可在腹腔的不同部位形成残余脓肿。盆腔脓肿最常见，大多发生在术后 7～10 天，表现为体温再度升高，大便次数增多，伴里急后重，肛门指诊检查可见括约肌松弛，直肠前壁隆起。应及时抗感染，物理治疗，无效时切开引流。

（3）粘连性肠梗阻：阑尾术后肠粘连的机会较多，与手术损伤、异物刺激和引流物拔出过晚有关。

（4）粪瘘：可发生在处理不当的阑尾残端，也可因手术粗暴误伤盲肠和回肠而引起。主要表现为伤口感染久治不愈，并有粪便和气体逸出，由于粪瘘形成时感染已局限于回盲部周围，体液和营养丢失较轻。可先行非手术治疗，多数患者粪瘘可自行愈合，如病程超过了 3 个月仍未愈合，应手术治疗。

（5）手术切口的并发症：包括切口感染，慢性窦道和切口疝，三者有一定的内在联系。切口感染多发生在术后 4～7 天，也有在 2 周后才出现者。主要表现为切口处跳痛，局部红肿伴压痛，体温再度上升。应立即拆除缝线，引流伤口，清除坏死组织，经敷料更换促使其愈合，或待伤口内肉芽新鲜时 2 期缝合至愈。如伤口内异物（如线头）清除不干净，引流不畅，可长期不愈，遗留有一处或几处深而弯曲的肉芽创道，即为慢性窦道。病程可持续数月，有的甚至 1 年以上，伤口时好时坏。如经非手术治疗 3 个月仍不愈合者，可再次手术切除窦道，重新缝合。感染的伤口虽已愈合，但腹膜和肌层已裂开，小肠袢和网膜可由切口处突出于皮下瘢痕组织处，称为切口疝。如有明显症状，影响劳动，应行手术修补。

五、好转及治愈标准

（一）治愈

（1）手术切除阑尾，症状、体征消失，切口愈合，无并发症。
（2）非手术治疗后，症状、腹部体征消失，体温、白细胞计数恢复正常。

（二）好转

（1）阑尾未能切除，症状减轻，有待手术治疗。
（2）非手术治疗后，症状、体征减轻，右下腹有深压痛或触及条索状肿物，有轻度腹胀、腹痛等自觉症状。

（三）未愈

治疗后，症状和体征无减轻甚至加重者。

（韦之见）

第十四章 肛门疾病

痔是最常见的肛肠科疾病，素有"十男九痔""十女十痔"的说法。在美国，痔的发病率约为5%。据国内有关文献报道，痔病患者约占受检人群的46.3%。痔在肛肠疾病中，发病率最高，占肛肠病总人数的63.5%，在不同职业中，以久坐、久站、久蹲、活动少的人群为多，嗜辛辣、饮酒等习惯者发病率显著增高。痔的传统概念是直肠下端黏膜下和肛管皮肤下静脉丛淤血、曲张所形成的柔软静脉团。痔的中文含义为肛门、肛管及直肠下端的突起，其对应英文为 piles，目前常用英文为 haemorrhoids，是出血的意思，更主要强调了痔的症状，而不是外形。肛垫的支持结构、静脉丛及动静脉吻合支发生病理性改变或移位为内痔；齿状线远侧皮下静脉丛的病理性扩张或血栓形成为外痔；内痔通过丰富的静脉丛吻合支和相应部位的外痔相互融合为混合痔。痔男女老幼皆可发病，其中以 20 岁以上成人占大多数，男性略多于女性，并随年龄的增长发病率增高。

一、病因

痔发生的确切病因目前认识尚不清楚，但主要与以下因素有密切关系。

（一）体位因素

痔的发生与人类的直立体位有明显的关联，因为未发现四肢行走的动物有痔病发生。

（二）解剖因素

肛门直肠位于人体下部，其血管网因重力作用，影响了肛门直肠的血液回流，且痔静脉无瓣膜，故易发生曲张。

（三）感染因素

痔静脉丛的血管内膜炎和静脉周围炎可导致部分血管壁纤维化，脆性增加，变薄，使局部静脉曲张。

（四）排便因素

粪便不易排空，对直肠下段、肛管部产生较大压力，使血管受压；排便次数过多，或时间太长，腹压增加，使肛门直肠静脉回流障碍。

（五）饮食因素

过度饮酒，食辛辣刺激性食物，使直肠下部及肛垫充血水肿，出血。

（六）遗传因素

痔的发病具有明显的遗传倾向，父母患有痔，子女发病率明显高于普通人群。

（七）职业因素

久蹲、久坐等职业，如司机、电焊工等发病率较高。

（八）其他因素

妇女妊娠、分娩时腹压增加直接影响肛门、直肠静脉血液回流，使静脉曲张，是女性痔发生和加重的重要因素。

二、病理及发病机制

目前对于痔的发病机制仍不十分清楚，主要有以下几种假说。

（一）静脉曲张学说

认为因人体直立，痔静脉没有瓣膜，肛门括约肌痉挛，腹压增加，粪便嵌塞等原因导致肛门直肠静脉回流障碍，痔静脉扩张、扭曲形成。切除的痔组织无论内痔还是外痔均可见薄壁扩张的血管，或充血，或见血管内血栓。

（二）血管增生学说

一般认为齿线以上的黏膜下组织含有大量的窦状血管、平滑肌、弹力纤维及结缔组织等，组成直肠海绵体，随着年龄的增长出现增生、肥大而形成痔。

（三）肛垫下移学说

齿线以上的黏膜及黏膜下层存在着静脉丛、Treitze 肌、结缔组织，它们共同组成肛垫，是位于齿状线上 1.5 cm 左右的环状海绵样组织带，亦称为直肠海绵体，属于正常解剖结构。由于内括约肌的收缩，肛垫借 Y 形沟分割为右前、右后及左侧三块，此即所谓的"痔好发部位"，起着肛门垫圈的作用，协助括约肌以完全封闭肛门。当肛垫增生、肥大，或因肛门直肠壁的支持固定发生改变而松弛，或肛门括约肌的紧张度发生改变，使得肛垫向下移位而成痔病。内痔不是曲张的直肠上静脉终末支，而是肥大移位的肛垫，这一观点已获得大家的初步认同。肛垫内正常纤维弹力结构的破坏伴有肛垫内静脉的曲张和慢性炎症纤维化，肛垫出现病理性肥大并向远侧移位后形成内痔。

（四）肛管狭窄学说

认为各种原因造成肛管狭窄，粪便通过肛管时阻力增加，使痔静脉丛受到挤压，引起静脉扩张、损伤、血栓形成而发本病。

（五）细菌感染学说、肛门括约肌功能下降学说等

痔与静脉丛的关系：内痔临床上最为多见，位于齿线上方，表面被直肠黏膜所覆盖。根据内痔脱出的程度，将内痔分为四度。

外痔位于齿状线下方，表面被肛管皮肤覆盖，分为结缔组织外痔、静脉曲张性外痔和血栓性外痔。结缔组织外痔多为肛门损伤、慢性炎症刺激导致肛门周围结缔组织增生所形成的皮赘，切除组织病理检查可见皮下大量纤维组织增生。当结缔组织外痔发生感染、充血或水肿时可发展成为炎性外痔。静脉曲张性外痔为排便、久蹲或腹压增高时肛缘皮下静脉扩张、扭曲形成淤血的静脉团，多呈半球形或不规则结节状突起，柔软，无痛，平卧或降低腹压后又可消失。切除组织病理检查可见皮下大量薄壁扩张的血管，血管内淤血。当曲张的静脉血管受损或炎症刺激其内可形成血栓，发展成为血栓性外痔。血栓外痔病理检查可见薄壁扩张血管，其内见血栓。

混合痔是内痔通过静脉丛和相应部位的外痔静脉丛相互整合形成的，位于齿状线上下，表面被直肠黏膜和肛管皮肤覆盖。内痔发展到Ⅱ度以上时多形成混合痔。

混合痔进一步发展，当脱出内痔及相应外痔在肛门口周围呈梅花状或环状时，称为环形痔。脱出的痔若被痉挛的括约肌嵌顿，以致发生水肿、淤血甚至坏死，临床上称为嵌顿性痔或绞窄性痔。

综上，内痔的发病在多种病因的作用下，首先肛垫内动静脉血管、支持结构及纤维结缔组织发生曲张、炎症、增生等病理改变，引起肛垫充血、出血、下移而发为内痔；肛缘皮下静脉血管曲张、淤血、血管内血栓形成或因慢性炎症刺激出现皮肤及皮下纤维组织增生，有时合并炎症出现充血、肿胀而发为外痔。目前关于痔的病因，发病机制及病理变化仍有待于进一步研究。

三、临床表现

痔病主要分内痔、外痔和混合痔，其临床表现各有特点，分述如下。

（一）内痔

便血和脱出是其主要症状。

1. 便血

其特点是发生在排便过程的无痛性鲜红色血，呈滴血甚至喷射出血，排便末尾有便纸染血。便血可反复发作，有自行缓解倾向，长期慢性出血可发生贫血。出血非血红色或与粪便混合，需注意排除其他下消化道疾病引起的出血。

2. 脱出

排便后痔核脱出肛外，初期可以自行回纳，逐渐发展至需手还纳，严重者痔核脱出后难以回纳，在稍加腹压如负重、咳嗽时亦可脱出。脱出可伴有黏液渗出，引起肛门潮湿、坠胀、疼痛和瘙痒等不适感，影响患者的生活质量。

3. 痔嵌顿

内痔脱出合并有括约肌痉挛时，痔核受到夹持，痔体的静脉、淋巴回流受阻，痔核迅速增大、变硬，嵌顿在外无法回纳，出现肛门剧烈疼痛、里急后重、排尿困难等急性痔病表现。

(二) 外痔

平时仅有异物感，便后或劳累时体积稍微增大，平卧休息后可以恢复常态。合并炎症或血栓形成时，表现为局部肿胀，剧烈疼痛。

(三) 混合痔

兼有内痔和外痔的症状。

四、诊断

(一) 诊断方法

根据典型的病史，结合肛门视诊、肛周触诊、肛门指检及肛门镜检查即可诊断，视诊及触诊可见肛缘皮赘松弛，呈单个或多个突起，柔软无触痛。发生炎症时皮赘红肿发亮，触痛较甚；发生血栓形成时皮下可触及圆形质硬肿块，可移动，触痛明显。肛门镜检查可见齿线上方有暗红色结节向肛门镜内突出，通常位于右前、右后和左正中处，边界清晰，黏膜表面可有充血、糜烂。蹲位检查可以更清楚地观察到痔核的部位、大小、数目和出血点。伴发痔嵌顿时内痔及肛缘皮肤高度肿胀，黏膜和皮下可见广泛血栓形成，黏膜表面可见坏死、脓苔和溃疡。

(二) 分类

根据痔核所在的部位分为内痔、外痔和混合痔。

(三) 内痔的分度

根据症状的严重程度分为4度。

Ⅰ度：便时带血，滴血，便后出血可自行停止；无痔脱出。

Ⅱ度：常有便血；排便时有痔脱出，便后可自行还纳。

Ⅲ度：可有便血；排便或久站及咳嗽、劳累、负重时有痔脱出，需用手还纳。

Ⅳ度：可有便血；痔持续脱出或还纳后易脱出。

五、鉴别诊断

即使有痔存在，也应该注意与直肠癌、直肠息肉、直肠黏膜脱垂和肥大肛乳头等疾病进行鉴别。

（一）直肠癌

因其初期症状不典型，常易被误诊为内痔，应特别警惕。其特征性表现为粪便带有暗红色黏液脓血，所以鉴别时需特别注意便血的颜色和性状。直肠指检是发现肛管直肠肿瘤重要的检查方法，直肠癌在指诊下可扪及高低不平而质硬的肿块，肠腔常狭窄。值得注意的是，内痔与直肠癌同时并存的情况并非少见，应避免仅满足于痔的诊断而忽视了对直肠癌的排查。

（二）直肠息肉

多为红色椭圆形肿块，有蒂与肠壁相连，排便时可脱出肛门外，多为单个，易出血，血色鲜红，附着在粪便表面。

（三）直肠黏膜脱垂

脱出物呈环状，色鲜红，表面光滑，无分界线，出血少见。

（四）肛乳头肥大

呈三角形或锥形，大便时脱出肛外，多为单个，黄白色，质硬，形小，不出血，能回纳。

六、非手术治疗

症状性痔的保守治疗包括饮食和生活调节、各种药物和栓剂或霜剂、门诊治疗等。

（一）药物治疗

1. 饮食习惯和生活方式

无论是采用药物治疗还是手术治疗，都必须进行饮食和生活的调节，这有益于防止痔症状的复发。最终的目的是要维持大便的软化，避免排便努挣，包括食用高纤维饮食，每天的摄入量为 20～35 g；或服用补充纤维素类药物，如甲基纤维素、聚卡波非等，可以调节粪便的硬度。除了增加高纤维饮食外，还要增加水的摄入量，以软化粪便，减少便秘的发生。另外，改变如厕的不良习惯，如长时间蹲厕或阅读，减少排便努挣和腹压，对痔的预防和治疗也是很重要的。

2. 药物和霜剂

应用药物治疗痔病的文献报道较少，尽管还缺乏临床有效的证据，但临床上有很多药物，包括局部用麻药、局部用激素、静脉张力剂、栓剂和坐浴等。特别是热水坐浴（40℃）

能减轻水肿，缓解括约肌痉挛。栓剂的效果相对较差，会引起患者不适，通常在直肠内溶解，而不在肛管。局部用霜剂有一定效果，但并不能治愈，最好不要长时间应用，会引起局部的皮肤反应和过敏。局部也可以用一些矿物油、凡士林等皮肤保护剂，可以缓解局部瘙痒和不适，保护肛管炎性皮肤，减轻排便疼痛，但也只能缓解局部症状，不能治愈，所以外科医生很少推荐使用。

（二）内痔的门诊治疗

1. 胶圈套扎

胶圈套扎（RBL）是治疗Ⅰ、Ⅱ和Ⅲ度痔的较常用方法，可以在门诊进行，不需要作局部麻醉，也不需要灌肠进行肠道准备。1963 年 Barron 最初介绍该技术，其原创性研究应用胶圈套扎治疗 50 例患者取得了成功。方法是将胶圈放置于齿线上约 1cm 以上的痔黏膜，阻断被套扎的多余黏膜的血供，套扎 5 ~ 7 天后，组织坏死脱落，形成一小溃疡，小溃疡愈合后使周围组织固定在内括约肌上。建议在首诊时只套扎一个最大的痔核，以确定患者的耐受性。在随后的复诊过程中，可同时套扎 2 个或以上的痔核，但多次套扎可增加并发症的风险。

目前市场上使用的痔套扎器有多种，有手动抓持式（图 14-1）和负压吸引式套扎器（图 14-2）两种，将套扎的直肠黏膜组织拽入器械中。吸引式套扎器采用负压吸引将多余黏膜吸入套扎筒内，将胶圈套在痔核根部，外科医师无须助手即可操作。该套扎器的主要缺点是套扎筒容积较小，因而减少了套扎的组织量。使用传统套扎器时，外科医师一手抓持痔组织的同时，另一手放置胶圈，故需要助手的协助。与吸引套扎器不同，使用传统套扎器时，外科医师在放置胶圈之前能检查组织的感觉功能，若胶圈过于靠近齿线，可引起瞬间的剧痛，此时必须立即拆除胶圈。

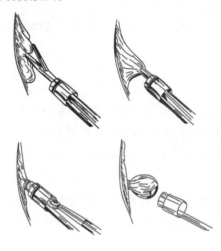

图 14-1　手动抓持式痔套扎器

普外科诊疗精要与病例解析

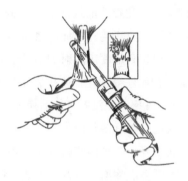

图 14-2　负压吸引式痔套扎器

RBL 所导致的并发症发生率为 0.5％ ～ 0.8％，通常比较轻。研究发现，并发症发生率与一次治疗放置的胶圈数有关。可能发生的并发症包括坠胀感和不适、剧烈疼痛、脓肿形成、尿潴留、出血、胶圈滑脱和脓毒症。约 30％ 的患者在套扎术后出现疼痛，但程度较轻，用一般的镇痛药即可控制。

RBL 的成功率为 50％ ～ 100％，取决于治疗后随访时间的长短及痔的严重程度（Ⅰ度和Ⅱ度痔的成功率较高）。部分研究显示，约 68％ 的患者在随访 4 ～ 5 年后症状复发，但再作 RBL 治疗通常可消除症状，仅 10％ 的患者须行痔切除手术。

有学者对胶圈套扎治疗的 750 例患者进行了一项大样本回顾性研究，对其有效性、安全性、患者生活质量及早期和远期疗效进行评估。63％ 的患者行一次套扎治疗，34％ 的患者行二次套扎治疗，2％ 的患者行三次套扎治疗。结果发现 RBL 治疗的有效率为 92.8％，治愈率达 86.6％。该研究发现Ⅱ度痔的治疗效果与Ⅲ度痔无显著差异。有 7％ 的患者在 RBL 治疗后出现并发症，包括疼痛、轻度直肠出血、会阴部脓肿。随访期间 11％ 的患者在初始治疗 2 年后症状复发，套扎前后的肛门直肠测压没有显著差异。

在做套扎治疗之前，详细询问患者使用抗凝药物的病史非常重要。使用华法林或肝素是 RBL 的一个绝对禁忌证，因为有血肿形成和出血风险，尤其是术后 5 ～ 7 天套扎组织脱落时。若患者服用阿司匹林或抗血小板凝聚药物，如硫酸氢氯吡格雷（波立维），在进行套扎治疗前后 5 ～ 7 天内，应避免使用这些药物，以尽量减少出血风险。若患者无法停用华法林、肝素或抗血小板药物，最好应用其他治疗方法，如硬化注射疗法，可以降低出血风险。

2. 硬化剂注射治疗

1869 年由 Morgan 医生首先应用于治疗Ⅰ、Ⅱ度痔。将约 5 mL 5％ 酚甘油剂、5％ 奎宁脲或 23.4％ 高渗盐水注入痔核基底部黏膜下层，可导致血管血栓形成及周围结缔组织硬化、痔核萎缩和固定。在齿线上 1 ～ 2 cm 处内痔基底部黏膜下层注射 2 ～ 3 mL 硬化剂，每次治疗只注射 2 ～ 3 个痔核，硬化剂应注入黏膜下层，尽量避免注入黏膜层或肌层，以免引起黏膜脱落、溃疡，减轻术后疼痛，减少出血、尿潴留及脓肿等并发症的风险，约

12%～70%的患者治疗后有钝痛。硬化疗法的最佳适应证是Ⅰ度和Ⅱ度内痔，对抗凝治疗的患者，硬化疗法是最安全的选择。内痔伴有炎症、血栓形成或溃疡坏死，都不适合作硬化注射治疗，外痔、肛裂、肛瘘和肿瘤是硬化注射的禁忌证。门诊治疗在肛门镜下即可操作，无须麻醉。约30%的患者在初始注射硬化剂4年后症状复发，大部分患者硬化注射治疗后短期随访是有效的，但远期复发率高，没有其他治疗方法疗效好。

有学者认为，硬化注射疗法已有100多年的历史，对部分痔病患者的治疗是一种合理的选择，特别是对有出血症状的Ⅰ度、Ⅱ度内痔或者不能耐受套扎治疗的患者是有效的。硬化注射治疗最好一次完成，不要多次注射，以避免形成肛门直肠狭窄和肛门坠胀不适等并发症的发生。

3. 双极电凝和红外凝固疗法

双极电凝和红外线凝固疗法（IPC）可使痔组织凝固，并最终导致痔血管根部硬化及治疗部位的组织固定。已证明IPC可成功治疗Ⅰ、Ⅱ度痔，应用双极电凝治疗Ⅰ、Ⅱ、Ⅲ度痔的有效率为88%～100%，但不能消除脱垂组织，有20%的患者需要作痔切除术。

双极电凝疗法是一种电灼治疗方法，在痔核基底部采用1秒（s）20瓦（W）脉冲，直至痔黏膜下组织凝固，组织穿透深度为2.2 mm，较IPC略浅。IPC疗法是利用卤钨灯产生的红外线辐射，通过一种聚合物探头对痔组织作红外照射。红外光转换为热能，导致组织蛋白凝固并产生炎症反应、焦痂及瘢痕形成。探针头须置于痔核基底部，以成功传递脉冲能量0.5～2 s，每次的组织穿透深度均为2.5 mm，每一个痔体需照射3或4次，每次治疗可照射多个痔，控制Ⅰ、Ⅱ度痔出血的成功率达67%～96%，并发症比较少见，但治疗后可出现疼痛，也会发生肛裂，尤其是在治疗时探头离齿状线太近。

七、手术治疗

（一）开放式或闭合式切除术

症状性痔的外科治疗历史上有很多种手术方式，包括Milligan-Morgan、Ferguson、Parks和White-head手术。痔切除术适用于合并内痔和外痔的混合痔或Ⅲ、Ⅳ度痔患者，尤其适用于其他治疗方法无效或病情加重的患者。临床上大约有5%～10%的症状性痔患者需行痔切除手术。在与患者进行痔手术术前谈话时，对术后恢复、可能出现的并发症和手术对肛门功能的影响要作详细说明。

开放式痔切除术，也称为Milligan-Morgan痔切除术（MMH），在英国及欧盟区最常用。该术式需要切除内痔和外痔组织，在痔蒂部缝扎，齿线上黏膜缺损可闭合，皮肤切口开放，在4～8周内愈合（图14-3）。闭合式痔切除术或Ferguson痔切除术（FH）在美国较常用，与MMH手术相似，不同之处在于Ferguson手术是通过连续缝合闭合皮肤切口（图14-4）。

虽然开放式和闭合式痔切除术成功率很高，但术后疼痛仍是一大障碍。不像门诊治疗的患者可很快恢复正常活动，而行痔切除的患者2～4周内不能进行日常活动。结合应用阿片类镇痛药、NSAID、肌松剂和局部物理治疗（如坐浴和冰袋）可成功治疗术后疼痛。

  Gencosmanoglu 等开展了一项开放式和闭合式手术的对比研究，旨在通过比较两者的手术时间、镇痛药需要量、住院时间、并发症发生率、恢复工作时间以及愈合时间，以确定两种手术方法的结果是否存在差异。研究者发现与闭合式手术（45±8 min）相比，开放式痔切除的手术时间（35±7 min）明显缩短，住院时间和恢复工作时间未见显著差异，与开放式手术（3.5±0.5 周）相比，闭合式手术的平均愈合时间（2.8±0.6 周）明显缩短，采用 Ferguson 痔切除术的患者，术后初期可能需要更多的止痛药，也容易发生诸如尿潴留和肛门狭窄等并发症。Arbman 也进行了同样的研究，比较了 MMH 和 FH 两种方法，认为 Ferguson 手术对减轻术后疼痛并没有优势，但愈合更快，其他结果没有差异。

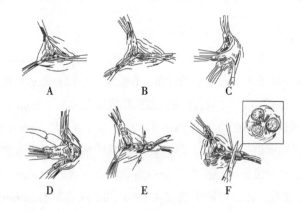

图 14-3　开放式痔切除术

A. 用血管钳钳夹外痔并向外牵拉；B. 再钳夹牵拉内痔；C. 用剪刀或电刀分离切除外痔；D. 在内痔基底部作贯穿缝扎；E. 打结；F. 切除结扎点远端的痔核组织并完成三个象限的痔切除术

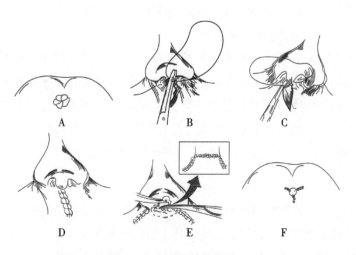

图 14-4　闭合式痔切除术

A. 环状脱垂性痔；B. 缝扎痔蒂部；C. 在痔蒂部下 0.5～1 cm 连续缝合肛管创缘；D. 缝合完毕；E. 切口间皮赘予弧形切除横形缝合；F. 手术完毕

（二）超声刀痔切除术

超声刀也可用于进行开放式或闭合式痔切除术。超声刀的优点包括可减少焦痂形成、减轻术后疼痛以及促进伤口愈合。

Sohn 等应用超声刀行开放式与闭合式痔切除术进行了对比研究，共纳入 42 例患者，其中 13 例行闭合式痔切除术，29 例行开放式痔切除术，开放手术组并发症的发生率较高，为 13.8%，而闭合手术为 7.7%；另外，开放手术较闭合手术更有可能发生术后疼痛和出血，两组最常见的术后并发症为尿潴留，常见于进行椎管麻醉的患者。尽管该研究样本量较小，却发现开放创面可显著缩短手术时间，进而降低手术费用，尽管使用超声刀可增加额外费用。

（三）LigaSure 痔切除术

Milligan-Morgan（开放式）痔切除术的另一替代方法是 LigaSure 痔切除术，应用结扎速血管闭合系统行痔切除手术，适用于治疗Ⅲ、Ⅳ度痔。该设备是通过压力和电能的结合，可凝固闭合管径达 7mm 的血管，并可使热播散损伤限制在 0.5 ~ 2mm 邻近组织内。

在一项随机临床研究（RCT）中，Tan 等（2008 年）采用 LigaSure 血管闭合系统行痔切除术与开放式电切除术进行了比较，尽管两者术后疼痛比较无显著差异，但 LigaSure 组手术时间明显缩短、术中出血明显减少及伤口愈合明显改善，LigaSure 组有 60% 的患者在术后 3 周创口完全上皮化，而电切除术组仅为 19%。Bessa 也对 LigaSure 痔切除与电切除术进行了比较，发现 LigaSure 组术后 7 天每日疼痛评分中位数明显低于电切除术组，LigaSure 痔切除组术后并发症的发生率为 3.6%，而电切除术组为 12.7%，但两者比较无统计学差异，LigaSure 组没有发生出血，而电切除组有 3.6% 的患者在手术当晚发生出血，须在麻醉下进行止血。尽管术后第 1 周复查，LigaSure 组所有创口均开放，但在术后第 6 周均愈合，而电切除组仅有 80% 的患者创口完全愈合。

Nienhuijs 对 LigaSure 痔切除术研究作了一项荟萃分析，结论认为应用 LigaSure 行痔切除手术能减轻术后疼痛，并减少术后并发症的发生，特别是对提高患者对手术的耐受性具有明显的优势。Milito 也作了同样的荟萃分析，认为 LigaSure 痔切除技术手术快，术后疼痛轻，住院时间短，恢复快。有学者在临床上喜欢使用 LigaSure 行痔切除手术，结果与上述研究的结论是一致的，LigaSure 的应用能使痔切除手术简单化。

（四）多普勒超声引导下经肛门痔动脉结扎术

多普勒超声引导下经肛门痔动脉结扎术（THD）是一种治疗痔病的新方法。将多普勒超声传感器插入肛管后顺时针转动，以确定痔上动脉终末支并结扎。从传感器传出的动脉血流声可定位痔动脉的分支，然后予缝扎（图 14-5）。术后并发症包括出血、血栓形成、疼痛等，该技术的优点是术后疼痛轻，操作简便，并发症少。Faucheron 对 100 例患者随访 3 年发现，复发率为 12%，并发症发生率低（6%）。自该技术出现以来，设备已数次更新换代，尽管未广泛应用，但研究一致表明术后疼痛轻，代价是复发率略高于传统痔切除手术。Giordano 对多普勒超声引导下经肛门痔动脉结扎术的研究作了一项系统分析，共纳入 17 项研究，总计 1996 例患者，术后疼痛的发生率为 18.5%，仅有 3 例发生术后出血，无其他重大并发症，大部分患者 2～3 天内恢复日常活动，随访一年以上脱垂的复发率为 10.8%，出血的复发率为 9.7%，其中Ⅳ度痔的复发率更高（11.1%～59.3%），认为痔动脉结扎术（THD）是治疗Ⅱ～Ⅲ度痔的有效方法。Theodoropoulos 和 Forrest 等研究认为，痔动脉结扎结合痔体的缝扎固定能提高疗效（图 14-6）。

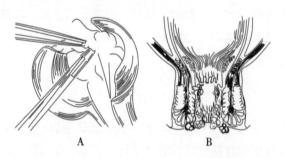

图 14-5　超声引导下的痔动脉结扎，并结合痔体的连续缝扎，悬吊和固定痔核

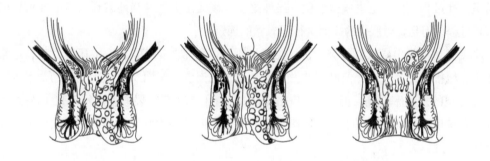

图 14-6　痔体作连续缝扎 3～5 针，头尾打结，悬吊和固定痔核

（王华胜）

第二节　肛裂

肛裂是齿状线下肛管黏膜纵形全层裂开后形成的缺血性溃疡。以肛裂出现 8～12 周为界，分为急性和慢性两大类。以排便时和排便后周期性剧烈锐痛、少量鲜红色便血为主要临床症状，常有便秘时用力过度或特发性腹泻病史。肛裂是肛门直肠疾病中的一种常见病，临床处理依然存在争议。普通人群确切的发病率不明，大约 80% 有肛门症状的人不会去就诊。国内目前无大样本肛裂流行病学统计资料。王文进等对沧州城乡 5724 名居民调查中发现，肛裂患病率 7.60%，患病高发的年龄段为 30～49 岁。马秋丽等在广州市进行围生期

产妇前瞻性调查，共收集有效调查表 6528 份，肛裂发病率 31.68%，发病年龄为 18～40 岁，中位年龄为 25.6 岁，孕产妇可能为高发人群。据国外统计数据，人一生中发生肛裂的概率约为 11%。在意大利，肛裂是仅次于痔的在肛肠科医师处就诊的第二大疾病。英国 2005—2006 年间因肛裂住院的概率为居民的 1.56‰。肛裂的男女发病率无明显差别，可发生于任何年龄段，好发于青壮年。65 岁以上人群少见，这个年龄段如果发生肛裂，需要考虑其他病理改变。接近 75%～90% 的肛裂发生于肛管后正中线上，超过 25% 的女性和 8% 的男性肛裂位于前正中线，另有 3% 的患者前正中和后正中线上均有肛裂。发生在侧方的肛裂应警惕为其他疾病所致，如克罗恩病、结核、梅毒、艾滋病、皮肤病（银屑病）或肛管癌等。据意大利结直肠外科学会（SICCR）2009 年度统计报道，在意大利结直肠中心诊断的肛裂患者，37% 进行了手术治疗。

一、病因

肛裂的病因一直存在争议。1908 年 Ball 最早提出皮肤撕裂说；1919 年 Miles 提出栉膜带学说；1937 年 Blaisdell 根据外括约肌的解剖学排列，提出栅门说；1959 年 Eisenha mmer 发现肛裂底部的肌束是内括约肌而不是外括约肌皮下部，提出肛裂的病因是内括约肌痉挛或纤维化；1977 年 Arnous J 提出上皮纤维化学说；1982 年 Shafik 试图从胚胎学解释肛裂为何易呈慢性过程，提出上皮残留学说。虽然这些学说无法完整恰当地解释肛裂的发病原因和病理过程，但是，对肛裂的病因进行了有益的探索。

干硬粪块的排出导致肛管裂伤被认为是肛裂的一种常见因素。Jensen 研究发现，经常吃水果、粗粮和蔬菜可以降低肛裂的发生率，而常吃肉食、精面及含油脂较多的酱料等可导致高肛裂的发生率升高。但 1977 年 Hamanel 调查了 772 例肛裂患者，发现仅 10% 患者治疗前有排便困难，因此把干硬粪便撕裂皮肤而引起肛裂作为肛裂的病因，无法合理解释其全部病理过程。

19 世纪 70 年代中期，有学者提出，不管什么原因引起的肛管持久性的裂口都和肛管静息压增高有关。1986 年 Gibbons 首次提出肛裂是由内括约肌痉挛导致肛管局部缺血致创面经久不愈而形成。

Gibbons 分析括约肌痉挛对肛管血供的影响时发现，括约肌痉挛引起肛管压力升高超过小动脉压时，肛管皮肤区的血管灌注压可降至 35 mmHg。在下肢，此灌注压可发生缺血性溃疡和下肢静息痛，同样的病理改变也可能发生于肛管。1989 年 Klosterhalfen 通过尸体直肠下动脉血管造影发现，正常人两侧肛门动脉的分支在肛管后正中线处吻合者仅有 15%，85% 的受检者两侧肛门动脉的分支在后正中线无吻合，该区域小血管密度低，为乏血管区域。肛门动脉穿经内括约肌间隔处发出的小支与肌纤维呈垂直方向进入肌内，括约肌痉挛性收缩可压迫血管，造成肛管后正中线区域缺血，为内括约肌痉挛学说提供了解剖学依据。1994 年 Schouten 用多普勒激光皮肤血流测定仪和肛门直肠压力测定仪同时检测包括肛裂在内的各类肛门病患者共 178 例，发现肛管后正中线区域血流灌注压明显低于肛管其他区域。慢性肛裂患者的平均肛管最大静息压（MARP）明显高于对照组和其他肛门病患者，而肛管皮肤血流灌注压（ADBF）却明显低于其他组。这为 Gibbons 的理论提供了临床证据。1994 年 Farouk 用动态测压也证实，肛裂患者肛管静息压过高，肛管压力和血液灌注压呈负相关。1996 年 Schouten 用多普勒激光皮肤血流测定仪检测健康人群肛管皮肤血流量发现，与其他三个区域相比，后正中线区域血流灌注压最低。Schouten 在一个包含正常对照组的大队列研究中发现：所有肛裂组肛管静息压最高；后正中线血流灌注压最低；肛管麻醉后，肛管静息压降低，后正中线血流灌注压升高；行侧方内括约肌部分切断术的慢性肛裂患者，术前 MARP 明显高于对照组，肛裂处血流明显少于对照组的肛管后中线区域；术后 MARP 明显下降，同时肛裂处血流量明显上升，6 周内 27 例中有 24 例肛裂愈合，MARP 与 ADBF 均恢复至正常值，表明内括约肌张力降低使肛管静息压降低，可以改善皮肤血供，促进肛裂愈合。1997 年 Lund 发现，局部使用麻醉剂后，肛裂的疼痛消失而 MARP 并未下降，提示痉挛并非继发于肛裂引起的疼痛；1999 年 Lund 用组织学方法观察肛管各象限皮肤区及内括约肌区的血管分布时发现，齿线上下各 1 cm 的间距中，后方的小动脉数明显低于其他区域。以上的研究为内括约肌痉挛引起肛管压力升高，造成肛管后正中乏血管区缺血性溃疡，是肛裂发生的根本原因理论提供了可靠依据。

高括约肌张力导致肛管后中线区域灌注不良学说，可以较满意地解释肛裂的特有临床症状，如好发于后正中线、基底肉芽组织阙如、裂口上皮不生长及缺血性痛等。按照此学说，也可以解释扩肛或内括约肌切开术为何有疗效。因此，目前认为，内括约肌张力增高导致肛管后正中区血流灌注不足，造成缺血性溃疡，是原发性慢性肛裂的病因。

内括约肌张力增高导致肛管后正中区血流灌注不足的诱因很多，情绪精神紧张可能是诱发因素之一。1980 年 Kumar 发现，精神紧张可使内括约肌反射性活动增强，肛管压力升高。1993 年 Regadas 报道，长期受到精神压力的困扰，可导致 β-肾上腺素能受体分子的改变，慢性肛裂患者的内括约肌显示对 β-受体激动剂的敏感性增加，精神因素可能是诱发肛裂的因素之一。1991 年，Shafik 发现，便秘患者发生肛裂，其内括约肌痉挛可能与肌内神经丛退变有关。

虽然大量证据提示，肛裂的病理生理实质是高肛压低血流。但也有研究表明，应用药物进行化学性括约肌切开治疗肛裂时，肛管静息压的下降并未与肛裂的治愈率成正比。说明肛管静息压下降，未必改善局部血供，因为肛裂局部的其他因素可能会影响到内括约肌的舒缩。Madalinski 认为，肛管区血流灌注可能不仅与内括约肌的机械收缩有关，也与肛裂区域的生化环境有关。当肛管不能产生足够的扩张时，组织就会被撕裂，进而改变肛裂区域局部的生化环境，使血管平滑肌和内括约肌收缩，即使肛管静息压下降，由于血管的收缩，导致血流灌注无法恢复正常，可能是使用化学性切除并不能治愈全部肛裂的原因。

饮食也会引起肛裂症状的改变，如进食辛辣食物，会加重肛裂患者的症状。Jirapinyo 发现，对牛奶过敏的婴儿，无论伴或不伴胃肠道症状，肛裂的发生明显高于正常孩子，婴儿肛裂可能是对牛奶过敏的特异性症状。应用药物，如尼可地尔（ATP 敏感的钾离子通道激动剂）可能会增加患肛裂的风险。Jenkins 报道，3%～11%的肛裂的发生与分娩有关，这种肛裂更易发生在肛门的前部。

此外，并非所有的肛裂都有内括约肌张力升高。肛裂伴有内括约肌张力降低的患者通常都伴有其他病理改变，如艾滋病、肛交、性虐待、克罗恩病、结核感染、产伤，或与结直肠手术有关，也可能与高龄、糖尿病、周期性或慢性腹泻有关。

总之，肛裂是在长期的、多种诱因的基础上发生的一种疾病。这些因素包括肛管后壁解剖学结构上易于损伤、血供较差，以及皮肤弹性降低、内括约肌痉挛导致肛管压力升高、肛管损伤及损伤后局部生化环境改变等。

二、病理改变

肛裂分为急性和慢性两大类。急性肛裂表现为肛管黏膜的单纯撕裂，慢性肛裂病理特点为水肿和纤维化，典型的表现是创面远端的哨兵痔和创面近端肥大的肛乳头。另外，在裂口的基底部常可看见内括约肌纤维。

肛裂的病理组织变化一般可分为三期。

（一）急性期

可见皮肤浅表裂口、新鲜色红、边缘整齐、创面清洁，裂口深者可见内括约肌纤维。指诊创面软、有弹性，触痛明显。显微镜下可见病灶处充血，血管扩张，间质中小静脉瘀血，白细胞浸润并可见条索状平滑肌束，皮下层胶原纤维排列紊乱，增生不明显。

（二）慢性期

形成溃疡，一般深达皮下组织，呈梭形或椭圆形。创面肉芽增生，色灰白，有脓性分泌物，底部见内括约肌纤维，触诊创面触痛明显，边缘硬，弹性差。显微镜下可见血管扩张、充血、间质水肿，内有大量淋巴细胞浸润，小静脉血栓形成，病灶和周围组织纤维性增生。

（三）并发症形成期

见于病程较长、反复发作患者。为陈旧性梭形溃疡，裂口深达肛门内括约肌及邻近组织，创缘不整齐，僵硬，随着炎症的扩散，局部形成前哨痔、肛乳头肥大、皮下瘘等并发症。前哨痔是由于肛裂感染，局部淋巴回流不畅或溃疡慢性炎症刺激，组织增生形成。肛窦炎和肛乳头肥大是由于裂口邻近肛乳头红肿、增生，部分形成息肉样肿物脱出。皮下瘘为溃疡处肛窦感染破溃，在溃疡的基底部形成潜行的窦道与肛窦相通，使溃疡裂口难以愈合。

三、临床表现

肛裂主要有三大主要症状，即疼痛、便血、便秘。但随着病情的发展，可伴有肛门潮湿、肛门瘙痒，甚至引起全身症状，严重影响着患者的日常生活、工作及学习等。

（一）疼痛

疼痛是肛裂主要的症状，表现为典型的伴随排便而出现的周期性疼痛。初期表现为便时痛，便后痛减。后期不仅便时痛，且便后疼痛不减，甚至加重，可持续数小时甚至到下次排便时间。其疼痛特点非常明显，即开始排便时疼痛，排便后有一短暂疼痛减轻的间歇期，接着又出现更加剧烈的持续疼痛，形成所谓的"肛裂疼痛周期"，或"周期性疼痛"（图14-7）。排便时的疼痛一般认为是创伤性疼痛，便后持续疼痛多是内括约肌痉挛所致，直至内括约肌疲劳，疼痛才会缓解。疼痛发作期，便时疼痛十分显著，患者常形容像是排"玻璃碴"样疼痛，便后常迫使患者卧床休息或静止休息，严重影响着患者的日常生活、工作及学习等。慢性期患者已能忍受了排便时的疼痛，但少数患者在打喷嚏、咳嗽和排尿动作时也可发生肛门疼痛，可能与肛乳头肥大、粪便残渣附着或肛隐窝炎等引起。

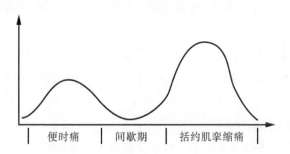

图 14-7　肛裂周期性疼痛

（二）出血

肛裂的出血时有时无，主要由于粪便损伤创面所致，一般出血量不多，粪便干硬时可见大便带血，或滴血，或手纸带血，血色鲜红。

（三）便秘

肛裂患者多伴有便秘，便秘既是肛裂的发病原因之一，又是肛裂的主要伴随症状。因肛裂患者恐惧排便时疼痛，常有意推迟排便时间，减少排便次数，结果使粪便在直肠内停留时间延长，水分被完全吸收，大便变得越发干硬，再次排便就会更加损伤裂口，疼痛加重，形成"疼痛→恐惧排便→久忍大便→粪便水分被重吸收→粪便愈加干燥→再次排便→裂口损伤更深→疼痛更加剧烈"，以致形成恶性循环。为使大便变软，患者多长期服用泻剂，还会因长期腹泻，致肛管狭窄，或形成泻剂依赖性便秘。此种便秘称为直肠型便秘，粪便堆积于直肠处，滞留过久，排出困难，患者有肛门下坠感、排便不净感、残留感，直肠指诊可触及粪块，但患者排便意识淡漠，不能及时地对进入直肠的粪便产生排便反射。

（四）瘙痒

一般肛裂创面只有少量血清样分泌物，创面常可继发感染，形成肛缘脓肿或皮下瘘，肛裂创面和皮下瘘的分泌物多为脓性，可刺激肛缘皮肤引起肛门湿疹和肛门瘙痒，并污染内裤，自觉肛门潮湿、瘙痒不适等。

（五）全身症状

剧痛可影响患者休息，加重精神负担，甚至引起自主神经功能紊乱，有的患者会因排便恐惧，有意减少进食量，长期下去，可引起轻度贫血和营养不良，妇女还可出现月经不调、腰骶部疼痛，肛裂感染期可有发热、肿痛和流脓血等。

（六）肛裂的临床分类

1. 根据肛裂发病的缓急分类

（1）急性肛裂：肛裂裂口新鲜，无肛乳头肥大、裂痔等并发症。

（2）慢性肛裂：肛裂裂口陈旧，形成溃疡，合并有创口硬结、肛乳头肥大、裂痔。

2. 根据肛裂发病的病程分类

（1）早期肛裂：裂口新鲜，尚未形成慢性溃疡，疼痛较轻者。

（2）陈旧肛裂：裂口已呈棱形溃疡，同时有前哨痔、肛隐窝炎或肛乳头肥大，并有周期性疼痛者。

3. 根据肛裂创面的情况分类

Ⅰ期肛裂：即新鲜肛裂或早期肛裂，肛管皮肤表浅损伤，创口周围组织基本正常。

Ⅱ期肛裂：肛管已形成溃疡性裂口，但尚无并发症，无肛乳头肥大、前哨痔及皮下瘘。

Ⅲ期肛裂：裂口呈陈旧性溃疡，合并肛乳头肥大、前哨痔。

Ⅳ期肛裂：裂口呈陈旧性溃疡，合并肛乳头肥大、前哨痔、皮下瘘和肛隐窝炎。

四、诊断

根据病史及典型的排便周期性疼痛，结合以下专科检查，即可做出明确诊断。

（一）肛门视诊

肛裂检查以肛门视诊为主，即患者放松肛门，医师用双手拇指将肛缘皮肤轻轻向两侧分开，可见肛管皮肤有棱形裂口，多见于肛门前、后位，以后位居多，偶见于肛管其他部位。急性肛裂的特点是裂口新鲜，色红，底浅，边缘柔软。慢性肛裂的裂口呈棱形，色白，底深，边缘不整齐，质硬。裂口旁结缔组织增生而形成"外痔"。指诊时因肛门括约肌痉挛可引起剧烈疼痛，需注意。

（二）肛门指诊

肛门指诊可引起肛门剧烈疼痛，一般不做，必要检查时在裂口处及其周围涂抹表面麻醉剂，或局部用 0.5% ~ 1% 利多卡因作浸润麻醉，等痛觉消失后再行肛门指诊检查。Ⅰ期肛裂指诊时，手指在肛管内可摸到边缘稍有突起的纵形裂口。Ⅱ期、Ⅲ期肛裂指诊时可摸到裂口的边缘隆起肥厚、坚硬，可有肥大的肛乳头，肛管多狭窄。Ⅳ期肛裂指诊时还可伴有脓性分泌物，肛管狭窄严重。

（三）肛镜检查

肛门镜检查更容易引起剧烈疼痛，一般不做此项检查。如有必要，可在裂口处及其周围涂抹表面麻醉剂，或局部用 0.5% ~ 1% 利多卡因做浸润麻醉，等痛觉消失后再行肛镜检查。肛镜检查时可见裂口处呈椭圆形或梭形溃疡，Ⅰ 期肛裂的溃疡边缘整齐，底呈红色；Ⅱ 期、Ⅲ 期肛裂的溃疡边缘不整齐，底深，呈灰白色，溃疡上端的肛隐窝呈深红色，可见肥大的肛乳头；Ⅳ 期还可见深大的肛隐窝，在裂口下端轻轻按压，可见有少量脓性分泌物从裂口下端溢出。

五、鉴别诊断

（一）肛门皲裂

皲裂是发生在肛缘和肛管处皮肤任意部位的浅表裂口，不局限在前位或后位，多较表浅，局限于皮下，不涉入肌层。常呈放射状裂口，多见于肛门皮肤病，如湿疹、皮炎及肛门瘙痒症等。虽也有疼痛，但无肛裂的典型的周期性疼痛，局部常可见丘疹、角质化和增生等皮肤病变。

（二）肛管损伤

可发生于肛门的任何部位，有外伤史和便秘史，特点是新鲜表浅撕裂、色鲜红，有出血，一般可自愈。

（三）肛管结核性溃疡

溃疡可发生于肛周任何部位，形状不规则，边缘不整齐，溃疡面呈干酪样坏死，边缘呈潜行性，呈卵圆形，疼痛不明显，无裂痔形成，可有结核病史，分泌物培养可发现结核杆菌，活组织病理检查可明确诊断。

（四）梅毒性溃疡

梅毒性溃疡多见于女性患者，初起为肛门部发痒、刺痛，搔破脱痂后形成溃疡，溃疡常发生在肛门两侧，裂口一般不痛，常有少量脓性分泌物，呈棱形，边突起，色红，底灰白色，常伴有腹股沟淋巴结肿大，患者有性病史，分泌物涂片检查，可见梅毒螺旋体，Wasserman 试验阳性。

（五）软性下疳

软性下疳又名 Chancroid，有不洁性行为病史，肛周有较多个圆形或卵圆的溃疡同时发生，质软，有潜行边缘，底部有灰色坏死组织，常伴有少量脓性分泌物，肛门疼痛明显，以排便时为甚，双侧淋巴结肿大，阴茎或阴唇可同时伴溃疡，分泌物涂片检查可见 Ducrey 杆菌。

（六）肛管上皮癌

溃疡形状不规则，边缘隆起、坚硬，溃疡底部凹凸不平，表面覆盖坏死组织，伴有特殊臭味，后期可见肛门狭窄或失禁现象，活组织病理检查可明确诊断。

（七）克罗恩病的肛管溃疡

克罗恩病后期常伴发肛管溃疡或肛瘘，或溃疡与肛瘘并存。溃疡位置不固定，形状不规则，同时伴有贫血、腹痛、腹泻、间歇性低热或体重下降等克罗恩病的一系列特征。

肛裂的治疗原则应以纠正便秘、止痛和促进溃疡愈合为目的。早期肛裂一般采用保守治疗即可治愈，而陈旧性肛裂必须采用手术治疗才能彻底治愈。

六、内科治疗

（一）药物治疗

1. 内服药物

口服缓泻剂，避免便秘，是肛裂保守治疗的基本原则，若能避免粪块对肛管的损伤，多数表浅性肛裂常可不用任何治疗而愈合，可口服果导片、番泻叶等，但不能单纯依靠服用泻剂。长期服用泻剂，可形成顽固性泻剂依赖性便秘，而且长期腹泻还会引起肛管狭窄，所以服用泻剂的时间不宜过长，最好是通过饮食调理和定时排便，保持大便通畅。

2. 外用药

（1）坐浴法：①1：5000的高锰酸钾溶液坐浴，每日1～2次。②芒硝、金银花、马齿苋各30 g，丹皮、红花、荆芥、防风各10 g，煎水坐浴，每日1～2次。瘙痒时可加花椒10 g，苦参30 g，白矾10 g，煎汤熏洗，每日1～2次。③十味熏洗汤：车前草45 g，枳壳20 g，五倍子、黄檗各30 g，无花果60 g，薄荷、荆芥、威灵仙、艾叶各15 g，煎汤熏洗，每日1～2次。④祛毒汤：马齿苋、瓦松各15 g，川文蛤、川椒、苍术、防风、葱白、枳壳、侧柏叶各9 g，芒硝30 g，煎汤熏洗，每日2次。

（2）敷药法：①蛋黄油：即以熟蛋黄在文火上煎，完全炭化后，继续煎，即可有黑红色浓稠蛋黄油，清洁肛门后，外用于肛裂创面，每日1～2次。②黄连膏：黄连粉、地榆粉各15 g，冰片0.5 g，上药加麻油1000 mL调和即成，外涂肛裂创面，每日2次。③生肌膏：冰片1 g，煅龙骨、儿茶、象皮面、炙乳香、炙没药、血竭、赤石脂各3 g。上药研细末，混匀，外撒患处。④其他：如红霉素软膏、马应龙痔疮膏外涂患处，或局部涂抹利多卡因乳膏等药物。

（3）腐蚀法：陈旧性肛裂可用10%硝酸银溶液或硝酸银棒，涂抹溃疡创面，然后用生理盐水冲洗，通过烧灼作用，将肛裂的老化组织去掉，重新生长出新的组织。

（二）其他治疗

1. 局部封闭法

（1）长效止痛剂封闭法：药物，复方薄荷脑注射液或复方亚甲蓝制剂。肛周消毒，距肛裂下端 1 cm 处进针，针头由浅入深达到肛门括约肌，沿肛裂基底及两侧做扇形注射，每次 5～10 mL，每周 1 次，注射 1～2 疗程即可痊愈。

（2）乙醇封闭法：由于乙醇可引起神经组织纤维形态上明显的退行性变化，因此有人称此法为完美的化学"神经切断术"。肛裂处先后注射普鲁卡因和乙醇，由于乙醇对神经组织的影响，解除了疼痛和括约肌痉挛，增进了组织营养，兴奋了再生过程，因此收到应有的效果。具体操作：局部消毒后，在距肛裂外端 1 cm 处注入 0.5%～1% 利多卡因 10 mL，浸润于肛门皮下组织和部分括约肌内，针头不必取出，继而将 70%～95% 的乙醇 1 mL 注于裂损下 1 cm 深处。

（3）其他尚有激素封闭法、消痔灵封闭法、复方枸橼酸液封闭法等，具体操作方法大致相同。

2. 肛管扩张器疗法

使用扩张器放入肛管内，则可扩张肛管，预防括约肌痉挛，又可保持肛裂创面肉芽组织从基底向外生长，促进肛裂愈合。一般扩张器每日扩张 2 次，每次 1～2 分钟。

3. 烧灼法

以高热烧焦裂伤，然后焦痂脱落逐渐形成新鲜创面治愈。目前使用二氧化碳激光束对准裂伤处进行烧灼。术后第 2 天便后坐浴，局部用烫伤灵油纱条换药，直至创面愈合。

4. 针灸疗法

通过对经络俞穴的刺激，疏通经络，调理气血，从而达到止痛止血和促进愈合的作用，常用穴有长强、白环俞、承山等，采用强刺激。

七、外科治疗

肛裂的治疗方法多达 100 余种，据不完全统计手术方法也有 32 种之多。各种治疗方法都是以消除症状、促进肛裂创面愈合为目的。一般肛裂初期，大多不必手术治疗，保守治疗即可治愈。若病程日久，溃疡久不愈合，边缘增生、肥厚、坚硬，或伴有裂痔、肛乳头肥大、皮下瘘时，均需手术治疗才能治愈。

（一）手术适应证

（1）肛裂经保守治疗无效者。
（2）伴有裂痔、肛乳头肥大者。
（3）伴有裂口边缘脓肿或皮下瘘者。
（4）溃疡边缘肥厚、坚硬，久不愈合者。
（5）伴有肛门中、重度狭窄者。

（二）术前准备

肛裂手术前应排空大便，或术晨清洁灌肠。局部麻醉或骶管麻醉者一般不需禁食水，正常饮食即可。

若采用腰麻或硬外麻醉时，术前 6 小时应禁食水，肛门局部毛发旺盛者应术区备皮。对于少数患者精神紧张者，术前晚可给予地西泮口服或肌内注射，以保证良好的精神状态。

（三）手术方式

肛裂的手术方法主要有扩肛法、切除法、括约肌松解法等，但在具体应用中，手术方法不断改良，不断完善，都取得了显著效果。

1. 扩肛术

扩肛术又称肛门扩张术，适用于没有前哨痔及其他并发症的 I 期肛裂。该方法于 1829 年由 Recamier 予以推广，方法简单有效。

（1）手术方法：患者取侧卧位或截石位，肛周常规消毒麻醉成功后，术者将戴有无菌手套之双手食、中两指涂以润滑剂，先将右手示指伸入肛内，再伸入左手示指，两手腕部交叉或不交叉缓缓扩张肛管两侧，接着逐渐伸入两手中指，呈四指扩肛。扩张时间不限，一般维持扩张 3 ~ 5 分钟。扩肛时用力应均匀，切忌快速粗野，以免造成皮肤及黏膜撕裂。本法简单易行，无严重并发症和痛苦，目前广泛采用。

（2）并发症：扩肛用力过猛，可再次造成肛管及黏膜损伤，致使裂口更大，甚至形成血肿，伤面愈合后形成瘢痕，引起肛门狭窄。若用力过猛，内括约肌断裂严重，也可造成肛门失禁。若扩肛不到位，达不到治疗目的，术后复发率高。

2. 肛裂挂线术

适用于伴有潜行性瘘道的肛裂患者。

（1）手术方法：患者取侧卧位或截石位，肛周常规消毒麻醉成功后，用大圆针 7 号或 10 号丝线从肛门裂口下端 0.2 ~ 0.5 cm 处进针，贯穿肛裂基底部后从裂口上缘 0.2 cm 处出针，将贯穿丝线一端系一橡皮筋并引出，两端收紧结扎，结扎区及附近注射少量复方亚甲蓝长效止痛剂，外盖无菌纱布即可。橡皮筋约 1 周自行脱落，局部常规换药。

（2）并发症：橡皮筋结扎不紧，长时间不脱可致肛周皮肤过敏，出现潮湿、瘙痒等。

3. 肛裂切除术

适用于 II ~ IV 期肛裂，即切除增生的裂缘、前哨痔、肥大的肛乳头及皮下瘘等，或切断部分内括约肌。本法能一次根治，具有创面引流良好、复发率低等优点。

（1）手术方法：患者取侧卧位或截石位，肛周常规消毒麻醉成功后，在肛裂正中作纵向切口，上自齿线，下到肛缘偏外约 0.5 ~ 1 cm，切开深度以切开溃疡中心，切断部分内括约肌至手指无紧缩感为度，此时肛管可容纳 2 指；同时将裂痔、肥大肛乳头、瘘道甚至充血水肿的肛隐窝一并切除，再将溃疡边缘的结缔组织切除，修剪创缘。用止血纱布或吸收性明胶海绵压迫创面，肛内置入排气管，加压包扎固定即可。

（2）并发症：切口过小，或切除增生组织不全，容易复发；切口过大，愈合时间延长；切断括约肌过多，可致肛门收缩功能下降，出现漏液、漏便等现象。

4. 纵切横缝术

适用于 Ⅱ ~ Ⅳ 期肛裂，特点是恢复快。

（1）手术方法：患者取侧卧位或截石位，肛周常规消毒麻醉成功后，上至齿线，下至肛缘，将肛缘及其下病理组织切除，切断栉膜及部分内括约肌，同时将裂痔及肛乳头、瘘道一并切除，潜行分离切口边缘皮肤及黏膜，然后，用细丝线或可吸收线将黏膜与皮瓣做横行缝合 3 ~ 5 针，缝合时的张力不宜过紧。张力过大时，可在肛缘外 1.0 ~ 1.5 cm 处与缝合口做一平行减张切口，此切口开放或纵向缝合，术后用止血纱布或吸收性明胶海绵覆盖，肛内置入排气管，加压包扎固定。

（2）并发症：切除缝合后应控制饮食，减少排便次数，宜继发感染形成脓肿，甚至延长愈合时间。

5. 括约肌切断术

切断部分括约肌肌束以消除或减轻括约肌的痉挛，从而达到治疗的目的。Boyer 曾提倡外括约肌浅层切断术，1948 年 Gabriel 曾主张后中位部分内括约肌切断术，1967 年 Parks 提出侧位内括约肌切断术，其他还有后位外括约肌切断术、侧位外括约肌切断术等，但目前采用较多的是后方正中位内括约肌切断术和侧方位内括约肌切断术。不管是后方正中位内括约肌切断术或侧方内括约肌切断术，均在肛管外侧 1.5 cm 处局部麻醉下将肛门内括约肌在正后位或侧位切断，注意被挑出切断的肌束要深达齿线。另外，将肥大肛乳头及皮下瘘一并切除。

（1）后位内括约肌切断术。①手术方法：患者取侧卧位或截石位，肛周常规消毒麻醉成功后，用双叶肛门镜或用两把组织钳牵拉，充分暴露后正中位裂口，直接经肛裂处切断内括约肌下缘，切口上至齿线，下至肛缘，同时切除并发的裂痔、肛乳头及肛瘘等，术后创面开放，外敷止血纱布或吸收性明胶海绵，包扎固定。②并发症：创面损伤大，愈合时间长。

（2）侧位内括约肌切断术。①手术方法：患者取侧卧位或截石位，肛周常规消毒麻醉成功后，在肛门左侧或右侧距肛缘 1.0 ~ 1.5 cm 处做一弧形切口，长约 2.0 cm，显露内括约肌后，在直视下用剪刀将内括约肌剪断，查无出血后缝合伤口。②并发症：止血不彻底易形成血肿，切口易并发感染形成脓肿。

6. 皮瓣移植术

国外做肛裂皮瓣移植术较多，常用的方法有 Ruiz-Moreno 法、Samson 法、Nickell 法、Carmel 法等，操作复杂，恢复快，但不易成功，临床上应用不多。现仅将倒 "Y-V" 带蒂皮瓣移植术介绍如下。

（1）手术方法：患者取侧卧位或截石位，肛周常规消毒麻醉成功后，沿肛裂正中起自齿线上方 0.5 cm 处，做一纵切口直至肛缘，切断部分内括约肌肌纤维，并在肛缘外作分叉切口使呈倒 "Y" 形；再将肛门外的倒 "V" 形皮片游离，将皮片尖端向肛管内牵拉，并缝合于肛管内的纵切口处，使倒 "Y" 形切口变成倒 "V" 形缝合口，缝合后肛管应容纳 2 指为度。术后用止血纱布或吸收性明胶海绵覆盖，肛内置入排气管，加压包扎固定。

（2）并发症：术后切口感染，或并发皮下脓肿，致皮瓣移植失败。

八、预后

本病经过规范的治疗一般均可治愈，后遗症及并发症较少发生。关键是手术切除或括约肌切断要适当，比如内括约肌下缘充分切断，肛门狭窄要完全解除，术后一般是不会复发的。复发的因素往往与手术保守、不能充分手术到位有关。术后仍要保持大便通畅，防止干硬粪便损伤肛管，形成肛裂。积极治疗肛门其他疾病，如肛隐窝炎等，防止感染后形成溃疡和皮下瘘。

（王华胜）

混合痔

一、基本信息

姓名：×× 　　性别：男　　年龄：22 岁

过敏史：无。

主诉：便时肛门肿物脱出伴出血1周。

现病史：患者于1周前无明显诱因大便时肛门肿物脱出，可自行还纳肛内，需用手托回，不伴疼痛不适，伴大便带血，出血呈点滴状，色鲜红，平素有轻度便秘，平时大便3天1次，大便干燥，无里急后重感，无腹胀、腹痛，无恶心、呕吐，无胸闷、气短，无发热等不适，未行特殊治疗，症状无明显缓解。为进一步诊治，遂就诊我院，门诊检查后以"①混合痔；②肛乳头肥大"为诊断收入院。患者自发病以来，神志清，精神可，饮食可，大便如上述，小便正常，无乏力，体重无明显变化。

既往史：既往体质健康，否认高血压史，否认糖尿病病史；无肾脏病史，无冠心病史，无脑血管意外疾病史。否认手术史，否认外伤史，否认输血史，否认献血史，否认肝炎史，否认结核史，否认传染病病史。预防接种史不详。

二、查体

体格检查：T 36.2℃，P 80次/分，R 20次/分，BP 110/70 mmHg。

疼痛0分，神志清晰，精神可，双肺叩诊呈清音，双肺呼吸音清，未闻及干湿性啰音，无胸膜摩擦音。叩诊心脏相对浊音界正常，心率80次/分，律齐，各瓣膜听诊区未闻及病理性杂音。病理反射未引出。腹部平坦，无腹壁静脉曲张，未见手术疤痕，未见胃肠型及蠕动波。腹软，全腹无压痛、反跳痛及肌紧张，肝脾肋下未触及包块，墨菲氏征阴性。无移动性浊音，肝肾区无叩击痛。肠鸣音正常，3次/分，双下肢无水肿。

专科检查：（截石位）视诊：肛门处3点位分别可见约花生米大小肿物脱出，水肿明显，无糜烂出血；肛门指诊：肿物触之软，能还纳肛内，无疼痛，肛门无狭窄，肛门括约肌功能正常，肛内未触及占位性病变，指套退出无血染；肛门镜检：直肠黏膜充血、水肿，无糜烂、出血，轻度松弛，齿线上 3 点、7 点、11 点位黏膜充血隆起明显，呈暗紫色，6 点、9 点位齿线处可见黄豆大小乳头状增生，色淡红。

辅助检查：暂无。

三、诊断

初步诊断：混合痔；肛乳头肥大。

鉴别诊断：

1. 直肠息肉

痔与本病的共同点是肿物脱出及便血；但本病多见于儿童，脱出物为肉红色，一般为单个，有长蒂，头圆，表面光滑，质地较痔核硬，可活动，容易出血，以便血、滴血为主，多无射血现象。

2. 肛乳头肥大

痔与本病的共同点是肿物脱出；但本病脱出物呈锥形或鼓槌状，灰白色，表面为上皮，质地较硬，一般无便血，常有疼痛或肛门坠胀，过度肥大者便后可脱出肛门外。

3. 肛裂

痔与本病的共同点是便血。但本病是排便时肛门疼痛伴出血，且疼痛呈周期性，便秘时尤甚；局部检查可见肛管部位有明显裂口，多在 6 或 12 点处。

4. 直肠癌

痔与本病的共同点是便血。但本病是粪便中混有脓血，多为暗红或暗紫色，常伴有黏液或腐臭的分泌物，大便变扁或变细，便次增多，里急后重；指检可触及菜花状肿块，或凹凸不平的溃疡，易出血，质地坚硬，不能推动。细胞学检查或病理切片可以确诊。

最终诊断：混合痔；肛乳头肥大。

四、诊疗经过

入院后积极完善术前检查，血常规 +CRP（本院，2022-04-15）：白细胞 6.91×10^9/L（3.50 ~ 9.50），红细胞 5.50×10^{12}/L（4.30 ~ 5.80），血红蛋白 159 g/L（130 ~ 175），血小板 256×10^9/L（125 ~ 350），C 反应蛋白 1.82 mg/L（0.00 ~ 10.00）；血凝四项（本院，2022-04-15）：凝血酶原时间 11.7 sec（10.0 ~ 15.0），PT 活动度 96.25 %（70 ~ 130），国际标准化比值 0.96（0.8 ~ 1.2），纤维蛋白原 2.66 g/L（2 ~ 4），部分凝血酶原时间 33.6 sec（23.0 ~ 37.0），凝血酶时间 16.9 sec（14.0 ~ 21.0）；传染病八项（本院，2022-04-15）：乙肝表面抗原 0.00（阴性）IU/mL（0 ~ 0.05），乙肝 e 抗原 0.254（阴性）S/CO（0 ~ 1），HIV1+2 抗体初筛试验 0.18（阴性）S/CO（0 ~ 1），丙型肝炎病毒抗体 0.04（阴性）S/CO（0 ~ 1），梅毒抗体初筛试验 0.04（阴性）S/CO（0 ~ 1）；

心电图（本院，2022-04-15）：窦性心动过缓（心率：59次/分，注：参考值：60 ~ 100次/分）；胸部CT（本院，2022-04-15）：右肺上叶前段胸膜下、中叶近胸膜处及左肺上叶舌段、下叶后基底段实性微结节，建议年度复查。

手术经过：腰麻成功后，取左侧卧位，常规消毒铺巾，在肛门镜引导下，将弹力线痔疮吻合器枪头端呈45度角与截石位7点位痔核黏膜组织接触，在自动负压抽吸下将组织吸入枪管内，将弹力线圈释放套扎黏膜组织，打开负压释放开关，剪断弹力线取出吻合器，50%葡萄糖注射液缓慢注入已套扎组织内至黏膜苍白色，同法套扎截石位3点、11点位痔核组织及12点位齿线上3 cm处直肠黏膜组织，使套扎吻合的3个痔核点位与12点直肠黏膜点位形成一个立体三角形。3点、7点、11点位混合痔明显上提复位，剩余7点位部分行齿线以下低位区域外剥内扎术，组织钳提起6点位肛乳头组织，小弯钳夹住基底部，7号丝线结扎，剪去线结以上部分，同法处理9点位肛乳头组织，指诊肛门稍狭窄，2指勉强通过，小弯钳自7点位切口探入，挑出部分括约肌并离断，修剪创缘，术后肛门可顺利容纳2指，认真止血后，1%罗哌卡因美兰液行肛周皮下组织注射，纳米银医用抗菌敷料（肛肠科专用）2条填塞肛门创面引流、止血，无菌敷料加压包扎，手术顺利，出血约5 mL，术后患者安返病房。

五、出院情况

（1）出院时一般情况：生命体征平稳，一般情况可，大小便正常，饮食睡眠正常。

（2）主要症状情况：大便质软，每日1 ~ 2次，排出顺利，便时肛门轻微疼痛不适，可以忍受，少量便血，色鲜红。

（3）主要体征情况：创面情况良好，尚未完全愈合，无渗血，线结正常脱落，指诊肛门无狭窄，括约肌功能正常。

（王华胜）

复杂性肛瘘

一、基本信息

姓名：×××　　性别：男　　年龄：38岁

过敏史：无。

主诉：肛周包块反复破溃流脓1月。

现病史：患者于1月前因"肛瘘"于当地医院行手术治疗，术后迁延不愈，原包块处残留一2 cm×2 cm创面，反复溃破并流出脓血水，大便1天1次，质软成形，排便顺利，无黏液脓血，无里急后重感，无腹胀、腹痛，无恶心、呕吐，无胸闷、气短等不适，曾用药治疗（具体药物不清楚），疗效不佳，为进一步诊治，遂来我院就诊，门诊检查后以"复杂性肛瘘"为诊断收入院。自患病以来，患者神志清，精神可，饮食可，大便如上述，小便正常，无乏力，体重无明显变化。

既往史：既往体健，否认高血压史，否认糖尿病病史；无肾脏病史，无冠心病史，无脑血管意外疾病史。否认手术史，否认外伤史，否认输血史，有献血史，否认肝炎史，否认结核史，否认传染病病史。预防接种史不详。

二、查体

体格检查：T 36.3℃，P 84 次 / 分，R 21 次 / 分，BP 124/89 mmHg。

疼痛 1 分。发育正常，营养中等，痛苦面容，表情安静，自主体位，正常步态，神志清楚，精神可，步入病房，查体合作。全身皮肤未见皮疹、瘀点等，全身浅表淋巴结未触及肿大。头颅大小正常，无畸形。双侧巩膜无黄染，双瞳孔等大等圆，直径 3 mm，对光反射灵敏。耳、鼻、唇、咽无异常。鼻唇沟双侧对称，伸舌居中。颈部对称，颈软，无抵抗。气管居中，甲状腺无肿大。胸廓对称，无畸形、压痛。双侧乳房对称，无硬结。视诊双侧呼吸运动对称，肋间隙正常。触诊两侧语音震颤对称，无胸膜摩擦感及皮下捻发感。心肺听诊无异常。腹软，腹部无压痛、反跳痛，肠鸣音正常。脊柱、四肢关节无明显异常。双膝腱反射正常，双侧巴氏征阴性。

专科检查：（截石位）视诊：肛周 5 点位距肛门约 3 cm 可见约 2 cm×2 cm 大小创面，可见瘘口，表面红肿溃破。肛门指诊：沿包块可触及一条索状肿物通向阴囊处，肛内未触及占位性病变，指套退出无血染。肛门镜检：直肠黏膜充血水肿，无溃疡及出血点，5 点位肛隐窝呈暗红色，3 点、7 点、11 点位齿线上直肠黏膜隆起，色暗红，未见出血点。

辅助检查：暂无。

三、诊断

初步诊断：复杂性肛瘘。

鉴别诊断：

1. 肛门部化脓性汗腺炎

肛门部化脓性汗腺炎是皮肤及皮下组织的慢性炎症性疾病，常可在肛周皮下形成瘘管及外口，流脓，并不断向四周蔓延。检查时可见肛周皮下多处瘘管及外口，皮色暗褐而硬，肛管内无内口。

2. 骶前畸胎瘤溃破

骶前畸胎瘤是胚胎发育异常的先天性疾病。多在青壮年时期发病，初期无明显症状，如肿瘤增大压迫直肠可发生排便困难。若继发感染，可从肛门后溃破而在肛门后尾骨前有外口，但肛门指诊常可触及骶前有囊性肿物感而无内口。

最终诊断：复杂性肛瘘。

诊断依据：①主诉：肛周包块反复破溃流脓 1 月；②现病史：患者于 1 月前因"肛

瘘" 于当地医院行手术治疗，术后迁延不愈，原包块处残留一 2 cm×2 cm 创面，反复溃破并流出脓血水，大便 1 天 1 次，质软成形，排便顺利，无黏液脓血，无里急后重感，无腹胀、腹痛，无恶心、呕吐，无胸闷、气短等不适，曾用药治疗（具体药物不清楚），疗效不佳，为进一步诊治，遂来我院就诊，门诊检查后以 "复杂性肛瘘" 为诊断收入院。自患病以来，患者神志清，精神可，饮食可，大便如上述，小便正常，无乏力，体重无明显变化。③专科检查：（截石位）视诊：肛周 5 点位距肛门约 3 cm 可见约 2 cm×2 cm 大小创面，可见瘘口，表面红肿溃破。肛门指诊：沿包块可触及一条索状肿物通向阴囊处，肛内未触及占位性病变，指套退出无血染。肛门镜检：直肠黏膜充血水肿，无溃疡及出血点，5 点位肛隐窝呈暗红色，3 点、7 点、11 点位齿线上直肠黏膜隆起，色暗红，未见出血点。

四、诊疗经过

入院后积极完善术前检查，血常规 +CRP（本院，2022-04-14）：白细胞 5.83×10^9/L（3.50 ~ 9.50），红细胞 4.59×10^12/L（4.30 ~ 5.80），血红蛋白 141 g/L（130 ~ 175），血小板 186×10^9/L（125 ~ 350），C 反应蛋白 1.25 mg/L（0.00 ~ 10.00）；血凝四项（本院，2022-04-14）：凝血酶原时间 12.5 sec（10.0 ~ 15.0），PT 活度 87.56 %（70 ~ 130），国际标准化比值 1.01（0.8 ~ 1.2），纤维蛋白原 2.35 g/L（2 ~ 4），部分凝血酶原时间 32.3 sec（23.0 ~ 37.0），凝血酶时间 19.0 sec（14.0 ~ 21.0）；传染病（本院，2022-04-14）：乙肝表面抗原 >250.00（阳性）IU/mL 阳性（0 ~ 0.05），乙肝表面抗体 0.11 mIU/mL（0.00 ~ 10.00），乙肝 e 抗原 1608.285（阳性）S/CO 阳性（0 ~ 1），乙肝 e 抗体 43.21（阴性）S/CO（1 ~ 9999），乙肝核心抗体 8.87（阳性）S/CO 阳性（0 ~ 1），HIV1+2 抗体初筛试验 0.13（阴性）S/CO（0 ~ 1），丙型肝炎病毒抗体 0.04（阴性）S/CO（0 ~ 1），梅毒抗体初筛试验 0.06（阴性）S/CO（0 ~ 1）；心电图（本院，2022-04-14）：①窦性心律，②正常范围心电图；肺部 CT（本院，2022-04-14）：胸部 CT 平扫未见明显异常。

手术记录：腰麻成功后，取左侧卧位，常规消毒铺巾，电刀自 5 点脓肿表面行长约 3 cm 放射状切口，流出黄红相间脓液约 5 mL，小弯钳自切口探入，自 5 点位肛隐窝顺利穿出，电刀切开内外口之间组织，彻底切除清理肛隐窝处原发病灶，刮匙充分搔刮、清理创腔内变性组织，中弯钳由 5 点切口探入，见一瘘管顺皮下通向阴囊处，自瘘管上方 3 点位及阴囊下 12 点位做放射状切口，12 点与 3 点及 5 点切口之间瘘管相通，充分搔刮清理窦道坏死组织，3 点—5 点—12 点之间切口放置 3 处橡皮筋充分引流，修建创缘，彻底止血。术中谈及肛门口稍狭窄，于 5 点位挑出部分内括约肌离断，术后肛门可顺利容纳 2 指，认真止血后，1% 罗哌卡因美兰液行肛周皮下组织注射，纳米银医用抗菌敷料（肛肠科专用）2 条填塞肛门创面引流、止血，无菌敷料加压包扎，手术顺利，出血约 5 mL，术后患者安返病房。

五、出院情况

（1）出院时一般情况：生命体征平稳，一般情况可，大小便正常，饮食睡眠正常。

（2）主要症状情况：大便质软，每日 1 ~ 2 次，排出顺利，便时肛门轻微疼痛不适，可以忍受，少量便血，色鲜红。

（3）主要体征情况：创面情况良好，尚未完全愈合，无渗血，线结正常脱落，指诊肛门无狭窄，括约肌功能正常。

六、讨论

手术是治疗肛瘘的主要手段，基本原则是：去除病灶、通畅引流，尽可能减少肛管括约肌损伤，保护肛门功能。由于肛瘘的复杂性和一些特殊的病理背景，肛瘘术后有一定的复发率。鉴于高位复杂性肛瘘的特殊病理和生理环境及肛门功能的重要性，"带瘘生存"亦可作为一个原则加以选择，不应为盲目追求手术根治而忽视其可能带来的严重并发症。中药治疗仅限于患者恢复期的调整和暂不适合手术者。

（王华胜）

克罗恩病合并肛瘘

一、基本信息

姓名：×× 　性别：男 　年龄：14 岁

主诉：肛旁渗脓渗液间作 2 年余。

现病史：患者于 2019 年 6 月因"肛周脓肿"在深圳市某医院住院手术治疗，术后肛旁 5 点伤口反复不愈，伤口渗脓渗液，时有肛旁肿痛，每于饮食不节后加重，口服"甲硝唑"后好转，一直未进一步诊治，今至我科门诊就诊，为求系统治疗，现由门诊以"复杂性肛瘘"收入我病区。

入院症见：肛旁溃口渗脓渗液，肛内胀痛，无发热，精神可，眠纳一般，大便软，小便调。

既往史：否认高血压、糖尿病、冠心病、肾病史。否认肝炎，结核等传染病史。否认外伤、输血、中毒史。否认药物、食物过敏史。预防接种史不详。

二、查体

体格检查：T 36.4℃，P 82 次 / 分，R 18 次 / 分，BP 109/67 mmHg。

发育正常，营养中等，形体适中，正常面容，表情自如。自动体位，神志清楚，精神良好，语言清晰流畅，查体合作。对答切题，呼吸均匀，无异常气味闻及。舌质红（齿痕），苔厚腻，脉滑。全身皮肤黏膜无黄染，无皮疹及出血点，无皮下结节、瘢痕。毛发分布正常，皮下无水肿，无肝掌、蜘蛛痣。皮肤弹性可。温度、湿度适中。全身浅表淋巴结未触及肿大。头颅大小正常，无畸形。眉毛、眼睑、结膜、眼球正常，无眼睑水肿，双侧巩膜无黄染，瞳孔等大等圆，直径约 3 mm，双侧瞳孔对光反射未见异常。双耳外观未见异常，乳突无压痛，外耳道未见分泌物。鼻部外观未见异常，无鼻翼煽动，双侧副鼻窦区无压痛，鼻腔无分泌物。咽部未见异常，声音正常。双侧扁桃体未见肿大，表面未见分泌物。口唇无发绀，口腔黏膜未见异常，伸舌无偏斜和震颤。气管居中。颈软无抵抗。颈动脉搏动正常，颈静脉无怒张，肝颈静脉回流征阴性。无血管杂音。双侧甲状腺无肿大。胸廓对称，未见明显畸形，无皮下气肿，无静脉怒张及回流异常，胸骨无压痛，胸廓挤压征阴性。呼吸活动一致。双肺呼吸运动均匀对称，无增强或者减弱。双肺触觉语颤对称无异常，未触及胸膜摩擦感，未触及皮下捻发感。双肺叩诊呈清音。双肺呼吸音清，未闻及干湿啰音及胸膜摩擦音。心前区无隆起，心尖搏动位于第五肋间左锁骨中线内 0.5 cm，未触及震颤，心相对浊音界正常。心率 82 次 / 分，心律整齐，心音正常，各瓣膜听诊区未闻及病理性杂音，未闻及心包摩擦音。未见毛细血管搏动征，未闻及水冲脉，未闻及枪击音等。腹部外形正常，腹式呼吸正常，未见胃肠形及蠕动波，脐部正常，无腹壁静脉曲张，无手术疤痕。腹软，全腹无压痛及反跳痛，未触及液波震颤。全腹未触及包块，肝脾肋下未触及，胆囊未触及，Murphy 征阴性，肾脏未触及。肝浊音界正常，肝上界位于锁骨中线第五肋间，移动浊音阴性，肾区无叩痛。肠鸣音正常，未闻及血管杂音及振水音。脊柱未见明显畸形。无棘突压痛及叩痛。四肢活动自如，无下肢静脉曲张、杵状指（趾），关节未见异常，双下肢无水肿，四肢肌力、肌张力正常。关节活动正常。直肠肛门体查详见专科检查，外生殖器未查。神经系统检查：生理反射存在，病理反射未引出。

专科检查：视诊：截石位肛缘 5 点手术疤痕上距肛缘约 1 cm 见一溃口，1 点见放射状手术疤痕。（混合痔）指诊：溃口压之渗脓，溃口周围组织稍硬，5 点扪及一轻压痛条索状物通向肛内，11 点触及黏膜下硬块，压痛。镜检：因疼痛未查。

辅助检查：血常规：WBC 5.54×10^9/L、N 3.40%、RBC 5.22×10^{12}/L、HGB 141 g/L、PLT 355×10^9/L。凝血功能正常。C 反应蛋白：13.5 mg/L，血沉正常。

胃镜检查所见：食管：黏膜光滑，舒缩好，无静脉曲张；贲门：开闭可，E-G 线清楚，局部黏膜糜烂；胃底：黏液湖清亮，黏膜片状充血，无静脉曲张；胃体：黏膜花斑样充血，见一痘疹样糜烂；胃角：弧形，黏膜光滑；胃窦：蠕动好，黏膜花斑样充血，多发糜烂，大弯侧活检 1 块；幽门：圆，开闭好片状充血，散在霜斑样溃疡；降部上段：乳头形态正常，黏膜未见异常（图 14-8）。胃镜诊断意见：十二指肠球部霜斑样溃疡，糜烂性胃炎。

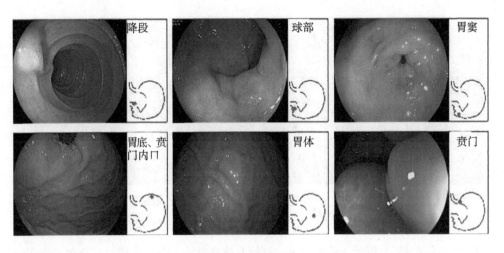

图 14-8　胃镜检查

结肠镜检查所见：结肠镜插入至回肠末端 20 cm，回肠末端见 5 处直径约 0.3 ～ 0.6 cm 溃疡，其中 2 处较小溃疡排列呈纵行，溃疡边缘欠整齐，覆厚白苔，周围黏膜肿胀，在最大的溃疡边缘活检 2 块送检。退镜至回盲部，回盲瓣明显肿胀充血散在浅糜烂，活检 2 块。阑尾开口结构正常，所见回盲部、升结肠、横结肠、降结肠、乙状结肠、直肠等各段黏膜充血，血管纹理欠清晰。倒镜观察直肠肛管未见瘘口。肛周可见 2 处瘘口，见较多分泌物（图 14-9）。诊断意见：①回肠末端多发溃疡（参考病理除外克罗恩病）；②回盲瓣慢性炎（参考病理）；③慢性结肠炎。病理：回末、回盲可见肉芽肿结构。

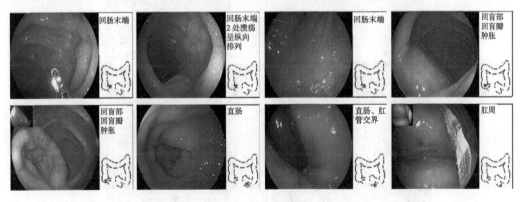

图 14-9　结肠镜

B 超所见：腔内超声及肛周浅表超声示：9 ～ 10 点可见多个迂曲走向的管状低回声相连，其一走行至肛管皮下，内开口于 9 点，走行见图 14-10。5 ～ 6 点可见多个迂曲走向的管状低回声相连，其一走行至肛管皮下，内开口于 6 点。CDFI：低回声血流信号稍丰富。其余点位肛管直肠周围内、外括约肌肌纹理清晰，延续性好，回声未见明显异常。考虑复杂性肛瘘。

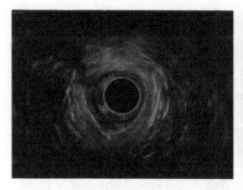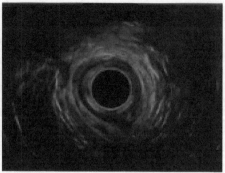

图 14-10　B 超

　　磁共振增强扫描（肛管）诊断意见：肛管右前方瘘管，考虑低位 – 复杂性 – 经括约肌型肛瘘，并瘘管远端少量积脓；病变内口位于截石位 11 点，距肛缘约 22 mm。肛管左后方瘘管，考虑低位 – 单纯性 – 括约肌间型肛瘘，内口约位于截石位 5 点，距肛缘约 16 mm。肛管左上方术后瘢痕，位于截石位 1 点。两支瘘管间无明显连通（图 14-11）。

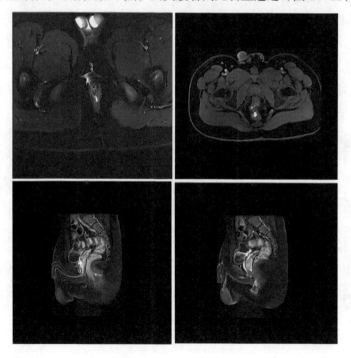

图 14-11　磁共振增强扫描

　　病理：2021-07-15 肉眼所见：脓腔壁：褐色碎组织一堆，大约 2.5 cm×2 cm×1 cm。病理诊断：（脓腔壁）纤维肉芽组织，部分组织坏死，伴多浆细胞、组织细胞、中性粒细胞和多核巨细胞浸润，广泛肉芽肿结构形成。符合肉芽肿性病变，提示炎症性肠病（克罗恩病）和结核病可能，若病原学检查能除外结核病后，考虑为炎症性肠病（克罗恩病），结合临床及实验室检查综合判断。特殊染色：抗酸（－）。

2021-07-13 肉眼所见：（回末）灰白组织 2 枚，直径 0.1 cm。（回盲瓣）灰白组织 1 枚，直径 0.1 cm。病理诊断：（回末）肠黏膜组织溃疡，间质内多量淋巴细胞、浆细胞，少量嗜酸性粒细胞浸润，腺体减少，见肉芽肿结构；（回盲瓣）肠黏膜组织，间质内散在淋巴细胞、浆细胞浸润，局部见肉芽肿结构，腺体排列尚规则。综上，符合肠黏膜组织慢性炎症，需结合临床病史、病原学检查及内镜所见除外结核等特殊感染后，可考虑炎症性肠病（克罗恩病）可能。

2021-07-13 肉眼所见：（胃窦）灰白组织 1 枚，直径 0.1 cm。病理诊断：（胃窦）黏膜中度慢性炎，伴局部反应性非典型增生，HP（＋）。

三、诊断

初步诊断：复杂性肛瘘，肛周脓肿，回肠末端多发溃疡，克罗恩病？
最终诊断：克罗恩肛瘘。

四、诊疗经过

手术名称：肛周脓肿切开引流术 + 复杂性肛瘘挂线治疗 + 肛门直肠周围脓腔骚刮术。

手术步骤：患者侧卧于手术台上，在麻醉师施行腰硬联合麻醉成功后充分暴露术野，常规消毒铺巾，以 0.2% 碘伏清洁肛管，查看肛内情况。从 5 点溃口以美兰染色，发现内口在 5 点，以探针探入，予切开 5 点内括约肌至内口，结扎内口黏膜，保留相应外括约肌，用橡皮筋挂线引流治疗，探查发现皮下腔隙通向 6 点外约 3 cm，予切开远端 6 点处皮肤，行 5 ~ 6 点挂线引流。切开 11 点外 4 cm 皮肤，用止血钳钝性分离皮下组织，发现豆腐渣样脓性组织约 5 mL，予搔刮脓腔，探查发现瘘道沿穿过 11 点外括约肌至 11 点内口处，以探针探入，予切开 11 点内括约肌至内口，结扎内口黏膜，保留相应外括约肌，用橡皮筋挂线引流治疗，探查发现皮下腔隙通向 3 点外约 3 cm，予切开远端 3 点及对应 2 点处皮肤，行 1 ~ 2，2 ~ 3 点挂线引流。最后修剪伤口，使引流通畅，检查无活动性出血点，以明胶海棉、油纱、化痔栓填塞伤口，外压塔形纱布、胶布固定。术中出血量约 15 mL。

五、讨论

患者 2019 年肛瘘术后伤口长期不愈合，肠镜下发现回肠末端多发溃疡，病理可见肉芽肿结构，考虑为克罗恩病可能性大，目前合并肛周脓肿。手术方式应以切开排脓及挂线治疗为主，择期行 CTE，小肠镜、结核免疫检查以进一步明确诊疗方案。拟明日行手术治疗，做好术前谈话，完善术前准备及相关工作；术前灌肠等术前肠道准备，尽量预防术后大便污染伤口。患者此次手术主要以解除感染，挂线治疗为主，术中严格执行熟悉解剖结构，保护外括约肌，保护肛门功能，肛门局部切除脓腔壁送病理以进一步明确诊断。目前术前检查基本完善，已与麻醉医师沟通，患者无麻醉禁忌证，拟在腰麻 + 强化下行肛周脓肿切开引流术，复杂性肛瘘挂线治疗。术后予院内制剂"祛毒汤"外洗以收敛生肌、活血止痛为法，予花椒以温中止痛止痒，枳壳以理气行滞消胀，薤白以通阳散结、行气导滞，苍术以健脾燥湿，侧柏叶凉血止血，芒硝以润燥软坚、清热消肿，防风以祛风胜湿止痛，五倍子以止血收湿敛疮。术后静滴抗生素以预防感染，伤口换药加用甲硝唑冲洗治疗，根据检查结果必要加用美沙拉嗪、生物制剂等药物治疗原发疾病，因患者年龄较小，需与其父母就治疗方案进行沟通，告知风险及注意事项。患者年龄较小，对疼痛耐受差，围手术期应注重超前镇痛，防止进入疼痛高敏状态，安排护理人员定时评价 VAS 疼痛评分，并反馈到值班医师以及时调整镇痛方案，同时应做好健康宣教，教会患者正确的局部伤口清洗方式及围手术期中药熏洗等治疗操作，避免因伤口护理不到位导致伤口愈合延迟。

此次手术主要以解除感染，挂线治疗为主，术中切除组织送病理检查，围手术期进一步完善结核、免疫等相关检查明确病因，考虑今后可能因原发病控制欠佳需要多次手术，术中严格执行熟悉解剖结构，保护外括约肌，保护肛门功能。四诊合参，本病属中医"肛漏"范畴，证属"湿热下注"。本病缘患者平素过食辛辣之品，致湿热内生，下注肛门大肠，热毒积聚，致瘀血阻滞，经络阻塞，血败肉腐而成脓肿，术后伤口反复不愈，发为肛瘘，故本病诊断为肛漏，病因为饮食不节，病机为湿热下注，病位在肛门大肠，病性属实。围手术期予中药汤剂口服以托里透脓，清热祛湿为法。

（李伟林）

肛裂

一、基本信息

姓名：×××　　性别：女　　年龄：41 岁

主诉：便后肛门疼痛伴便血间作 12 年，加重 1 月。

现病史：患者于 12 年前因无明显诱因出现大便干燥，以致临厕努挣时出现便血，肛门疼痛，曾自行外用"马应龙痔疮膏、痔疮栓"，用药期间上症稍好转，但患者排便不畅反复发作，每于排便不畅后诱发肛门疼痛，一直未系统治疗，1 月前因饮食不节后再次出现大便干结，难以排出，便时疼痛，疼痛时间持续 5 ~ 6 小时，今至我院门诊就诊，为进一步治疗，现由门诊以"肛裂、肛瘘、混合痔"收入我病区。入院症见：肛门便后疼痛，疼痛时间持续 5 ~ 6 小时，伴便血，色鲜红，量少，无脓臭性分泌物，精神可，眠纳一般，大便干，排便不畅，2 ~ 4 天一行，小便调。

二、查体

体格检查：T 36.3℃，P 76 次 / 分，R 18 次 / 分，BP 104/65 mmHg。

发育正常，营养中等，形体适中，正常面容，表情自如。自动体位，神志清楚，精神良好，语言清晰流畅，查体合作。对答切题，呼吸均匀，无异常气味闻及。舌质红（齿痕），苔黄燥，脉弦滑。全身皮肤黏膜无黄染，无皮疹及出血点，无皮下结节、瘢痕。毛发分布正常，皮下无水肿，无肝掌、蜘蛛痣。皮肤弹性可。温度、湿度适中。全身浅表淋巴结未触及肿大。头颅大小正常，无畸形。眉毛、眼睑、结膜、眼球正常，无眼睑水肿，双侧巩膜无黄染，瞳孔等大等圆，直径约 3 mm，双侧瞳孔对光反射未见异常。双耳外观未见异常，乳突无压痛，外耳道未见分泌物。鼻部外观未见异常，无鼻翼煽动，双侧副鼻窦区无压痛，鼻腔无分泌物。咽部未见异常，声音正常。双侧扁桃体未见肿大，表面未见分泌物。口唇无发绀，口腔黏膜未见异常，伸舌无偏斜和震颤。气管居中。颈软无抵抗。颈动脉搏动正常，颈静脉无怒张，肝颈静脉回流征阴性。无血管杂音。双侧甲状腺无肿大。胸廓对称，未见明显畸形，无皮下气肿，无静脉怒张及回流异常，胸骨无压痛，胸廓挤压征阴性。呼吸活动一致。双肺呼吸运动均匀对称，无增强或者减弱。双肺触觉语颤对称无异常，未触及胸膜摩擦感，未触及皮下捻发感。双肺叩诊呈清音。双肺呼吸音清，未闻及干湿啰音及胸膜摩擦音。心前区无隆起，心尖搏动位于第五肋间左锁骨中线内 0.5 cm，未触及震颤，心相对浊音界正常。心率 76 次 / 分，心律整齐，心音正常，各瓣膜听诊区未闻及病理性杂音，未闻及心包摩擦音。未见毛细血管搏动征，未闻及水冲脉，未闻及枪击音等。腹部外形正常，腹式呼吸正常，未见胃肠形及蠕动波，脐部正常，无腹壁静脉曲张，无手术疤痕。腹软，全腹无压痛及反跳痛，未触及液波震颤。全腹未触及包块，肝脾肋下未触及，胆囊未触及，Murphy 征阴性，肾脏未触及。肝浊音界正常，肝上界位于锁骨中线第五肋间，移动浊音阴性，肾区无叩痛。肠鸣音正常，未闻及血管杂音及振水音。脊柱未见明显畸形。无棘突压痛及叩痛。四肢活动自如，无下肢静脉曲张、杵状指（趾），关节未见异常，双下肢无水肿，四肢肌力、肌张力正常。关节活动正常。直肠肛门体查详见专科检查，外生殖器未查。神经系统检查：生理反射存在，病理反射未引出。

专科检查：视诊：截石位肛缘 6 点见一长约 1 cm 裂口，创缘不规则，基底溃疡、色白，肛缘 5 点近肛门处见一溃口。指诊：裂口触痛，溃口压之渗液，指套有血迹粘附，未触及异常硬性肿物。镜检：因疼痛未查。

辅助检查：2021-06-20 本院血常规：WBC 6.43×10^9/L，N 4.15%，RBC 4.42×10^{12}/L，HGB 134 g/L，PLT 268×10^9/L。凝血功能：PT 12.3 秒，APTT 40.1 秒。血生化、尿常规正常。

三、诊断

初步诊断：肛裂、便秘。
最终诊断：肛裂、肛瘘、混合痔、便秘。

四、诊疗经过

手术时间：2021-06-21。
手术名称：肛门内括约肌侧切术 + 肛瘘切除术 + 混合痔外剥内扎术。

手术步骤：患者侧卧于手术台上，在麻醉师施行腰硬联合麻醉成功后充分暴露术野，常规消毒铺巾，以 0.2% 碘伏清洁肛管，查看肛内情况。见 3、7、11 点混合痔脱出，钳夹住 11 点混合痔的外痔部分，以剪刀先做一小切口后，剪除至齿线上约 0.5 cm，在根部用钳夹住后用丝线结扎，剪除钳上多余组织，以探针从 5 点外口探入，发现从 6 点肛裂处探出，以剪刀沿探针从外口剪除瘘管，剪除纤维化之组织，用刀片切开 4 点切开肛周皮肤，切断部分内括约肌，最后修剪伤口，使引流通畅，检查无活动性出血点，以明胶海棉、油纱、化痔栓填塞伤口，外压塔形纱布、胶布固定。术中出血量约 10 毫升（图 14-12）。

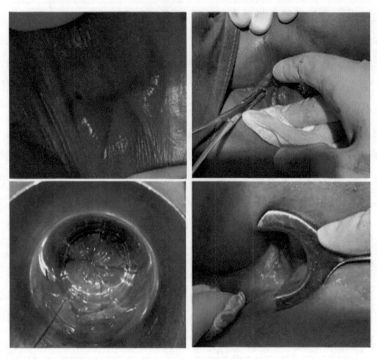

图 14-12　手术过程

五、出院情况

术后予输液抗感染、止血等治疗，口服地奥司明片改善循环，中药热奄包治疗以利小便，激光疗法以改善循环，中药内服以补肾升督、清热利湿为法，中药外洗以收敛生肌、清热凉血，龙珠软膏、化痔栓外用以祛腐生肌，复方多粘菌素 B 软膏外用以促伤口生长，患者伤口愈合良好出院。

六、讨论

患者因"便后肛门疼痛伴便血间作 12 年，加重 1 月"入院，有长期肛裂病史，呈周期性疼痛，合并肛瘘考虑与肛裂长期反复发作感染相关，因疼痛明显暂无法进一步行肛门镜检查，与完善检查后送手术室腰麻下行肛门内括约肌侧切术＋肛瘘切除术＋混合痔外剥内扎术，注意温和扩肛，以免造成肛管多处裂伤，扩肛时以肛裂伤口扩大，纤维组织断裂，指感肛门松弛为佳。术中注意探查肛瘘与肛裂是否相关，患者便后疼痛持续与内括约肌痉挛有关，行内括约肌侧切术时，摸清括约肌间沟是找到内括约肌下缘的关键。肛裂切除深度勿过浅，结扎线务使牢紧，否则有脱线或坏死不全之虞。尽量保护肛门皮肤，勿切除过多。注意做好切口设计，避免术后伤口狭窄、延期愈合等并发症。

患者便秘时间长，每于大便难解时肛裂症状明显，在围手术期应重视诊治便秘，保持患者大便通畅，防止肛裂复发，防治术后继发性出血及伤口水肿。患者排便频率低，必要时可完善 MR 检查明确是否有腰骶神经源性便秘，四诊合参，本病属中医"肛裂"范畴，证属"血热肠燥"。本病缘患者过食辛热之品，致脾胃运化不利，气血运行不畅，水不行舟，大便坚硬干燥，强努损伤肛门皮肤成裂。气血不通，不通则痛，故肛门疼痛；热盛致血不循经，故见便血。本病诊断为肛裂，病因为饮食不节，病机为血热肠燥，病位在肛门大肠，病性属实。围手术期可予口服中药汤剂以润肠通便，健脾祛湿为法，予院内制剂"祛毒汤"外洗以收敛生肌、活血止痛为法，予花椒以温中止痛止痒，枳壳以理气行滞消胀，薤白以通阳散结、行气导滞，苍术以健脾燥湿，侧柏叶凉血止血，芒硝以润燥软坚、清热消肿，防风以祛风胜湿止痛，五倍子以止血收湿敛疮。患者长期肛门伤口疼痛，神经末梢极其敏感，痛阈可能偏低，围手术期应予超前多模式镇痛，防止进入疼痛高敏状态，必要时可予肌注吗啡。围手术期安排护理人员及时、定时评价 VAS 疼痛评分，根据反馈及时调整镇痛方案，同时做好伤口护理健康宣教，教会患者正确的局部伤口清洗方式及围手术期中药熏洗等治疗操作，防止出现假愈合。

（李伟林）

肛周脓肿

一、基本信息

姓名：×××　　　性别：女　　年龄：30 岁

主诉：肛旁胀痛 7 天。

现病史：患者于 7 天前因饮食不洁、泄泻后出现肛旁胀痛，上症持续发作且逐渐加重，4 天前患者饮食辛辣后上症加重明显，时有低热，3 月 22 日到外院就诊，查 B 超未见异常，CT 考虑肛周脓肿，于静滴头孢呋辛抗感染治疗后稍好转，今至我院就诊，查急诊血常规和超敏 C 反应蛋白（静脉血）：超敏 CRP 69.90 mg/L，白细胞 16.73×10^9/L，中性粒细胞 14.47×10^9/L，血红蛋白 113 g/L。为进一步系统治疗，由门诊以"肛周脓肿"收入我区，入院症见：肛旁胀痛，低热，口干，眠纳可，无脓血便，大便软，小便调。

既往史：否认高血压、糖尿病、冠心病、肾病史。否认肝炎、结核等传染病史。否认外伤、手术、输血、中毒史。否认药物、食物过敏史。预防接种史不详。

二、查体

体格检查：T 37.8℃，P 97 次 / 分，R 20 次 / 分，BP 116/99 mmHg。

发育正常，营养中等，形体适中，正常面容，表情自如。自动体位，神志清楚，精神良好，语言清晰流畅，查体合作。对答切题，呼吸均匀，无异常气味闻及。舌质红（齿痕），苔厚腻，脉滑。全身皮肤黏膜无黄染，无皮疹及出血点，无皮下结节、瘢痕。毛发分布正常，皮下无水肿，无肝掌、蜘蛛痣。皮肤弹性可，温度、湿度适中。全身浅表淋巴结未触及肿大。头颅大小正常，无畸形。眉毛、眼睑、结膜、眼球正常，无眼睑水肿，双侧巩膜无黄染，瞳孔等大等圆，直径约 3 mm，双侧瞳孔对光反射未见异常。双耳外观未见异常，乳突无压痛，外耳道未见分泌物。鼻部外观未见异常，无鼻翼煽动，双侧副鼻窦区无压痛，鼻腔无分泌物。咽部未见异常，声音正常。双侧扁桃体未见肿大，表面未见分泌物。口唇无发绀，口腔黏膜未见异常，伸舌无偏斜和震颤。气管居中。颈软无抵抗。颈动脉搏动正常，颈静脉无怒张，肝颈静脉回流征阴性。无血管杂音。双侧甲状腺无肿大。胸廓对称，未见明显畸形，无皮下气肿，无静脉怒张及回流异常，胸骨无压痛，胸廓挤压征阴性。呼吸活动一致。双肺呼吸运动均匀对称，无增强或者减弱。双肺触觉语颤对称无异常，未触及胸膜摩擦感，未触及皮下捻发感。双肺叩诊呈清音，未闻及干湿啰音及胸膜摩擦音。心前区无隆起，心尖搏动位于第五肋间左锁骨中线内 0.5 cm，未触及震颤，心相对浊音界正常。心率 97 次 / 分，心律整齐，心音正常，各瓣膜听诊区未闻及病理性杂音，未闻及心包摩擦音。未见毛细血管搏动征，未闻及水冲脉，未闻及枪击音等。腹部外形正常，腹式呼吸正常，未见胃肠形及蠕动波，脐部正常，无腹壁静脉曲张，无手术疤痕。腹软，全腹无压痛及反跳痛，未触及液波震颤。全腹未触及包块，肝脾肋下未触及，胆囊未触及，Murphy 征阴性，肾脏未触及。肝浊音界正常，肝上界位于锁骨中线第五肋间，移动浊音阴性，肾区无叩痛。肠鸣音正常，未闻及血管杂音及振水音。脊柱未见明显畸形，无棘突压痛及叩痛。四肢活动自如，无下肢静脉曲张、杵状指（趾），关节未见异常，双下肢无水肿，四肢肌力、肌张力正常。关节活动正常。直肠肛门体查详见专科检查，外生殖器未查。
神经系统检查：生理反射存在，病理反射未引出。

专科检查：视诊：肛门外观未见异常，9 点赘皮。指诊：肛管直肠左后方触痛，稍饱满。镜检：因疼痛未查。辅助检查：2022-03-23 本院血常规：WBC 17.00×10^9/L，N 86.2%，RBC 3.62×10^{12}/L，HGB 107 g/L，PLT 379×10^9/L。凝血功能：PT 14.3 秒，APTT3 7.4 秒。急诊肾功 3 项：肌酐 40 μmol/L。急诊肝功 5 项：丙氨酸氨基转移酶 54.2 U/L，γ 谷氨酰转肽酶 48.0 U/L。尿干化学和沉渣定量：白细胞酯酶 ++，隐血 +，红细胞 44/μL，白细胞 135/μL，鳞状上皮细胞 100/μL。HIV 抗体阴性。

三、诊断

初步诊断：肛周脓肿？

最终诊断：肛周脓肿，复杂性肛瘘，混合痔。

四、诊疗经过

予急查盆腔 CT 平扫以明确病情，结果回报：肛管、直肠括约肌间隙密度增高，可见渗出影，部分呈斑片状液性低密度改变，坐骨直肠窝脂肪间隙内密度尚均匀。膀胱不充盈，子宫大小形态尚可，宫腔内可见金属节育环影，双侧附件区未见确切占位性病灶。盆腔内未见肿大淋巴结。患者内外括约肌间模糊不清，未见明显边界，局部指诊未触及明显波动感及硬块，考虑高位脓肿可能性大，因患者宫腔见节育环，无法判断其材质，未能进一步安排 MR 检查，予预约第二日急诊盆腔 CT 增强扫描，复查血常规判断病情。患者血常规显示白细胞逐渐升高，血红蛋白逐渐降低，提示感染进行性加重，静滴头孢曲松、左氧氟沙星、奥硝唑抗感染，口服中药以"仙方活命饮"加减，并预约肛周脓肿切开引流探查手术（图 14-13）。

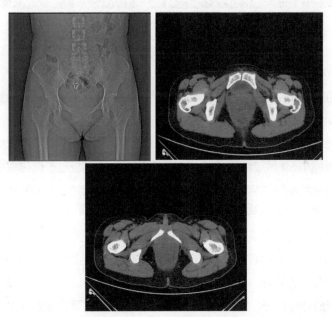

图 14-13　盆腔 CT

2022-03-24 上午血常规回报：WBC 18.10×10^9/L，N 88.8%，RBC 3.27×10^{12}/L，HGB 99 g/L，PLT 361×10^9/L。CRP 68.2 mg/L，提示患者经联合抗感染治疗后感染仍持续性加重，白细胞持续上升，红细胞、血红蛋白持续下降，可能导致感染性休克，予告病重，行 CT 检查后即送手术室全麻下行探查手术。

术前查阅 CT 增强影像显示：肛管、直肠括约肌间隙密度增高，可见渗出影，部分呈斑片状液性低密度改变，增强扫描可见环形强化，最大截面大小约 49 mm × 29 mm × 41 mm（左右径 × 前后径 × 上下径），坐骨直肠窝脂肪间隙内密度尚均匀。膀胱不充盈，子宫大小形态尚可，宫腔内可见金属节育环影，双侧附件区可见囊状低密度影。直肠壁水肿增厚，增强扫描轻度强化，盆腔内见少量液体密度影。盆腔左侧见稍大淋巴结，大小约11 mm×7 mm。双侧骶髂关节面密度增高。考虑肛周脓肿形成，盆腔少量积液，建议治疗后复查。双侧骶髂关节炎可能（图14-14）。

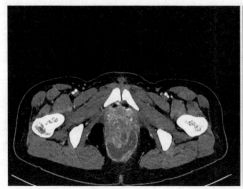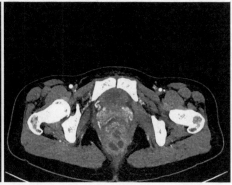

图 14-14　CT 增强

手术日期：2022-03-24。

手术名称：肛周脓肿一次性根治术＋肛门直肠周围脓腔搔刮术＋高位复杂性肛瘘挂线治疗＋混合痔外剥内扎术。

手术步骤：患者侧卧于手术台上，在麻醉师施行全身麻醉（喉罩）麻醉成功后充分暴露术野，常规消毒铺巾，以0.2%碘伏清洁肛管，查看肛内情况，5点位放射状切开，切开部分内括约肌，沿括约肌间隙弯钳向近端钝性分离，着流出脓液约100 mL，局部刮脓液行细菌培养，手指沿括约肌间钝性分离，脓腔深及肛管直肠环上方，并且沿括约肌间隙向前蔓延至1点位，向后跨过6点直至11点处。弯钳探查脓腔，发现有窦道从6点齿线附近穿入直肠。6点位放射状切开，直至内口附近，用刮钥刮除腐烂组织，结扎内口。1点、5点、6点、11点脓腔表面开窗引流，并且两两之间行橡皮管对口引流，双用水反复冲洗伤口，用钳夹住9点混合痔的外痔部分，在基底部先做一小切口后，剪除至齿线上约0.5 cm，在根部用钳夹住后用丝线结扎，剪除钳上多余组织，修剪伤口，使引流通畅，检查无活动性出血点，以明胶海棉、油纱、化痔栓填塞伤口，外压塔形纱布、胶布固定。术中出血量约20毫升。

术前、术中、术后情况见下图14-15～图14-17。

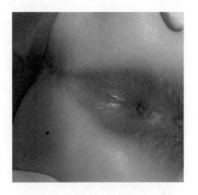

图 14-15　术前

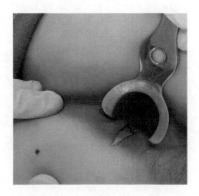

图 14-16　术中

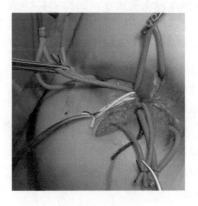

图 14-17　术后

　　术后予输液抗感染、止血等治疗，口服地奥司明片改善循环，中药热奄包治疗以利小便，激光疗法以改善循环，中药内服以托里透脓，清热祛湿为法，中药外洗以收敛生肌、清热凉血，龙珠软膏、化痔栓外用以祛腐生肌，复方多粘菌素 B 软膏外用以促伤口生长。术中脓液培养及药敏结果回报：大肠埃希菌阳性，对头孢曲松敏感。药敏结果见下表14-1。

表 14-1 药敏结果

抗生素	实验方法	结果	敏感度	折点范围
阿莫西林 / 克拉维酸	MIC	8	S	≤ 8 ≥ 32
阿米卡星	MIC	< =2	S	≤ 16 ≥ 64
头孢他啶	MIC	< =0.12	S	≤ 4 ≥ 16
头孢曲松	MIC	< −0.25	S	≤ 1 ≥ 4
头孢哌酮 / 舒巴坦	MIC	< −8	S	≤ 16 ≥ 64
头孢呋辛（口服）	MIC	2	S	≤ 4 ≥ 32
头孢呋辛（非消化道给药）	MIC	2	S	≤ 8 ≥ 32
超广谱 β - 内酰胺酶	MIC	Neg		
厄他培南	MIC	< =0.12	S	≤ 0.5 ≥ 2
头孢吡肟	MIC	< =0.12	S	≤ 2 ≥ 16
头孢西丁	MIC	< =4	S	≤ 8 ≥ 32
亚胺培南	MIC	< =0.25	S	≤ 1 ≥ 4
左氧氟沙星	MIC	4	R	≤ 2 ≥ 4
复方新诺明	MIC	< −1/19	S	≤ 1 ≥ 4
替加环素	MIC	< =0.5	S	

五、出院情况

定期复查血常规，2022-03-25（表 14-2）、2022-03-27（表 14-3）、2022-04-03（表 14-4）复查血常规显示各项指标逐渐恢复正常，2022-04-11 患者伤口好转出院。

表 14-2 2022-03-25 血常规结果

项目名称	结果	定性	历史结果	参考值	单位
白细胞	12.52	↑	4.21	3.50 ~ 9.50	10^9/L
中性粒细胞 #	10.71	↑	2.36	1.80 ~ 6.30	10^9/L
淋巴细胞 #	1.16		1.54	1.10 ~ 3.20	10^9/L
单核细胞 #	0.52		0.22	0.10 ~ 0.60	10^9/L
嗜酸性粒细胞 #	0.12		0.07	0.02 ~ 0.52	10^9/L
嗜碱性粒细胞 #	0.01		0.02	0.00 ~ 0.06	10^9/L
中性粒细胞 %	85.4	↑	56	40.0 ~ 75.0	%
淋巴细胞 %	9.3	↓	36.6	20.0 ~ 50.0	%
单核细胞 %	4.2		5.2	3.0 ~ 10.0	%
嗜酸性粒细胞 %	1		1.7	0.4 ~ 8.0	%
嗜碱性粒细胞 %	0.1		0.5	0.0 ~ 1.0	%
* 红细胞	3.07	↓	3.84	3.80 ~ 5.10	
* 血红蛋白	94	↓	118	115 ~ 150	10^{12}/L

项目名称	结果	定性	历史结果	参考值	单位
* 红细胞比积	30	↓	36.9	35.0 ~ 45.0	g/L
* 红细胞平均体积	97.7		96.1	82.0 ~ 100.0	%
* 红细胞平均血红蛋白量	30.6		30.7	27.0 ~ 34.0	fL
* 红细胞平均血红蛋白浓度	313	↓	320	316 ~ 354	pg
红细胞体积分布宽度 SD	42.2		44.9	36.4 ~ 46.3	g/L
红细胞体积分布宽度 CV	12.3		13.3	11.6 ~ 14.4	fL
* 血小板	333		296	125 ~ 350	10^9/L
血小板比积	0.33		0.31	0.17 ~ 0.38	%
大血小板比值	0.24		0.29	0.19 ~ 0.50	
血小板平均体积	9.9		10.5	9.4 ~ 12.3	fL
血小板体积分布宽度	10.6		11.7	9.0 ~ 16.1	fL

表 14-3　2022-03-27 血常规结果

项目名称	结果	定性	历史结果	参考值	单位
白细胞	7.58		4.21	3.50 ~ 9.50	10^9/L
中性粒细胞 #	5.56		2.36	1.80 ~ 6.30	10^9/L
淋巴细胞 #	1.24		1.54	1.10 ~ 3.20	10^9/L
单核细胞 #	0.67	↑	0.22	0.10 ~ 0.60	10^9/L
嗜酸性粒细胞 #	0.1		0.07	0.02 ~ 0.52	10^9/L
嗜碱性粒细胞 #	0.01		0.02	0.00 ~ 0.06	10^9/L
幼稚粒细胞 #	0.03			0.00 ~ 0.06	10^9/L
中性粒细胞 %	73.4		56	40.0 ~ 75.0	%
淋巴细胞 %	16.4	↓	36.6	20.0 ~ 50.0	%
单核细胞 %	8.8		5.2	3.0 ~ 10.0	%
嗜酸性粒细胞 %	1.3		1.7	0.4 ~ 8.0	%
嗜碱性粒细胞 %	0.1		0.5	0.0 ~ 1.0	%
幼稚粒细胞 %	0.4			0.0 ~ 0.6	%
* 红细胞	2.94		3.84	3.80 ~ 5.10	10^{12}/L
* 血红蛋白	89	↓	118	115 ~ 150	g/L
* 红细胞比积	28.2	↓	36.9	35.0 ~ 45.0	%
* 红细胞平均体积	95.9	↓	96.1	82.0 ~ 100.0	fL
* 红细胞平均血红蛋白量	30.3		30.7	27.0 ~ 34.0	pg
* 红细胞平均血红蛋白浓度	316		320	316 ~ 354	g/L

项目名称	结果	定性	历史结果	参考值	单位
红细胞体积分布宽度 SD	43.3		44.9	36.4 ~ 46.3	fL
红细胞体积分布宽度 CV	12.3		13.3	11.6 ~ 14.4	%
* 血小板	352		296	125 ~ 350	10^9/L
血小板比积	0.35	↑	0.31	0.17 ~ 0.38	%
大血小板比值	0.24		0.29	0.19 ~ 0.50	
血小板平均体积	9.9		10.5	9.4 ~ 12.3	fL
血小板体积分布宽度	10.4		11.7	9.0 ~ 16.1	fL
超敏 CRP	50.15	↑	< 0.49	0.00 ~ 10.00	mg/L

表 14-4　2022-04-03 血常规结果

项目名称	结果		历史结果	参考值	单位
白细胞	7.05		4.21	3.50 ~ 9.50	10^9/L
中性粒细胞 #	5.55		2.36	1.80 ~ 6.30	10^9/L
淋巴细胞 #	1.17		1.54	1.10 ~ 3.20	10^9/L
单核细胞 #	0.23		0.22	0.10 ~ 0.60	10^9/L
嗜酸性粒细胞 #	0.09		0.07	0.02 ~ 0.52	10^9/L
嗜碱性粒细胞 #	0.01		0.02	0.00 ~ 0.06	10^9/L
中性粒细胞 %	78.7	↑	56	40.0 ~ 75.0	%
淋巴细胞 %	16.6	↓	36.6	20.0 ~ 50.0	%
单核细胞 %	3.3		5.2	3.0 ~ 10.0	%
嗜酸性粒细胞 %	1.3		1.7	0.4 ~ 8.0	%
嗜碱性粒细胞 %	0.1		0.5	0.0 ~ 1.0	%
* 红细胞	3.39	↓	3.84	3.80 ~ 5.10	
* 血红蛋白	104	↓	118	115 ~ 150	10^{12}/L
* 红细胞比积	32.9	↓	36.9	35.0 ~ 45.0	g/L
* 红细胞平均体积	97.1		96.1	82.0 ~ 100.0	%
* 红细胞平均血红蛋白量	30.7		30.7	27.0 ~ 34.0	fL
* 红细胞平均血红蛋白浓度	316		320	316 ~ 354	pg
红细胞体积分布宽度 SD	42.9		44.9	36.4 ~ 46.3	g/L
红细胞体积分布宽度 CV	12.8		13.3	11.6 ~ 14.4	fL
* 血小板	414	↑	296	125 ~ 350	10^9/L
血小板比积	0.41	↑	0.31	0.17 ~ 0.38	%

项目名称	结果	历史结果	参考值	单位
大血小板比值	0.23	0.29	0.19 ~ 0.50	
血小板平均体积	9.8	10.5	9.4 ~ 12.3	fL
血小板体积分布宽度	10.8	11.7	9.0 ~ 16.1	fL

六、讨论

　　患者因"肛旁胀痛7天"入院。入院时症见：肛旁胀痛，低热，口干，眠纳可，无脓血便，大便软，小便调。专科情况：视诊：肛门外观未见异常；指诊：肛管直肠左后方触痛，稍饱满。辅助检查：血常规提示白细胞、中性粒细胞进行性上升，红细胞、血红蛋白进行性下降，患者各项结果提示感染症状进行性加重，有感染性休克风险，考虑为高位脓肿可能。但入院急诊盆腔CT平扫显影不清晰，未见明显脓液界限，因考虑宫腔金属节育器，不安排MR检查，入院第二日急送患者行盆腔增强CT检查明确病变范围，行检查后继续禁水，补液以代谢显影增强剂，并急送手术室手术探查治疗。术前发现患者颈部皮疹，考虑对碘剂过敏，予肌注非那根25 mg治疗，因患者感染重，伴发烧，不排除菌血症可能，将麻醉方式改腰麻为全麻，避免医源性脑脊液污染导致脑膜炎等并发症。在盆腔增强CT回报后病情基本明确，根据检查结果精准挂线治疗，术中留取脓培养以指导围手术期治疗。患者此次发病病史不典型，入院时结核抗体、胸片检查初步排除结核性肛瘘，必要时可查肺部CT检查及结核免疫指标。若患者平素常有腹泻、大便次数多、腹痛等不适症状，可待伤口稳定后进一步完善免疫指标、胃肠镜检查以排除克罗恩病引起的肛瘘，必要时行肛内直肠超声检查。术后山沟换药时应注意观察是否有肉芽增生、延迟愈合等情况，必要时进一步完善病理、免疫等检查。四诊合参，本病属中医"肛痈"范畴，证属"热毒炽盛"。本病缘患者饮食不节，损伤脾胃致湿热内生，下注肛门大肠，热毒积聚，致瘀血阻滞，经络阻塞，血败肉腐而成脓肿。本病诊断为肛痈，病因为饮食不节，病机为热毒炽盛，病位在肛门大肠，病性属实。术前因患者脓未出表，予口服中药以"仙方活命饮加减"，术后中药内服改为托里透脓，清热祛湿为法，以党参、黄芪、白术补气托邪外出，予金银花、白芍、茯苓清热利湿消毒，辅以当归、川芎、皂角刺、白芷活血排脓。结合中药洗剂"祛毒汤"外用以收敛生肌、活血止痛为法，予花椒以温中止痛止痒，枳壳以理气行滞消胀，薤白以通阳散结、行气导滞，苍术以健脾燥湿，侧柏叶凉血止血，芒硝以清热消肿，防风以祛风胜湿止痛，五倍子以止血收湿敛疮。经治疗后患者各项指标逐渐恢复正常，伤口愈合顺利出院。

（李伟林）

肛周阴囊坏死性筋膜炎

一、基本信息

姓名：×××　　性别：男　　年龄：54 岁

过敏史：无。

主诉：肛周会阴部肿痛 5 天。

现病史：5 天前无明显诱因肛周出现一肿物，肿痛明显，平素大便日行 1 ~ 2 次，质软成形排出顺利，偶有大便质稀不成形，无黏液脓血便，伴轻度阵发性小腹疼痛，可耐受，4 天前饮酒、骑电动车挤压后导致阴囊肿胀、疼痛，在当地诊所抗感染治疗（具体不详），效果欠佳，上述不适症状未见明显减轻，今为求系统治疗，遂来我院就诊，门诊经检查后以"①肛周脓肿；②坏死性筋膜炎；③混合痔"为诊断收住入院。患者发病以来，神志清，精神可，饮食睡眠可，小便正常，大便如上述，无发热、头晕、乏力等不适，体重未见明显减轻。

既往史：患"心律不齐"6 年，未用药治疗，否认"高血压病、冠状动脉粥样硬化性心脏病、高脂血症、糖尿病"病史，否认"肝炎、结核"等传染病史，无重大手术、外伤史，无输血、献血史，预防接种随当地社会进行。余系统回顾无明显异常。

二、查体

体格检查：T 35.7℃，P 93 次 / 分，R 18 次 / 分，BP 139/78 mmHg。

疼痛 2 分。发育正常，营养中等，自主体位，正常步态，神志清楚，精神可，步入病房，查体合作。全身皮肤未见皮疹、瘀点等，全身浅表淋巴结未见肿大。头颅大小正常，无畸形。双侧巩膜无黄染，双瞳孔等大等圆，直径 3 mm，对光反射灵敏。双耳外观未见异常，乳突无压痛，外耳道未见分泌物。鼻翼无煽动，副鼻窦无压痛，鼻腔无异常分泌物。唇红，无发绀，无张口呼吸。咽无充血，双侧扁桃体未见肿大。鼻唇沟双侧对称，伸舌居中。颈部对称，颈软，无抵抗。气管居中，甲状腺无肿大，未闻及血管杂音。胸廓对称，无畸形、压痛。双侧乳房对称、无硬结。视诊双侧呼吸运动对称，肋间隙正常。触诊两侧语音震颤对称，无胸膜摩擦感及皮下捻发感。肺部听诊无异常。心前区无异常隆起及凹陷，心尖搏动不能明视。心尖搏动于左侧第五肋间锁骨中线内 0.5 cm，未触及心前区震颤及心包摩擦感。叩诊心脏相对浊音界无明显扩大。心率 93 次 / 分，心律不齐，A2 > P2，未闻及杂音及心包摩擦音。毛细血管搏动征阴性。腹部检查无异常。外生殖器无畸形，肛门部见专科检查。脊柱、四肢无畸形，活动度正常，脊柱无压痛、叩击痛，各关节未见红肿、压痛，活动无受限。双下肢无凹陷性水肿。四肢肌力、肌张力正常。双膝腱反射正常，双侧巴氏征阴性。

专科检查：（截石位）肛门视诊：肛缘 9～3 点位红肿明显，3 点位可见一溃口，7 点位可见一肿物，延续齿线上下；肛门指诊：肛门前位与阴囊之间压痛明显，肛门内未触及占位性病变，退指后指套无染血；肛门镜检：齿线上 7、11 点位可见黏膜充血隆起，色暗红；阴囊部检查：阴囊红肿明显，触痛明显。

三、诊断

初步诊断：肛周脓肿；肛周阴囊坏死性筋膜炎；混合痔。

鉴别诊断：

1. 肛门部汗腺炎、毛囊炎

肛门周围皮肤的汗腺、毛囊发生炎症，常可在肛周皮下形成瘘管及外口，流脓，并不断向四周蔓延。检查见肛周皮下多处瘘管及外口，皮色暗褐而硬，肛管内无内口。

2. 骶前囊肿

胚胎发育异常的先天性疾病，继发感染可从肛门后方破溃而在肛门后尾骨前有外口，指诊触及骶前囊性肿物感，无内口。

最终诊断：肛周脓肿；肛周阴囊坏死性筋膜炎；混合痔。

四、诊疗经过

入院后积极完善血细胞分析、尿液分析、凝血四项、术前八项、电解质、血糖、心电图、彩超等检查，肛周彩超（本院，2019-06-18）：（截石位）肛周 8～12 点钟位置皮下探及范围约 37 mm×17 mm 低回声，距皮 5 mm，边界清，形态欠规则；CDFI：周边可录及血流信号；胸部平片（本院，2019-06-18）：胸部未见异常；血常规：白细胞 WBC $16.12×10^9$/L，红细胞 RBC $4.76×10^{12}$/L，血红蛋白 HGB 151 g/L，中性粒细胞比率 NEUTA% 86.7 %，淋巴细胞比率 LYMPHA% 8.9 %，血小板 PLT $226×10^9$/L，P-LCR P-LCR 30.6 %；血凝四项：凝血酶原时间 PT 12.8 sec，活化部分凝血活酶时间 APTT 22.4 sec，凝血酶时间 TT 15.7 sec。

手术经过：麻醉成功后，患者截石位，自肛周阴囊周围向肛门中心环状消毒，铺无菌巾。术前见阴囊肿胀发亮，肛周红肿，自结石位 7 点位行放射状切口长约 4 cm，中弯钳自切口进探入脓腔，流出脓血性液约，味臭，自切口可见坏死样筋膜组织，探查脓腔自 7 点位沿肛门前位环绕至肛门对侧 3 点位，于截石位 11 点位、3 点位各行放射状切口约 4 cm，搔刮清理创面之间坏死组织，创面之间橡皮管行对口引流。自 3、11 点位切口向阴囊方向探查，阴囊与肛门之间皮下筋膜组织感染严重，蔓延至整个阴囊，阴囊与肛门之间行横形切口，整个阴囊行多个切口，清除坏死筋膜组织，各个切口之间橡皮管对口引流，修剪各个切口创面使引流通畅，双氧水及生理盐水交替冲洗创面，彻底止血。组织钳钳夹 7 点外痔组织，行"V"形切口，沿双侧游离至齿线上 0.3 cm，中弯钳钳夹基底部，7 号线钳下缝扎，钳上部分剪除，50% 葡萄糖注射液慢注入 7 点位已结扎内痔组织内至黏膜苍白色。术中切除物患者观后送病理，查无明显活动性出血点后，以 1% 美兰利多卡因液行肛周皮下组织注射。清点器械敷料无误，纳米银医用抗菌敷料填塞肛门创面，无菌敷料包扎。手术顺利，出血约50mL，术后患者安返病房。病理回示：（坏死筋膜组织）镜见纤维结缔脂肪组织，其内可见大量炎性渗出物，并可见均质蓝染无结构物，请结合临床。

五、出院情况

现患者神志清，精神可，大便日行1～2次，质软，排出基本顺利。换药时见肛门创面肉芽组织生长良好，创面较前明显缩小，创面尚未完全愈合，肛门指诊无异常，患者及家属要求今日出院，请示上级医师后准予今日出院。

六、讨论

肛周坏死性筋膜炎是一种发生于肛周、会阴部的严重软组织感染性疾病，多种细菌协调作用（包括需氧菌和厌氧菌）造成皮肤及软组织化脓性坏死。本病进展迅速，可经血液循环引起全身脓毒血症，常并发休克、多器官功能衰竭（MODS）甚至死亡。对早期感染诊断和治疗的延误，可能导致更高的病死率。应彻底探查伤口的边缘和深度，以确保完全切除坏死组织。若皮肤没有感染坏死，可行减压引流切口，清除皮下坏死组织，切口之间予松挂线对口引流，对感染累及深部的腔隙予置管引流。若清创不彻底，可增加患者感染性休克和肝肾功能衰竭的发生率。由于本病可危及生命，对清创后是否需要采取进一步的皮肤覆盖和重建措施，应放在次要位置，但对于男性应保护睾丸，必要时可将其植入股窝内，待二期修复重建。术中应避免注射稀释的肾上腺素，尽管可减少出血，但肾上腺素注射会促进沿筋膜平面的感染播散或损害组织活力，出血时可使用电灼法止血。在清创过程中，应从多个部位获得多个组织活检和培养物，进行微生物学和组织学评估以确认致病菌，指导敏感抗生素和抗菌敷料的选择应用。

（王华胜）

藏毛囊肿伴有脓肿

一、基本信息

姓名：×××　性别：男　年龄：21岁

过敏史：无。

主诉：骶尾部肿物反复肿痛1年，再发3天。

现病史：患者诉1年前无明显诱因骶尾部出现一肿物，约"花生"样大小，肿痛明显，局部皮肤发红，无破溃、流脓，无寒战、发热等不适，后自行好转，上述症状反复发作，未予治疗。3天前无明显诱因骶尾部再次出现肿物并逐渐增大，局部胀痛明显，走路时疼痛加重，无溃破流脓，无发热，平时大便1天1次，大便质软成形，排出顺利，无黏液脓血，无里急后重感，无腹胀、腹痛、恶心、呕吐，无胸闷、气短等不适。未行特殊治疗，上述不适症状未见明显缓解。今为求系统治疗，遂来我院就诊，门诊经检查后以"藏毛囊肿伴脓肿"为诊断收住入院。患者本次发病以来，神志清，精神可，饮食睡眠正常，小便正常，大便如上述，无头晕、乏力等不适，近来体重未见明显减轻。

既往史：既往体质健康，无高血压病史，无糖尿病病史；否认肾脏病史，无冠心病史，无脑血管意外疾病史。否认手术史，否认外伤史，否认输血史，否认肝炎史，否认结核病史，否认传染病病史。预防接种史不详。

二、查体

体格检查：T 36℃，P 106 次 / 分，R 22 次 / 分，BP 138/82 mmHg。

疼痛 2 分，神志清晰，精神可，双肺叩诊呈清音，未闻及干湿性啰音，无胸膜摩擦音。叩诊心脏相对浊音界正常，心率 106 次 / 分，律齐，各瓣膜听诊区未闻及病理性杂音。病理反射未引出。腹部平坦，无腹壁静脉曲张，未见手术疤痕，未见胃肠型及蠕动波。腹软，全腹无压痛、反跳痛及肌紧张，肝脾肋下未触及，未触及包块，墨菲氏征阴性。无移动性浊音，肝肾区无叩击痛。肠鸣音正常，3 次 / 分，双下肢无水肿。

专科检查：骶尾部正中见一皮肤肿物，直径约 3 cm×4 cm，表面红肿明显，无溃破、流脓，肿物及周围 2 cm 触痛明显，皮温升高，波动感明显；肛门指诊：直肠未触及占位性病变；肛门镜检未查及异常。

三、诊断

初步诊断：藏毛囊肿伴有脓肿。

鉴别诊断：

1. 肛周毛囊炎、疖肿

病灶仅在皮肤或皮下，因发病与肛窦无病理性联系，破溃后不会形成肛瘘。

2. 骶骨前畸胎瘤继发感染

有时与直肠后部脓肿相似。肛门指诊直肠后有肿块，光滑无明显压痛，有囊性感。X 线检查可见骶骨与直肠之间的组织增厚和肿物，或见骶前肿物将直肠推向前方，肿物内有散在钙化阴影、骨质、牙齿。

3. 骶髂关节结核性脓肿

病程长，有结核病史，病灶于肛门和直肠无病理性联系。X 线检查可见骨质改变。

最终诊断：藏毛囊肿伴有脓肿。

四、诊疗经过

入院后积极完善术前检查，血常规 +CRP（本院，2022-05-10）：白细胞 11.99×10^9/L，偏高（3.50 ~ 9.50），红细胞 5.09×10^{12}/L（4.30 ~ 5.80），血红蛋白159 g/L（130 ~ 175），中性粒细胞百分比75.9%，偏高（40.0 ~ 75.0），淋巴细胞百分比19.3%，偏低（20.0 ~ 50.0），

血小板压积 0.26%（0.17 ~ 0.29），C 反应蛋白 10.11 mg/L，偏高（0.00 ~ 10.00）；血凝四项（本院，2022-05-10）：凝血酶原时间 11.5 sec（10.0 ~ 15.0），PT 活动度 99.14 %（70 ~ 130），国际标准化比值 0.94（0.8 ~ 1.2），纤维蛋白原 4.15 g/L，偏高（2 ~ 4），部分凝血酶原时间 25.4 sec（23.0 ~ 37.0），凝血酶时间 15.6 sec（14.0 ~ 21.0）；传染病八项（本院，2022-05-10）：乙肝表面抗原 0.00（阴性）IU/mL（0 ~ 0.05），乙肝表面抗体 87.03 mIU/mL，偏高（0.00 ~ 10.00），乙肝 e 抗原 0.288（阴性）S/CO（0 ~ 1），HIV1+2 抗体初筛试验 0.08（阴性）S/CO（0 ~ 1），丙型肝炎病毒抗体 0.22（阴性）S/CO（0 ~ 1），梅毒抗体初筛试验 0.02（阴性）S/CO（0 ~ 1）；心电图（本院，2022-05-10）：窦性心律，正常范围心电图。

排除手术禁忌证；在腰硬联合麻醉下行"骶尾部藏毛囊肿切除术 + 骶尾部脓腔搔刮术"，术后给予抗感染、止血等药物应用，术后创面换药、微波理疗等对症治疗。

手术经过：椎管内麻醉成功后，取俯卧位，常规消毒铺巾，连接高频消融电极设备，调试无异常，高频消融电极电刀自骶尾部脓肿表面行长约 8 cm 纵行切口，中弯钳自切口探入，流出黄色脓液约 20 mL，修剪切口呈梭形，电刀完整切除藏毛窦囊壁组织，刮匙充分搔刮脓腔内坏死及变性组织，修建创缘使引流通畅，止血材料 3 g 喷洒于创面基底部，仔细止血。纳米银医用抗菌敷料（肛肠科专用）2 条填塞创面压迫止血，无菌敷料加压包扎，手术顺利，出血约 5 mL，术中补液 300 mL，术后患者安返病房。术中切除藏毛窦囊壁碎裂组织数枚，质韧，色灰白，患者观看后拒绝常规病理。

五、出院情况

（1）出院时一般情况：生命体征平稳，一般情况可，大小便正常，饮食睡眠正常。

（2）主要症状情况：骶尾部轻微疼痛不适，可以忍受。

（3）主要体征情况：创面情况良好，尚未完全愈合，无渗血。

六、讨论

藏毛窦和藏毛囊肿统称藏毛性疾病（pilonidal disease）是在骶尾部的一种慢性窦道或囊肿，内藏毛发是其特征；也可表现为骶尾部一个急性脓肿穿破后形成慢性窦道，或暂时愈合，终又穿破，如此反复发作。囊肿内伴肉芽组织，纤维增多常含一簇毛。好发于 20 ~ 30 岁中等肥胖的男性，当然，任何年龄与性别均可发病。对此病的病因认识尚存在分歧，目前比较流行的观点认为，这是一种获得性病变，由于毛发长入皮肤或皮下组织，使囊肿容易感染窦道不易愈合；亦有人认为这是一种先天性疾病，由于髓管残留或骶尾缝发育畸形导致皮肤的包涵物，但在婴儿的中线位肛后浅凹陷部位很少找到藏毛疾病的前驱病变，反之，本病多发生在青春期会阴臀部多毛的男人，其时毛发生长和皮脂腺分泌均增加，且常有感染刺激和深部组织有毛陷入等因素存在，因此后天性疾病的观点比较为大家所接受。当然也有些情况，如未发生感染的藏毛囊肿等不能完全用获得性疾病来解说。

1. 先天性

由于髓管残留或骶尾缝发育畸形导致皮肤的包涵物。但在婴儿的中线位肛后浅凹部位很少找到藏毛疾病的前驱病变，而在成年人却多见。

2. 后天性

认为窦和囊肿是由于损伤、手术、异物刺激和慢性感染引起的肉芽肿疾病。近来证实由外部进入的毛发是主要病因。臀间裂有负吸引作用，可使脱落的毛发向皮下穿透。裂内毛发过多过长，毛顶部有滤过和浸软毛肤作用，毛发穿入皮肤，形成短道，以后加深成窦，毛根脱落到窦内也可使毛干穿透，在发病过程中可见运动改变，但只有一半病例可发现毛发，此病多见于皮脂过度活动、臀间裂过深和臀部常受伤的病人。汽车司机骶尾部皮肤常受长期颠簸、损伤，可使皮脂腺组织和碎屑存积于囊内，引起炎症。美国陆军发生这种病较多，称为吉普病，常见的病菌有厌氧菌、葡萄球菌、链球菌和大肠杆菌。Rainsbury 及 Southan 分析了藏毛疾病，单个细菌不到半数，而厌氧菌占 58%。奇怪的是葡萄球菌不常见，多数需氧菌为革兰阴性细菌。

（王华胜）

参考文献

［1］赵天君. 普外科临床诊断与治疗［M］. 昆明：云南科技出版社，2019.

［2］曹新福. 普外科微创手术学［M］. 汕头：汕头大学出版社，2019.

［3］徐延森. 现代普外科治疗精粹［M］. 武汉：湖北科学技术出版社，2018.

［4］任晓斌. 实用普外科疾病诊疗学［M］. 北京：中国纺织出版社，2019.

［5］马姝. 新编普外科手术治疗学［M］. 昆明：云南科技出版社，2019.

［6］程伟才. 临床普外科新进展［M］. 西安：西安交通大学出版社，2017.

［7］张玉国. 临床常见普外科疾病学［M］. 西安：西安交通大学出版社，2018.

［8］王荣杰，孙继富. 普外科疾病诊断与治疗进展［M］. 汕头：汕头大学出版社，2018.

［9］王付春，赵东海，李剑，等. 普外科常见病诊断与处理［M］. 长春：吉林科学技术出
  版社，2017.

［10］潘雷. 普外科临床思维与实践［M］. 北京：科学技术文献出版社，2019.

［11］程俊杰. 普外科疾病诊断与治疗［M］. 昆明：云南科技出版社，2019.

［12］刘建军. 临床普外科新进展［M］. 上海：上海交通大学出版社，2019.

［13］范凤连. 新编普外科诊断思维［M］. 北京：中国纺织出版社，2019.

［14］张武坤. 普外科临床诊断与治疗精要［M］. 天津：天津科学技术出版社，2020.

［15］刘翠萍. 普外科手术精要与治疗方案［M］. 沈阳：沈阳出版社，2020.

［16］王文鹏. 临床外科疾病诊治［M］. 北京：科学技术文献出版社，2019.

［17］王艳丽. 现代外科疾病诊疗［M］. 青岛：中国海洋大学出版社，2019.

［18］王科学. 实用普通外科临床诊治［M］. 北京：中国纺织出版社，2020.

［19］田洪民. 临床外科诊疗精粹［M］. 北京：科学技术文献出版社，2018.

［20］孔雷. 外科临床诊疗经验实践［M］. 汕头：汕头大学出版社，2019.